国家卫生健康委员会"十三五"规划教材

全国高等学校教材

供口腔医学类专业用

口腔正畸学

第 7 版

主　　编　赵志河

副 主 编　周彦恒　白玉兴

编　　者　(以姓氏笔画为序)

王　林(南京医科大学口腔医学院)　　周彦恒(北京大学口腔医学院)

白玉兴(首都医科大学口腔医学院)　　赵志河(四川大学华西口腔医学院)

刘月华(同济大学口腔医学院)　　　　胡　炜(北京大学口腔医学院)

谷　岩(北京大学口腔医学院)　　　　胡　敏(吉林大学口腔医学院)

邹淑娟(四川大学华西口腔医学院)　　胡荣党(温州医科大学口腔医学院)

宋锦璘(重庆医科大学口腔医学院)　　贺　红(武汉大学口腔医学院)

陈文静(南京医科大学口腔医学院)　　钱玉芬(上海交通大学口腔医学院)

金作林(空军军医大学口腔医学院)　　蔡　斌(中山大学光华口腔医学院)

主编助理　李　宇(四川大学华西口腔医学院)

人民卫生出版社

图书在版编目（CIP）数据

口腔正畸学/赵志河主编. —7 版. —北京：人
民卫生出版社,2020
第 8 轮口腔本科规划教材配网络增值服务
ISBN 978-7-117-29373-0

Ⅰ.①口…　Ⅱ.①赵…　Ⅲ.①口腔正畸学-医学院校
-教材　Ⅳ.①R783.5

中国版本图书馆 CIP 数据核字(2020)第 023268 号

| 人卫智网 | www. ipmph. com | 医学教育、学术、考试、健康，购书智慧智能综合服务平台 |
| 人卫官网 | www. pmph. com | 人卫官方资讯发布平台 |

版权所有,侵权必究!

口腔正畸学
第 7 版

主　　编：赵志河
出版发行：人民卫生出版社（中继线 010-59780011）
地　　址：北京市朝阳区潘家园南里 19 号
邮　　编：100021
E – mail：pmph @ pmph. com
购书热线：010-59787592　010-59787584　010-65264830
印　　刷：人卫印务（北京）有限公司
经　　销：新华书店
开　　本：889×1194　1/16　印张：20
字　　数：604 千字
版　　次：1988 年 5 月第 1 版　2020 年 6 月第 7 版
　　　　　2024 年 10 月第 7 版第 12 次印刷(总第 53 次印刷)
标准书号：ISBN 978-7-117-29373-0
定　　价：79.00 元
打击盗版举报电话：010-59787491　E-mail：WQ @ pmph. com
质量问题联系电话：010-59787234　E-mail：zhiliang @ pmph. com

国家卫生健康委员会"十三五"规划教材
全国高等学校五年制本科口腔医学专业
第八轮 规划教材修订说明

　　1977 年,卫生部召开了教材建设工作会议并成立了卫生部教材办公室,决定启动第一轮全国高等医学院校本科口腔医学专业卫生部规划教材编写工作,第一轮教材共 5 种,即《口腔解剖生理学》《口腔组织病理学》《口腔内科学》《口腔颌面外科学》和《口腔矫形学》。自本套教材第一轮出版 40 多年来,在原卫生部、原国家卫生和计划生育委员会及国家卫生健康委员会的领导下,在教育部支持下,在原卫生部教材办公室的指导下,在全国高等学校口腔医学专业教材评审委员会的规划组织下,全国高等学校五年制本科口腔医学专业教材已经过七轮修订、一轮数字化升级,形成了课程门类齐全、学科系统优化、内容衔接合理、结构体系科学的由规划教材、配套教材、网络增值服务以及数字出版组成的立体化教材格局,已成为我国唯一一套长期用于我国高等口腔医学院校教学的历史最悠久、内容最权威、结构最优化、形式最经典、质量最上乘的口腔医学专业本科精品教材。老一辈医学教育家和专家们亲切地称本套教材是中国口腔医学教育的"干细胞"教材。

　　2012 年出版的第七轮全国高等学校本科口腔医学专业卫生部规划教材共 15 种,全套教材为卫生部"十二五"规划教材,全部被评为教育部"十二五"普通高等教育本科国家级规划教材。

　　2017 年本套第八轮教材启动修订,当时正是我国进一步深化医教协同之际,更是我国医疗卫生体制改革和医学教育改革全方位深入推进之时。在全国医学教育改革发展工作会议上,李克强总理亲自批示"人才是卫生与健康事业的第一资源,医教协同推进医学教育改革发展,对于加强医学人才队伍建设、更好保障人民群众健康具有重要意义",并着重强调,要办好人民满意的医学教育,加大改革创新力度,奋力推动建设健康中国。

　　教材建设是事关未来的战略工程、基础工程,教材体现了党和国家的意志。人民卫生出版社紧紧抓住深化医教协同全面推动医学教育综合改革的历史发展机遇期,以全国高等学校五年制本科口腔医学专业第八轮规划教材全面启动为契机,以规划教材创新建设,全面推进国家级规划教材建设工作,服务于医改和教改。第八轮教材的修订原则,是积极贯彻落实国务院办公厅关于深化医教协同、进一步推进医学教育改革与发展的意见,努力优化人才培养结构,坚持以需求为导向,构建发展以"5+3"模式为主体的口腔医学人才培养体系;强化临床实践教学,切实落实好"早临床、多临床、反复临床"的要求,提高医学生的临床实践能力。

　　为了全方位启动国家卫生健康委员会"十三五"规划教材建设工作,经过近 1 年的调研,在国家卫生健康委员会、教育部的领导下,全国高等学校口腔医学专业教材评审委员会和人民卫生出版社于 2017 年启动了本套教材第八轮修订工作,得到全国高等口腔医学本科院校的积极响应。经过 200 多位编委的辛勤努力,全国高等学校第八轮口腔医学专业五年制本科国家卫生健康委员会"十三五"规划教材现成功付梓。

　　本套教材修订和编写特点如下:

　　1. 教材编写修订工作是在国家卫生健康委员会、教育部的领导和支持下,由全国高等医药教材建设研究学组规划,口腔医学专业教材评审委员会审定,院士专家把关,全国各医学院校知名专家教师编写,人民卫生出版社高质量出版。

　　2. 教材编写修订工作是根据教育部培养目标、国家卫生健康委员会行业要求、社会用人需求,在全国进行科学调研的基础上,借鉴国内外医学人才培养模式和教材建设经验,充分研究论证本专业人才素质要求、学科体系构成、课程体系设计和教材体系规划后,科学进行的。

　　3. 教材编写修订工作着力进行课程体系的优化改革和教材体系的建设创新——科学整合课程、淡化学科意识、实现整体优化、注重系统科学、保证点面结合。继续坚持"三基、五性、三特定"的教材编写原则,以确保教材质量。

4. 本套教材共 17 种,新增了《口腔医学人文》《口腔种植学》,涵盖了口腔医学基础与临床医学全部主干学科。读者对象为口腔医学五年制本科学生,也可作为七年制、八年制等长学制学生本科阶段参考使用,是口腔执业医师资格考试推荐参考教材。

5. 为帮助学生更好地掌握知识点,并加强学生实践能力的同步培养,本轮编写了 17 种配套教材。同时,继续将实验(或实训)教程作为教学重要内容分别放在每本教材中编写,使各学科理论与实践在一本教材中有机结合,方便开展实践教学工作,强化实践教学的重要性。

6. 为满足教学资源的多样化,实现教材系列化、立体化建设,本套教材以融合教材形式出版,将更多图片以及大量视频、动画等多媒体资源以二维码形式印在纸质教材中,扫描二维码后,老师及学生可随时在手机或电脑端观看优质的配套网络数字资源,紧追"互联网+"时代特点。

获取网络数字资源的步骤

1 扫描封底红标二维码,获取图书"使用说明"。

2 揭开红标,扫描绿标激活码,注册/登录人卫账号获取数字资源。

3 扫描书内二维码或封底绿标激活码随时查看数字资源。

4 登录 zengzhi.ipmph.com 或下载应用体验更多功能和服务。

扫描下载应用

客户服务热线
400-111-8166

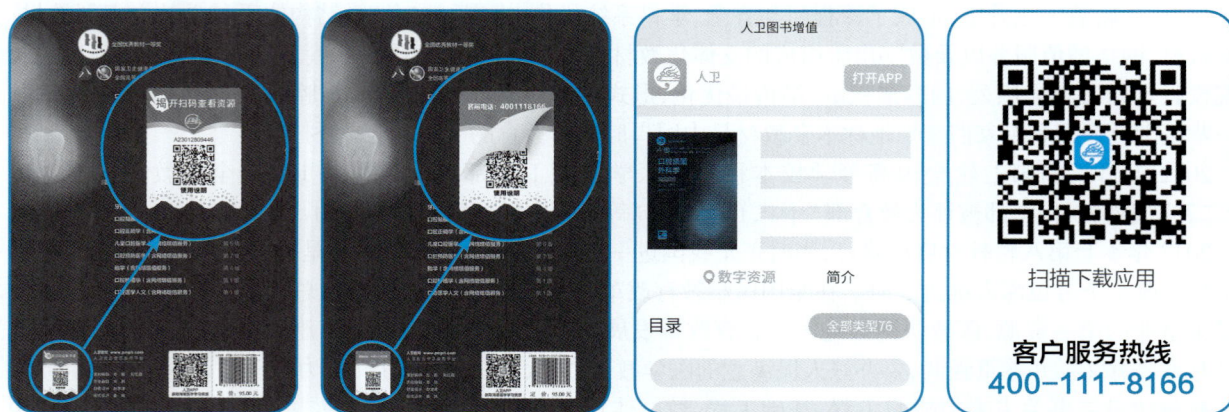

7. 本套教材采用大 16 开开本、双色或彩色印刷,彩图随文编排,铜版纸印刷。形式活泼,重点突出,印刷精美。

为进一步提高教材质量,请各位读者将您对教材的宝贵意见和建议**发至"人卫口腔"微信公众号(具体方法见附件)**,以便我们及时勘误,同时为下一轮教材修订奠定基础。衷心感谢您对我国口腔医学本科教育工作的关心和支持。

人民卫生出版社
2019 年 11 月

附件
1. 打开微信,扫描右侧"人卫口腔"二维码并关注"人卫口腔"微信公众号。
2. 请留言反馈您的宝贵意见和建议。
注意:留言请标注"口腔教材反馈 + 教材名称 + 版次",谢谢您的支持!

第八轮全国高等学校五年制本科口腔医学专业规划教材目录

教材名称	版次	主编	副主编
口腔解剖生理学（含网络增值服务）	第8版	何三纲	于海洋
口腔组织病理学（含网络增值服务）	第8版	高 岩	孙宏晨 李 江
口腔颌面医学影像诊断学（含网络增值服务）	第7版	张祖燕	王 虎
口腔生物学（含网络增值服务）	第5版	边 专	王松灵 陈万涛 贾 荣
口腔临床药物学（含网络增值服务）	第5版	刘 青	
口腔材料学（含网络增值服务）	第6版	赵信义	孙 皎 包崇云
牙体牙髓病学（含网络增值服务）	第5版	周学东	陈 智 岳 林
口腔颌面外科学（含网络增值服务）	第8版	张志愿	石 冰 张陈平
口腔修复学（含网络增值服务）	第8版	赵铱民	周永胜 陈吉华
牙周病学（含网络增值服务）	第5版	孟焕新	束 蓉 闫福华
口腔黏膜病学（含网络增值服务）	第5版	陈谦明	华 红 曾 昕
口腔正畸学（含网络增值服务）	第7版	赵志河	周彦恒 白玉兴
儿童口腔医学（含网络增值服务）	第5版	葛立宏	邹 静 秦 满
口腔预防医学（含网络增值服务）	第7版	冯希平	杜民权 林焕彩
𬌗学（含网络增值服务）	第4版	王美青	谢秋菲 李晓箐
口腔种植学（含网络增值服务）	第1版	宫 苹	王佐林 邸 萍
口腔医学人文（含网络增值服务）	第1版	邱蔚六	周学东 俞光岩 赵铱民 樊明文

第八轮全国高等学校五年制本科口腔医学专业规划教材配套教材目录

教材名称	教材名称
口腔解剖生理学习题集	牙周病学习题集
口腔组织病理学习题集	口腔黏膜病学习题集
口腔颌面医学影像诊断学习题集	口腔正畸学习题集
口腔生物学习题集	儿童口腔医学习题集
口腔临床药物学习题集	口腔预防医学习题集
口腔材料学习题集	𬌗学习题集
牙体牙髓病学习题集	口腔种植学习题集
口腔颌面外科学习题集	石膏牙雕刻训练教程
口腔修复学习题集	

中国医学教育题库（口腔医学题库）

题库名称	主 编	副主编	题量	
			一类试题*	二类试题**
口腔解剖生理学	何三纲	于海洋	2 000	6 000
口腔组织病理学	钟 鸣	罗海燕	2 000	6 000
口腔颌面医学影像诊断学	张祖燕	王 虎	900	2 700
口腔生物学	边 专	王松灵 陈万涛 贾 荣	800	2 400
口腔临床药物学	刘 青		800	2 400
口腔材料学	赵信义	孙 皎 包崇云	900	2 700
牙体牙髓病学	周学东	陈 智 王晓燕	2 500	7 500
口腔颌面外科学	张志愿	石 冰 张陈平	3 000	9 000
口腔修复学	赵铱民	周永胜 陈吉华	3 000	6 000
牙周病学	孟焕新	束 蓉 闫福华	1 000	3 000
口腔黏膜病学	曾 昕	程 斌	800	2 400
口腔正畸学	赵志河	周彦恒 白玉兴	1 500	4 500
儿童口腔医学	葛立宏	邹 静 秦 满	1 000	3 000
口腔预防医学	胡德渝	卢友光 荣文笙	800	2 400
𬌗学	王美青	李晓箐	800	2 400
口腔种植学	宫 苹	王佐林 邸 萍	800	2 400

　　* 一类试题：包含客观题与主观题，试题经过大规模实考测试，参数稳定，试题质量高，保密性强，主要为各院校教务管理部门提供终结性教学评价服务，适用于组织学科期末考试、毕业综合考试等大型考试。

　　** 二类试题：包含客观题与主观题，题型丰富，覆盖知识点全面，主要为教师提供日常形成性评价服务，适用于日常教学中布置课前预习作业，开展课堂随堂测试，布置课后复习作业以及学生自学、自测、自评等。

全国高等学校口腔医学专业
第五届教材评审委员名单

名誉主任委员

邱蔚六　上海交通大学　　　　王　兴　北京大学
樊明文　江汉大学　　　　　　俞光岩　北京大学

主 任 委 员

周学东　四川大学

副主任委员（以姓氏笔画为序）

王松灵　首都医科大学　　　　赵铱民　空军军医大学
张志愿　上海交通大学　　　　郭传瑸　北京大学

委　　　员（以姓氏笔画为序）

马　洪　贵阳医科大学	闫福华　南京大学	孟焕新　北京大学
王　林　南京医科大学	米方林　川北医学院	赵　今　新疆医科大学
王　洁　河北医科大学	许　彪　昆明医科大学	赵志河　四川大学
王佐林　同济大学	孙宏晨　中国医科大学	赵信义　空军军医大学
王美青　空军军医大学	李志强　西北民族大学	胡开进　空军军医大学
王慧明　浙江大学	杨　健　南昌大学	胡勤刚　南京大学
牛卫东　大连医科大学	吴补领　南方医科大学	聂敏海　西南医科大学
牛玉梅　哈尔滨医科大学	何三纲　武汉大学	高　平　天津医科大学
毛　靖　华中科技大学	何家才　安徽医科大学	高　岩　北京大学
卢　利　中国医科大学	宋锦麟　重庆医科大学	唐瞻贵　中南大学
叶　玲　四川大学	张祖燕　北京大学	黄永清　宁夏医科大学
白玉兴　首都医科大学	陈　江　福建医科大学	常晓峰　西安交通大学
冯希平　上海交通大学	陈莉莉　华中科技大学	麻健丰　温州医科大学
边　专　武汉大学	陈谦明　四川大学	葛少华　山东大学
刘　斌　兰州大学	季　平　重庆医科大学	葛立宏　北京大学
刘月华　复旦大学	周　诺　广西医科大学	蒋欣泉　上海交通大学
刘建国　遵义医科大学	周永胜　北京大学	程　斌　中山大学
刘洪臣　解放军总医院	周延民　吉林大学	潘亚萍　中国医科大学

秘　　　书　于海洋　四川大学

前 言

　　国家卫生健康委员会"十三五"规划教材《口腔正畸学》(第7版)在各位编委的共同努力下顺利完成编写。本教材在上一版的基础上,遵循"三基、五性、三特定"原则进行编写,强调基本理论、基本知识、基本技能,注意思想性、科学性、先进性、启发性、适用性,具有特定的对象、特定的要求、特定的限制。

　　随着社会经济的发展,人民对美好生活的需求日益增长,口腔正畸专业的临床需求日益增大,促进了口腔正畸专业新理论、新材料、新技术的不断涌现,本教材在编写时重视教材内容的与时俱进,如无托槽隐形矫治技术近年来迅猛发展,已经成为口腔正畸专业临床使用较多的一种矫治技术,因此,本教材在第七章中新增了"无托槽隐形矫治技术"一节。另外,本教材在"直丝弓矫治器和矫治技术"一节还新增了自锁托槽相关内容,在"错殆畸形的多学科联合治疗"一章中新增了"阻生牙的正畸治疗"一节。

　　随着我国高等医学教育的信息化、数字化、网络化步伐的加快,本教材在编写中注重充分运用多媒体技术,增加了相关文字、图片、动画、视频等多媒体内容,以方便读者通过扫描教材中的二维码进行阅读或观看。

　　感谢人民卫生出版社对教材出版的策划编排,感谢全体编委对教材编写工作的辛勤付出,感谢广大读者对教材的关心支持,诚挚接受对本书提出的指正与建议。

赵志河

2020年3月

目　　录

第一章　绪论 ··· 1

一、错𬌗畸形的临床表现 ································· 1

二、错𬌗畸形的患病率 ································· 5

三、错𬌗畸形的危害性 ································· 5

四、错𬌗畸形的矫治方法和矫治器 ········· 6

五、错𬌗畸形矫治的标准和目标 ············· 7

六、口腔正畸学与其他学科的关系 ········· 8

七、国内外口腔正畸学的发展简况 ········· 8

第二章　颅颌面的生长发育 ························ 11

一、概述 ···································· 11

二、颅颌面的生长发育 ··············· 13

三、牙列与𬌗的发育 ··············· 21

四、颅颌面生长发育预测与正畸治疗 ······· 24

第三章　错𬌗畸形的病因 ·························· 26

一、遗传因素 ···································· 26

二、环境因素 ···································· 29

第四章　错𬌗畸形的分类 ·························· 42

一、Angle 理想𬌗 ····················· 42

二、Angle 错𬌗畸形分类法 ··········· 43

三、毛燮均错𬌗畸形分类法 ··········· 46

四、Moyers 错𬌗畸形分类法 ··········· 49

第五章　错𬌗畸形的检查诊断 ·················· 51

一、一般检查 ···································· 51

二、模型分析 ···································· 54

三、X 线头影测量分析 ················· 59

四、一般 X 线检查分析 ················· 72

五、锥形束计算机体层扫描 ··········· 74

六、面部及牙𬌗照相 ··············· 75

七、诊断与治疗计划 ················· 76

第六章　正畸治疗的生物力学 ·················· 82

一、正畸生物力学的基本知识 ········· 82

二、正畸治疗的生物学基础 ··· 87

三、正畸治疗中的组织变化 ··· 88

四、常见牙齿移动类型与组织变化特征 ·· 90

第七章　矫治器和矫治技术 ·· 94

一、概述 ·· 94

二、活动矫治器和矫治技术 ··· 97

三、功能矫治器和矫治技术 ··· 102

四、矫形力矫治器和矫治技术 ··· 110

五、方丝弓矫治器和矫治技术 ··· 121

六、直丝弓矫治器和矫治技术 ··· 128

七、舌侧矫治器和矫治技术 ··· 134

八、无托槽隐形矫治技术 ·· 138

九、固定矫治器的操作技术 ··· 141

第八章　错𬌗畸形的早期预防和矫治 ·························· 146

一、概述 ·· 146

二、早期预防及预防性矫治 ··· 149

三、早期阻断性矫治 ··· 154

四、早期生长控制和颌骨矫形治疗 ·· 165

第九章　各类错𬌗畸形的矫治 ······································· 171

一、牙列拥挤 ·· 171

二、牙列间隙 ·· 178

三、双颌前突 ·· 180

四、前牙反𬌗 ·· 183

五、前牙深覆盖 ··· 192

六、后牙反𬌗 ·· 197

七、后牙锁𬌗 ·· 199

八、深覆𬌗 ·· 201

九、开𬌗 ·· 209

第十章　错𬌗畸形的多学科联合治疗 ·························· 214

一、唇腭裂与口腔正畸 ··· 214

二、正畸-正颌联合矫治 ··· 220

三、口腔矫治器治疗阻塞性睡眠呼吸暂停低通气综合征 ·························· 227

四、阻生牙的正畸治疗 ··· 234

第十一章　成年人正畸治疗 ·· 240

一、成年人正畸治疗的特点 ··· 240

二、成年人正畸治疗的目标及矫治步骤 ·· 241

三、成年人正畸治疗的特殊考虑 ··· 242

第十二章　种植体支抗在正畸临床的应用 ··················· 253

一、种植体支抗概述 ··· 253

二、种植体支抗原理及种类 ··· 253

三、微螺钉种植体支抗的临床应用 ·· 255

第十三章　正畸治疗中的口腔健康教育和卫生保健 ·········· 267

一、正畸治疗中的牙釉质脱矿 ·· 267
二、正畸治疗中的牙周组织炎症 ······································· 268
三、正畸治疗中的口腔健康教育和卫生保健措施 ··············· 269

第十四章　保持 ··· 273

一、保持的原因及影响保持的因素 ···································· 273
二、保持器 ··· 274
三、复发的预防及复发后的处理 ······································ 277

第十五章　口腔正畸学实习教程 ·························· 280

实习一　错𬌗畸形的分类 ··· 280
实习二　正畸临床检查及病历书写 ···································· 281
实习三　记存模型的制作 ··· 283
实习四　X线头影测量 ··· 285
实习五　活动矫治器的制作（一） ···································· 287
实习六　活动矫治器的制作（二） ···································· 288
实习七　直丝弓矫治器托槽的粘接技术 ······························ 289
实习八　固定矫治器的弓丝弯制 ······································ 290

中英文名词对照索引 ····································· 292

第一章 绪 论

>> 提要

1. 口腔正畸学是口腔医学中的一个分支学科。
2. 错拾畸形是牙齿、牙弓、颌骨和颅面间的关系不调,多为发育畸形。
3. 错拾畸形造成口颌系统的形态和功能异常,也对全身健康造成影响。
4. 错拾畸形的矫治目标为平衡、稳定和美观。
5. 口腔正畸学与遗传学、生物力学、骨生物学和材料学等基础学科有着重要的联系。

口腔正畸学(orthodontics)是口腔医学的一个分支学科,它的学科内容是研究错拾畸形(malocclusion)的病因、机制、检查、诊断、预防和治疗等。错拾畸形一般是指在生长发育过程中,由遗传因素和环境因素导致的牙齿、颌骨、颅面的畸形,也可在生长发育完成后,因外伤、牙周病等原因造成。表现为牙齿排列不齐,上下颌牙间的拾关系异常,颌骨大小、形态和位置异常等。产生的机制是牙量与骨量、牙齿与颌骨、上下颌牙弓、上下颌骨、颌骨与颅面之间的不协调。错拾畸形不只是牙齿错位和排列不齐,而是包括由牙齿、颌骨、颅骨和面部间关系不调而引起的各种畸形,所以世界卫生组织把错拾畸形定义为"牙面异常(handicapping dentofacial anomaly)",它不仅影响口颌功能,而且也影响颜面美观。

一、错拾畸形的临床表现

错拾畸形的临床表现多种多样。

(一)个别牙齿错位

个别牙齿错位包括牙齿的唇向错位、颊向错位、舌向错位、腭向错位、近中错位、远中错位、高位、低位、扭转、易位、斜轴等(图 1-1-1)。

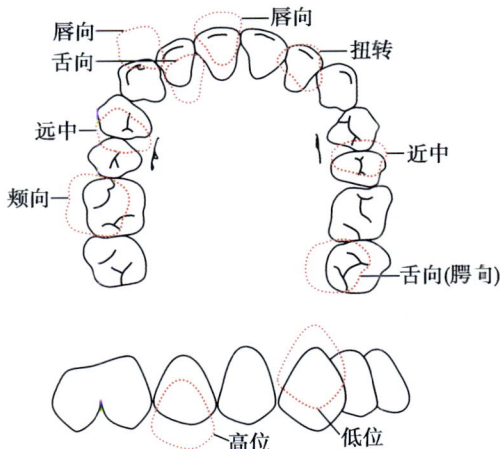

图 1-1-1 个别牙的错位示意图

(二)牙弓形态和牙齿排列异常

1. 牙弓狭窄(图 1-1-2)、腭盖高拱。
2. 牙列拥挤(图 1-1-3)。
3. 牙列间隙(图 1-1-4)。

(三)牙弓、颌骨、颅面关系异常

1. 前牙反拾(图 1-1-5),下颌前突(图 1-1-6)。
2. 前牙深覆盖,上颌前突(图 1-1-7)。
3. 双颌前突(图 1-1-8)。
4. 一侧反拾,颜面不对称(图 1-1-9)。
5. 前牙深覆拾,面下 1/3 高度不足(图 1-1-10)。
6. 前牙开拾,面下 1/3 高度增大(图 1-1-11)。

学习笔记

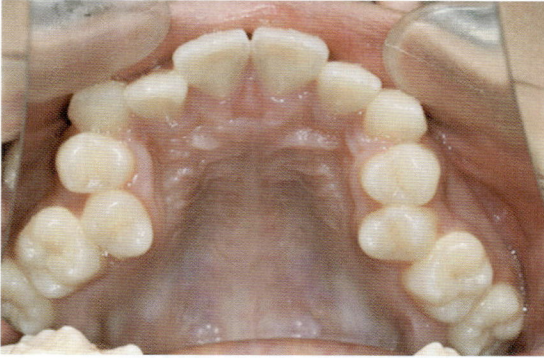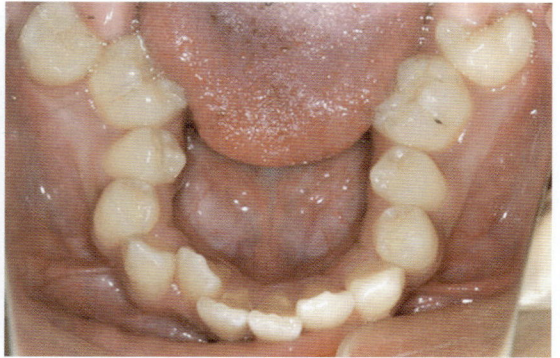

图 1-1-2 牙弓狭窄
A.上颌像 B.下颌像

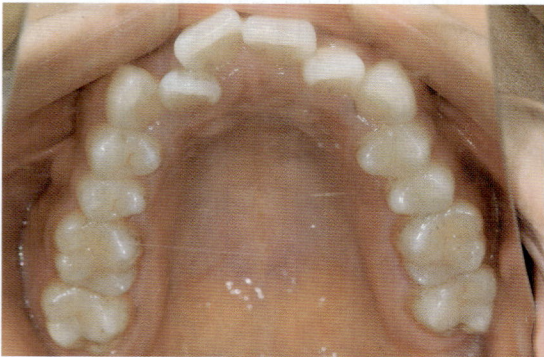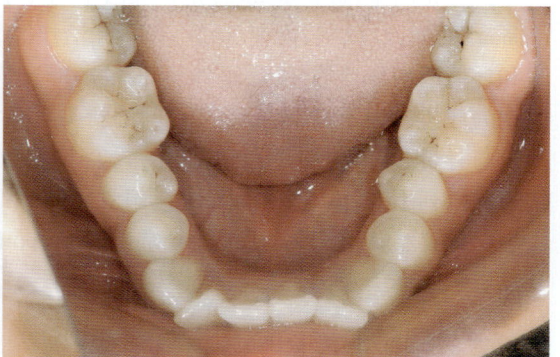

图 1-1-3 牙列拥挤
A.上颌像 B.下颌像

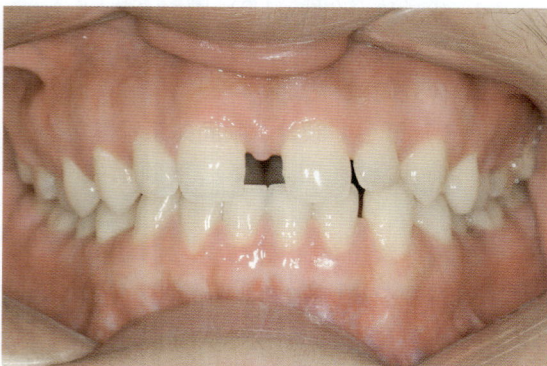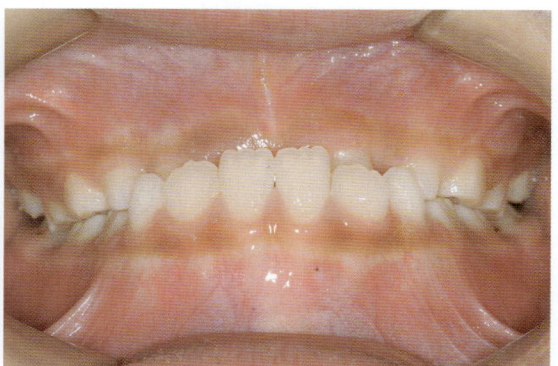

图 1-1-4 牙列间隙　　　　　　　　图 1-1-5 前牙反𬌗

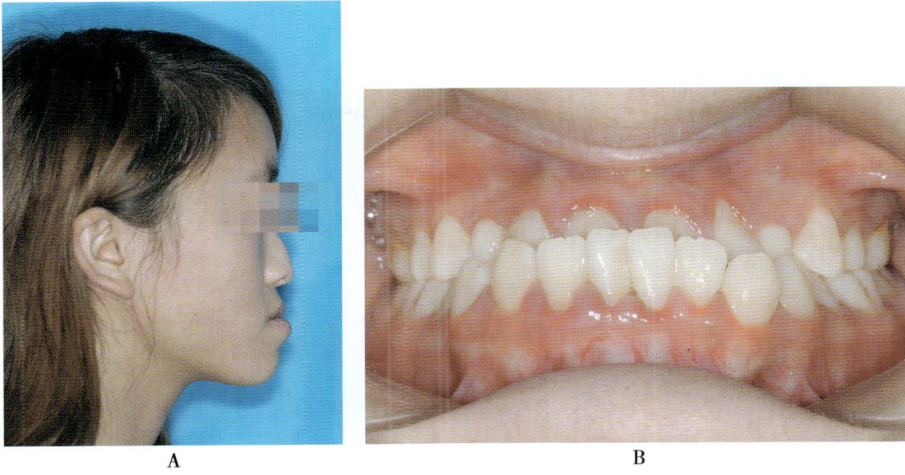

图 1-1-6　前牙反𬌗，下颌前突
A. 侧面像　B. 正面咬合像

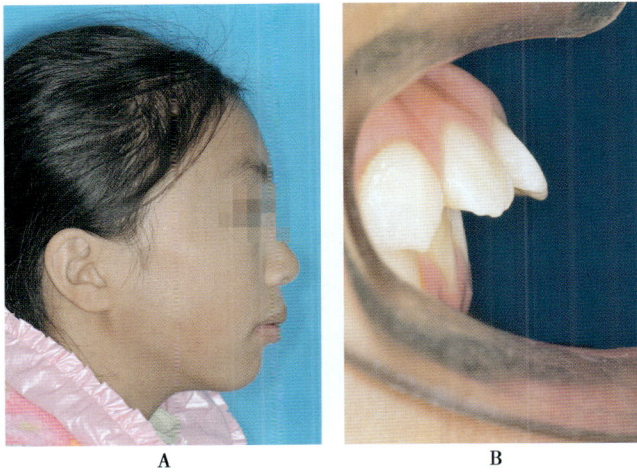

图 1-1-7　前牙深覆盖，上颌前突
A. 侧面像　B. 侧面咬合像

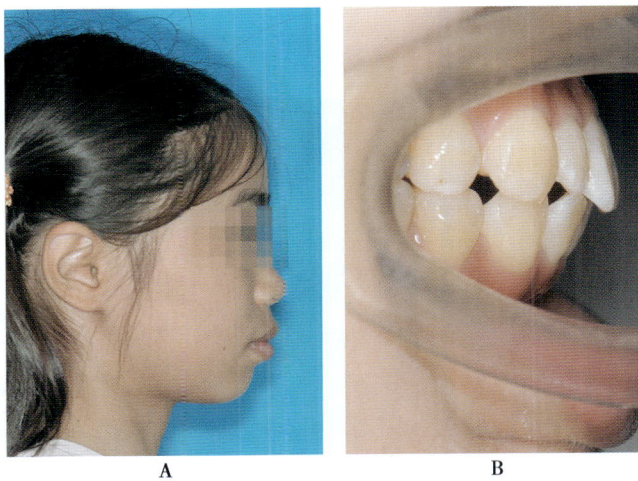

图 1-1-8　双颌前突
A. 侧面像　B. 侧面咬合像

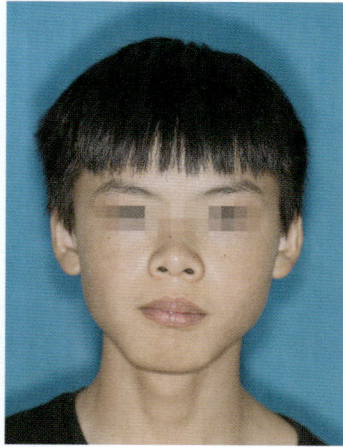 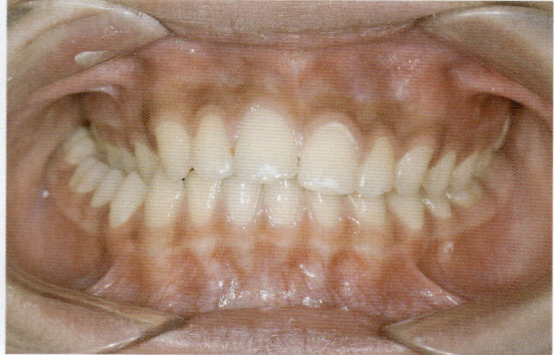

A   B

图 1-1-9　单侧后牙反𬌗，颜面不对称
A. 正面像　B. 正面咬合像

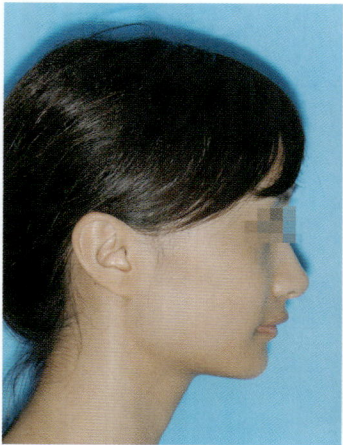 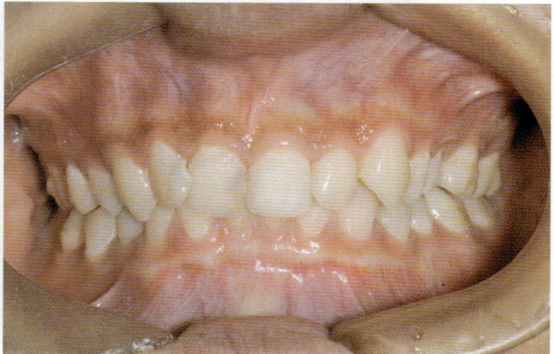

A   B

图 1-1-10　前牙深覆𬌗，面下 1/3 高度不足
A. 侧面像　B. 正面咬合像

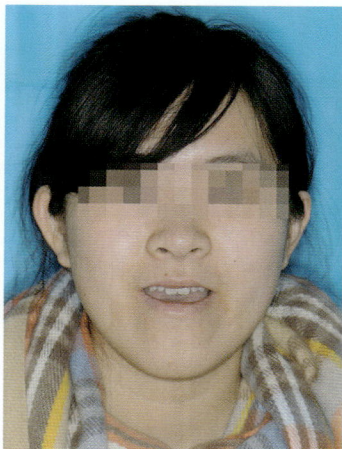 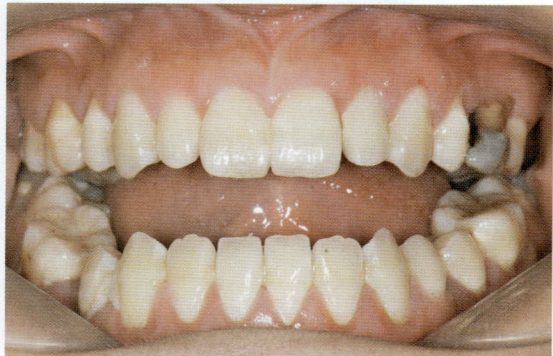

A   B

图 1-1-11　前牙开𬌗，面下 1/3 高度增大
A. 正面像　B. 正面咬合像

4

二、错𬌗畸形的患病率

错𬌗畸形的患病率在国内外的许多报告中差异甚大,其原因可能是调查标准不一致,目前世界卫生组织尚未制定统一的错𬌗畸形流行病学调查标准。

中华口腔医学会口腔正畸专业委员会于 2000 年组织了对全国 7 个地区的 25 392 名乳牙、替牙和恒牙初期儿童与青少年,以个别正常𬌗为标准的错𬌗畸形患病率调查,调查结果按 Angle 错𬌗分类法进行错𬌗畸形的分类统计,由傅民魁等发表的调查结果显示错𬌗畸形在我国儿童与青少年的患病率为 67.82%,其中乳牙期为 51.84%,替牙期为 71.21%,恒牙初期为 72.92%(表 1-2-1)。各牙龄组的错𬌗畸形构成比见表 1-2-2。

表 1-2-1 25 392 名中国儿童及青少年的错𬌗畸形患病率

组别	人数	错𬌗畸形患病率	I 类错𬌗	II 类错𬌗	III 类错𬌗
乳牙期	5 309	51.84%	26.80%	10.10%	14.94%
替牙期	10 306	71.21%	35.78%	25.77%	9.65%
恒牙初期	9 777	72.92%	38.52%	19.41%	14.98%

表 1-2-2 各牙龄组的错𬌗畸形构成比

组别	错𬌗畸形人数	I 类错𬌗		II 类错𬌗		III 类错𬌗	
		人数	百分率	人数	百分率	人数	百分率
乳牙期	2 752	1 423	51.71	536	19.47	793	28.82
替牙期	7 339	3 688	50.25	2 656	36.19	995	13.56
恒牙初期	7 129	3 766	52.83	1 898	26.62	1 465	20.55

理想正常𬌗(ideal normal occlusion):是 Edward H. Angle 提出来的,即保存全副牙列,牙齿排列得很整齐,上下颌牙的𬌗关系非常理想,称为理想正常𬌗。

个别正常𬌗(individual normal occlusion):不一定保存全副牙列,允许有很轻微的错𬌗畸形但对于生理功能无大妨碍者,都可列入正常𬌗范畴。这种正常𬌗范畴内的个体𬌗,彼此之间又有所不同,故称为个别正常𬌗。

三、错𬌗畸形的危害性

(一)局部危害性

1. 影响牙颌面发育 在儿童及青少年生长发育过程中,有的错𬌗畸形将影响牙颌面软硬组织的正常发育,如前牙反𬌗不及时治疗,则上颌骨的发育会因为下颌牙弓的限制受到阻碍,下颌骨的发育也会因为没有上下颌牙弓的协调关系而过度向前,而形成颜面中 1/3 的凹陷和下颌前突畸形,逐渐加重呈现新月状面型。另外,单侧个别牙错位、单侧后牙反𬌗和单侧后牙锁𬌗都可能造成面部发育不对称畸形。

2. 影响口腔健康 错𬌗畸形牙齿常存在拥挤错位,妨碍食物的自洁作用及刷牙清洁,易于导致龋病及牙周炎。另外,牙齿错位可能产生𬌗创伤,而造成牙周损害。

3. 影响口腔功能 严重的错𬌗畸形可能会影响口腔正常功能,如前牙开𬌗造成发音异常,后牙锁𬌗影响咀嚼功能,严重下颌前突造成吞咽异常,严重下颌后缩影响正常呼吸,前牙或后牙的开𬌗降低咀嚼效能。研究发现,安氏 III 类骨性畸形的咀嚼效能比正常𬌗减小 40%;严重下颌前突造或在吞咽活动各期舌与牙的位置关系改变而使吞咽功能异常;前牙开𬌗、下颌前突等均可影响发音;错𬌗畸形产生的𬌗干扰、早接触,会使下颌开闭口、前伸、侧方运动的限度及轨迹出现异常,进一步可能会影响颞下颌关节的功能和产生器质性病变。

4. 影响颜面美观 各类错𬌗畸形均可能影响颜面美观,可呈现开唇露齿、双颌前突、长面或短

学习笔记

面等畸形。

（二）全身危害性

错𬌗畸形不仅可造成局部危害,并且对全身都可造成危害,如一些错𬌗畸形使咀嚼功能降低,引起消化不良及胃肠疾病。此外,影响颜面美观的错𬌗畸形对于患者可造成不同程度的心理和精神障碍。

四、错𬌗畸形的矫治方法和矫治器

（一）矫治方法

1. 预防性矫治 先天和后天因素均可影响牙颌面的发育而造成错𬌗畸形,采用各种预防措施防止错𬌗畸形的发生,称为预防性矫治(preventive orthodontics)。如母亲妊娠期注意营养,防止过量放射线照射及注意药物的使用以防止胚胎的不良发育等。儿童萌牙后要定期进行口腔检查,早期发现问题及时治疗,如龋齿的早期治疗、口腔不良习惯的早期破除、乳牙早失的缺隙保持以及滞留牙、额外牙的及时拔除等,以防止或减少错𬌗畸形的发生。

2. 阻断性矫治 在错𬌗畸形发生的早期进行矫治以阻断其发展,使牙颌面的发育正常进行,称为阻断性矫治(interceptive orthodontics),如对早期牙性前牙反𬌗使用𬌗垫式双曲舌簧矫治器进行矫治,以防止其向严重的骨骼畸形发展。

3. 一般性矫治 在替牙期或恒牙列期,根据不同牙颌面畸形的类型及严重程度,选用各类矫治器,通过各种治疗方式,对错𬌗畸形进行矫治,达到改善牙颌面结构、功能和美观的目的,称为一般性矫治(corrective orthodontics)。

4. 正畸-正颌联合治疗 对某些严重的骨性错𬌗畸形的治疗,不能单纯采用一般性矫治,而是需要通过去除牙代偿的术前正畸、纠正颌骨畸形的正颌外科手术、精细调整咬合的术后正畸等主要过程,以达到良好的治疗效果,称为正畸-正颌联合治疗(combined orthodontic and orthognathic treatment)。

（二）矫治器

1. 固定矫治器(fixed appliance) 固定矫治器通常指用粘接剂将托槽等矫治装置粘接于牙齿上,利用结扎或自锁方式安装弓丝于托槽槽沟内,通过弓丝或弹性附件加力使牙齿移动矫治错𬌗畸形的装置。这种矫治器患者不能自行取下,称为固定矫治器。目前世界上应用最为广泛的固定矫治器是方丝弓、直丝弓系列矫治器。（图 1-4-1）

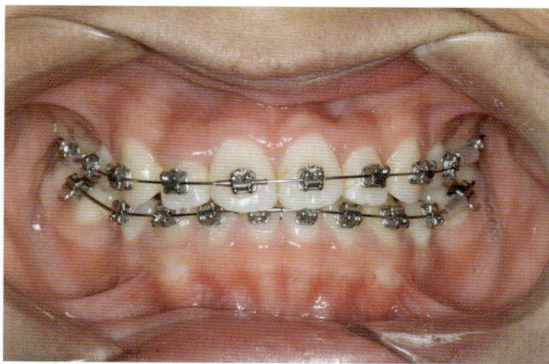

图 1-4-1 直丝弓矫治器

2. 活动矫治器(removable appliance) 通常所指的活动矫治器由卡环、邻间钩、基托、弹簧等固位和加力装置组成。患者可自行摘戴(图 1-4-2)。无托槽隐形矫治技术所用的透明矫治器也是一种特殊的活动矫治器。

3. 功能矫治器(functional appliance) 功能矫治器的主要特点是其矫治力主要来源于患者的口颌系统肌力。功能矫治器绝大部分属于活动矫治器,如双𬌗垫矫治器、功能调节器等,但也有少数功能矫治器属于固定矫治器,如 Herbst 矫治器(图 1-4-3)。

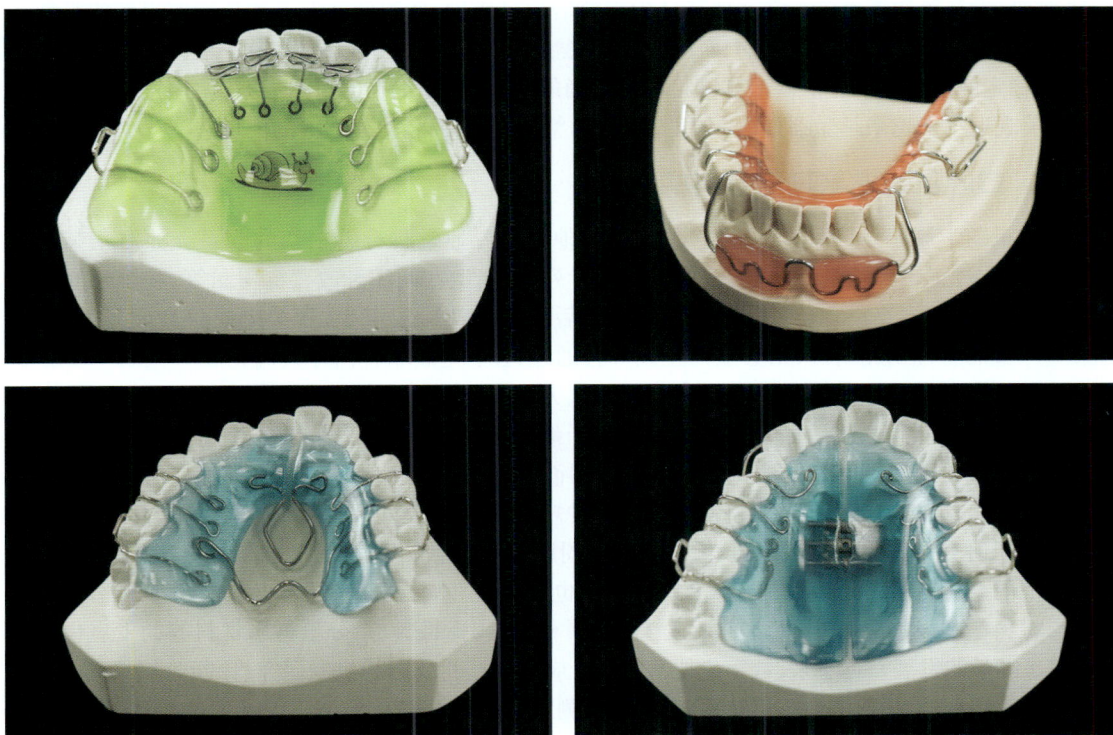

图 1-4-2 活动矫治器

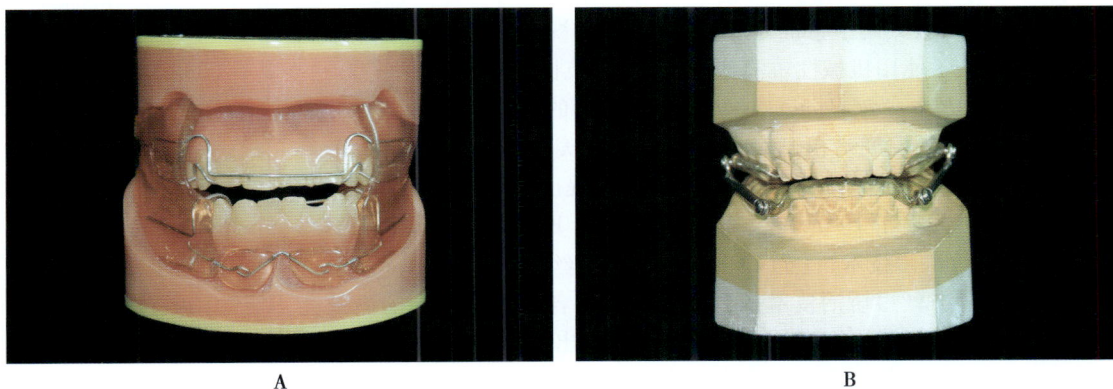

图 1-4-3 功能矫治器
A. 功能调节器 B. Herbst 矫治器

五、错殆畸形矫治的标准和目标

对错殆畸形矫治标准的认识有一个发展过程。口腔正畸学发展的早期,1897 年 Edward H. Angle 提出要建立牙颌面良好协调的关系必须达到"理想正常殆"标准,但是大量以此为矫治标准的临床病例由于必须保存全副牙列而超出其骨范围扩大牙弓,矫治效果并不稳定而出现不同程度的畸形复发。实际上,随着人类进化,由于食物更为精细等原因,颌骨逐渐缩小不能容纳全副牙列,导致牙列拥挤等错殆畸形,采用牙齿减数治疗符合生物进化的客观规律,因而对于错殆畸形的矫治标准应该是个别正常殆,而不是必须保留全副牙列的理想正常殆。

错殆畸形的矫治目标是平衡(harmony)、稳定(stable)和美观(aesthetic)。平衡应包括健康的形态与功能两个方面。形态方面,牙周及牙列的形态正常,牙齿排列整齐,上下颌前牙、后牙覆殆覆盖正常,磨牙、尖牙中性关系,后牙尖窝相对关系,上下颌骨的位置及其与颅面位置关系基本正常。功能方面,首要是颞下颌关节及下颌运动正常,无早接触及殆干扰,下颌姿势位与牙尖交错位关系正常,另外吞咽、呼吸、发音等功能也应正常。稳定是指正畸治疗完成后,牙颌颅面形态和功能取得新的平衡和协调关系的矫治结果应该是稳定的,而不出现复发。要取得稳定的治疗结果,并不能只靠矫治后戴用保持器,稳定的治疗结果还依赖于对错𬌗畸形正确的诊断、选择正确的矫治方案、使用正确的矫治技术等。美观近年来越来越受到重视,不仅指牙列的整齐美观,而且包括颜面的美观。

六、口腔正畸学与其他学科的关系

口腔正畸学属于口腔科学的分支学科,与其他口腔专业学科有着密切的联系。如对于某些牙周病,可以通过正畸治疗消除𬌗创伤、排齐整平牙列、关闭散在间隙和改善深覆𬌗等,利于牙周专科治疗;而正畸治疗不当出现𬌗创伤或戴用矫治器后不能保持口腔卫生,则会造成龈炎或牙周炎;而对某些严重的骨性错𬌗畸形,则必须与正颌外科通过正畸-正颌联合治疗共同完成。

口腔正畸学与一般医学基础学科、生物学科、力学学科等也有着广泛的联系。由于错𬌗畸形大多在儿童及青少年生长发育过程中形成,因而牙颌颅面生长发育成为口腔正畸学的重要基础内容。错𬌗畸形的形成有明显的演化、遗传因素,因而遗传学及人类学与口腔正畸学亦密切相关。此外,由于口腔正畸的过程是牙齿、颌骨等接受各种矫治力的过程,因而生物力学又成为口腔正畸学基础和临床研究中的重要方面。牙齿受力后牙周膜、牙槽骨等组织发生一系列包括生理、生化等生物特征的变化,因而牙颌面畸形矫治的生物学也是口腔正畸学的重要内容。口腔正畸学的发展一直与材料学的发展紧密相关,如粘接材料、金属材料、陶瓷材料、高分子树脂材料等的发展也促进了口腔正畸学的发展。近年来,数字化技术也逐步应用于错𬌗畸形的机制研究、诊断分析、矫治设计、预后预测等领域,无托槽隐形矫治技术、个性化舌侧及唇侧矫治技术等应运而生,发展前景广阔。

七、国内外口腔正畸学的发展简况

学习笔记

古希腊的 Hippocrates(约公元前460—公元前377年)最早论述了牙颌颅面畸形。公元1世纪,罗马医生 Celsus 教人用手指推牙矫治错位牙,可视为最原始的矫治技术。1728年,法国医师 Fauchard 首先报告了使用机械性矫治器。1771年,英国 Lfunter 出版了第一本具有口腔正畸内容的书籍——*Natural History of Human Teeth*(《人类牙齿的自然历史》)。

口腔正畸学的发展是在19世纪末开始的。美国学者 Edward H. Angle(图1-7-1)使口腔正畸学发展为口腔医学的一个分支科学,他于1899年提出的 Angle 错𬌗畸形分类法至今在世界各国还广泛应用。Angle 先后于1907、1912、1915年提出了 E 型弓(E-arch)、钉管弓(pin and tube arch)、带状弓(ribbon arch)矫治技术,直至1928年发明了方丝弓矫治器(edgewise appliance),建立了固定矫治器的矫治体系,方丝弓矫治技术是至今仍为世界各国广泛应用的高效能固定矫治技术。Angle 奠定了现代口腔正畸矫治技术的基础,但是他所提出的矫治必须保存全副牙列的牙弓决定基骨的理论有一定片面性,他的学生后来经多年临床实践发现,80%的患者有畸形复发的情况,从而认识到扩大牙弓是有限的。1940年,Charles H. Tweed 确立了使用减数拔牙的矫治理论。1961年,澳大利亚的 P. R. Begg 以差动力作为理论基础提出了 Begg 细丝弓矫治技术及 Begg 矫治器(Begg appliance)。1976年,美国 Lawrence F. Andrews 发明了直丝弓矫治技术,现在已成为正畸临床上使用的主要矫治技术。近年来,为了达到低摩擦力、轻力矫治,各种自锁托槽矫治技术也在临床广泛应用。

1982年出现了舌侧矫治技术,近年来,由于结合计算机辅助设计和制造,已经发展成为个性化舌侧矫治技术,从而得到更广泛的应用。

在固定矫治技术的发展过程中,20世纪70年代用粘接剂直接粘接托槽于牙面而替代正畸临床应用了半个多世纪的全牙列带环装置,大大简化了正畸临床治疗矫治器的安装过程,成为固定矫治技术中的一项突破性变革。在口腔正畸的发展过程中,欧洲学者们在以口腔肌肉的肌力作为矫治力源的功能性矫治器应用方面,具有明显的推动作用,使功能

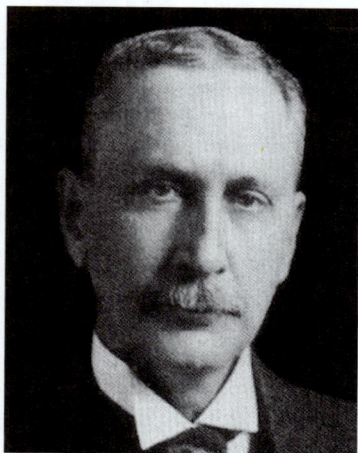
图1-7-1 Edward H. Angle 像

矫治器成为错𬌗畸形矫治技术中的一个重要组成部分。例如,1936 年挪威的 Andresen 和 Houpl 首先提出的肌激动器(Activator),1950 年 Balters 发明的生物调节器(Bionator)以及 1960 年德国 Fränkel 设计的功能调节器(functional regulator,FR)等。

1997 年诞生了无托槽隐形矫治技术,作为一种数字化正畸技术,正在不断进步发展中。因其透明矫治器美观、舒适等优势,近年来在临床上的应用日益增多。

在我国,最早引入正牙学(orthodontics)的是加拿大人吉士道(Harrison J. Mullett)博士。1917 年,他受华西协合大学(现四川大学华西口腔医学院)新成立的牙科系林则博士(Ashely W. Lindsay)的邀请来到中国,讲授《正牙学》。毛燮均(图 1-7-2A)、陈华(图 1-7-2B)、席应忠(图 1-7-2C)和罗宗赉(图 1-7-2D)四位教授从华西协合大学毕业后,先后赴美国研修正牙学并学成归来,分别回到北京医学院(现北京大学医学部)、第四军医大学(现空军军医大学)、上海第二医学院(现上海交通大学医学院)和四川医学院(现四川大学),创建了口腔正畸学学科,是我国口腔正畸学科的奠基人。20 世纪 50 年代,在上一辈正畸专家的倡议下,我国将正牙学(orthodontics)的学科中文命名定为"口腔正畸学"。20 世纪 60 年代,毛燮均教授论文《从口腔理解大自然》《演化途中的人类口腔》的发表,为口腔正畸学注入了新的生物学内容,毛燮均教授还提出了症状、机制、矫治原则三结合的毛燮均错𬌗畸形分类法。

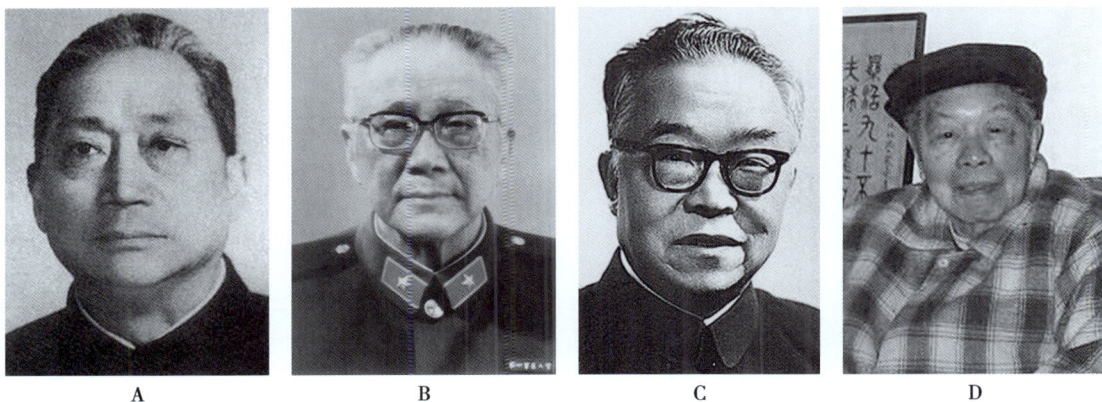

图 1-7-2 中国口腔正畸学奠基人
A.毛燮均 B.陈华 C.席应忠 D.罗宗赉

在错𬌗畸形的临床矫治技术发展过程中,我国 20 世纪 50—70 年代初主要应用的是活动矫治技术,20 世纪 70 年代末开始成立独立的口腔正畸学教研室,口腔正畸学正式成为培养硕士生、博士生的学科,20 世纪 80 年代初期和 90 年代中期方丝弓矫治技术和直丝弓矫治技术分别在我国开始应用于正畸临床,经过不断发展,现已成为我国口腔正畸的重要矫治技术。

随着人民群众对美好生活的向往需求不断增大,要求口腔正畸治疗的患者越来越多,我国口腔正畸学科正在迅速的发展。相信在未来口腔正畸治疗将进入一个更加舒适、美观、高效、安全的时代,薪火相传,中国口腔正畸学必将人才辈出,繁荣昌盛!

思考题

1. 什么是错𬌗畸形?
2. 错𬌗畸形的主要临床表现有哪些?
3. 个别正常𬌗与理想正常𬌗有何区别?
4. 错𬌗畸形有哪些危害?
5. 错𬌗畸形的矫治方法有哪些?
6. 错𬌗畸形的矫治目标是什么?

(赵志河)

参考文献

1. GRABER L W, VANARSDALL R L, VIG K W L. Orthodontics：Current Principles and Techniques. 5th ed. St. Louis：Elsevier Mosby,2014.
2. PROFFIT W R,FIELDS H W,SARVER D M. Contemporary Orthodontics. 5th ed. St. Louis：Elsevier Mosby,2013.

学习笔记

第二章

颅颌面的生长发育

学习笔记

>> **提要**

    1. 颅颌面生长发育是机体生长发育的一部分,也是颅颌面在长、宽、高三个方向上与时间的一个四维动态变化过程。从短期看,这一过程是生理学改变;从长期看,则是遗传和进化的改变。

    2. 错𬌗畸形是个体的颅颌面在生长发育过程中,由遗传与环境因素共同作用下出现的发育性畸形。颅颌面的发育与𬌗发育是相互影响、相互制约的,也与错𬌗畸形的发生、发展密切相关,是口腔正畸学的重要基础知识之一。

    3. 出生前,颅颌面发育由膜性颅和原口开始,经过一些突起的生长、分化、融合而完成。如果各突起的融合有问题,将产生唇腭裂等畸形。出生后,颅颌面的长、宽、高按各自的比例生长;生长期依据其生长速度可分为快速期和缓慢期;在生长过程中,上下颌之间的位置关系将不断得到调整。

    4. 牙的发育要经过发生期、钙化期及萌出期三阶段;牙列与𬌗的发育可分为乳牙期、替牙期和恒牙期;各牙有各自的萌出时间和顺序,其正常与否对错𬌗畸形的发生和发展有影响;正常𬌗的建立还有赖于口颌系统的正常动力平衡。

    5. 深入了解颅颌面生长发育知识和预测指标,并与后续正畸治疗有机地结合起来,将有助于早期诊断和预测错𬌗畸形的发生、发展和预后,利于正确制订患者的整体矫治方案。

一、概述

颅颌面生长发育是个体的颅颌面在长、宽、高三个方向上与时间的一个四维动态变化过程。从短期来看,这一过程是生理学改变;从长期看,则是遗传和进化的改变。

(一) 生长与发育的定义

生长(growth)是指活体的组织、器官等在生物学过程中的数量、形态变化,是细胞分裂增殖、细胞体积增大及其间质增加的结果,可用测量值来表示量的变化。

发育(development)则是指细胞、组织、器官的分化与功能成熟。

生长和发育两者紧密相关,生长是发育的物质基础,生长量的变化又可在一定程度上反映身体器官、系统的成熟状况,常常以生长发育的整体概念来研究机体的变化。

(二) 生长发育的基本概念

1. 生长区(growth site)与生长中心(growth center) 生长区是指发生生长变化的区域。生长中心则是指生长能自主地、独立地、有遗传控制地发生的部位,或者是指对某个部位整体生长发育过程起着控制作用的区域。所有生长中心都是生长区,但生长区却不一定是生长中心,两者具有一定的区别。

2. 生长型(growth pattern) 生长型反映随着时间推移,身体各部分空间比例关系的变化。一般来说,同一种族个体,有类似的面部生长型,不同种族间颅颌面外形及头影测量均值存在一定的差异;有血缘关系的同一家庭中的成员,有相互类似的面部生长型;同一个体,不同年龄阶段,面部生长型基本一致且有其连续性。

理解正常生长型应注意：一方面是它的非均一性，即身体各组织系统并非按照同一速度生长；另一方面是它的可预测性，即生长发育过程中个体各部分的空间比例关系及其变化可较准确地预测。

3. **生长变异（growth variability）**　是生物体亲代与子代之间，以及子代的个体之间在生长过程中存在着一定差异的现象，是遗传和环境因素共同作用所形成的自然规律。常用一些能够反映身体一般生长发育状况的指标，如身高、体重等标准生长曲线图来进行比较分析，以判断某个体的变异是否在群体的正常范围之内。

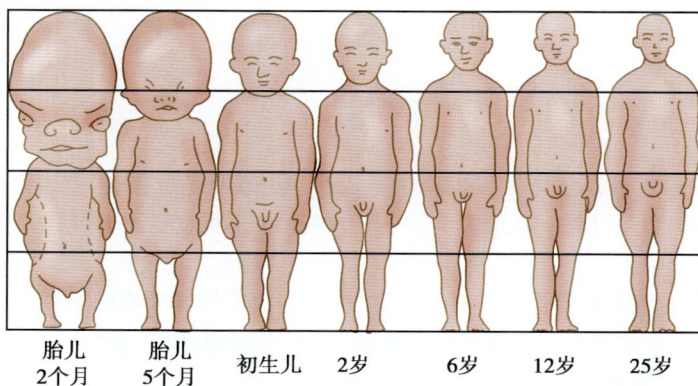

图 2-1-1　从胎儿 2 个月至 25 岁身体各部分比例变化示意图

4. **生长期（growth timing）**　在正常颅颌面生长发育过程中，并不是按同一速率随年龄增长而增长，而是在一个时期快速生长，在另一个时期速度减缓，这种现象所对应的时段称为生长期。生长期主要受遗传控制，也受环境、疾病、营养等后天因素的影响，不同个体的生物钟（biologic clock）不同，生长期也表现出时间变异。

（三）不同组织系统的生长型

生长发育并非是一种无限连续的现象。在每一年龄阶段，个体的某一部分快速成长，而另一部分的成长则可能较缓慢地进行。个体的不同部分在一定的时段均各自遵循着一定的规律成长，有生长的旺盛期和衰减期之分。

在不同的生长时期，构成生物体的各部位或各组织系统也并非以同样的比率生长发育，直到成熟均如此。例如，全身高度和颅面高度的比例，随着年龄增长而不断地发生变化（图 2-1-1）。

一般而言，在幼小时期生长发育更旺盛，逐步长大后转为衰减或停止。根据器官或组织系统发育过程的生长特点，可将其分为以下四型（图 2-1-2）：

1. **一般型（Ⅰ型）**　包括身高、体重、肌、骨骼、颌面部等均循此型进行生长发育，其生长发育曲线呈 S 状。

2. **神经系型（Ⅱ型）**　为脑、脊神经系统的生长发育，颅底的生长发育也属此型。此型在 6 岁左右发育已达到成人的 90%，以后逐步完成。

3. **性器官型（Ⅲ型）**　以睾丸、卵巢等生殖器官的生长发育为代表，与神经系统相反，青春期以后才显示明显的生长发育。

4. **淋巴系型（Ⅳ型）**　以胸腺、淋巴等组织为代表，12 岁左右达到顶峰，以后下降，20 岁左右达

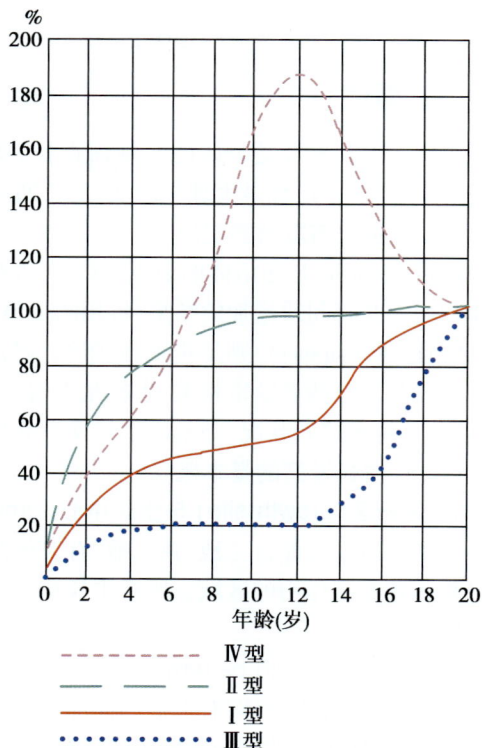

图 2-1-2　不同组织系统的生长发育曲线图

到正常人的数值。

在遵循以上生长发育规律的曲线类型中,与颅颌面生长发育关系较密切的为一般型和神经系型。

(四)　颅面部划分标准

头部可分为颅与面两个部分,常用的颅面分界有以下两种(图 2-1-3):

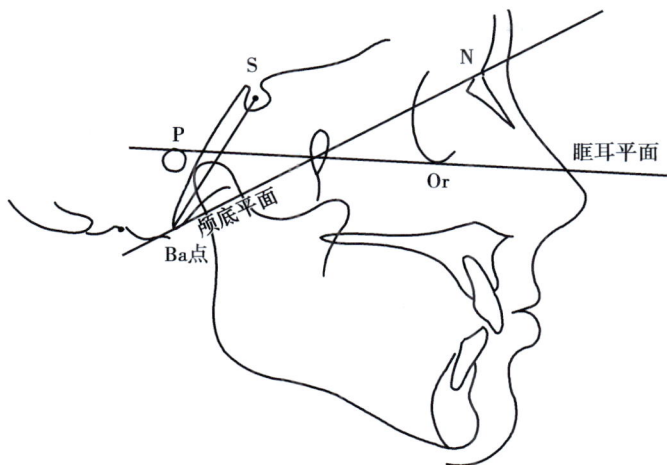

图 2-1-3　颅面分界线示意图

S:蝶鞍点　N:鼻根点　P:耳点　Or:眶点　Ba:颅底点　N-Ba:颅底平面

1. **颅底平面(cranial base plane)**　在头颅侧位 X 线片上,从鼻根点(鼻额缝最前点)至 Ba 点(枕骨大孔前缘的中点)的连线,称为颅底平面。此平面大致可代表颅部和面部的分界面,上为颅部,下为面部。

2. **眶耳平面(Frankfurt horizontal plane)**　也称眼耳平面、FH 平面,指颅骨上从左右眶下缘最低点至左右外耳道上缘最高点的连线所形成平面。此平面亦常作为颅面分界。

(五)　颅颌面生长发育的研究方法

常见的颅颌面生长发育研究手段有以下几种:人体测量法、组织切片法、X 线头影测量法、放射性核素法、种植体法、数字化测量法以及胚胎干细胞研究等。

二、颅颌面的生长发育

口腔颌面部发育系胚胎发育的一部分,与颅的发育密切相关。

颅骨和面骨是由原始胚胎的支持性结缔组织通过膜内成骨和软骨内成骨发生而来,这种混合的成骨形式,使颅面骨骼的生长速率和生长型有所不同。

(一)　出生前颅面部的生长发育

人类的颅骨是从膜性颅开始的。约在胚胎第 3 周时,头部开始形成。颅部由含脑的颅脑和含面的颅面组成,其交界处为颅底部。胚胎头端形成前脑,并发育成颅面的大部分。颅基底软骨也开始发育形成以支持脑。颅顶则为网状结缔组织膜,到胚胎第 2 个月,颅底软骨、颅顶与颅面结缔组织开始骨化。软骨颅对面部的发育很重要(图 2-2-1)。

面部的发生是以外胚叶的一个被称为口窝或原口的浅凹陷为中心开始的。胚胎第 4 周时,构成面的 7 个突起是由额鼻突和第一鳃弓形成的。在胚胎第 4 周半时,口窝周围被突起包围。上界为额鼻突、中鼻突及两边的 2 个侧鼻突构成;下界为下颌突(2 个);两侧为上颌突(2 个)。口窝就是未来的口腔。在胚胎第 4 周末,额鼻突迅速向下伸展至左右上颌突之间,其末端被 2 个浅凹分成 3 个突起,中间为中鼻突,两侧为侧鼻突。两个浅凹以后形成鼻孔。第 6 周时,中鼻突很快向下方生长,较侧鼻突快,其末端分化成 2 个球状突。两个球状突与两侧的上颌突各自联合组成上唇,中鼻突和侧鼻突与同侧的上颌突联合构成鼻翼及鼻梁。上颌突与下颌突融合一部分形成颊部,剩余

13

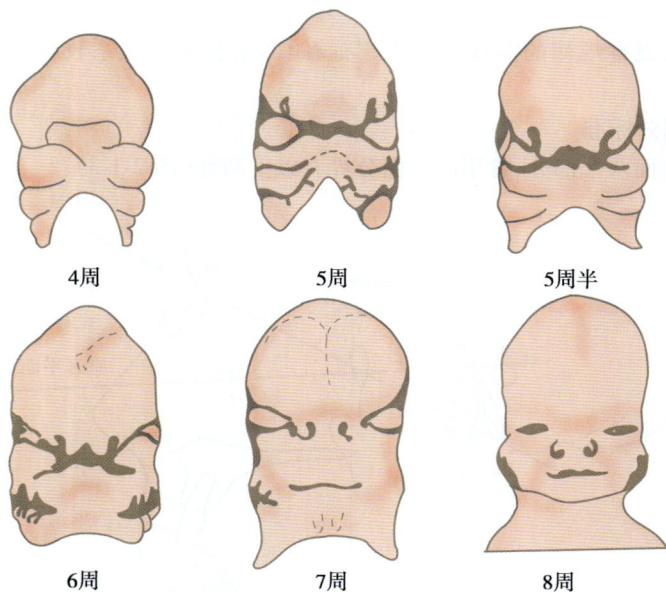

图 2-2-1 胚胎期颅面部的生长发育示意图

部为口腔,由此决定口的大小。中鼻突在深层中进行融合而产生:①上唇的人中;②容纳 4 个上颌切牙的前颌骨部分;③三角形的硬腭前部(第一硬腭)。

下颌从第 5 周到第 8 周为止,正中部联合起来,形态更加清楚。胚胎 12 周为止,形成眼睑和鼻孔。

硬腭的发育:腭指介于口腔和鼻腔之间的组织。胚胎早期原始鼻腔和口腔是彼此相通的,腭的发育使口腔与鼻腔分开。在上颌骨弓出现后,约第 8 周末由两侧的上颌突的内侧面向中央长出一个侧腭突,其前半部分形成骨板,两侧融合而形成第二硬腭,并与中鼻突形成的第一硬腭融合形成整个硬腭部(图 2-2-2)。

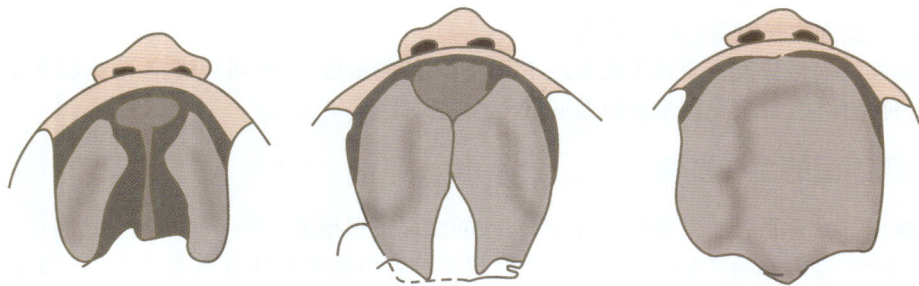

图 2-2-2 硬腭的形成示意图

至第 8 周时,颜面部已初具人面型。这时鼻扁而宽,鼻孔向前,分离较远,两眼位于头的外侧,两眼距离较宽。胎儿后期,各部分进一步发育,形状变化,位置调整,面部才近似成人面型。

面部发育可理解成两个下颌突,两个上颌突,两个侧鼻突和一个中鼻突的生长、分化、联合。也可以说,面部是由额鼻突和第一鳃弓共同发育而成的。

在胚胎第 6、7 周面部各突起开始融合时期,如果受到各种影响而出现融合不全或不融合,则会出现唇、腭裂及颌、面裂等畸形(图 2-2-3)。

(二)出生后颅颌面的生长发育

随着个体长大,颅颌面各部组织结构、功能活动、大小比例和相互关系也在不断变化。

1. 出生后颅颌面的生长期 颅部在出生后至 5 岁时继续迅速生长,尤以 1~2 岁增长快速,5 岁后生长速度逐渐减慢,6 岁后颅已达到成人的 90%,直至成年生长基本完成。

面部从出生到 5 岁时生长最快,此后,生长速度明显减慢,直至青春期前。青春期时面部生长

ER2-2-2

动画:ER2-2-2
硬腭的形成

学习笔记

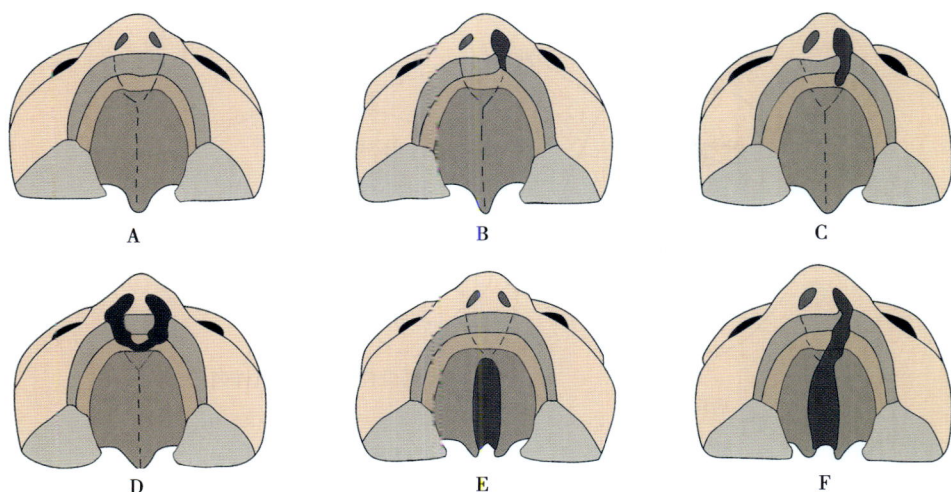

图 2-2-3　发育异常形成的各类唇腭裂示意图

再次加快形成青春高峰期,之后生长速度又下降,直至生长停滞。一般女孩在 16 岁左右、男孩在 25 岁左右面部发育基本完成。

颌面部的生长发育时期划分,基本上和身体一致,也和牙的萌出有关。

第一快速期:3 周~7 个月——乳牙萌出。

第二快速期:4~7 岁——第一恒磨牙萌出。

第三快速期:11~13 岁——第二恒磨牙萌出。

第四快速期:16~19 岁——第三恒磨牙萌出。

在快速期之间为生长缓慢期。颌面部生长发育,既有个体差异,也有性别不同。一般而言,女性的快速生长期较男性早。第二、第三快速期在正畸临床上具有重要价值。

2. 颅面部骨骼的发育方式

(1)软骨生长:软骨的间质增生是在软骨中央区域,由细胞分裂增殖而扩大软骨体积,并于接近骨组织的软骨部分逐渐钙化为骨组织。表面增生是由透明软骨增生新骨,即由软骨外结缔组织膜的深层细胞分化成软骨细胞,并产生软骨基质而增大体积。

(2)骨缝生长:各骨缝间的结缔组织细胞分裂为成纤维细胞,产生胶原纤维及间质成为成骨基质,后者钙化而成新骨,以增大骨体积。

(3)骨膜生长和骨内膜生长:在骨表面以沉积的方式,外侧增生新骨和内侧吸收陈骨,保持骨的厚度相对不变而体积增大。

此外,婴儿颅面部有以下三个主要透明软骨分布区:

(1)鼻部:此部的软骨终生不钙化成为骨组织。

(2)颅底部:蝶骨枕骨之间及枕骨各部分之间的软骨,主要由软骨间质增生而增加颅底前后径。

(3)下颌髁突软骨之表面,有纤维组织覆盖,因此髁突软骨既有表面增生,也有间质增生。在头部骨骼中,髁突是最后停止生长活动者。

婴儿的颅部由于骨表面增生及骨缝的间质增生而增长,骨缝交汇处形成的纤维联合区称为囟门(fontanelle)(图 2-2-4)。

(三)颅面部的生长发育比例变化及特征

1. 颅面部比例变化　出生后,整个头部与全身的长度比例在不断地改变。如头部在出生后 1 岁时占身长的 1/4,17 岁时仅占身长的 15%~18%。而颅面部的比例也在改变。出生后 1~2 岁时颅部生长速度最快,到 6 岁时其容量完成成人的 90% 以上,而此时的面部仍呈幼稚状态。到 10~12 岁时颅部就与成人相差很少了(图 2-2-5)。

2. Brodie 根据头部 X 线片观测　发现颅面部生长发育有以下特点(图 2-2-6):

(1)面部的生长型,在儿童发育的早期即已确定。以后的增长基本上是按定型的轮廓而扩大。

学习笔记

动画:ER2-2-3
面部的增长

前囟门

后囟门

蝶骨样囟门　咬肌样囟门

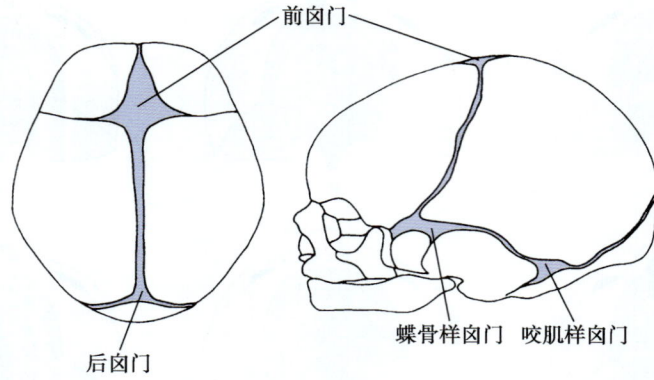

图 2-2-4　婴儿颅骨骨缝示意图

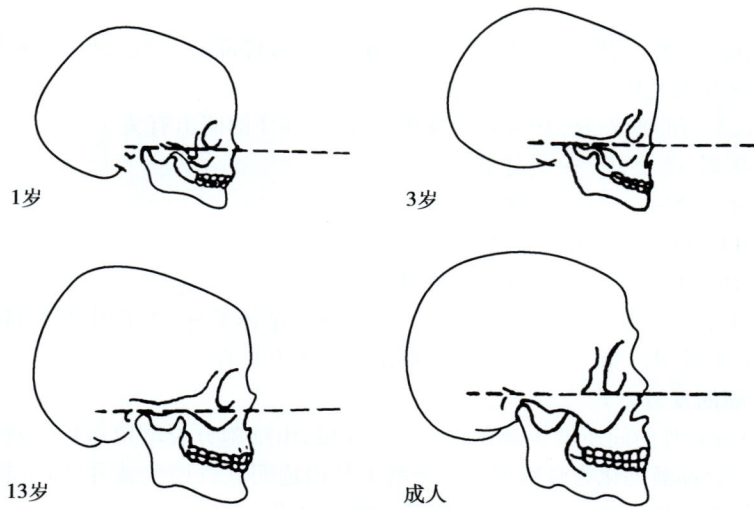

1岁

3岁

13岁

成人

图 2-2-5　颅面部在生长发育期中的比例变化示意图

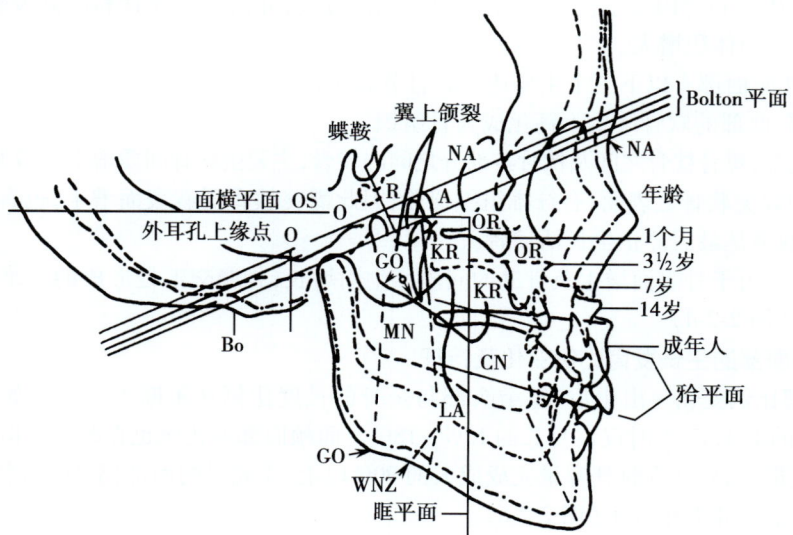

Bolton平面

翼上颌裂

蝶鞍

NA

NA

面横平面 OS

O

R

A

年龄

外耳孔上缘点 O

OR

OR

1个月

GO

KR

3½岁

KR

7岁

14岁

成年人

Bo

MN

CN

骀平面

LA

GO

WNZ

眶平面

图 2-2-6　面部的增长示意图

（2）在生长过程中,头部的各点均按直线方向推进。

（3）鼻腔底、牙弓面、下颌体下缘三者与 Bolton 平面保持恒定不变的角度。

（4）由蝶鞍中心通过上颌第一恒磨牙到颏部所画的直线,可以代表面部向前向下增长的综合方向。

（5）上颌第一恒磨牙的位置,较面部其他部分变异较少而恒定。

（6）头颅生长的速度,随年龄而递减。

（四）颅部的生长发育

颅部前后径增长主要靠颅底软骨生长。枕骨大孔以前、枕骨基部与蝶骨相连之软骨的生长,比枕骨大孔侧后部为快,以配合面部向前向下生长。

颅部上下径及左右径增大主要靠颅骨骨缝的生长。出生后许多骨缝及软骨逐渐消失而融合,颌额缝 6 岁才消失（见图 2-2-4）。其次是骨的表面生长。

颅部的三维(向)生长中,前后径比上下径及左右径增加为多。其生长发育受到颌面部一般型生长发育的影响,同时也受到脑的生长发育的影响。

颅底的生长发育主要由蝶筛软骨结合(spheno-ethmoid synchondrosis)、蝶骨间软骨结合(inter-sphenoid synchondrosis)和蝶枕软骨结合(spheno-occipital synchondrosis)进行,而蝶骨间软骨结合于出生时钙化,蝶筛软骨结合大约在出生后 7 岁时钙化。因此,其后颅底的中央部分基本上不进行生长发育,颅底的前方有额骨的生长发育,而蝶枕软骨结合在 18~20 岁左右还可以有所活动（图 2-2-7）。

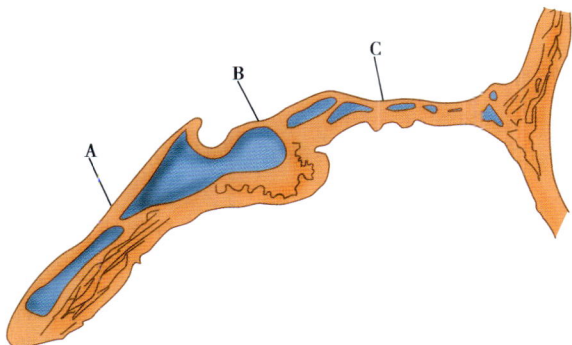

图 2-2-7　颅底软骨结合的生长发育示意图
A.蝶枕软骨结合　B.蝶骨间软骨结合　C.蝶筛软骨结合

当某些因素对颅底软骨结合的生长发育产生影响时,则可能使其出现早期骨化,造成颅底的生长发育不充分或停滞,由此可导致面中部或上颌的后缩而形成反𬌗。对软骨结合的生长发育造成严重的影响时,则可能出现颅部畸形,如锁骨颅骨发育不全(cleidocranial dysostosis)等。

（五）面部的生长发育

出生时面部以宽度为最大,但出生后的增长量则是以高度为最大,深度次之,宽度又次之,并依据面部的宽度、高度和深度这一顺序而完成。

1. 面宽的发育　出生时面部的宽度和成人各相应部分接近,因而其生长在最初阶段就完成了大部分。

（1）上面宽(颧弓间距):2 岁时已完成成人的 70%,10 岁时完成 90%。

（2）下面宽(下颌角间距):主要在出生后 5 年内形成。在第一恒磨牙萌出时已完成 85%。下面宽的增加比上面宽的增加略大。上面宽与上颌牙弓宽度之间,下面宽与下颌牙弓宽度之间并无相关关系,即窄的面孔不一定牙弓会窄,反之亦然。

2. 面高的发育　面高度是出生后生长最多的部分,男性增长大于女性。面高度与面深度一样,对颅颌面生长有较大的影响,主要靠牙萌出和牙槽生长实现。面高到 3 岁时大约已完成了生长量的 73%;从 5 岁到青春期之间为缓慢期,生长量约为 16%;剩余的 11% 为青春期快速期的生长量。一般在接受正畸治疗的 10 岁左右时期,面高的生长发育已完成了 85%~90%;但后面高在 7 岁时只占全面高的 42%,在接近成人时,其增长的量达 46%,即面高的增长量后部比前部大。

由于后面高增加大于前面高,故生长过程中下颌向前倾。

3. 面深发育　面深度对颅颌面生长发育的影响较大,较多的错𬌗畸形都存在着前后方向畸形因素,如Ⅱ、Ⅲ类畸形。面部深度,一般可分为面上部、面中部及面下部来观察:

（1）面上部:3 岁时已完成 80%,5~14 岁增加 15%。

（2）面中部:3 岁时已完成 77%,5~14 岁增加 18%。

（3）面下部：3 岁时已完成 69%，5~14 岁增加 22%。

在 5~14 岁这一生长时期，面下部的面深度较面中部的增长多，面中部又较面上部多，这是面部生长发育一个重要规律。

一般认为，面下部深度增加 1mm 时，相对的面中部深度增加为 0.6mm。面下部比面中部较快地向下前方生长发育，面中部又较面上部生长发育快。因此，儿童阶段侧面呈较突的外形，成人阶段随着面下部发育明显，则形成较直的侧面外形。而从正面来看，发育至成人则出现苗条倾向。这主要是因为和面宽度相比，面高度增长较大，故面部变长。同样，鼻高度亦较鼻宽度增大得更快，从而助长了面部变长。对正畸学来讲，在大部分接受治疗的儿童，其面部向各方向生长发育大体上已完成了总体的 85%~90%。

4. 面部生长发育预测 上述面部生长发育量、方向以及附带提出的一些数值，是由一些群体研究调查测量值得出的一种生长发育平均值，也可称为平均生长发育。它并非对每个个体都适合。大多数的正畸治疗对象是其面部生长发育尚未完全完成的个体，如果能预测这些个体面部的生长量和方向，则有助于诊断和治疗的设计。然而，个体面部生长发育的预测方法目前仍有待进一步成熟，其结论的可靠性也需更深入的研究，目前只能使用某一年龄阶段测量平均值来进行大致的预测分析。

生长与发育是同时并进的。随着身体的长大，各部分的组织结构、功能活动、大小比例和相应关系均发生不断的变化。如前述的全身高度和颅颌面高度的比例，即随着年龄增长而不断地发生变化（见图 2-1-1）。

（六）颌骨的生长发育

上下颌骨是面部的重要组成部分，其正常发育与颅面部的发育，包括肌群、舌、牙的发育和萌出，及功能完善有密切关系，且是相互配合的。

1. 上颌骨的生长发育 上颌骨由第一鳃弓上颌突、侧鼻突和中鼻突共同发育而成；上颌骨与颅骨相连，主要是向下、向前及向外生长。

（1）上颌骨的整体生长发育特点：上颌骨主要由前颌骨和上颌骨本体两部分组成，两者的连接骨缝约在 1 岁融合。前颌骨容纳 4 个上颌切牙。上颌骨本体大部分由上颌突发育形成，小部分由球状突发育而成。新生儿上颌骨结构致密，短而宽，主要由含有牙滤泡的牙槽骨组成。上颌窦很小，以后由于上颌窦发育而把乳磨牙、第一恒磨牙与眶底分开，并增加上颌骨高度。随着恒牙萌出，上颌窦深度与宽度进一步增大，到 18 岁时发育完全。

上颌结节也是上颌骨主要生长区之一，上颌骨生长向前、向下移位时，上颌结节后表面骨沉积，其相应内侧皮质骨吸收，这使上颌牙弓长度增加。颧骨外、后侧的表面骨质增生，内侧表面骨质吸收，使之同时向后扩大，以适应上颌牙弓后部增长（图 2-2-8）。

上颌骨为膜内成骨，骨由膜性结缔组织形成，结缔组织中未分化间叶细胞形成骨基质，并分化成为成骨细胞，这些基质或细胞间质钙化后成骨。

ER2-2-4

动画：ER2-2-4
上颌骨的整体
生长发育

学习笔记

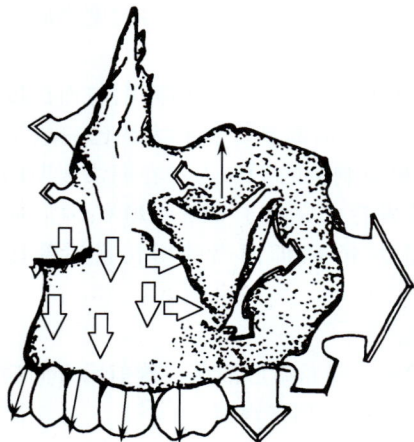

图 2-2-8 上颌骨的整体生长发育示意图

生长方式主要是移位，同时也有骨表面增生吸收改建。

主要生长机制：一为被动性移位，因鼻上颌复合体与颅底相连，鼻上颌复合体随颅底向前下生长而向前下移位；二为上颌和鼻本身的主动性生长。

（2）上颌骨的三维（向）生长

1）长度增长：额颌缝（frontomaxillary suture）、颧颌缝（zygomaticomaxillary suture）、颧颞缝（zygomaticotemporal suture）、翼腭缝（pterygopalatine suture）（图 2-2-9）等大致相互平行的 4 条骨缝处沉积骨质可增加上颌骨长度；上颌骨唇侧吸收陈骨，腭侧增生新骨；上颌结节后壁区增生新骨，大幅增加上颌骨长度；腭骨后缘有新骨增生，以维持后鼻棘位置，使长度增加。牙槽骨长度随上

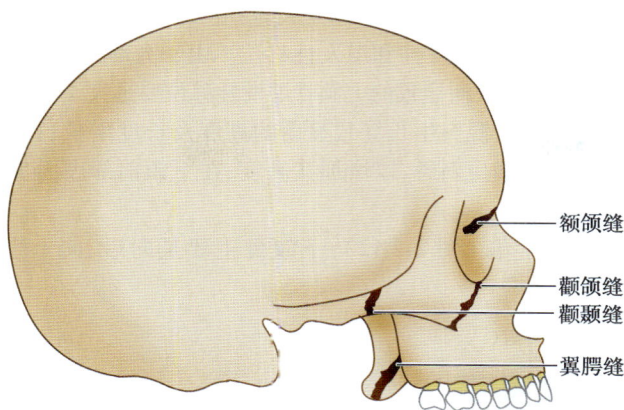

图 2-2-9　上颌骨与生长相关的 4 条骨缝示意图

颌骨生长而增加,增长最多是磨牙区,新生儿约为 5mm,成人约为 25mm。

2）宽度增长

腭盖的宽度增长:出生后第 1 年,腭骨和上颌骨表面增生新骨,使上颌宽度增长。因上颌缝在婴儿早期已经闭合,腭骨及上颌前部就不再增长,只有少许新骨在牙槽骨唇面增生。腭宽度生长主要是在腭正中缝处增生新骨,主要表现为腭后部宽度生长。至 4~5 岁时,正中矢状缝开始融合,腭骨宽度即较为固定。但因恒磨牙生长在颊面增生新骨而使腭盖继续加宽。

颧骨的宽度增长:主要在颧颌缝及在部分颧骨侧面增生新骨,而使上颌宽度增长。

上颌骨前部宽度增长:乳牙和恒牙在牙槽骨唇舌向位置的变化,使上颌骨前部宽度增长。上颌骨的宽度增长较慢,从婴儿到成人,宽度增长仅 1.6 倍。

3）高度增长:上颌骨与鼻腭骨相连于颅骨基底部,各骨缝的方向大致平行且方向指向前下,这是因为颅底部及鼻中隔生长而向前下生长,使高度增加;但大部分高度增加是因为牙萌出和牙槽骨表面增生新骨;同时,腭盖表面增生新骨及鼻腔底面吸收陈骨,使腭盖下降。

（3）上颌骨主要生长部位:上颌骨存在以下主要生长部位,参照 Enlow 提出的上颌骨生长相关的 V 字形原理,现有较公认的解释如下:

鼻中隔:鼻中隔软骨生长,对上颌骨生长起着重要的引导作用。鼻中隔软骨可保留终身,并且它既是生长区也是生长中心,对面中部发育起重要作用。

骨缝:上颌骨周围骨缝生长,诸如额颌缝、颧颌缝、颧颞缝及翼腭缝生长,使上颌骨长度和高度增长。

上颌结节区:上颌结节后缘新骨沉积,使上颌长度增加;上颌窦扩大,使上颌骨长、宽、高增加。

硬腭区:婴儿时期,腭盖平坦。从婴儿到成年,由于硬腭口腔侧增生新骨而鼻腔侧的骨吸收,使腭部逐渐下降,同时牙槽突生长速度大于腭盖的下降,致腭穹窿增高约 10mm。

上牙槽区:牙槽突生长,使上颌骨高度增加。

总之,上颌骨各骨缝、上颌结节及牙槽骨是上颌骨主要生长区,但是上颌骨内外表面也都参与生长发育过程。上颌骨生长系三维方向,头颅侧位 X 线片只能反映上颌骨二维的生长,但锥形束 CT（cone beam computed tomography,CBCT）可观测上颌骨的三维生长情况。

2. 下颌骨的生长发育　出生后 1~1.5 岁下颌骨左右两半才完成骨融合。

下颌骨有两种生长方式,即软骨成骨和骨表面增生。除了髁突有软骨生长外,下颌骨大小的增加都是由骨膜下的骨表面基质的沉积形成,与肌的作用、髁突的生长和牙的萌出有关,并由此决定下颌骨的生长（图 2-2-10）。

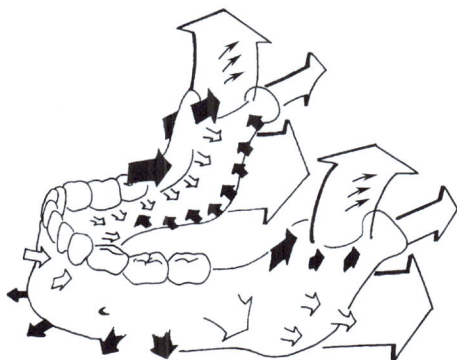

图 2-2-10　下颌骨生长发育示意图

学习笔记

ER2-2-5

动画:ER2-2-5
下颌骨的生长发育

ER2-2-6

动画:ER2-2-6
下颌骨表面改
建

ER2-2-7

动画:ER2-2-7
下颌骨三维生
长

（1）下颌骨的整体生长发育特点:下颌骨的生长包括同时发生的骨改建和骨移位的过程。

随着软组织生长,下颌骨也发生原发性和继发性移位。由于大部分颅中窝的结构位于髁突前方（髁突与上颌结节之间）,颅中窝扩大而导致的上颌骨继发性移位要远大于下颌骨的继发性移位。

下颌骨生长有几个不同区域,髁突生长导致显著的高度及长度增长;在下颌支后缘增生新骨,以增加其长度;在牙槽突牙龈缘增生新骨,以增加其高度;在下颌前部表面少量增生新骨而增加其宽度(图 2-2-11)。

（2）下颌骨的三维（向）生长（图 2-2-12）:下颌骨主要是向后、向上生长,长、宽、高均随之增加。

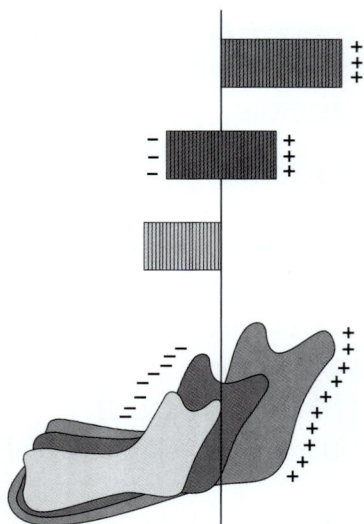

图 2-2-11　下颌骨表面改建示意图

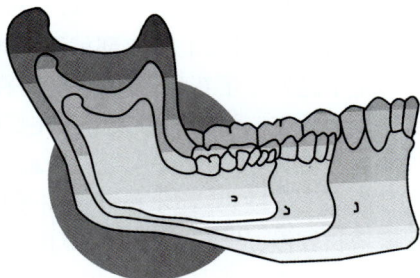

图 2-2-12　下颌骨三维生长示意图

1）长度增长:下颌骨靠下颌支前缘吸收陈骨和后缘增生新骨、下颌外侧增生新骨而增加长度,可提供恒磨牙萌出位置。下颌长度增长,女孩比男孩早 1 年,但在青春期,男性下颌骨加速生长。下颌骨的增长以磨牙区为最多。例如,由第二乳磨牙至下颌角距离,在新生儿约为 10mm,6 岁时约为 20mm,成人时则为 45～50mm。

2）宽度增长:下颌骨外侧面增生新骨,内侧面吸收陈骨可增加宽度。随着下颌骨向后生长,由于髁突随颞凹同时向侧方生长,可使下颌支宽度增加。下颌骨前部在乳牙萌出后,宽度较少增加,下颌尖牙间宽度在 11 岁以后几乎无增加。

3）高度增长:婴儿出生时,下颌支很短小。下颌支高度生长,主要是靠下颌髁突的新骨生长;下颌支喙突同时生长,使下颌骨高度增加。下颌体高度生长,主要是靠下颌牙萌出时牙槽突的增高以及下颌骨下缘新骨的少量增生。

（3）下颌骨主要生长部位

1）下颌体:下颌骨原本仅有由髁突延至颏联合的管状基础部分,其生长与一般长骨生长相似。由于咬肌、翼内肌及颞肌等功能运动的作用而形成下颌角及喙突,由于牙萌出而形成牙槽突。若将牙拔除,可发现牙槽骨很快吸收。下颌体下面很少有骨基质沉积。下颌骨体长每年增加约 2～3mm。

2）下颌角:出生时下颌升支短,下颌角钝。当咀嚼功能开始时,下颌角逐渐变锐。当牙完全脱落时,牙槽突吸收,下颌角亦随之变钝。即下颌角的形态与肌肉的功能关系密切。

3）颏部:颏部形状随年龄而改变(图 2-2-13),在第二性征出现时其变化更为显著。颏部外形突出并非由于自身骨沉积生长,主要是由于下颌体后部骨生长增加下颌长度,升支后缘和髁突软

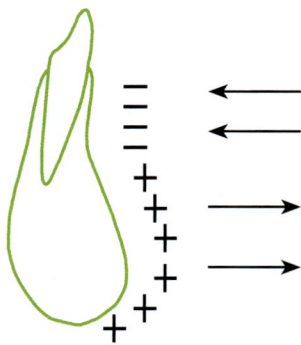

图 2-2-13　颏部的生长发育示意图

学习笔记

骨生长增加下颌长度和高度,而使下颌骨整体向前、向下移位,颏部亦随之向前下移位。同时颏上区是一骨吸收区,牙槽骨局部吸收使颏部外形凸现出来。个体的颏部外形及突度对其侧貌有较大影响,在正畸治疗设计时要予以关注。

4）下牙槽:牙槽突的牙龈缘增生新骨,增加下颌高度。

5）颞下颌关节:髁突由于软骨增殖性生长而向后上方移动,外侧骨表面吸收,内侧骨质增生,形成头部大、颈部细的形态。髁突从其额状面来看,呈 V 字形。

3. 上下颌间位置关系的调整 在生长发育过程中,由于面部各器官的发育速度不同,上下颌骨的相对关系需经过几次调整,直到 3 岁时才基本确立。此时,如上颌骨相对下颌骨偏向前或偏向后,往往预示未来𬌗关系呈现远中𬌗或近中𬌗关系。

（1）3 个月以前的胎儿:舌发育,口鼻腔未分开,上颌生长较快,因而表现为上颌前突。

（2）3 个月的胎儿:硬腭形成,口鼻腔分开,舌发育较快,下颌迅速发育,因此上下颌在同一垂直平面上。

（3）7 个月的胎儿:由于鼻腔及上颌窦的发育,上颌又超过下颌呈前突状。

（4）新生儿:出生后,因吮吸动作,使下颌逐渐前移,上下颌间关系调整到正常(图 2-2-14)。

乳牙期、替牙期的上下颌间关系也有些变化,但改变不显著。

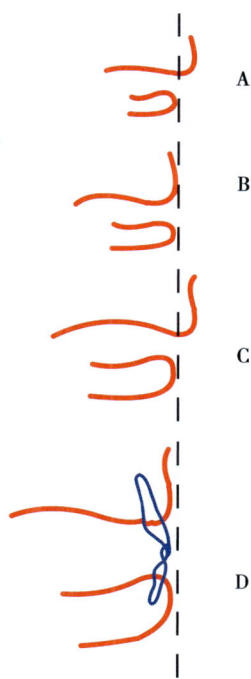

图 2-2-14 上下颌间关系调整示意图
A. 3 个月前胎儿　B. 3 个月胎儿　C. 7 个月胎儿　D.幼儿

三、牙列与𬌗的发育

（一）𬌗的建立

婴儿的口腔在牙未萌出之前,无𬌗关系可言。约在婴儿第 7~8 个月乳牙萌出时开始建𬌗,直到第二或第三磨牙萌出时才完成。

正常𬌗的建立,不仅有赖于牙的正常发育、正常萌出及正常功能,还有赖于牙槽骨、颌骨及整个颅面部的正常发育,也依赖机体的整体发育。𬌗的发育还受到遗传、先天、代谢、营养、内分泌等因素及外围环境的影响,是一个多因素广泛联系的复杂过程。

正常𬌗的建立,除依靠牙的正常发育、萌出、排列外,还有赖于面颌肌的动力平衡。作用于牙弓前后、内外的所有肌肉力量的平衡也是非常重要的。

（二）𬌗的发育阶段

1. 萌牙前期的颌间关系 新生儿上下颌龈垫之间的覆盖关系与萌牙后的上下颌牙弓间的覆盖关系类似。

婴儿下颌处于休息状态时,上下颌龈垫完全分离而无接触,该间隙与萌牙后的息止颌间隙类似。

出生后第 1 年中,上下颌间无明确的牙尖交错位,下颌只有前后运动,而无侧方运动。

2. 乳牙期 新生儿从无牙𬌗口腔过渡到乳牙𬌗的建立阶段,即婴儿口腔由哺乳功能发展到咀嚼及语言功能的过程。乳牙𬌗的建立和生长发育使颌骨和肌的增长更加显著。

（1）乳牙的萌出时间和顺序:通常,乳牙的萌出先从下颌中切牙开始(一般在 7~8 个月),最后是上颌的第二乳磨牙(约在 2~3 岁时萌出)。一般而言,乳牙列在 2 岁后才能完成,3 岁半时乳牙的牙根基本形成。

一般的萌出顺序为:下Ⅰ→上Ⅰ→下Ⅱ→上Ⅱ→Ⅳ→Ⅲ→下Ⅴ→上Ⅴ。每个牙的萌出均有比较肯定的时间顺序性,也有一定幅度的波动;左右两侧同名牙一般成对萌出;上颌的同名牙萌出较下颌为晚。但是,乳牙萌出时间的差异相当大,早于或迟于平均值是常见的。

（2）乳牙列的间隙变化及终末平面的类型:乳牙列间隙一般在 3~6 岁时出现在儿童的前牙部

分,称为生长间隙(growth space),主要是由于颌骨的生长发育使得牙量相对少于骨量;也有在乳牙萌出时就出现间隙的。位于上颌乳侧切牙与乳尖牙之间,下颌乳尖牙与第一乳磨牙之间的间隙,一般称为灵长间隙(primate space)。

在乳牙列可有灵长间隙和生长间隙,也有无间隙的,但一般认为乳牙列有间隙利于恒牙列的建𬌗。

乳牙从侧方观察,上下颌第二乳磨牙的远中面关系,大致可分为以下三型(图2-3-1):

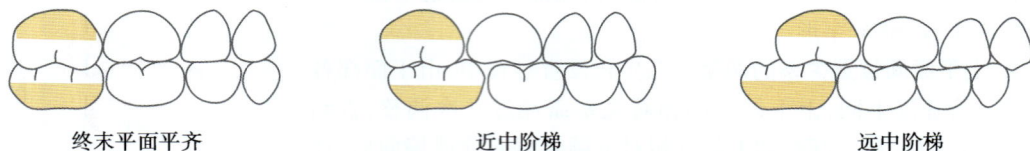

终末平面平齐　　　　　近中阶梯　　　　　远中阶梯

图 2-3-1　上下颌第二乳磨牙终末平面的关系示意图

1)终末平面平齐:上下颌第二乳磨牙的远中面在一个垂直平面上。该型终末平面有利于今后下颌第一恒磨牙近中移动后形成恒磨牙的中性关系。

2)近中阶梯:下颌第二乳磨牙的远中面位于上颌第二乳磨牙远中面的近中。

3)远中阶梯:下颌第二乳磨牙的远中面位于上颌第二乳磨牙远中面的远中。

(3)正常乳牙𬌗的特征

1)前牙覆盖很小,可有稍深的覆𬌗。

2)前牙部分可有生长间隙及灵长间隙。

3)终末平面以垂直型及近中型较多,这两型均利于恒磨牙建立中性关系。

4)上颌乳尖牙的近中舌侧面与下颌乳尖牙的远中唇侧面相接触。

必须强调的是,乳牙的咀嚼力对颌骨的增长及恒牙的萌出是一种必不可少的、有利的良性功能性刺激。因此,保存乳牙及乳牙列的完整是十分重要的。

3.替牙期　大致为6~12岁期间,往往牙列中乳牙与恒牙并存,处于将来形成恒牙正常𬌗关系的转型期。

(1)恒牙萌出时间及顺序:恒牙的萌出同样存在着性别、上下颌等差异,也受到地区、种族、遗传因素等影响。

其萌出顺序一般可概括为:

上颌:6→1→2→4→5→3→7

下颌:6→1→2→3→4→5→7

或为:

上颌:6→1→2→4→3→5→7

下颌:6→1→2→4→3→5→7

上述两种萌出顺序占大部分。恒牙萌出时间和顺序所存在的个体及种族差异较乳牙更明显。萌出顺序上的异常,往往可能导致错𬌗畸形。

(2)替牙间隙(leeway space)的意义及作用:乳尖牙及第一、第二乳磨牙的牙冠宽度总和大于替换后的恒尖牙和第一、第二前磨牙宽度总和,即替牙间隙=(Ⅲ+Ⅳ+Ⅴ)-(3+4+5)。在上颌单侧约为0.9~1mm,在下颌单侧约为1.7~2mm。当乳磨牙脱落后,上、下颌第一恒磨牙均向近中移动,下颌第一恒磨牙向近中移动较上颌为多,因此即便乳磨牙终末平面为垂直型,也能够建立恒磨牙的中性关系(图2-3-2)。

此外,在乳、恒牙交替过程中,恒前牙一般比相应的乳前牙大,其相差的量,可由下列几个方面来补偿:

1)乳牙间有适当的牙间隙。

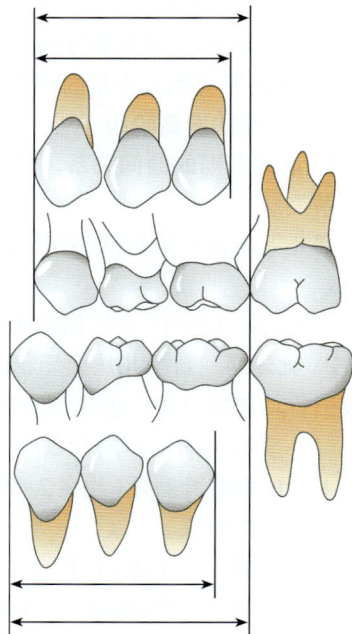

图 2-3-2　替牙间隙示意图

学习笔记

ER2-3-1

动画:ER2-3-1
替牙期间𬌗的
调整

2）恒切牙萌出时更偏向唇侧。

3）尖牙之间牙弓宽度增宽。

4）前磨牙萌出时较乳牙偏向颊侧,增加了牙弓宽度。

5）替牙间隙的调节作用(图2-3-3)。

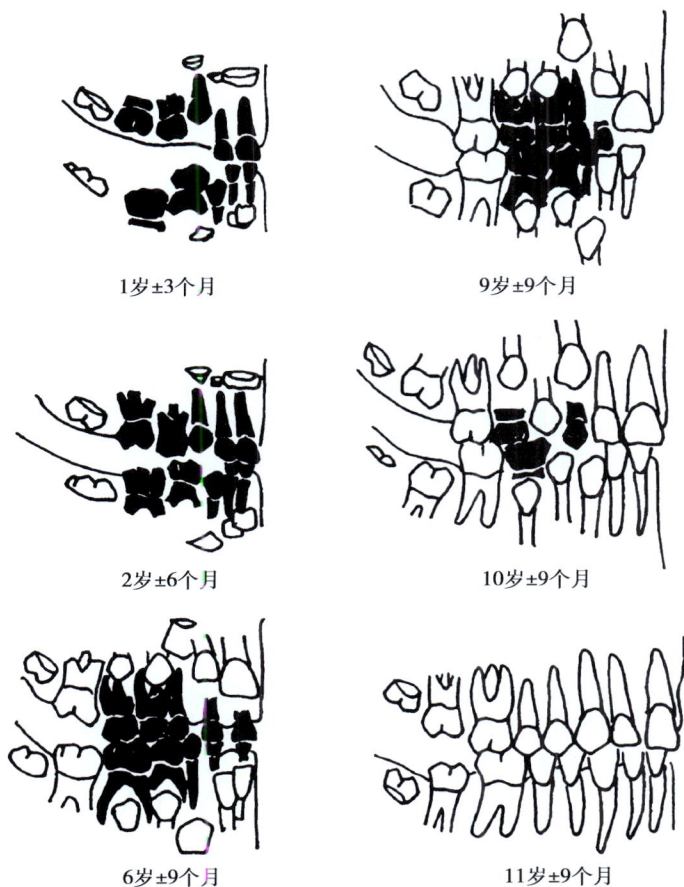

1岁±3个月　　　　　　　　　9岁±9个月

2岁±6个月　　　　　　　　　10岁±9个月

6岁±9个月　　　　　　　　　11岁±9个月

图2-3-3　替牙期间隙的调整示意图

（3）替牙期的暂时性错𬌗现象:是替牙期儿童颌骨较牙的生长发育相对滞后,且恒牙替换乳牙时其骨量与牙量仍处于调整状态的自然现象,暂不需要矫治,诸如:

1）上颌左右中切牙之间在萌出早期时出现的间隙:这是由于侧切牙牙胚萌出时挤压中切牙牙根所致,佀应排除额外牙及上唇系带过低等因素。

2）上颌侧切牙初萌时牙冠向远中倾斜:是因为上颌尖牙位置较高,萌出时压迫侧切牙牙根而造成的,应予以密切观察。

3）恒切牙萌出时出现轻度拥挤现象:可能因恒牙较乳牙大,随着颌骨的增大和替牙间隙的利用,可自行调整。

4）上下颌第一恒磨牙建𬌗初期可能为尖对尖𬌗关系:当乳磨牙与前磨牙替换后,利用上下颌替牙间隙之差可以调整为中性关系。

5）上下颌切牙萌出早期出现前牙深覆𬌗:当第二恒磨牙生长及前磨牙建𬌗时,后牙牙槽骨高度有所增加,可能自行解除。

4. 恒牙期　12岁第二恒磨牙萌出,恒牙𬌗初步形成,建立起了恒牙𬌗。

正常情况下,上下颌前牙的关系应该是下颌中切牙的切缘咬于上颌切牙的腭侧面的切1/3与中1/3交接处,上颌尖牙咬在下颌尖牙远中及第一前磨牙的近中。上颌第一恒磨牙的近中颊尖咬在下颌第一恒磨牙的近中颊沟内,上颌第一恒磨牙的近中舌尖咬在下颌第一恒磨牙的中央窝。陰上颌第三磨牙和下颌中切牙与1个对𬌗牙接𬌗外,其余上下颌牙均与2个对𬌗牙相接触。

四、颅颌面生长发育预测与正畸治疗

错𬌗畸形是在颅颌面部生长发育过程中,受各种内外因素的影响而形成的发育性畸形。错𬌗畸形发生后又可影响颅颌面部的正常生长发育,两者有密切的关系,可彼此影响、互为因果或相互制约。

深入了解颅颌面生长发育知识和预测指标,并与后续正畸治疗有机地结合起来,将有助于早期诊断和预测错𬌗畸形的发生、发展和预后,利于拟定患者的整体矫治方案。

(一)颅颌面生长发育预测与生理龄

同年龄的不同个体,在生理上、精神上的生长发育阶段存在个体差异,需要对其进行个体的生长发育状态预测。

为了明晰个体生长发育的真实情况,除了年龄外,还有骨龄、牙龄、第二性征及形态学年龄等更客观地反映个体生长发育生理特点的其他生理学年龄(physiological age),简称生理龄。

1. 骨龄(skeletal age) 骨龄评估是基于骨骼系统中一些代表性的成熟标志进而判断患者生长潜力的方法。处于生长发育期个体的骨龄是根据骨骼 X 线影像中骨化中心出现、成熟过程以及骨骺和干骺端融合的过程来加以判断的。骨龄与身高的增长密切相关。用来判定骨龄的方法有许多,口腔正畸学临床上常用手腕骨片(常用左手)中指中间指骨钙化及融合(图 2-4-1)、改良颈椎分期法(图 2-4-2)判断个体骨龄。

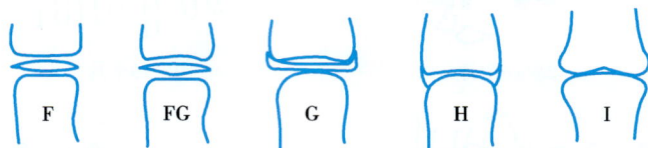

图 2-4-1 第三手指中间指骨的钙化及融合示意图
手腕骨片中 FG 阶段是功能矫形治疗的最佳启动时机

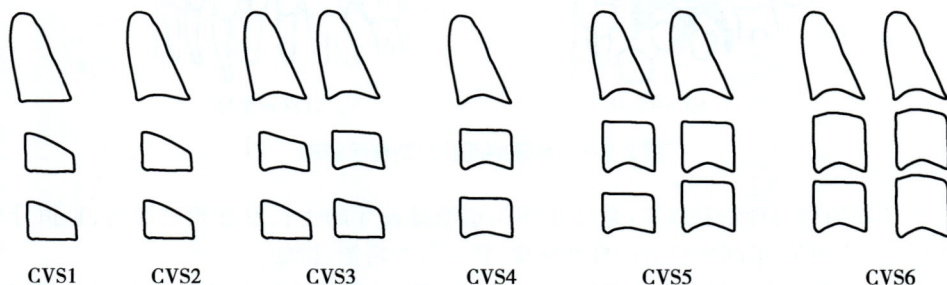

图 2-4-2 改良颈椎分期法示意图
颈椎片中 CVS2 阶段是功能矫形治疗的最佳启动时机

2. 牙龄(dental age) 是以萌出牙的数目和种类作为指标,来评价个体所处的发育阶段。有时也通过 X 线片来观察未萌出牙的牙胚形状、钙化程度和牙冠或牙根形成的程度,并用其作为评价标准。

3. 第二性征龄(secondary sexwal age) 将第二性征的出现到成人这一时期的发育变化特征分成几个阶段,从而划分青春期(puberty)以判断某个个体的身体成熟度。诸如将外生殖器(睾丸、阴囊、阴茎)、阴毛、乳房、腋毛、胡须、喉结,以及月经初潮、变声等作为评测指标。

4. 形态学年龄(morphological age) 是以身体形态学上的生长程度为年龄标准的一种评判方法,诸如身高、体重等指标在个体成长过程中发生的明显变化。

早期矫治可以降低错𬌗畸形的严重程度,减少后续诊疗难度。处于生长发育快速期的患者,还可以利用其生长潜力来阻断一些错𬌗畸形的发展,并引导颅颌面的正常生长。因此,准确判断患者的生理龄对于矫治目标确定、治疗时机选择、矫治方案评估和未来疗效预测等均有重要的临床指导意义。

学习笔记

（二）颅颌面生长发育与正畸治疗

正畸治疗与颅颌面生长发育是密切相关的。掌握颅颌面部生长发育相关知识,是全面诊断错殆畸形和合理制订治疗方案的重要前提之一。

在颌面部三维方向的生长发育中,横向生长最早完成,受后续生长的影响也是最小的;而垂直向和矢状向生长会持续几年以后,甚至到成人阶段。通常,男性较女性发育完成的时间偏后。

生长改良治疗是在一定范围内改善颌面部骨性错殆畸形的手段之一。理论上,利用颌面部生长发育潜力来促进其生长的所谓生长改良治疗存在两种可能:生长改良治疗能增加一定程度的永久性生长量;或生长改良治疗在一定时期内增加生长量,但最终生长总量不变。在生长发育高峰期,生长改良有利于保持颌面部骨性错殆畸形疗效的长期稳定性,早期干预利于后续疗效的长期稳定性。正确评估及预测颌面颌骨生长发育状况,利于全面诊断及合理制订整体治疗方案。

成年个体具有缓慢持续生长,且生长型保持不变的特点。生长型的延续是正畸术后复发的原因之一,对个体生长型的判断十分重要。

目前,正畸疗效的稳定性预测存在一定困难,在长期保持和疗效稳定之中应考虑颅颌面部生长发育的后续趋势。某些骨性错殆畸形如骨性Ⅲ类,在口腔正畸治疗结束后仍存在明显持续生长,不利于疗效稳定。一般而言,正畸-正颌联合治疗会选择在个体颌骨发育基本完成后进行。

个体生长型在制定正畸保持计划时具有重要的参考价值。保持装置的选择可依据颅颌面部发育生长型特征来确定,保持的持续时间也应充分考虑颅颌面成熟状态及其生长潜能。

总之,诊断分析中正确判断颅颌面生长发育状况,并利用颅颌面生长发育潜力来获得错殆畸形的合理治疗和保持效果,具有非常重要的临床意义。

思考题

1. 简述颅面部骨骼的发育方式。
2. 简述上下颌骨的三维生长特征以及其在正畸诊疗中的重要性。
3. 简述不同殆的发育阶段的生长特征以及其生理意义。
4. 简述颌面部生长发育的快速期有哪几个?
5. 简述颅颌面生长发育预测与正畸治疗的关系。

（宋锦璘）

参考文献

1. ENLOW D H. Handbook of facial growth. 2nd ed. Philadelphia:WB Saunders,1982.
2. 傅民魁. 口腔正畸专科教程. 北京:人民卫生出版社,2007.
3. 林久祥,许天民. 现代口腔正畸学. 4 版. 北京:北京大学医学出版社,2011.
4. 赵美英,罗颂椒,陈扬熙. 牙颌面畸形功能矫形. 北京:科学技术文献出版社,2010.
5. 赵志河,白丁. 正畸治疗方案设计——基础、临床及实例. 北京:人民卫生出版社,2008.

第三章

错𬌗畸形的病因

>> 提要

1. 错𬌗畸形是多种因素或多种机制共同作用的结果。
2. 错𬌗畸形的病因可分为遗传因素和环境因素两大类。
3. 错𬌗畸形的遗传因素来源于种族演化和个体发育两个方面。
4. 环境因素中的替牙障碍和口腔不良习惯是错𬌗畸形的常见病因。
5. 明确错𬌗畸形的病因有助于作出正确的诊治计划和进行疗效预测。

错𬌗畸形的病因学是口腔正畸学的重要内容之一,它对于深入研究和认识各种错𬌗畸形的形成发展机制,从而对错𬌗畸形进行有效的预防、正确的诊断和治疗都具有十分重要的指导意义。错𬌗畸形是多种因素或多种机制共同作用的结果,其形成因素和发生发展机制错综复杂。

尽管对于大多数错𬌗畸形仍无法明确其确切的病因,但在进行正畸矫治时分析其可能的致病因素是必不可少的。绝大数错𬌗畸形都是遗传因素与各种环境因素在牙列、颌面骨骼、以及口颌系统神经、肌肉的发生、生长和发育过程中相互影响和相互作用的结果。

总体上讲,错𬌗畸形的病因分为遗传因素和环境因素两大类。遗传(heredity)是指子代继承和保留了亲代所具有的内部结构、外部形态和生理功能等方面的特征,即表现为子代与亲代之间具有的相似性;同时,子代与亲代之间,子代的个体之间在形态结构及生理功能上又并不完全相同,表现出各自的特殊性和差异性,这种现象就是变异(variation)。因此,子代除了继承两个亲代各自不同的遗传特性外,同时又受各种环境因素的作用和影响,最终形成复杂、多样的错𬌗畸形。在错𬌗畸形的环境因素中,根据各种影响因素发生作用的时间不同,可分为先天因素和后天因素。

一、遗传因素

遗传因素(genetic factors)是指精细胞和卵细胞在结合时就已经具有的由遗传基因决定的性状。随着组织工程学、分子遗传学等学科研究的快速进展,遗传因素在错𬌗畸形的病因机制得到越来越多的认识。目前多数的研究结果表明,错𬌗畸形具有多基因遗传的特征,而不是简单的单基因遗传方式。错𬌗畸形的多基因遗传特性常常表现为家族性遗传倾向。然而,有时同一个家庭的各个成员又不尽相同,这就是遗传因素和环境因素共同作用的结果。

关于遗传因素如何影响错𬌗畸形的问题主要集中在两个方面:第一是牙齿大小与颌骨大小之间的不协调即牙量骨量不调可能遗传给后代,产生牙列拥挤或者牙列间隙。第二是在上下颌骨大小或形状之间的不协调可能会遗传给后代,造成上、下颌骨或上、下颌牙列之间关系的异常。这两方面特征的遗传越是独立,那么后代的错𬌗畸形就越严重。20世纪30年代,Stockard教授基于错𬌗畸形是一种基因异常的观点,进行了口腔正畸历史上具有较大影响力的狗杂交动物实验,他将上、下颌骨大小和咬合关系显著不同的两种纯种狗进行杂交,结果证实杂交后的狗发生了明显的、很少见的错𬌗畸形,而且颌骨之间的不协调程度大于牙量骨量的不调。该研究似乎表明面部特征的独立遗传可能是错𬌗畸形的主要原因。然而,对于不同种族通婚后发生的错𬌗畸形的研究表明,牙齿和颌骨形态特征并不是独立遗传的。其中最有说服力的是 Chung 关于夏威夷人口的一项调查,10%的华裔夏威夷人具有安氏Ⅲ类错𬌗畸形,而夏威夷原著民波利尼西亚人中有大约10%具有牙列拥挤,这两个种族通婚的后代也只具有 10% 的此类畸形,并没有出现更严重的错𬌗畸形。

著名正畸学者 T. M. Graber 曾在论述错𬌗畸形的遗传问题时指出,在一般生活条件下,很多个体都继承了亲代的特性,而这些特性又受到环境状况、不良习惯、营养障碍等多方面因素的影响,呈现出变异的可能性。T. M. Graber 认为,机体中本身存在着一个基本的遗传型,遗传因素决定着颅面部结构最终的形态。颅面骨骼特征的遗传率较高,而牙列特征的遗传率较低,它的变异主要来自环境因素。

错𬌗畸形的遗传因素来源于种族演化和个体发育两个方面。

(一) 种族演化

错𬌗畸形是随着人类的种族演化(race evolution)而发生和发展的。考古资料及错𬌗的调查统计资料表明,从古人类到现代人,错𬌗畸形从无到有,患病率从少到多,直至如今错𬌗畸形已成为现代人类中普遍存在的现象。在距今约 80 万~50 万年前的古人类头骨上未发现错𬌗,10 万年前的尼安德特人头骨上有轻微错𬌗,山顶洞人几乎无错𬌗,殷墟人错𬌗患病率约为 28%,而现代人类错𬌗患病率约为 68%。这是由于在人类几十万年长期的进化过程中,环境的变迁、食物结构的变化等造成的咀嚼器官不平衡退化的结果,具体机理如下:

1. **颅面比例和形态因生存环境变迁而发生改变**　原始人从爬行到直立,直立后躯体重心改变,支持头部的颈背肌逐渐减弱,为适应头部的前后平衡,颌骨逐渐退化缩小,反之,颅骨却因脑量的增大而逐渐扩大,最终演化成现代人的颅面外形。

2. **咀嚼器官因食物结构变化而出现退化**　在人类进化过程中,从生活在森林里的原始人类到生活在都市的现代人类,食物由生到熟、由粗到细、由硬到软,咀嚼器官的功能便日益减弱,于是产生了咀嚼器官逐渐退化缩小的遗传性状。

3. **咀嚼器官的退化呈现出不平衡现象**　在人类进化过程中,咀嚼器官的退化、减少呈现出不平衡现象,即肌肉居先,颌骨次之,牙齿再次之,这种退化的不平衡使得颌骨容纳不下所有的牙齿,即出现牙量、骨量不调,导致牙列拥挤发生。

在人类数万年的演化过程中,经过遗传和变异,逐渐形成咀嚼器官退化性的遗传性状,这就是现代人类错𬌗畸形的演化历史背景。

(二) 个体发育

从个体发育(individual development)角度来看,现代人类中牙齿排列整齐、上下颌骨及咬合关系正常的仅是少数,而多数人则存在不同程度的错𬌗畸形,这与双亲所具有的遗传特性有关。双亲将其所具有的错𬌗畸形特性遗传给子女,使子女的颅面形态与父母相像;但同时,不是所有子女的颅面形态都与父母相似,这又与变异有关(图 3-1-1A~H)。染色体是联系父母与子女之间的遗传桥梁,即双亲通过染色体把遗传基因传递给子女,使子女在形态结构或生理特点上与双亲相似。染色体数目的增多、减少、移位或者消失都可以引起多种颅面畸形。如 21-三体综合征(Down 综合征)表现为前牙开𬌗、后牙反𬌗的可能性大,第 4 对染色体部分消失可出现唇、腭裂畸形等。

错𬌗畸形的遗传具有多基因遗传的特点,即不只是由遗传因素决定,而是遗传因素与环境因素共同起作用。单卵双生子之间的遗传特性几乎完全相同(图 3-1-2A~D),他们最终所表现出来的性状差异实际上是反映环境因素的作用差异;而双卵双生子的情况则与寻常兄弟姐妹相同,其表现出的相同性状较少。有学者观察了 12 对单卵双生子,其𬌗型一致者有 8 对,不一致者有 4 对;而在 11 对双卵双生子中,𬌗型一致者有 5 对,不一致者有 6 对。Lauweryns 在总结大量学者的研究后得出,在错𬌗畸形的牙、颌、面特征中,约有 40% 的特征与遗传因素有关。

Hughes 发现,咀嚼器官以退化性性状的遗传占优势。例如,若父亲的上颌牙弓宽大,母亲的上颌牙弓狭窄,则子女的上颌牙弓多与母亲相似;反之,若父亲的上颌牙弓狭窄,母亲的牙弓宽大,则子女的上颌牙弓多与父亲相似。Moore 也发现,若父母的一方或双方存在下颌发育不足时,则下颌发育不足的遗传甚为显著;若父母的一方或双方表现为下颌发育过度时,则下颌发育过度的遗传趋势较小,这也反映出咀嚼器官以退化性性状占优势的特点。

具有遗传性的严重骨性错𬌗畸形的矫治比较困难,应争取尽早明确诊断并制订治疗计划;治疗结束后应尽可能进行较长时间的保持,并进行长期随访。

学习笔记

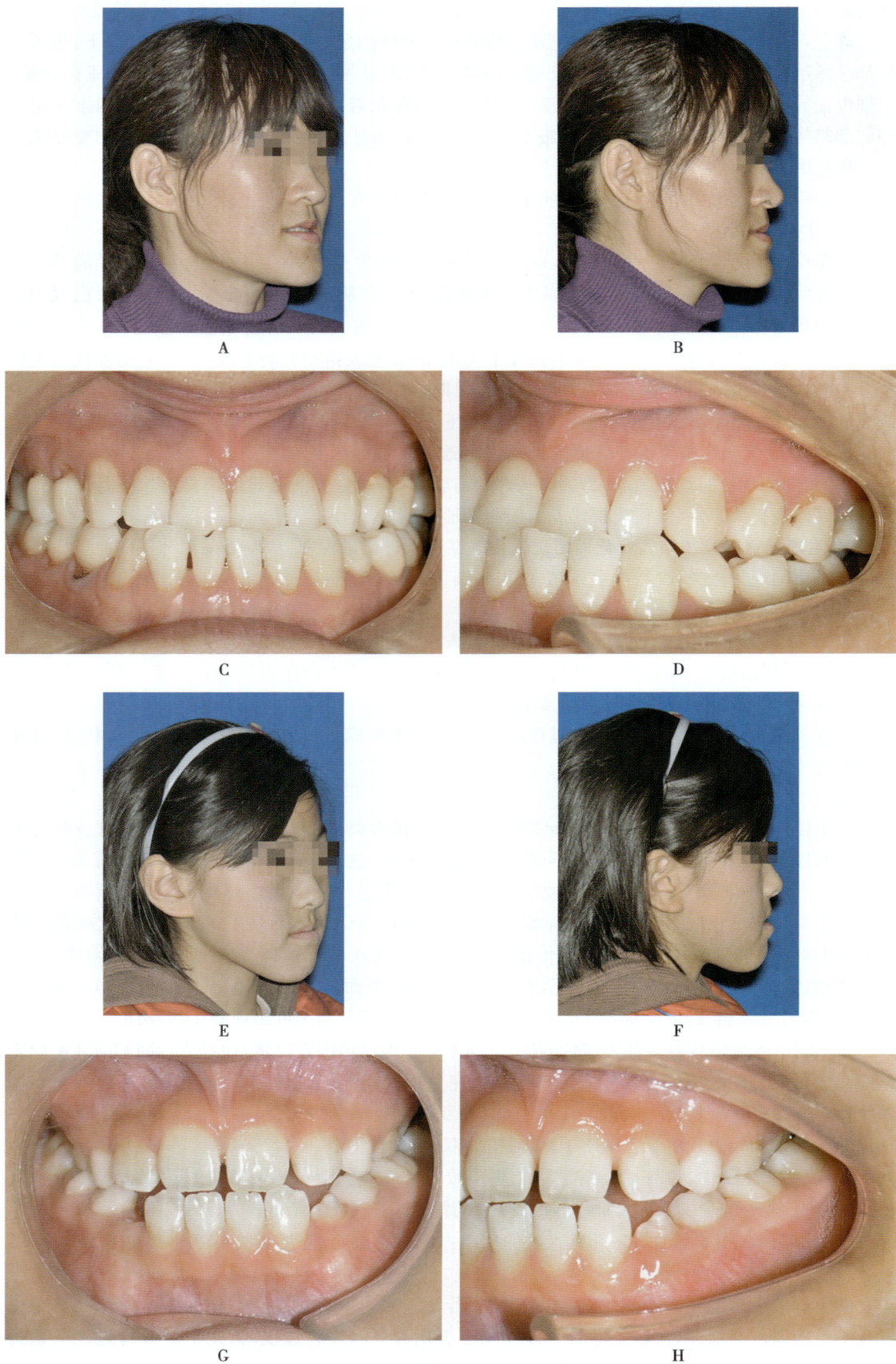

图 3-1-1 母亲和女儿的错𬌗畸形表现
A、B. 母亲的面像 C、D. 母亲的口内像 E、F. 女儿的面像 G、H. 女儿的口内像

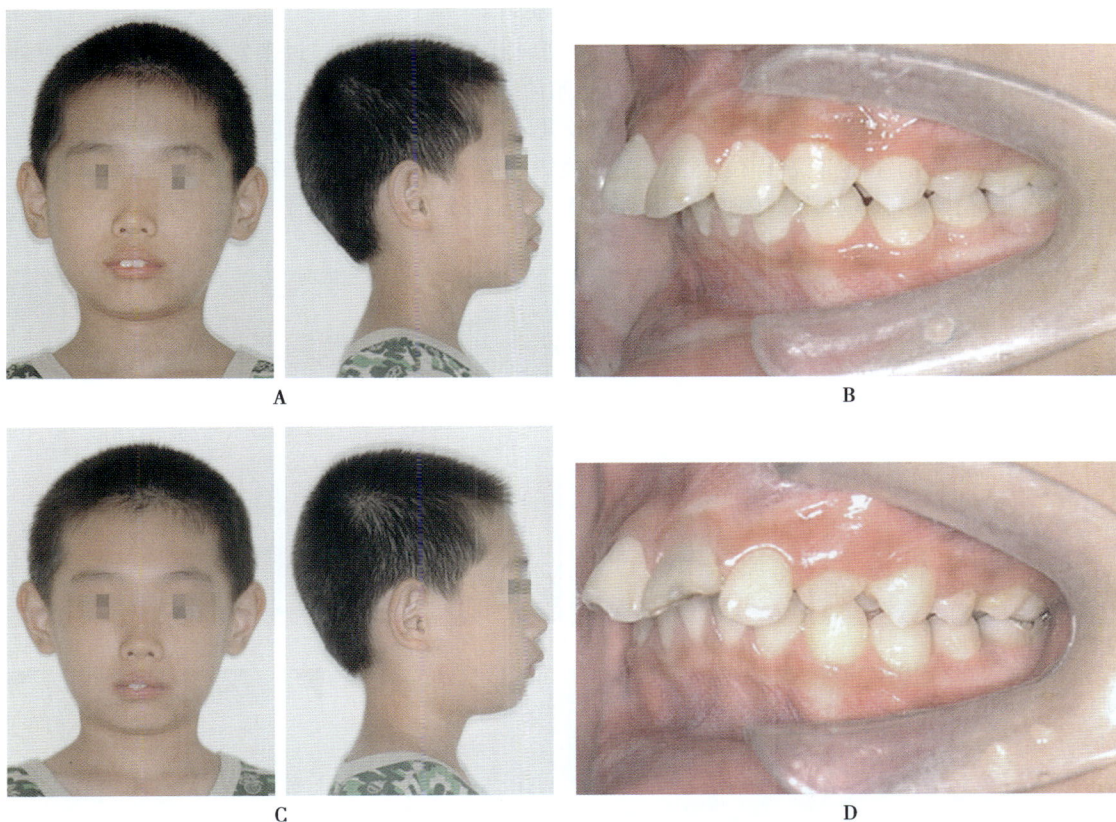

图 3-1-2 孪生兄弟的错𬌗畸形表现
孪生兄弟的面部形态及牙𬌗畸形均十分相似,显示错𬌗畸形的遗传特性
A、B. 哥哥的面像与口内像　C、D. 弟弟的面像与口内像

二、环境因素

错𬌗畸形受到遗传因素和环境因素的共同作用和影响,两种因素之间相互联系,不能截然分开。一般将环境因素(environment factors)分为先天因素和后天因素。

(一)先天因素

从受孕后直到胎儿出生以前,任何可以导致错𬌗畸形发生的发育、营养、疾病、外伤等原因,都称为先天因素(congenital causes)。

1. **母体因素** 妊娠期妇女的健康和营养状况直接关系到胎儿颌面部的生长发育,亦即与错𬌗畸形的形成有着非常密切的关系。妊娠期母体的营养不良,包括缺少胎儿生长发育所必需的各种矿物质及维生素等,都会造成胎儿发育不良或发育异常。妊娠初期患病,如风疹、中毒、内分泌功能失调、梅毒及其他传染病也会影响胎儿骨的钙化程度、骨缝的闭合时间、牙齿的萌出、乳牙根的吸收等,甚至会导致牙齿发育不全。妊娠期间母体如受到外伤、大剂量放射线照射、吸烟和药物等的影响,也可能引起胎儿的发育畸形。

2. **胎儿因素** 胎儿在子宫内的正常生长发育有赖于正常范围内的宫腔压力。若因某些病变、创伤或体位等生理原因造成宫内压力异常,而这种异常又恰恰压迫在胎儿颜面的某一部位,那么,此部位的正常生长发育过程就会受到影响,最终形成相应的颜面畸形。比如,因子宫狭窄造成的羊水压力失常、羊膜病变、胎儿的膝或腿压迫一侧面部、脐带缠绕、分娩时创伤等都是常见的原因。如果胎儿的手臂位于胎儿面部的上颌骨区域,则会引起上颌骨的发育不足;如果胎儿的头部位置不正常地扭曲而紧紧地压迫在胎儿胸部时,会导致胎儿的下颌骨发育不足。另外,从胎儿自身来说,如果出现器官、组织分化失调或停止等现象,或者出现内分泌及新陈代谢功能异常等情况时,也可造成颌面部的发育畸形。

3. **常见的先天性牙颌发育畸形** 胚胎时期,由于各种因素的影响使得颌面部生长发育的某一阶段出现异常,均会导致先天性牙颌面发育障碍与缺陷。

（1）额外牙(supernumerary tooth):在正常牙列应有牙齿数目之外、过多发育的牙齿即为额外牙(亦称多生牙),它是来自牙胚发育的起源和增殖阶段的异常,与发育缺陷或遗传有关。

1）额外牙的生长一般无确切时间,恒牙列较乳牙列多见,可萌出于口腔内,也可埋伏阻生。

2）最常见于前颌骨部位,即位于上颌左、右恒中切牙之间的额外牙(图3-2-1)。除此之外,还好发于各段牙齿序列的远端,如侧切牙、第二前磨牙及第三磨牙的远中。

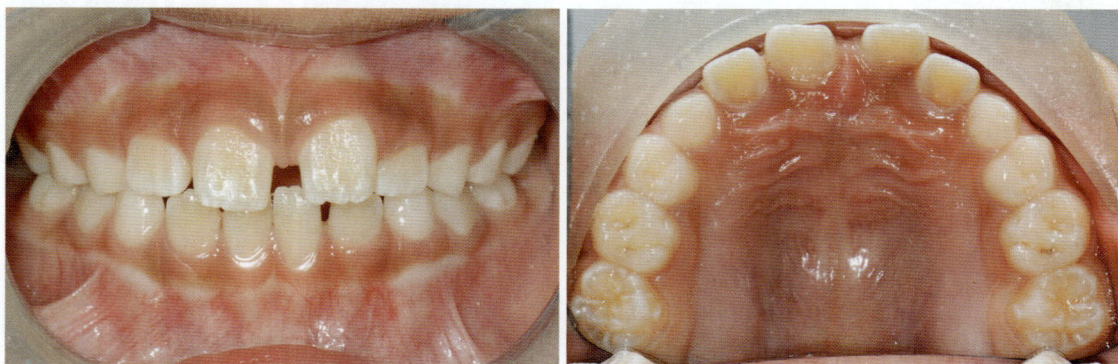

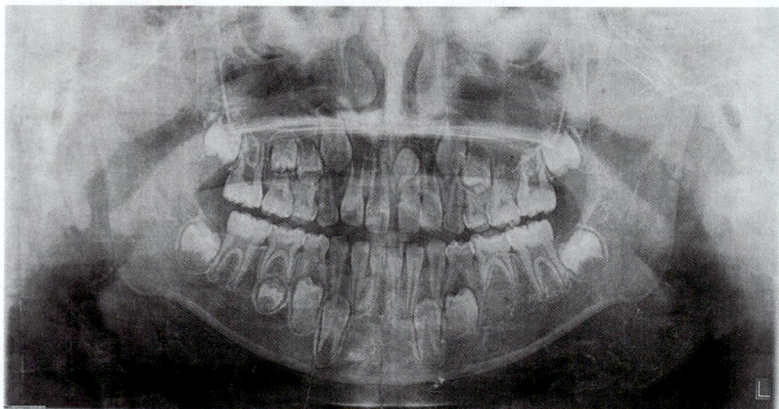
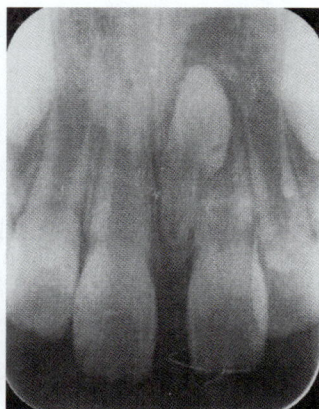

图 3-2-1　上颌中切牙之间的额外牙
A.口内像　B.全景片　C.根尖片

3）形态变异较大,多数呈圆锥形,其次为结节形,也有与正常牙齿形态相似者。

4）腭裂儿童及颅骨锁骨发育不全者常伴有额外牙,可以是单独发生,也可数个,对称或不对称地发生。

萌出的额外牙会因占据了牙弓间隙而影响正常恒牙的萌出从而造成牙列拥挤;对于埋伏阻生的额外牙,应拍摄X线片等评估其对恒牙列的影响,无病理变化者可暂不处理,对恒牙发育有影响的则应及早拔除。

（2）先天性缺失牙(congenitally missing tooth):指本应存在而实际上却未发生的牙齿。常见于恒牙列,可表现为单个或多个牙齿的先天性缺失,但先天性无牙症(anodontia)较罕见。先天性缺失牙发生机制可能与遗传因素或外胚叶发育障碍有关,亦是人类咀嚼器官演化过程中的一种现象。

正如额外牙通常出现在各段牙齿序列的远端一样,发生先天性缺失的也总是位于各段牙齿序列远中部位的牙齿,例如,在磨牙段,先天性缺失好发于第三磨牙;在前磨牙段,好发于第二前磨牙;在切牙段,则好发于侧切牙。先天性缺失牙的好发顺序为:上下颌第三恒磨牙、下颌切牙、上颌第二前磨牙、下颌第二前磨牙及上颌侧切牙。其中,功能相对较弱的第三恒磨牙和上颌侧切牙,除了容易发生先天性缺失外,其形态、大小的变异率也较高。所以有学者认为,恒牙先天性缺失可能与人

ER3-2-1

图片:ER3-2-1
上颌右侧侧切
牙区额外牙

类食物性质的变化及咀嚼功能的相应改变有关。牙齿先天性缺失会影响邻牙的位置、牙弓的形态与排列以及颌骨的生长等，从而出现牙列间隙、牙弓不对称及上下颌牙弓不协调等表现。缺牙数目较多时还会影响颌面部软、硬组织的正常发育，进而对口腔功能和颜面美观造成严重损害（图3-2-2A～C）。

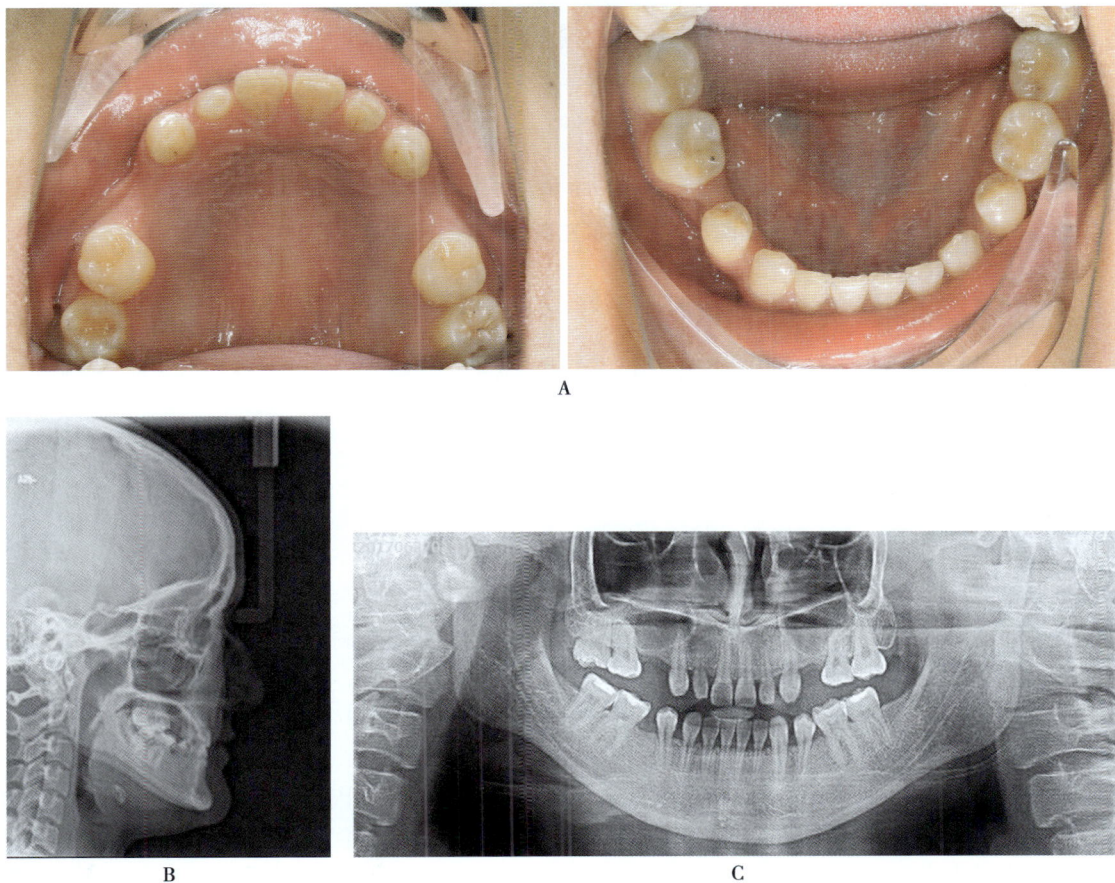

图 3-2-2　牙弓内多个先天性缺失牙
A.口内像　B.头颅侧位片　C.全景片

（3）牙齿大小和形态异常（abnormalities in tooth size and shape）：这种畸形多由遗传因素引起，是牙胚发育中形态分化阶段出现异常所致。牙齿的大小异常以上颌侧切牙和第二前磨牙多见。牙齿过大或过小，都会造成牙量与骨量的不调。过大牙多见于上颌中切牙和侧切牙，使得牙量大于骨量，导致上颌前牙前突或上颌牙列拥挤等畸形；过小牙多见于上颌侧切牙，使得牙量小于骨量，造成上颌牙列间隙（图3-2-3）。

牙齿大小异常必然伴随形态异常，最常见的是呈圆锥形的切牙和尖牙，临床上也可见牙尖缺少的前磨牙和变异的磨牙，下颌第二前磨牙还会出现具有2个舌尖的异常形态。比外，一些发育缺陷也可造成牙体形态的异常，如牙釉质缺损、牙瘤（图3-2-4）、融合牙（图3-2-5）等。

（4）舌形态异常（malformed tongue）：舌体形态与其功能运动和在口腔环境中所受的压力有关。

1）巨舌症：舌体肥大，过大的舌体因

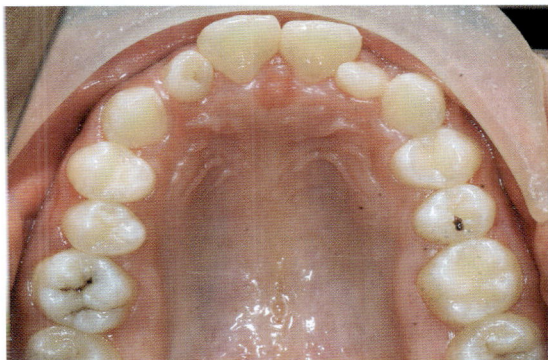

图 3-2-3　上颌两侧侧切牙过小导致前牙间隙

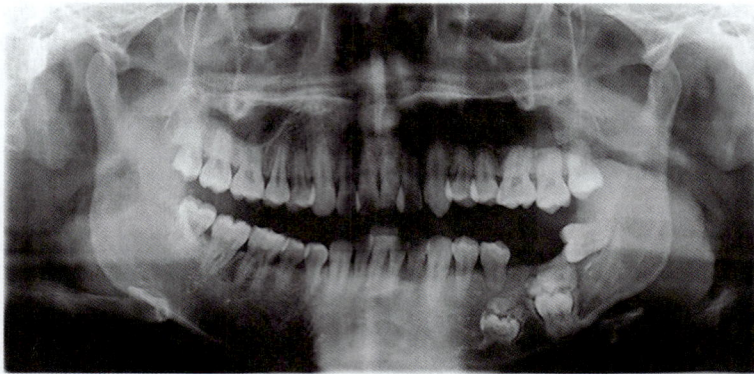

图 3-2-4 下颌左侧后牙区的牙瘤

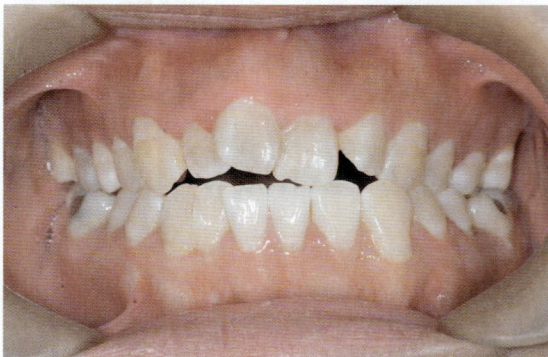

A

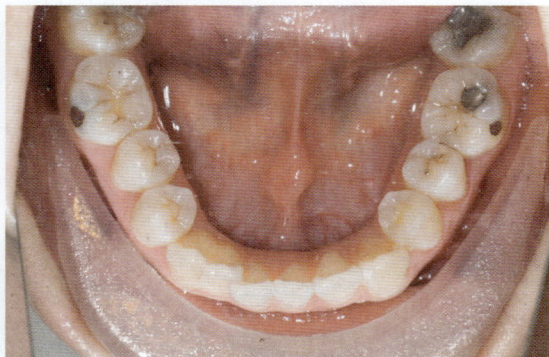

B

图 3-2-5 下颌右侧侧切牙与尖牙形成的融合牙
A.口内正面观 B.𬌗面观

常常伸至口外而在其两侧缘出现牙齿的压痕。牙弓内部的压力会因舌体大而增加,导致牙列向唇、颊侧倾斜开大,使牙弓内出现散在间隙,下颌前牙的唇向倾斜则会形成前牙反𬌗。若过大的舌体常于下颌姿势位时处于上、下颌牙齿之间,久之则会形成局部或广泛性开𬌗(图 3-2-6A、B)。临床应注意与舌体的血管瘤相鉴别。

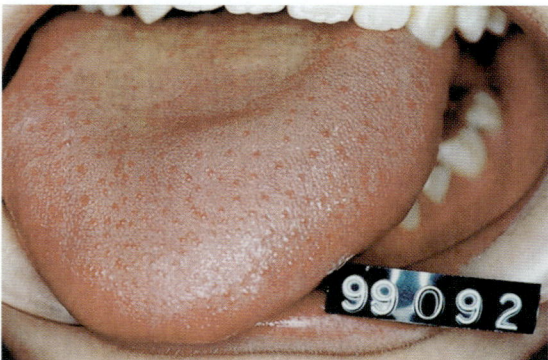

A

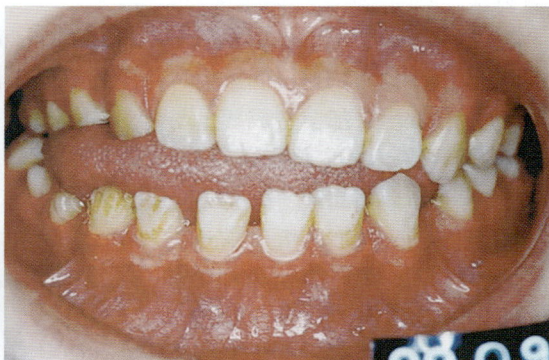

B

图 3-2-6 巨舌症
A.巨舌症的舌体表现 B.巨舌症造成的牙列间隙

2)小舌症:舌体体积过小,临床上少见。因舌体小而不能对牙弓施以正常的功能压力,可出现牙弓狭窄、牙列拥挤等错𬌗畸形。

(5)唇系带异常(malposed labial frenulum):通常是指上唇系带附丽过低。上唇系带位于口腔前庭,起自上唇内侧,连接牙槽突,止于腭乳头。婴幼儿时,唇系带较宽且附丽低;随着牙齿的陆续萌出及牙槽嵴高度的不断增加,唇系带纤维束便逐渐萎缩而变薄变窄。通常到10～12岁时,上唇系带附丽点已退缩至中切牙间龈缘上方约3mm处。若此时上唇系带纤维束仍未萎缩,系带附丽还在牙槽嵴顶附近,则会使上颌中切牙之间出现间隙(图3-2-7)。

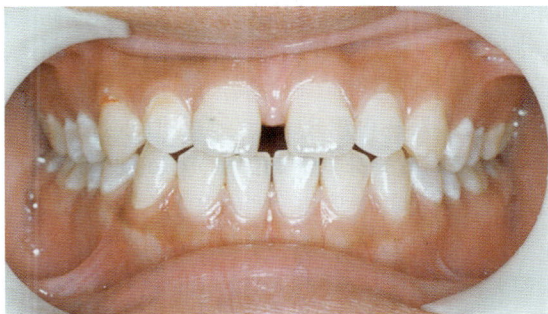

图3-2-7 上唇系带异常导致的中切牙间间隙

(二)后天因素

后天因素(acquired factors)指的是自出生以后,可能导致错𬌗畸形的各种环境因素,包括全身性因素、颌面局部因素以及功能性异常、口腔不良习惯和外伤等。

1. 全身性因素 主要介绍一些具有普遍性的、除引起全身危害外还很可能造成错𬌗畸形的疾患。

(1)某些急性及慢性疾病:生长发育期所患的急性及慢性疾病除了会影响全身的健康和发育外,还会对牙、颌、面的形态、功能和发育带来不良影响而形成错𬌗畸形。

急性病是指多发生于儿童时期,侵犯上皮系统并伴有高热的出疹性急性传染病,如麻疹、水痘等。这类疾病可影响全身骨骼系统的正常发育,同时,也可使同源于上皮系统的成釉器萎缩,引起牙釉质发育不全和牙体解剖形态的异常。

慢性病是指一些长期消耗性疾病,如消化不良、胃肠炎、结核病、小儿麻痹症等。这类疾病会降低食物的同化作用并破坏机体的营养状况,生长发育期若罹患这些疾病,除了会影响全身的健康和发育外,还会妨碍牙齿及颌骨的正常生长发育,造成错𬌗畸形。

(2)内分泌功能异常:在各种内分泌腺体中,垂体和甲状腺与错𬌗畸形的发生密切相关。

垂体的功能直接影响到牙齿及骨骼的生长发育。当垂体功能亢进时,会出现垂体性巨大症,如亢进发生在骨骺融合前,则过量的生长激素会使骨骺端发育异常,患者除表现为身高超常的垂体性巨大畸形外,局部特征还包括前额、颧骨及下颌前突;上下颌牙弓发生错位,严重者可出现全牙弓反𬌗;舌体过大而出现牙列间隙;牙齿萌出过早,呈灰黄色,恒牙牙根吸收。如果生长激素的过量分泌发生在骨骺融合之后,则会形成肢端肥大症。

相反,如果垂体前叶功能不足,则可引起垂体性侏儒症。患者骨骼发育明显迟缓,身材矮小;头部大,手足小;下颌骨较小,牙弓狭窄,腭盖高拱;牙齿萌出迟缓,乳牙根吸收缓慢,乳牙滞留;恒牙发育迟缓,表现为髓腔及根尖孔大,而牙体小且变色,牙根亦短小;牙槽骨发育不全。

甲状腺功能异常也会引起牙和颌骨发育的明显异常。甲状腺功能亢进时,全身表现为骨骼发育较快,眼球突出,心率增快,震颤和肌无力;口腔颌面部可出现乳、恒牙均早萌,乳牙根吸收缓慢,乳牙滞留,牙齿呈青白色等症状。而当甲状腺功能不足时,患者可表现为神情呆滞、口常张开,舌厚而大且常伸出口外;肌张力低,头颅大而短,前囟门的闭合及骨骼的生长迟缓;下颌发育不足,牙弓狭窄,腭盖高拱;牙齿萌出迟缓,萌出次序紊乱,呈拥挤错位;乳牙滞留,恒牙根吸收,牙齿发育不良,牙槽骨钙化不全等。

(3)营养不良:儿童在生长发育时期,需要各种营养物质,如维生素、蛋白质、脂肪、碳水化合物及必要的矿物质等,来维持和促进颌面部以及身体各部分的正常生长发育。若这些营养物质摄取不足,则会引起营养不良性的发育畸形。

维生素A缺乏,会造成牙体和牙周组织发育障碍,可出现牙齿萌出迟缓、乳牙滞留、牙齿发育不良,若影响到牙釉质基质的形成及钙化,则易产生髓石及牙本质球间隙,严重时牙本质无小管而含有血管,牙呈白垩色。

维生素B缺乏,可出现牙、颌面的生长亭滞,牙槽嵴萎缩等症状,也常伴有唇炎、口角炎、舌乳头肥厚或裂痕。单纯维生素B2缺乏可能与腭裂的发病有关。

维生素C严重缺乏,可引起维生素C缺乏病,其牙龈表现为水肿、充血、出血等;由于维生素C与牙釉质、牙本质和牙骨质基质的形成有关,因此,维生素C缺乏可造成牙体组织发育不良,牙本质细胞退化甚至失去造牙本质能力,牙槽骨萎缩等。

维生素 D 缺乏,会使全身骨骼的钙化与钙磷代谢过程出现障碍,以至于骨骼发生变形,出现如骨质软化症、佝偻病等。颌骨畸形的主要表现为:上颌牙弓狭窄、腭盖高拱、上颌前牙拥挤前突、前牙开殆等,此外,还可出现乳牙、恒牙萌出迟缓。

2. 乳牙期及替牙期的局部障碍(local disturbances in primary dentition and mixed dentition) 正常的恒牙列是在正常乳牙列的基础上经乳、恒牙替换而获得的,因此,乳牙期及替牙期的任何局部障碍,都有可能是未来恒牙列中各种错殆的原因。

(1) 乳牙早失(early loss of primary teeth):因龋病、外伤等各种原因使得乳牙在正常替换前丧失,称为乳牙早失。乳牙是儿童的咀嚼器官,同时在引导恒牙萌出、保持牙弓长度、促进颌骨发育及维持正常颌间关系上都起着重要作用。因此,保护乳牙至关重要。乳牙过早缺失后,可因邻牙倾斜使得恒牙萌出间隙不足,造成恒牙错位萌出或埋伏阻生;乳牙早失会使牙弓长度减小,导致拥挤或殆关系紊乱等错殆畸形。

1) 乳前牙早失可造成前牙的反殆(上颌乳前牙早失)或是深覆殆(下颌乳前牙早失)。

2) 乳尖牙早失时,恒切牙会向远中倾斜或移位,导致继替恒尖牙的萌出障碍。下颌乳尖牙早失可使下颌切牙舌侧移位,造成前牙深覆盖,牙弓前部的宽度发育也会受影响。单侧的乳尖牙早失,可造成牙弓中线向缺牙侧偏斜(图 3-2-8A、B)。

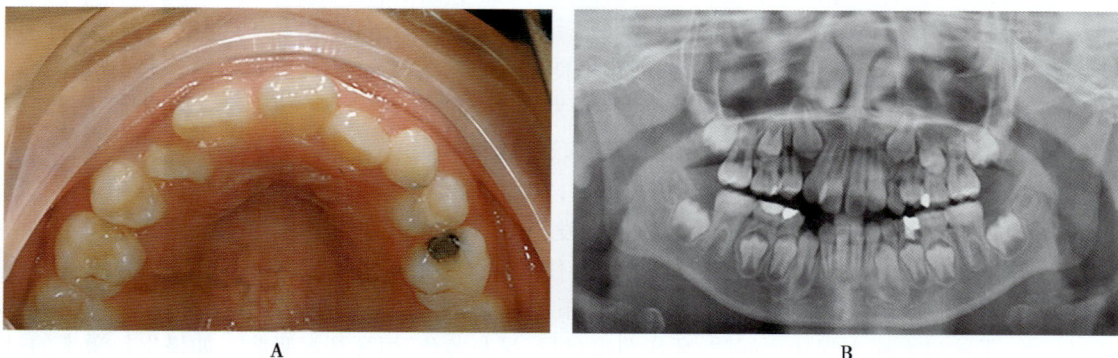

图 3-2-8　上颌右侧乳尖牙早失导致上颌牙弓中线右偏,且恒尖牙萌出间隙不足
A. 口内像　B. 全景片

3) 第二乳磨牙早失时,第一恒磨牙会因其近、远中的力平衡失调而向近中倾斜或移位,同时,加之磨牙不断向殆方及近中萌出的自然力量,缺牙间隙往往被第一恒磨牙部分或全部占据,从而使牙弓长度缩短,造成后牙咬合关系紊乱以及第二前磨牙的萌出障碍(图 3-2-9)。

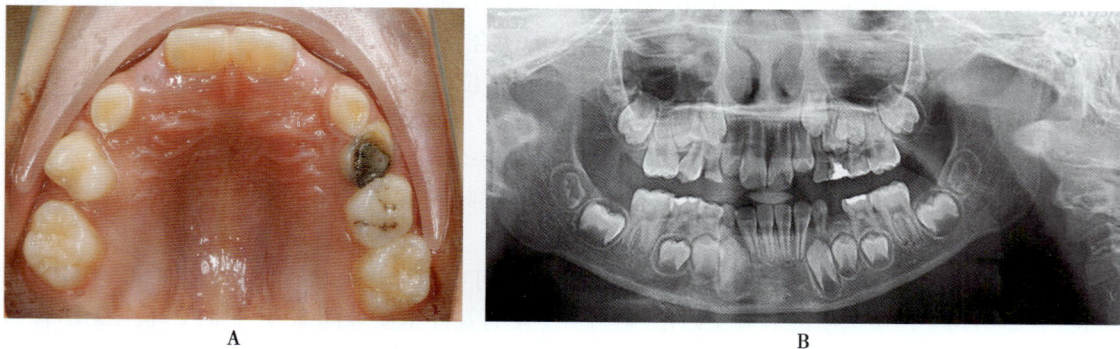

图 3-2-9　上颌右侧第二乳磨牙早失后第一恒磨牙近中移动,导致上颌右侧第二前磨牙萌出间隙不足
A. 口内像　B. 全景片

4) 多数乳磨牙早失时,颌骨可因长期得不到足够咀嚼力的生理性刺激而出现发育不足。若在第一恒磨牙萌出之前出现多数乳磨牙早失,患儿会因后牙缺失而被迫用前牙咀嚼,下颌则在这

种咀嚼模式下逐渐向前移位,形成近中错𬌗。这种近中错𬌗在初期只是一种假性关系,即假性下颌前突,但如果乳磨牙全部缺失,则下颌必须完全前伸以达到前牙咀嚼,这样,日久就可能会形成真性下颌前突。

多数乳磨牙早失还会使上下颌牙弓之间失去𬌗支持,使𬌗间高度降低而导致前牙深覆𬌗。

据报道,乳牙早失后,继替恒牙在 6 个月之内萌出者极少发生错𬌗。乳牙早失发生得越早,恒牙错位萌出的发病率则越高。乳牙比预期时间早失 2 年以上者均有错𬌗发生。

(2) 乳牙滞留(delayed loss of primary teeth):乳牙逾期不脱落,即为乳牙滞留。通常,随着继替恒牙的发育,乳牙根部逐渐吸收,最终自然脱落。当乳牙因其牙髓或牙周组织炎症继发根尖周感染时,会出现牙根吸收不全或不吸收,有时牙根还会与牙槽骨发生粘连,这些因素都可以引起乳牙滞留。另外,如果继替恒牙先天性缺失,或继替恒牙牙胚位置不正,乳牙也会因牙根吸收缓慢而滞留。乳牙滞留可导致继替恒牙错位(唇、颊侧或舌、腭侧)萌出或埋伏阻生。上下乳前牙滞留,可使恒切牙自舌侧或唇侧萌出,成为双重牙列,甚至形成反𬌗、深覆𬌗和深覆盖等。

遇有乳牙滞留时,应进行 X 线片检查,若继替恒牙存在,则应于恒牙牙根发育至超过其应有根长 1/2 时将滞留乳牙拔除。若继替恒牙先天性缺失,则应视滞留乳牙的状况而定:对于根尖部吸收不多,牙周组织健康且能行使咀嚼功能者可予以保留。

(3) 乳牙下沉(ankylosis of primary teeth):在乳、恒牙替换时,乳牙牙根的吸收并非持续不断,而是进行期与停止期交替发生。当吸收处于停止期时,在吸收部位可发生一些组织的修复活动。若乳牙牙骨质与周围牙槽骨出现粘连,牙根的吸收就会终止。这样一来,该乳牙就被固定在这个位置上,但其周围的牙槽骨却在继续增长,其近远中两侧的邻牙也在替换萌长。于是,相对于周围牙齿或者牙槽骨而言,该乳牙就呈现出一种"下沉"的状态。乳牙下沉和乳牙滞留虽都表现为逾期不脱落,但"下沉"是一种病理现象,处置方法不同于单纯的滞留。恒牙也有"下沉"现象,但临床上少见。

(4) 乳尖牙磨耗不足(insufficient attrition of primary canine):因食物柔软及乳尖牙位置形态等原因常常使乳尖牙不如其他牙齿磨耗多。缺少磨耗的乳尖牙往往高出牙弓𬌗平面,因此,在咬合时易产生早接触进而引起创伤性疼痛;为了躲避乳尖牙的早接触,下颌会在咬合时本能地向前方伸出或向侧方偏移,于是形成假性下颌前突、偏𬌗或反𬌗。临床上如发现反𬌗患儿存在乳尖牙磨耗不足,则应将乳尖牙高出𬌗平面的部分逐步磨除。

(5) 恒牙早失(early loss of permanent teeth):恒牙在青少年时期就因龋病、外伤、炎症或医源性误拔等原因而丧失,称为恒牙早失。恒牙丧失后,会因邻牙向缺隙侧倾斜及对颌牙伸长而造成咬合紊乱。特别是第一恒磨牙,此时与前牙共同担负着保持咬合高度等重要作用,若其丧失势必会影响恒牙正常建𬌗,从这个意义上来说,Angle 把第一恒磨牙称为𬌗的关键不无道理。

第一恒磨牙早失后,若第二恒磨牙的牙胚能在颌骨内向前移位萌出,并取代第一恒磨牙的位置,这是最理想的情况。如果第一恒磨牙缺失时,第二恒磨牙已萌出但尚未建立𬌗关系,第二恒磨牙就会向近中倾斜移动,第二前磨牙则向远中倾斜移动,使得第一恒磨牙的缺牙间隙被部分且不规则地占据,同时,对颌牙也容易伸长而加重咬合关系的紊乱。如果第一恒磨牙缺失时,第二恒磨牙已建立了𬌗关系,则可能部分地近中倾斜移动。有时也可见前牙向后移位的情况。第一恒磨牙如果在替牙期早失,则会使咀嚼力全部落在第一、第二乳磨牙上,乳磨牙有被压低的可能,这就使得后部牙槽高度增加受限,形成前牙深覆𬌗。恒尖牙早期缺失比较少见,尖牙若过早丧失,不仅会影响牙弓的形态和功能,还会损害颜面美观,尤其是上颌尖牙,若一侧上颌尖牙早失会导致颜面不对称的发生。

(6) 恒牙早萌(premature eruption of permanent teeth):乳牙过早缺失,有时可能加速恒牙的萌出。过早萌出的恒牙,牙根往往只有少许形成或尚未形成,因此附着不牢固;而且牙根发育不良的根尖易发生感染。这样的恒牙不但无法负担咀嚼功能,还常常因咀嚼压力而脱落,继而引起邻牙移位等一系列错𬌗的发生。

(7) 恒牙萌出顺序紊乱(improper eruption sequence of permanent teeth):由于遗传、乳牙早失、乳牙根尖病变或骨性粘连、额外牙及肿瘤等原因,都可能使恒牙的萌出顺序出现异常。相对于牙

画廊:ER3-2-2
乳牙下沉

图片:ER3-2-3
乳尖牙磨耗不足

齿萌出的时间而言,萌牙顺序是否正常对最终的咬合关系更为重要。一般认为,正常的萌牙顺序形成正常𬌗,异常的萌牙顺序导致错𬌗。

正常的恒牙萌出顺序为:上颌为第一恒磨牙→中切牙→侧切牙→第一前磨牙→第二前磨牙→尖牙→第二恒磨牙(6→1→2→4→5→3→7);下颌为第一恒磨牙→中切牙→侧切牙→尖牙→第一前磨牙→第二前磨牙→第二恒磨牙(6→1→2→3→4→5→7);或上颌为第一恒磨牙→中切牙→侧切牙→尖牙→第一前磨牙→第二前磨牙→第二恒磨牙(6→1→2→4→3→5→7);下颌为第一恒磨牙→中切牙→侧切牙→第一前磨牙→尖牙→第二前磨牙→第二磨牙(6→1→2→4→3→5→7)。下颌牙比上颌同名牙萌出稍早。

恒牙萌出顺序异常的表现:上颌第一恒磨牙先于下颌第一恒磨牙萌出,易形成远中错𬌗;上颌第二恒磨牙先于前磨牙或尖牙萌出,会使得上颌第一恒磨牙向近中倾斜而缩短上颌牙弓长度,导致后萌的牙齿因间隙不足而拥挤错位。

(8) 恒牙异位萌出(ectopic eruption of permanent teeth):恒牙牙胚位置的异常往往会使其在异常位置萌出,即异位萌出。上颌第一恒磨牙的异位萌出较为多见。当上颌第一恒磨牙牙胚的位置过于近中或者向近中倾斜时,其萌出通道就会被第二乳磨牙的牙根阻挡,此时,发育中的第一恒磨牙牙胚会加速第二乳磨牙牙根的吸收并使其过早脱落,最终,上颌第一恒磨牙会萌出在更加近中的位置而造成牙列拥挤畸形。此外,上颌尖牙也常会出现因牙弓内萌出间隙不足等原因而异位萌出的情况(图 3-2-10A、B)。

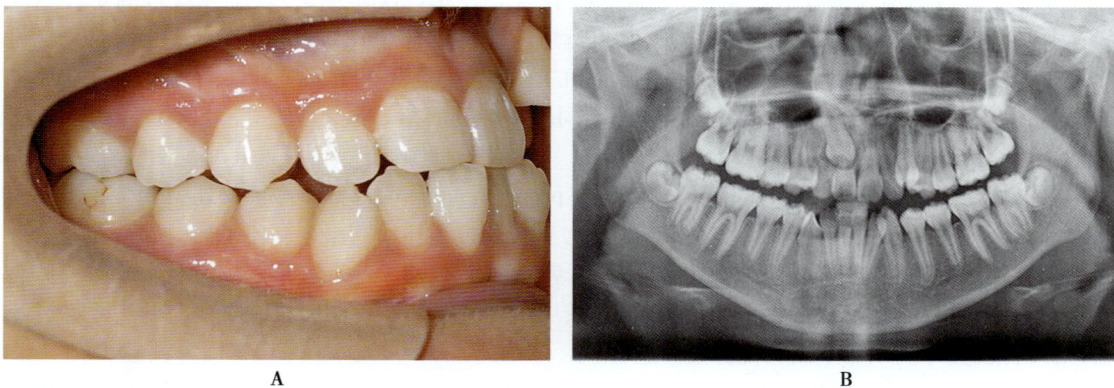

图 3-2-10　上颌右侧尖牙异位埋伏导致侧切牙和中切牙的牙根吸收
A. 口内像　B. 全景片

3. 功能性因素　在儿童的生长发育过程中,全身各个器官系统的正常结构和功能都有赖于适当与合理地使用,颌面部也不例外;口、鼻、咽等各个器官的健康生理功能始终要以正常的颌面部神经肌肉、骨骼及牙列状况为前提,而这些器官的良好功能运转又可促进牙、𬌗、颌及面部形态不断完善。功能和形态,两者相辅相成,互为因果。

功能平衡理论认为,在正常情况下,作用在牙齿上的力通常是平衡的。尽管牙齿受到咀嚼、吞咽、发音等活动产生的力的作用,但并没有发生移动。通常认为,只有持续时间长的轻力,作用时间每天约 6h 左右,才能导致平衡失调而引起牙齿移动。相对于持续时间较短、力值较大的咀嚼力,来自放松状态下的口唇、颊肌和舌肌持续的轻力是牙齿位置的重要决定因素。正常吞咽和讲话时,舌肌、口唇与牙齿接触而产生的间歇压力对牙齿位置影响不大。当口腔功能包括吮吸、咀嚼、吞咽、发音功能等出现异常时,就会使颌面部的相应结构受到过强或过弱的功能刺激,而可能出现形态的异常,即错𬌗畸形。

(1) 吮吸功能异常:吮吸功能是婴儿出生以后获取营养的必要条件之一。婴儿刚出生时,下颌骨的位置处于上颌的远中,正常的母乳喂养,能给下颌带来适当的功能刺激,使下颌生长并逐渐调整到中性位置。而人工喂养时,则很可能因奶瓶位置不正、奶嘴大小不适及喂养姿势不当等造成婴儿下颌前伸不足或前伸过度,出现下颌后缩或下颌前突畸形。由此可见,哺乳与下颌发育关系密切。另外,和吮吸功能有关的翼外肌的功能状态也与错𬌗畸形的形成有关,如翼外肌功能不足,可发生远中错船;而过强的翼外肌功能则会引起近中错船。

(2) 咀嚼功能异常:通常是指咀嚼功能不足。口周咀嚼肌在正常行使咀嚼功能的同时,还会给予牙、颌、面部良好的功能刺激以促进它们的发育。若咀嚼功能减退,不但会引起咀嚼肌群组织结构的退化,也会使上、下颌骨发育不良而导致错船畸形。

现代食物结构的变化在很多方面并不利于咀嚼功能的有效发挥,这也是错船畸形、龋病和牙周病发病率之所以居高不下的原因。有研究发现,加工精度、软柔性以及黏性均较高的食物更易导致错船畸形。实践也证明,充分发挥口颌系统的咀嚼功能是预防错船畸形自然有效的措施之一。因此,对于生长发育期的儿童,在饮食结构的构成上,除了要考虑营养性能外,还应强调食物的物理性状,要多选择纤维丰富、粗糙、耐嚼的食物,从而能更加有效地发挥咀嚼功能,促进船、颌、面的正常发育,预防错船畸形的发生。

(3) 呼吸功能异常:正常的呼吸功能是通过鼻腔通道,以鼻呼吸的方式进行的。呼吸运动不仅使吸入的气体得到了充分的湿润、净化和温暖,同时也促进了颌面部的正常生长。在某些特殊的生理条件下,人们也会偶尔用口呼吸,例如在运动时,需要吸入更多量的氧气,鼻呼吸就会部分转化为口呼吸,但这并不会对口腔颌面部的生长发育带来不利的影响。

然而,当出现慢性鼻炎、鼻窦炎、鼻甲肥大、鼻中隔充血、增殖腺肥大及鼻肿瘤等疾病时,正常的鼻腔通道部分或全部地被阻塞,只能被迫用口进行呼吸,久之便会引起船、颌、面的发育畸形。

因鼻腔疾患而用口呼吸时,会导致下颌骨下垂以及面颊部肌张力的增加;舌体也被牵引向下,使上颌牙弓内侧失去舌肌力量的支持,而牙弓外侧却受到来自颊肌的异常压迫,内外动力平衡失调,上颌牙弓的宽度得不到正常发育;同时,由于气流从口腔通过,腭顶的正常下降也受到阻碍。口呼吸表现在睡眠时最为严重,呈现大张口,舌及下颌后退。因此,由口呼吸导致的畸形可以表现为:牙弓狭窄、腭盖高拱、上颌牙列拥挤或上颌前突、下颌后缩等。

在上述可导致口呼吸的鼻腔疾患中,增殖腺肥大是正畸临床常常会遇到的问题。鼻咽部的淋巴组织称为腺样体(又称为咽扁桃体或增殖腺),在幼儿时期明显,随着年龄增长会逐渐退缩,至成人时则消失。但在儿童期,如果腺样体经常感染发炎而致肥大,则称为腺样体肥大。肥大的腺样体向前可以阻塞后鼻孔,使鼻呼吸受阻。若是向两侧发展,可以阻塞咽鼓管的咽口、妨碍咽鼓管的功能,使鼓室内的气压不能与外界相调节。腺样体肥大的儿童极易感冒;亦常因鼻部堵塞而囫囵吞食,以致消化不良;也容易罹患慢性中耳炎。患儿因经常鼻阻塞而使用口呼吸,可呈特有的腺样体面容(adenoid facies),表现为:张口呼吸、鼻根下陷、鼻翼萎缩、嘴唇增厚、鼻唇沟变浅、上唇卷缩、牙列拥挤、上颌前牙前突、腭盖高拱等。为了减轻呼吸困难,患者经常会将头抬起并前伸,以求伸直呼吸道,舌及下颌向后下方移位,久之可发展成为下颌后缩畸形。此外,当腭扁桃体肥大时,咽腔变窄,为了减轻呼吸困难,舌体必须前伸以使舌根离开会厌,因此下颌也被带动向前,若这种功能状态长期存在就会形成下颌前突的错船畸形。同时,会出现上唇短缩、唇肌松弛、鼻翼萎缩等面部软组织形态的改变。

(4) 异常吞咽:吞咽动作是口腔正常的生理性功能活动,是一个须依靠口腔、舌体、口周肌群、咽、喉等各个部分的协调参与才能完成的动作。正常吞咽时,口周咀嚼肌的收缩可将上下颌牙列紧密地咬合在正中关系位,上下唇自然闭合,舌体位于牙弓内与牙齿舌面和硬腭相接触;如此一来,舌体从固有口腔内部向牙弓施加的向外压力与唇颊肌从牙弓外侧对牙弓施加的向内压力,便形成了内外压力之间的动力平衡;正是由于该动力平衡的存在,才确保了牙弓具有进行正常生长发育的功能环境。正常吞咽时面部表情肌是放松的。

在婴儿时期,相对发育较早的舌体充满于整个口腔,紧贴硬腭及上下唇,婴儿依靠舌、唇及下颌的协调活动来进行吞咽。婴儿吃奶时,尤其是使用奶瓶人工喂养时,舌体位于上、下颌牙槽嵴之间并在吞咽时与唇肌保持接触,这是典型的婴儿式吞咽(infantile swallow)方式,也是婴儿期特有的生理现象。以后,随着牙齿的萌出及上下颌骨的发育,舌体便不再充满整个口腔,吞咽时也不再与唇肌接触。但是,如果由于某些原因造成婴儿式吞咽方式的继续保留,就变成了异常吞咽。在异常的吞咽方式下,由于吞咽时舌体仍位于上下颌牙列之间,使上下颌牙齿不能正常咬合,且上下唇亦不能正常闭合,常伴有面部表情肌的异常活动。由于牙弓内外侧失去了正常的动力平衡,因而易

学习笔记

画廊:ER3-2-5
腺样体面容侧面像及X线检查

形成上颌牙弓前突及前牙开𬌗畸形;如果舌体两侧置于上下颌后牙之间,则会形成后牙的开𬌗畸形(图3-2-11)。

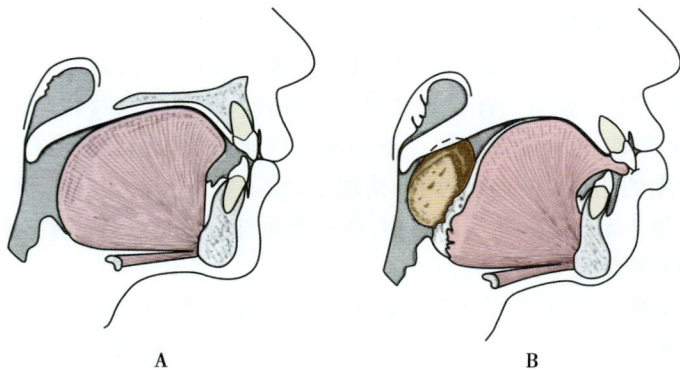

图 3-2-11　正常吞咽与异常吞咽方式示意图
A. 正常吞咽　B. 异常吞咽

　　多年来,有关异常吞咽习惯与前牙开𬌗畸形的因果关系一直存在着争论。目前比较一致的观点认为,由婴儿吞咽方式向成人吞咽方式转变需要一段过渡的时间,有些儿童由于存在吮指等不良习惯而使这个转换过程进行得较为缓慢;在此期间,同是婴儿式吞咽,如果只是吞咽时舌尖伸于上下颌前牙之间,作用时间较短,一般并不会导致前牙开𬌗畸形的出现;但是,如果除去吞咽动作外,舌体仍较长时间处于上下颌牙列之间,这种缓慢而持续的作用就会形成前牙开𬌗畸形。另外,若因其他原因形成了前牙开𬌗或者上颌前牙前突畸形,由此而伴发的异常吐舌吞咽习惯实际上是为了弥补前牙的异常咬合状况而出现的一种生理性适应行为。因此,多数情况下,异常吞咽习惯并不是形成前牙开𬌗的原因,而是对开𬌗畸形的生理适应的结果。

　　(5) 其他颌面肌功能异常:口周及颌面部肌功能对于牙颌结构的发育起着重要的作用,主要通过以下两种方式影响颌骨的生长发育:一是通过肌功能活动影响肌附着处骨骼的生长和改建,另一种则是作为软组织系统的重要组成部分,在其正常功能状态下,使下颌骨向下和向前生长。对于生长发育期儿童,如因一些肌肉、神经性疾病或外伤等原因造成肌肉的损伤或功能丧失,则其相应部位面部骨骼的发育都会受到影响。肌肉过度收缩犹如损伤后形成的瘢痕组织一样会限制骨骼的生长,这种情况在斜颈患者身上体现得最明显。斜颈的症状表现为,来源于一侧颈部肌,尤其是胸锁乳突肌的强直性收缩使头部发生歪斜,生长受限而致面部不对称。对于斜颈患儿,应早期采用保守治疗。如非手术治疗无效则可考虑通过外科手术来分离和松弛挛缩的颈部肌,否则畸形会逐步加重。反之,如果因肌萎缩而造成肌功能活动的减弱(如肌萎缩、脑瘫等),则会导致肌无力综合征的出现,表现为下颌移位,并相应的出现垂直向过度生长、后牙过度萌出及前牙开𬌗等畸形。

　　4. 口腔不良习惯(oral habits)　所谓习惯,就是指在一定间隔时间内有意识或无意识地反复重复一个相同动作,并不断持续。儿童口腔不良习惯是形成错𬌗畸形的重要原因之一。实际上,口腔不良习惯常常会引起口颌面部肌功能的异常,而导致牙列、颌骨正常生长发育的环境被破坏。错𬌗畸形的发生及其程度与不良习惯的作用频率、持续时间和强度等皆有关。分析口腔不良习惯的成因时,应该从患儿牙齿的发育状况、口腔生理功能的改变、疾病的侵扰、生活环境的变化以及心理状态等诸多方面来考虑。只有这样,才能了解不良习惯形成的原因,并适时地给予引导和破除,从而达到防止错𬌗畸形的发生、阻断轻度畸形的进一步发展以及及时纠正已经存在的牙颌畸形的目的。除了上文提到的口呼吸、异常吞咽外,常见的口腔不良习惯还包括吮指习惯、唇习惯、舌习惯、偏侧咀嚼习惯和咬物习惯等。

　　(1) 吮指习惯(finger-sucking habits):吮指活动与口腔肌肉活动密切相关,是婴幼儿早期学会的神经反射行为之一。婴儿3~4个月时就常常会出现吮指习惯;一般情况下,在2岁或3岁前有吮指习惯可视为正常的生理活动,这种习惯通常会在4~6岁以后逐渐减少而自行消失。如在此之后吮指习惯仍继续存在并具有一定的强度,就会导致明显的错𬌗畸形。

吮指习惯的发病率较高,Foster 在对 2 岁半儿童的调查研究中发现,33%的儿童存在吮指习惯。Buttner 的调查发现,55.4%的 6 岁儿童和 16.6%的 11 岁儿童有吮指习惯,有些儿童甚至可持续到 12~15 岁。

吮指习惯所造成错𬌗畸形的类型与吮指的种类和部位、颊肌收缩的张力及吮吸时的姿势有关,其严重程度与吮吸的强度、持续时间、频率等因素有关。如果吮拇指时将拇指置于正在萌出的上下颌前牙之间,则会阻止前牙的正常萌出,造成前牙圆形开𬌗畸形。吮拇指动作时,舌体处于较低位置而减弱了舌肌施加在上颌牙弓舌侧的力量,而此时两侧颊肌的收缩却使牙弓外侧受到了更大的压力;同时,吮指的强大力量可造成口腔内气压降低。所有这些机制最终可导致上颌牙弓狭窄、上颌前牙前突、开𬌗露齿,并伴有单侧后牙反𬌗。吮拇指时,由于拇指压迫在硬腭组织上,长期作用可造成局部组织的凹陷,妨碍鼻腔的向下发育。如果吮小指或示指时,一般可形成局部性的小开𬌗,若同时在此基础上又继发了伸舌习惯,则会使开𬌗的程度进一步加重。长期有吮指习惯儿童的手指上常常可见有胼胝,手指亦会有弯曲等现象,这也是判断是否存在吮指习惯的一个重要标志(图 3-2-12A~C)。

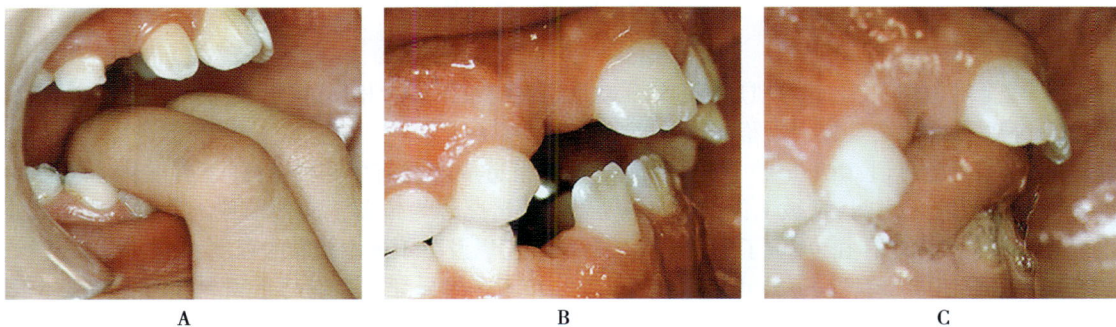

图 3-2-12 吮指习惯导致前牙开𬌗,继发伸舌习惯
A.吮指习惯 B.前牙开𬌗 C.伸舌习惯

吮指习惯所造成错𬌗畸形的程度更多地与习惯的持续时间有关,而与施加在牙齿上的力量大小关系不大。也就是说,如果儿童每次吮指的力量都非常大,但每次持续的时间却很短,则不会造成严重的错𬌗畸形;相反,如果儿童每次吮指的持续时间均在 6h 以上,或者睡觉时整个晚上将手指都置于上下颌牙列之间,那么势必造成较为严重的错𬌗畸形。

(2)舌习惯(tongue habits):替牙期儿童常会用舌尖舔松动的乳牙、乳牙残根或初萌的恒牙,如果该动作只是在较短时间内存在,则不会造成明显的错𬌗畸形;但如果这种动作长期持续存在,就可能会成为不良的舌习惯;这些舌习惯包括舔牙习惯、吐舌习惯或伸舌习惯(tongue thrusting)等。由吮指或口呼吸等习惯造成开𬌗畸形后,也很容易继发不良吐舌习惯。Robert E. Moyers 认为,患有慢性扁桃体炎、慢性咽喉炎等疾病的儿童,为了使其呼吸道通畅,常常将舌体伸向前方,从而也容易引发不良伸舌习惯。

舌习惯是一组症状群,因舌习惯的性质不同,所致错𬌗畸形的机制及症状也各异。患儿存在伸舌习惯时,经常将舌尖放置在上下颌前牙之间,使恒牙不能萌至𬌗平面,形成局部性的开𬌗;因为舌体的两侧薄、中间厚,因而形成前牙的梭形开𬌗间隙;有时舌体向前方伸展,也可使下颌向前移位,造成下颌前突畸形。舔牙习惯如表现为用舌尖舔初萌的下颌前牙,可导致下颌前牙的唇向倾斜,并出现牙列间隙,甚至形成前牙反𬌗。如果舔牙习惯同时发生在上下颌前牙区域,则会形成双牙弓或双颌前突畸形。

(3)唇习惯(lip habits):在女孩中较多见。起初,儿童可能是因为情绪原因而出现咬唇动作,但如果长期存在即可形成咬唇习惯。唇习惯可单独存在,也可伴有吮指习惯等其他不良习惯。唇习惯主要包括咬下唇习惯、咬上唇习惯以及覆盖下唇习惯。

1)咬下唇习惯:咬下唇时,下唇处于上颌前牙舌侧和下颌前牙唇侧,从而增加了对上颌前牙的唇向压力及对下颌前牙的舌向压力,导致上颌前牙唇倾、前突,并出现上颌牙列间隙;而下颌牙弓及下颌骨向前发育则受到阻碍,形成下颌前牙区的拥挤、前牙深覆𬌗、下颌后缩、开唇露齿等畸形(图3-2-13)。

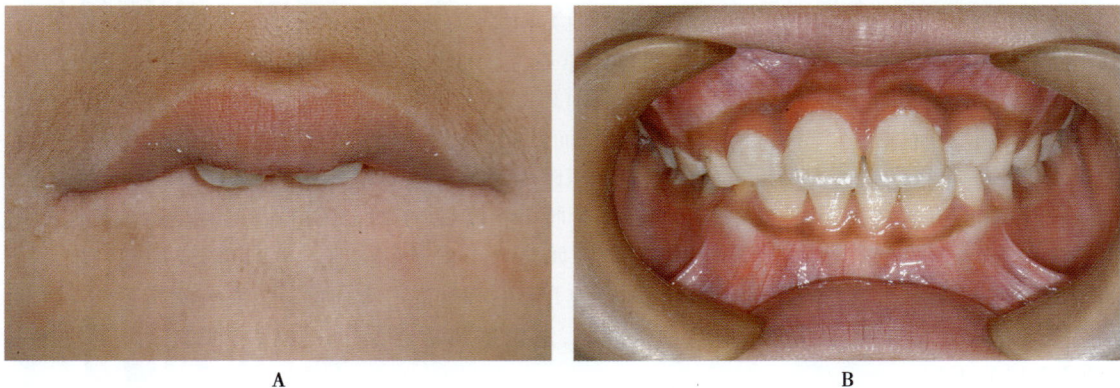

图 3-2-13　咬下唇习惯
A. 面像　B. 口内像

2)咬上唇习惯:咬上唇习惯形成的错𬌗畸形机制与咬下唇者相反,可形成前牙反𬌗、上颌前牙的舌倾、下颌骨的前突及近中错𬌗等畸形。

3)覆盖下唇习惯:由于口腔不良习惯或其他因素造成严重前牙深覆盖,使下唇在休息位时自然处于上下颌前牙之间,且被上颌前牙所覆盖,这种情况称为覆盖下唇习惯或继发性下唇卷缩。此时由于下唇压力的存在,加重了上颌前牙的唇倾程度以及下颌远中错𬌗的程度。

(4)偏侧咀嚼习惯(unilateral chewing habits):由于一侧后牙区存在严重龋患牙而不能正常咬合,或是因多颗牙缺失及错𬌗问题而不存在后牙咬合关系,导致该侧后牙无法行使正常或者应有的咀嚼功能,而只能由健侧牙齿来承担所有的咀嚼功能,久之就形成了偏侧咀嚼习惯。发生偏侧咀嚼时,下颌骨向咀嚼侧偏斜,下颌中线也偏向咀嚼侧;由于下颌骨的偏斜,使得咀嚼侧的咬合关系趋于远中关系,而废用侧的咬合关系趋于近中关系;由于咀嚼侧具有正常的生理功能,故该侧的牙颌结构发育良好,且该侧的牙齿具有良好的自洁作用;而废用侧由于咀嚼功能低下,导致该侧的牙颌发育较差,且牙列缺乏良好的自洁作用,常可见软垢以及牙结石的堆积,易导致龋病和牙周病的发生。长期偏侧咀嚼习惯的存在会引起颜面部骨骼结构的不对称。

(5)咬物习惯(biting habits):多见啃咬铅笔或者指甲。有些儿童在婴幼儿期养成了一些如咬衣角、袖口、手帕、被角、枕角及吸橡皮奶嘴等习惯,这些习惯从本质上讲与吮指习惯一样,都属于特定生长发育时期的正常生理反射行为,短期存在并无不良严重影响。一般情况下,在脱离婴幼儿期后,随着大脑的发育及神经肌肉系统的成熟,这些习惯会自然消失;但如果这些习惯依然长期存在,就会成为影响口腔颌面部生长发育的不良习惯。在咬物习惯中,虽然不同患者所咬物品的种类繁多,但每个具体患者啃咬的动作往往固定在牙弓的某一部位,从而导致局部性开𬌗畸形的发生。

5. 外伤(trauma)　颌面部的外伤可导致错𬌗畸形。乳牙外伤除了对乳牙本身造成损伤或早失外,还可能影响恒牙胚的正常生长发育而造成恒牙形态异常、异位或阻生等。恒牙外伤可能影响恒牙牙根的发育而造成局部开𬌗;外伤如引起恒牙移位、早失,可能会导致牙列不齐、牙间隙、咬合紊乱等畸形。由于意外事故、颌骨骨折等造成颌骨形态发生异常,可能会导致牙错位、开𬌗、下颌偏斜等错𬌗畸形的出现。

髁突骨折是儿童下颌骨外伤最常见的骨折类型之一。由于儿童外伤后疼痛相对较轻,临床症状不明显,多数都不易被察觉。所幸的是髁突骨折比较容易恢复。有数据显示大部分髁突骨折的儿童下颌骨能够正常生长发育而未出现错𬌗畸形。一侧髁突发生骨折,可能造成患侧下颌生长发育滞后,因而常常表现为下颌骨的不对称生长,患儿颏部偏向患侧。如果双侧髁突发生骨折,严重的情况会导致下颌升支高度不足,而出现开𬌗畸形。受伤后无论是颞下颌关节周围形成的瘢痕,还是骨折后外科复位手术引起的瘢痕,都会阻碍软组织对下颌骨向前的牵引运动,从而造成下颌骨的生长发育障碍。因此一般情况下首选的治疗方式是保守治疗,同时进行功能训练。如果出现了颌骨生长发育的不足,就需要早期进行阻断性正畸矫治。

思考题

1. 如何从种族演化的角度理解错殆发生的遗传学背景?
2. 常见的乳牙期及替牙期的局部障碍有哪些?
3. 发现乳尖牙磨耗不足应如何处理?
4. 异常的吮吸功能会引起哪些错殆畸形的发生?
5. 如何理解异常吞咽习惯与前牙开殆畸形的因果关系?
6. 常见的舌习惯有哪些?伸舌习惯引起的牙颌畸形有哪些特点?

(白玉兴)

参考文献

1. MOYERS R E. Handbook of orthodontics. 3rd ed. Chicago:Year Book Medical Publishers Inc. ,1973.
2. PROFFIT W R. Contemporary Orthodontics. 5th ed. St. Louis:Elsevier Mosby,2013.
3. CHUNG C S, NISWANDER J D, RUNCK D W, et al. Genetic and epidemiologic studies of oral characteristics in Hawaii's schoolchildren. Ⅱ. Malocclusion. Am J Hum Genet, 1971,23(5):471-495.
4. LOBB W K. Craniofacial morphology and occlusal variation in monozygous and dizygous twins. Angle Orthod, 1987,57(3):219-233.
5. VIG K W. Nasal obstruction and facial growth:the strength of evidence for clinical assumptions. Am J Orthod Dentofacial Orthop, 1998,113(6):603-611.
6. GOIS E G, RIBEIRO-JUNIOR H C, VALE M P, et al. Influence of nonnutritive sucking habits, breathing pattern and adenoid size on the development of malocclusion. Angle Orthod, 2008,78(4):647-654.
7. HARARI D, REDLICH M, MIRI S, et al. The effect of mouth breathing versus nasal breathing on dentofacial and craniofacial development in orthodontic patients. Laryngoscope, 2010,120(10):2089-2093.
8. JUNG M H, YANG W S, NAHM D S. Maximum closing force of mentolabial muscles and type of malocclusion. Angle Orthod, 2010,80(1):72-79.

第四章 错𬌗畸形的分类

>> 提要

1. 对错𬌗畸形病因与机制的全面和正确分析是错𬌗畸形分类的基础。
2. 错𬌗畸形的科学与准确分类对于临床诊断和治疗设计具有重要的指导意义。
3. Angle 分类法简明、方便、易懂,是目前国际上应用最为广泛的一种错𬌗畸形分类法。
4. 毛燮均分类法将错𬌗畸形的机制、症状、矫治三者结合,并从长、宽、高三方面对错𬌗畸形进行综合分析和归类,充分体现了咀嚼器官的立体结构和形态变化。
5. Moyers 分类法可以帮助临床医师更好地认识错𬌗畸形的性质、发生部位和形成机制。

一、Angle 理想𬌗

在对错𬌗畸形进行分类之前,首先要明确何为正常的咬合关系。最初建立正常咬合概念的目的是为了口腔修复学中对于义齿排列的需要,19 世纪末 Edward H. Angle——这位被后人称为"当代正畸学之父"的美国口腔医师,最初的兴趣是口腔修复学,但他对正常咬合模式的研究和追求使他最终成为了一名正畸学者。当时,尚无颅面骨骼生长发育的文献报道与 X 线头影测量(1931 年美国 Broadbent 医师与德国 Hafrath 医师同时开始使用)来作为诊断治疗标准的参照。Angle 医师就从博物馆内储藏的头颅骨中寻找到一个具有最理想咬合关系的古老头颅骨(图 4-1-1),这个头颅骨具有以下特点:

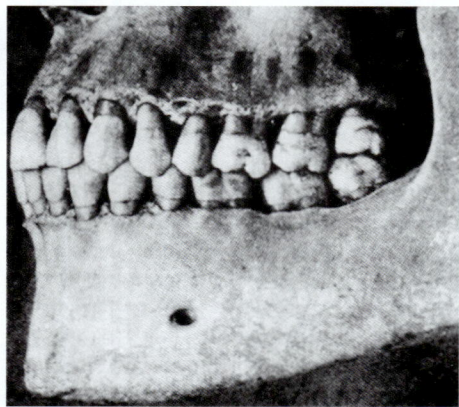

图 4-1-1　Angle 医师认为具有理想咬合关系的头颅骨,命名为 Old Glory（古老头颅）

1. 双侧上、下颌骨内各有 8 颗牙齿,均排列整齐、无拥挤、无旋转。
2. 上、下颌骨内的牙齿具有非常协调的咬合关系,且上颌第一恒磨牙的近中颊尖(mesio-buccal cusp)咬合于下颌第一恒磨牙的近中颊沟。
3. 上颌尖牙咬于下颌尖牙与第一前磨牙的邻接处。
4. 上颌第一前磨牙咬于下颌第一前磨牙与第二前磨牙的中间;上颌第二前磨牙咬于下颌第二前磨牙与第一磨牙中间。
5. 上颌前牙覆盖下颌前牙近切缘的 1/4 牙冠。
6. 上颌咬合面(图 4-1-2)
(1) 双侧中切牙唇面整齐呈轻微弧形。
(2) 双侧侧切牙因较薄,其唇面较中切牙的唇面稍向腭侧,故在近中与远中处各有一个内收弯(inset)。
(3) 尖牙有明显的突出,呈尖牙区弧形突起(canine eminence)。
(4) 第一、第二前磨牙颊面整齐,在同一直线上。
(5) 第一磨牙颊面较突出,故在其与第二前磨牙中间形成外展弯(offset)。

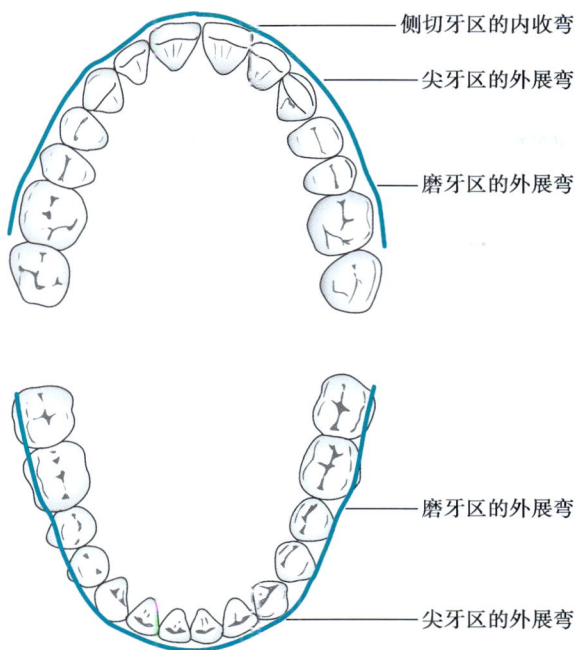

侧切牙区的内收弯
尖牙区的外展弯
磨牙区的外展弯

磨牙区的外展弯
尖牙区的外展弯

图 4-1-2　理想咬合头颅骨上下颌的𬌗面观示意图

7. 下颌咬合面

（1）下颌 4 颗切牙呈整齐弧形。

（2）尖牙向唇侧突出，与侧切牙交界处形成外展弯。

（3）第一磨牙颊面较突出，故在其与第二前磨牙中间形成外展弯。

Angle 医师命名这个具有最理想咬合关系的头颅骨为"古老头颅"（Old Glory），现今仍存放在美国正畸学会（American Association of Orthodontics，AAO）的图书馆中。

以此"理想的咬合"为标准，Edward H. Angle 医师认为，一个正常、协调的咬合关系应当具备以下特征：

1. 牙弓内的每一颗牙齿都应与邻牙保持理想的邻接关系。

2. 每一颗上颌牙齿都与下颌牙齿保持理想的咬合关系。

3. 必须保存全口 32 颗恒牙。

二、Angle 错𬌗畸形分类法

不同类型的错𬌗畸形由于病因和形成机制各异，临床表现也多种多样。为了便于对各类错𬌗畸形进行诊断描述、交流探讨和深入研究，学者们提出了众多的错𬌗畸形分类法。Angle 错𬌗分类法是由现代口腔正畸学的创始人 Edward H. Angle 医师于 1899 年提出的。虽然已历经了一个多世纪，但该分类方法仍是目前国际上公认的、最为广泛应用的一种错𬌗畸形分类方法。

Angle 错𬌗畸形分类法的提出是口腔正畸学发展过程中的一个重要阶段，因为它不仅是针对错𬌗畸形的一种分类方法，同时，也是对自然牙列的第一次清晰而简要的阐明。Angle 认为，上颌第一恒磨牙位于上颌骨的颧突根之下，而上颌骨又固定于颅骨上，其位置相对恒定且不易错位，因此，Angle 称上颌第一恒磨牙是𬌗的关键，而各类错𬌗畸形均是由于下颌、下颌牙弓在近远中向的错位所引起。Angle 以上颌第一恒磨牙为基准，将错𬌗畸形分为中性错𬌗、远中错𬌗与近中错𬌗三类。

（一）Ⅰ类错𬌗——中性错𬌗（class Ⅰ，neutroclusion）

上下颌骨及牙弓的近、远中关系正常，磨牙关系为中性关系，即在正中关系位时，上颌第一恒磨牙的近中颊尖咬合于下颌第一恒磨牙的近中颊沟内。此时，若口腔内全部牙齿排列整齐而无错位，即称为正常𬌗；若磨牙为中性关系但牙列中存在错位牙，则称为中性错𬌗或Ⅰ类错𬌗（图 4-2-1）。

视频：ER4-2-1
安氏分类法

学·习笔记

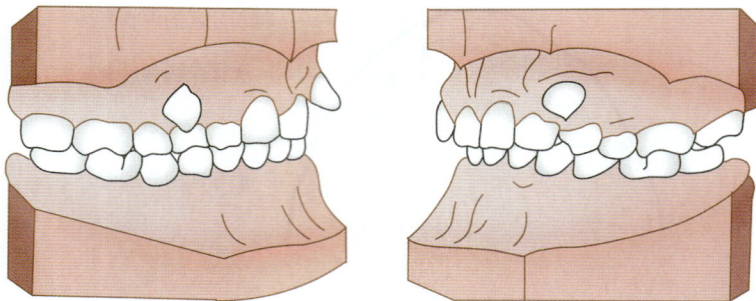

图 4-2-1 Angle Ⅰ类错𬌗示意图

Ⅰ类错𬌗可表现为牙列拥挤,上颌牙弓前突,双牙弓前突,前牙反𬌗,前牙深覆𬌗,后牙颊、舌向错位等。

（二）Ⅱ类错𬌗——远中错𬌗（class Ⅱ，distoclusion）

上下颌骨及牙弓的近、远中关系不调,下颌及下颌牙弓处于远中位置,磨牙为远中关系;如果下颌后退 1/4 个磨牙或半个前磨牙的距离,即上下颌第一恒磨牙的近中颊尖相对时,称为轻度远中错𬌗关系。若下颌或下颌牙弓处于更加远中的位置,以至于上颌第一恒磨牙的近中颊尖咬合于下颌第一恒磨牙与下颌第二前磨牙之间,则称为完全远中错𬌗关系。

Ⅱ类,1 分类（class Ⅱ，division 1）:磨牙为远中错𬌗关系,上颌前牙唇向倾斜（图 4-2-2）。

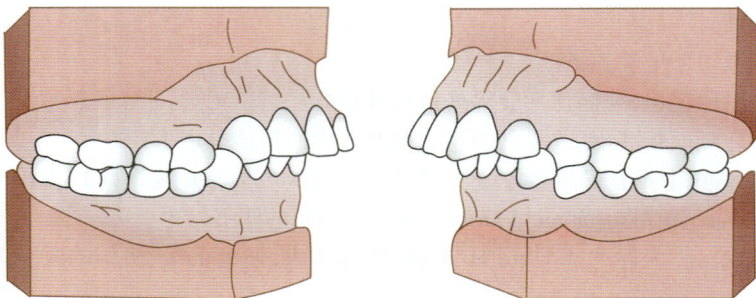

图 4-2-2 Angle Ⅱ¹类错𬌗示意图

Ⅱ类,1 分类,亚类（class Ⅱ，division 1，subdivision）:一侧磨牙为远中错𬌗关系,而另一侧为中性关系,且上颌前牙唇向倾斜（图 4-2-3）。

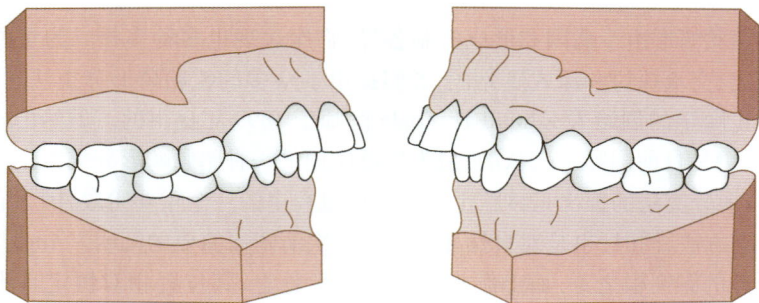

图 4-2-3 Angle Ⅱ¹ˢ类错𬌗示意图

Ⅱ类,2 分类（class Ⅱ，division 2）:磨牙为远中错𬌗关系,上颌前牙舌向倾斜（图 4-2-4）。

Ⅱ类,2 分类,亚类（class Ⅱ，division 2，subdivision）:一侧磨牙为远中错𬌗关系,而另一侧为中性关系,且上颌前牙舌向倾斜（图 4-2-5）。

Ⅱ类 1 分类可表现为上颌前牙前突、前牙深覆盖、深覆𬌗、开唇露齿等。Ⅱ类 2 分类的临床症状可能有内倾型深覆𬌗、面下部过短、颏唇沟较深等。

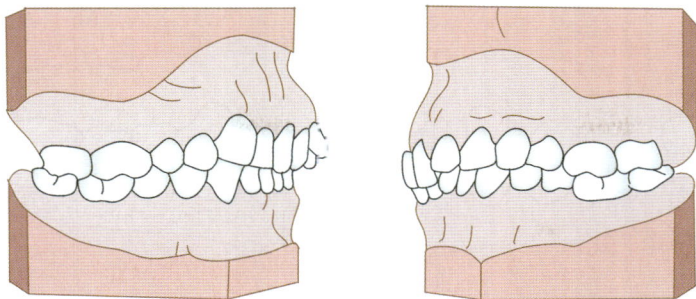

图 4-2-4 Angle Ⅱ²类错𬌗示意图

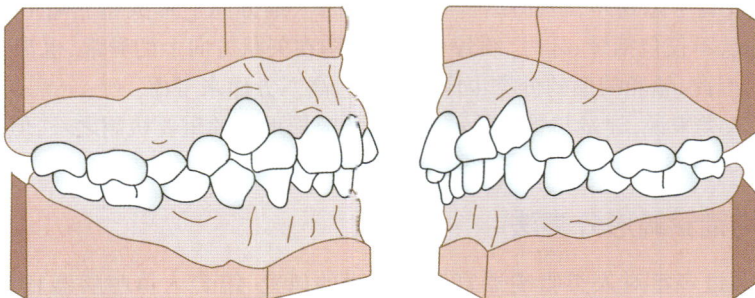

图 4-2-5 Angle Ⅱ²ˢ类错𬌗示意图

（三）Ⅲ类错𬌗——近中错𬌗（class Ⅲ，mesioclusion）

上下颌骨及牙弓的近、远中关系不调，下颌及下颌牙弓处于近中位置，磨牙为近中关系；如果下颌前移 1/4 个磨牙或半个前磨牙的距离，即上第一恒磨牙的近中颊尖与下第一恒磨牙的远中颊尖相对时，称为轻度近中错𬌗关系。若下颌或下颌牙弓处于更加近中的位置，以至于上颌第一恒磨牙的近中颊尖咬合于下颌第一与第二恒磨牙之间，则称为完全近中错𬌗关系（图 4-2-6）。

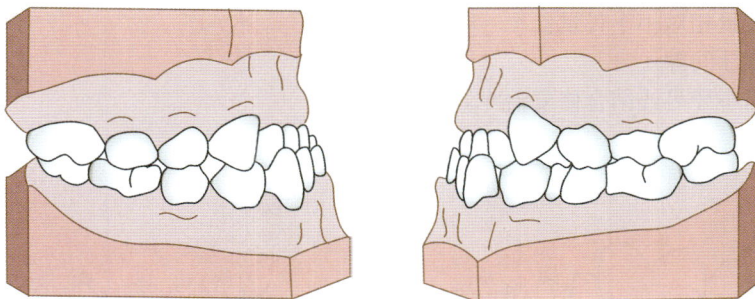

图 4-2-6 Angle Ⅲ类错𬌗示意图

Ⅲ类，亚类（classⅢ，subdivisioin）：一侧磨牙为近中错𬌗关系，而另一侧为中性关系（图 4-2-7）。Ⅲ类错𬌗可表现为前牙对𬌗、反𬌗或开𬌗、二颌后缩或下颌前突等。

Angle 错𬌗畸形分类法具有一定的科学理论基础，对临床诊断和治疗设计有着重要的指导意义。此外，因其简明、方便、易记，而成为迄今为止世界上应用最广泛的一种错𬌗畸形分类方法，但是，该方法也存在着以下不足之处：

1. Angle 错𬌗分类法是在"上颌第一恒磨牙的位置恒定不变"这一前提下定义错𬌗类别的。而实践研究表明，上颌第一恒磨牙的位置并非绝对稳定，它也会随着牙弓内、外因素的变化而发生改变，如上颌第二乳磨牙早失就会引起上颌第一恒磨牙的近中移动。因此，对于某些远中𬌗或近中错𬌗，很可能是由于上颌第一恒磨牙或上颌牙弓整体的位置发生了变化，而非下颌牙弓或下颌骨位置异常所引起。

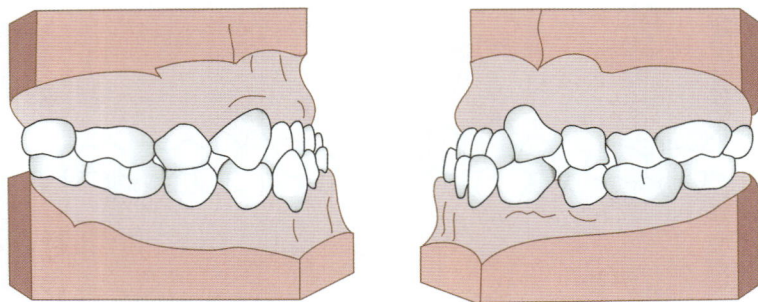

图 4-2-7　Angle Ⅲˢ类错殆示意图

2. 该分类法没有考虑到牙、颌、面结构在长、宽、高三维方向上形成错殆畸形的综合机制。任何错殆畸形的形成,不仅包括牙、牙弓、颌骨与颅部结构在矢状方向上的异常,也常常伴有垂直向及横向关系的异常,因此,错殆畸形的分类也应从长、宽、高三方面来考虑。

3. 对于现代人类来说,牙量与骨量的不调是错殆畸形形成的重要机制之一,但 Angle 分类法未将此因素反映出来,忽略了牙量、骨量不调导致错殆畸形的重要机制。

三、毛燮均错殆畸形分类法

毛燮均教授通过多年对人类咀嚼器官进化过程的研究,结合人体咀嚼器官为立体结构的观点,以错殆畸形的机制、症状、矫治三者结合为基础,于 1959 年提出了毛燮均错殆分类法,1978 年又进一步加以完善,现介绍如下:

（一）第Ⅰ类—牙量骨量不调

1. 第 1 分类（Ⅰ¹）（图 4-3-1）

主要机制:牙量相对大于骨量。

主要症状:牙齿拥挤错位。

矫治原则:扩大牙弓,推磨牙向后,减径或减数。

2. 第 2 分类（Ⅰ²）（图 4-3-2）

主要机制:牙量相对小于骨量。

主要症状:有牙间隙。

矫治原则:缩小牙弓或结合修复治疗。

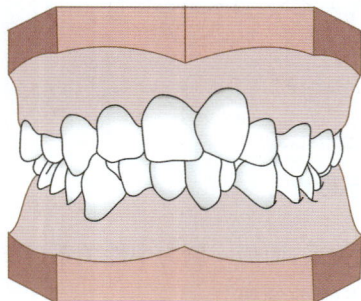

图 4-3-1　毛燮均Ⅰ¹类错殆示意图

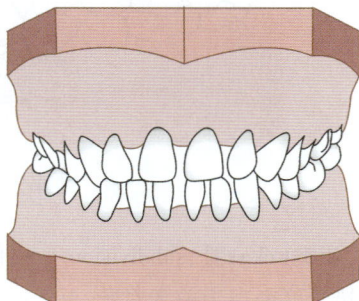

图 4-3-2　毛燮均Ⅰ²类错殆示意图

（二）第Ⅱ类—长度不调

1. 第 1 分类（Ⅱ¹）—近中错殆（图 4-3-3）

主要机制:上颌或上颌牙弓长度较小,或下颌或下颌牙弓长度较大,或两者兼有。

主要症状:后牙为近中错殆,前牙为对殆或反殆。颏部可前突。

矫治原则:矫治颌间关系。推下颌牙弓向后,或牵上颌牙弓向前,或两者并用。

2. 第 2 分类（Ⅱ²）—远中错殆（图 4-3-4）

主要机制:上颌或上颌牙弓长度较大,或下颌或下颌牙弓长度较小,或两者兼有。

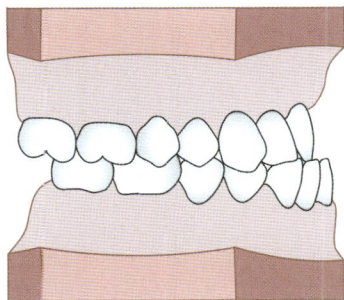

图 4-3-3 毛燮均 Ⅱ¹ 类错𬌗示意图

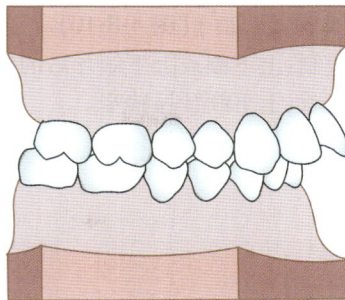

图 4-3-4 毛燮均 Ⅱ² 类错𬌗示意图

主要症状:后牙为远中错𬌗,前牙深覆盖。颏部可后缩。

矫治原则:矫治颌间关系。推上颌牙弓向后,或牵下颌牙弓向前,或两者并用。

3. 第 3 分类(Ⅱ³)(图 4-3-5)

主要机制:上颌或上颌牙弓前部长度较小,或下颌或下颌牙弓前部长度较大,或两者兼有。

主要症状:后牙中性,前牙反𬌗。

矫治原则:矫治前牙反𬌗。

4. 第 4 分类(Ⅱ⁴)(图 4-3-6)

主要机制:上颌或上颌牙弓前部长度较大,或下颌或下颌牙弓前部长度较小,或两者兼有。

主要症状:后牙中性,前牙深覆盖。

矫治原则:矫治前牙深覆盖。

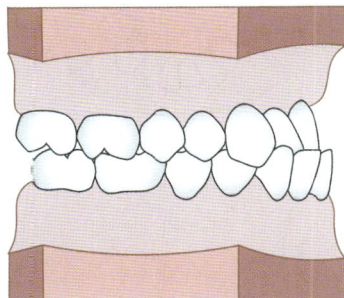

图 4-3-5 毛燮均 Ⅱ³ 类错𬌗示意图

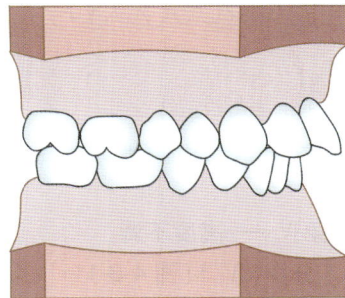

图 4-3-6 毛燮均 Ⅱ⁴ 类错𬌗示意图

5. 第 5 分类(Ⅱ⁵)(图 4-3-7)

主要机制:上下颌或上下颌牙弓长度过大。

主要症状:双颌或双牙弓前突。

矫治原则:减径或减数,以减少上下颌牙弓突度,或推上下颌牙弓向后。

(三) 第Ⅲ类——宽度不调

1. 第 1 分类(Ⅲ¹)(图 4-3-8)

主要机制:上颌或上颌牙弓宽度较大,或下颌或下颌牙弓宽度较小,或两者兼有。

主要症状:上颌牙弓宽于下颌牙弓,后牙深覆盖或正锁𬌗。

矫治原则:缩小上颌牙弓宽度,或扩大下颌牙弓宽度,或两者并用。

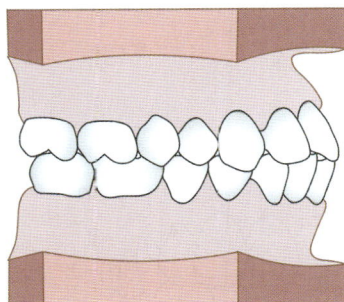

图 4-3-7 毛燮均 Ⅱ⁵ 类错𬌗示意图

2. 第 2 分类(Ⅲ²)(图 4-3-9)

主要机制:上颌或上颌牙弓宽度较小,或下颌或下颌牙弓宽度较大,或两者兼有。

主要症状:上颌牙弓窄于下颌牙弓,后牙对𬌗、反𬌗或反锁𬌗。

矫治原则:扩大上颌牙弓宽度,或缩小下颌牙弓宽度,或两者并用。

3. 第3分类(Ⅲ³)(图4-3-10)

主要机制:上下颌或上下颌牙弓的宽度过小。

主要症状:上下颌牙弓狭窄。

矫治原则:扩大上下颌牙弓,或用肌功能训练矫治法,并加强营养及咀嚼功能,以促进颌骨及牙弓的发育。

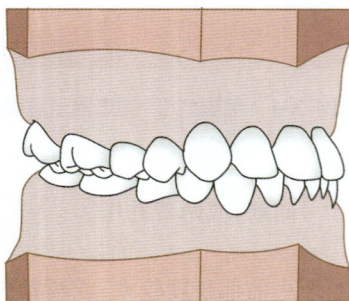

图4-3-8　毛燮均Ⅲ¹类错殆示意图

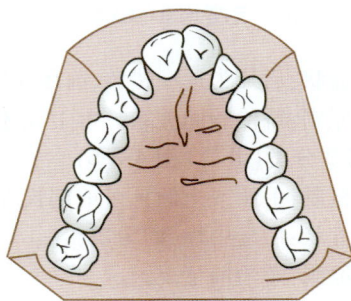

图4-3-9　毛燮均Ⅲ²类错殆示意图

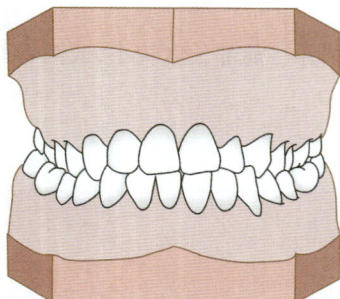

图4-3-10　毛燮均Ⅲ³类错殆示意图

(四) 第Ⅳ——高度不调

1. 第1分类(Ⅳ¹)(图4-3-11)

主要机制:前牙牙槽过高,或后牙牙槽过低,或两者兼有。

主要症状:前牙深覆殆,可能表现面下1/3过低。

矫治原则:压低前牙,或升高后牙,或两者并用。

2. 第2分类(Ⅳ²)(图4-3-12)

主要机制:前牙牙槽过低,或后牙牙槽过高,或两者兼有。

主要症状:前牙开殆,可能表现面部下1/3过高。

矫治原则:升高前牙,或压低后牙,或两者并用,或需矫治颌骨畸形。

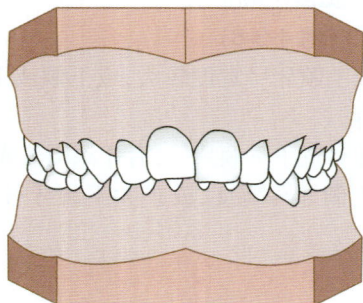

图4-3-11　毛燮均Ⅳ¹类错殆示意图

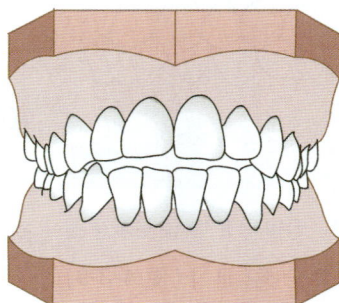

图4-3-12　毛燮均Ⅳ²类错殆示意图

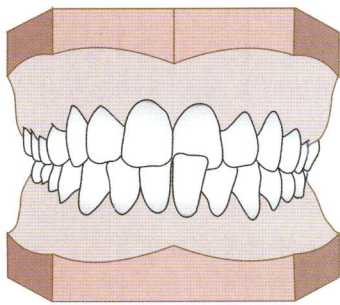

图 4-3-13　毛燮均Ⅴ类错殆示意图

（五）第Ⅴ类——个别牙错位（图 4-3-13）

主要机制：由局部变化所造成的个别牙齿错位，不代表殆、颌、面的发育情况，也没有牙量和骨量的不调。

主要症状：一般错位表现有舌向、唇（颊）向、近中、远中、高位、低位、转位、异位、斜轴等情况。有时几种情况同时出现，例如：唇向-低位-转位等。

矫治原则：按具体情况矫治处理。

（六）第Ⅵ类——特殊类型

凡不能归入前五类的错殆畸形统属此类。其矫治可按情况处理。

在临床应用毛燮均错殆分类法时，毛燮均教授做了以下补充说明：

1. 临床记录时，错殆畸形类别可用符号书写，如 I^1、I^2、II^2、II^3……

2. 复合错殆类型可用加号表示，如 I^1+III^1、II^5+III^3。

3. 诊断复合错殆类型时，应按畸形类型的轻、重、缓、急依次罗列，其中以首要畸形、首要机制作为分类代表，次要者不必罗列。凡严重而必须矫治者为首要，轻微而非必须矫治者为次要。应把畸形程度重，危害性大，且治疗迫切性强的放在首位，其余的放在次要。

例如，患者的 II^2 畸形程度较重，是矫治的重点，则将它排列在诊断的首要位置；其上下颌切牙虽然有 I^1 的表现，但程度轻，而且随着 II^2 的矫治，上颌切牙的轻度拥挤也能获得矫治；随着下颌乳磨牙的替换，下颌切牙亦能得到调整。因此，I^1 的诊断位置自然应放在 II^2 之后，最后诊断为 II^2+I^1。

4. 个别牙错位且间隙不足时，应算为 I^1 类；个别牙错位但无拥挤存在时，则应该算作Ⅴ类。

5. Ⅱ类及Ⅲ类错殆有时是单侧的，可用符号表示，如 ‾| 符号表示右侧，|‾ 符号表示左侧；例如，II^1| 表示右侧是近中错殆，|II^1 表示左侧是近中错殆。III| 表示上下颌牙弓右侧宽度不调，右侧后牙出现深覆盖或正锁殆，反之，|III| 则表明上述问题出现在左侧后牙。

6. 关于究竟几颗牙齿错位算为个别牙变化，几颗牙齿错位才能有更大的代表性的问题，可做如下划分：将 1 个牙弓分为 3 段，即前牙段及两侧的后牙段，若一段牙弓内只有 1~2 个牙错位，则视为个别牙问题；3 个以上的牙齿错位则可以代表牙弓的异常。因为 3 个牙，就前牙段来说是半数，就后牙段而言已超过半数。例如 1~2 个前牙的反殆，若无牙量骨量的不调，应归于Ⅴ类；若表现骨量不足，则可归于Ⅰ类。3 个以上的前牙反殆则为Ⅱ类。同理，1~2 个后牙的对殆、反殆或锁殆，归为Ⅴ类或Ⅰ类，3 个以上的后牙对殆、反殆或锁殆则列为 III^2 类，依此类推。

毛燮均错殆畸形分类法具有以下特点：

1. 此分类法基于对人类咀嚼器官进化的研究结果，反映了两个科学依据，即咀嚼器官的立体结构和咀嚼器官的形态变化。

2. 此分类法将机制、症状、矫治三者结合，不仅从形态上分类，还较全面地阐述并划分了形成机制，同时，又提示出大致的矫治方法或原则，对临床、教学和科研具有重要的实用价值。

3. 此分类法着重强调了现代人类错殆畸形的基本机制，即牙量、骨量不调的原则，并从长、宽、高三方面对错殆畸形进行综合分析和归类，为临床诊断和治疗设计提供了可靠的依据。

4. 此分类法的不足之处在于仍不能解释所有的错殆畸形，而且未考虑功能性因素及软组织的因素。

四、Moyers 错殆畸形分类法

Robert E. Moyers 认为，必须认识错殆畸形的发生部位和形成机制，才能将临床表现相似的错殆畸形加以鉴别，从而制订正确、可行的治疗方案。于是，Moyers 提出将错殆畸形分为牙性错殆、功能性错殆与骨性错殆三类。

1. **牙性错殆（dental malocclusion）** 表现为牙齿的数目、形态、大小、位置异常的错殆畸形，而无明显的面部骨骼关系的异常。临床上大部分的错殆畸形都存在牙性问题。

2. 功能性错𬌗（functional malocclusion） 是由于口颌系统的神经-肌肉功能异常所导致的错𬌗畸形。如吮指习惯引起的开𬌗，口呼吸引起的Ⅱ类错𬌗及下颌后缩等。此外，咬合干扰所导致的下颌前伸、偏斜也是临床上常见的功能性错𬌗，此类患者在牙尖交错位时颌面部畸形较为明显，而在下颌姿势位时面型则有明显改善，甚至趋于正常。由于功能性错𬌗往往会引起牙列、牙槽骨甚至颌骨的畸形，因此对于功能性错𬌗畸形，应尽早进行矫治。

3. 骨性错𬌗（skeletal malocclusion） 是由于颅面复合体中骨骼的形态、大小、比例和生长异常所致。例如由于下颌骨发育不足导致的安氏Ⅱ类错𬌗畸形，由于下颌骨发育过度导致的安氏Ⅲ类错𬌗畸形。临床上骨性错𬌗可能是由遗传因素或严重的异常环境因素等所引起。骨性错𬌗是指上下颌基骨（basal bone，apical base）的发育异常，该部位的骨骼受牙齿移动的影响较小。而牙槽骨则很容易受正畸牙齿移动的影响而发生改建和变化。X线头影测量分析对骨性错𬌗的部位、程度有着重要的诊断价值。

实际上，临床上很少有单纯的牙性、功能性或骨性错𬌗。上述三种类型常常相互交叉、互相影响，而表现为复合性错𬌗畸形。例如，功能性错𬌗早期未矫治，往往会导致骨骼发育异常、发展成骨性畸形；而骨性畸形又常常伴有牙错位。错位的牙齿未及时得到矫治，可能会引起功能性的错𬌗畸形。因此，对于复合性错𬌗畸形，在诊断分析时应注意区别哪种因素是主要的、哪个部位是原发的，这些将决定矫治方案的制订以及预后的判断，值得正畸医生重点关注。

Moyers分类法简便、明晰，可以帮助临床医师更好地认识错𬌗畸形的性质、发生部位和形成机制，对于作出正确的诊断分析、制订适宜的治疗方案以及进行疗效判断有着重要的临床指导意义。

> **思考题**
>
> 1. Angle理想𬌗的主要特征是什么？
> 2. Angle错𬌗畸形分类法的重要意义是什么？
> 3. Angle错𬌗畸形分类法的主要不足之处有哪些？
> 4. Angle错𬌗畸形分类法中的Ⅱ类、2分类、亚类的概念是什么？
> 5. 如何应用毛燮均错𬌗畸形分类法诊断复合的错𬌗畸形？
> 6. 如何评价毛燮均错𬌗畸形分类法的主要特点？
> 7. Moyers错𬌗畸形分类法的主要内容有哪些？

（白玉兴）

参考文献

1. ANGLE E H. Classification of malocclusion. Dental Cosmos，1899，41（248-264，350-357）：296-309.
2. 毛燮均. 错𬌗畸形新分类法初步介绍. 中华口腔医学杂志，1959（05）：313-316.
3. MOYERS R E. Handbook of orthodontics. 3rd ed. Chicago：Year Book Medical Publishers Inc.，1973.
4. PROFFIT W R. Contemporary Orthodontics. 5th ed. St. Louis：Elsevier Mosby，2013.
5. ANDREWS L F. The six keys to normal occlusion. Am J Orthod，1972，62（3）：296-309.

第五章

错𬌗畸形的检查诊断

学习笔记

>> **提要**

1. 口腔检查应在牙弓、颌骨和颅面的长、宽、高三维方向上进行。
2. 通过模型测量,排牙试验了解牙列拥挤情况。
3. X 线头影测量是分析研究颅面生长发育和分析错𬌗机制的重要手段。
4. 正确定位测量标志点是获得可靠测量结果的关键所在。
5. 代表上下颌骨及上下颌前牙间关系的测量项目是常用和重要的。
6. 从手腕骨 X 线片上可评估生长发育的阶段和趋势。

一、一般检查

(一) 患者基本情况记录

姓名、性别、出生年月日、民族、出生地或生长地、职业、身高体重。

(二) 询问病史及其他相关情况

1. 主诉(chief complaint)　患者就诊的主要目的。

2. 病史

(1) 全身病史(medical history):与错𬌗形成及发展有关的全身性疾病史,如某些慢性疾病、佝偻病、内分泌功能异常、营养不良等;药物过敏史。

(2) 口腔病史(dental history)

1) 牙替换情况:乳牙期与替牙期的局部障碍,如乳牙早失、乳牙滞留、恒牙早失、恒牙早萌等。

2) 口腔习惯:过去曾经有过以及现在仍然存在的口腔不良习惯,如吮指、咬唇、吐舌习惯等。

3) 食物结构:主要指通常食物的粗细、软硬情况。

4) 牙齿矫治史:是否接受过正畸治疗。

(3) 家族史(family history):父母及直系、旁系亲属的错𬌗畸形情况,了解可能存在的遗传因素。

3. 心理及治疗动机分析(psychology and motivation assessment)　近年来,对错𬌗畸形患者的心理评测、了解患者的治疗动机、预测患者的合作程度已成为正畸检查诊断及临床治疗的一个重要环节。

(1) 患者错𬌗畸形的心理状态:由于错𬌗畸形,特别是骨性错𬌗畸形往往会影响颜面部的美观,可能对患者的心理造成不同程度的负面影响。调查显示,错𬌗畸形儿童容易成为同班或周围伙伴的嘲笑对象;很多错𬌗畸形儿童不敢在公开场合开口畅笑;许多青年或成年错𬌗畸形患者在工作场所及社交场合与人交谈或交流时存在某种程度的心理障碍;有的错𬌗畸形患者甚至还存在某些精神疾患。正畸临床医师在检查诊断时对患者的心理状况应该有较为清晰的评判。

(2) 患者的错𬌗畸形治疗动机:从心理学角度分析,患者的治疗动机源自两个因素:①内因(internal factors):患者充分感觉到错𬌗畸形引起的颜面部美观缺陷及口腔功能障碍对自己的工作、学习、生活造成的负面影响,因而萌发矫治的愿望。具有内在治疗动机的患者在临床上一般能较好地与医师配合治疗。从儿童到成人,内在治疗动机的成分会不断增加。②外因(external factors):患者并未自觉意识到错𬌗畸形对颜面部美观及口腔功能造成的影响,而是父母、亲友等发现这些影响并要求或建议患者接受矫治。具有外在治疗动机的患者在矫治过程中与医师往往缺少合作。从儿童到成人，外在治疗的动机成分不断减少。

（3）患者的合作程度：在对患者心理状态及治疗动机进行评测后，可初步预测患者矫治过程中的合作程度。在制订治疗计划时要充分考虑患者的配合程度，如对于预测配合程度低的患者，尽量避免使用患者合作依赖性较强的矫治装置及措施。正畸医师要善于引导患者从外在治疗动机向内在治疗动机转化，以取得患者的良好配合。

（三）检查

1. 牙、殆、颌、面的检查

（1）牙

1）殆的发育阶段：乳牙期、替牙期、恒牙期。

2）牙的基本状况：如牙齿的数目、形态、大小、颜色、釉质发育状况、龋齿等情况。

3）牙的萌出、替换状况

①替牙期：有无局部障碍，如乳牙早失，特别是第一乳磨牙早失；恒牙早萌、萌出顺序紊乱等。

②恒牙期：有无乳牙滞留、恒牙早失；观察第二恒磨牙建殆情况。

4）错殆畸形表现

①前牙：如个别牙的唇（颊）向错位、舌向错位、高位、低位、扭转、拥挤、反殆、开殆、前突等。

对牙齿的拥挤程度可作定量评价：牙冠宽度的总和与牙弓现有弧形的长度之差即为拥挤度（参见本章"二、模型分析"），一般分为以下 3 度：

Ⅰ度拥挤：拥挤度≤4mm。

Ⅱ度拥挤：4mm<拥挤度≤8mm。

Ⅲ度拥挤：拥挤度>8mm。

②后牙：常见有拥挤、反殆、锁殆等。后牙颊舌向错位严重，咬合时无殆面接触而呈上颌牙舌面与下颌牙颊面接触为正锁殆，上颌牙颊面与下颌牙舌面接触为反锁殆。

（2）牙弓及殆

1）矢状向关系（sagittal relationship）

①磨牙关系（molar relationship）：分为中性殆、远中殆和近中殆，即安氏Ⅰ、Ⅱ、Ⅲ类关系。上颌第一恒磨牙的近中颊尖咬合时与下颌第一恒磨牙的近中颊沟相对，为中性殆。上颌第一恒磨牙的近中颊尖咬合时与下颌第一恒磨牙的近中颊尖相对，为开始远中殆（远中尖对尖）。上颌第一恒磨牙的远中颊尖咬合于下颌第一磨牙的近中颊沟，为完全远中殆。上颌第一恒磨牙的近中颊尖咬合时与下颌第一恒磨牙的远中颊尖相对，为开始近中殆（近中尖对尖）。上颌第一恒磨牙的近中颊尖咬合于下颌第一、第二恒磨牙之间，为完全近中殆。

②尖牙关系（canine relationship）：分为中性关系、远中关系和近中关系。上颌尖牙咬在下颌尖牙和下颌第一前磨牙颊尖之间为中性关系，上颌尖牙咬在下颌尖牙唇面或其近中缘为远中关系，上颌尖牙咬在下颌尖牙远中为近中关系。

③前牙关系（anterior relationship）：在矢状方向上表现为上下颌前牙间的覆盖关系，是指上颌前牙盖过下颌前牙的水平距离，即上颌切牙切缘到下颌切牙唇面的水平距离。

正常覆盖（normal overjet）：上颌切牙切缘到下颌切牙唇面的水平距离在 3mm 以内。

深覆盖（deep overjet）：上颌切牙切缘到下颌切牙唇面的水平距离超过 3mm 以上者，称为深覆盖，分为以下 3 度：

Ⅰ度深覆盖：3mm<覆盖≤5mm。

Ⅱ度深覆盖：5mm<覆盖≤8mm。

Ⅲ度深覆盖：覆盖>8mm。

反覆盖（reverse overjet）：下颌前牙切端位于上颌前牙切端的唇侧，常在严重的下颌前突、前牙反殆时呈现。

上下颌前牙突度增加：上下颌前牙均唇向倾斜，上下唇闭合困难，常见于双颌前突病例。

上颌前牙内倾：上颌切牙或侧切牙向腭侧倾斜，常见于安氏Ⅱ类 2 分类错殆。

2）横向关系（transverse relationship）

①上下颌牙弓宽度：上下颌牙弓宽度是否协调，上下颌后部牙弓有无对殆、反殆或锁殆。

②上下颌牙弓中线：上下颌中切牙之间、上下颌中切牙与颌面部之间中线是否对齐、协调。

3）垂直向关系（vertical relationship）

①前牙覆殆状况：是指上颌前牙覆盖下颌前牙唇面的垂直距离，在垂直方向覆殆状况代表了前牙关系。

正常覆殆（normal overbite）：上颌前牙覆盖过下颌前牙唇面不超过切 1/3 且下颌前牙切缘咬在上颌前牙舌面切 1/3 以内者称为正常覆殆。

深覆殆（deep overbite）：上颌前牙覆盖过下颌前牙唇面超过切 1/3 或下颌前牙切缘咬在上颌前牙舌面切 1/3 以上者称为深覆殆，可分为 3 度：

Ⅰ度深覆殆：上颌前牙覆盖下颌前牙唇面超过切 1/3 而不足 1/2，或下颌前牙切缘咬在上颌前牙舌面超过切 1/3 而不足 1/2 者。

Ⅱ度深覆殆：上颌前牙覆盖下颌前牙唇面超过切 1/2 而不足 2/3，或下颌前牙切缘咬在上颌前牙舌面超过切 1/2 而不足 2/3 者。

Ⅲ度深覆殆：上颌前牙覆盖下颌前牙唇面超过切 2/3，或下颌前牙切缘咬在上颌前牙舌面超过颈 1/3 者。

开殆（open bite）：上下颌前牙切端间无覆殆关系，垂直向呈现间隙者为前牙开殆。开殆亦分为以下 3 度：

Ⅰ度开殆：0mm<开殆≤3mm。

Ⅱ度开殆：3mm<开殆≤5mm。

Ⅲ度开殆：开殆>5mm。

反覆殆（reverse overbite）：指咬合时下颌前牙舌面覆盖上颌前牙牙冠的唇面。常在下颌前突或反殆时出现。

②Spee 曲线（curve of Spee）：从侧方观察，下颌切牙的切嵴几乎在同一平面上，自尖牙的牙尖向后经前磨牙的颊尖到第一磨牙的远中颊尖逐渐降低，再向后经过第二、第三磨牙颊尖又行上升。连接这些牙齿的切嵴与颊尖构成一条连续的凹向上的纵殆曲线，又称 Spee 曲线。

（3）口内其他软硬组织

1）牙周组织及口腔卫生状况：牙周组织健康状况，有无龈炎、牙周炎等。

2）牙槽、基骨及腭盖情况：牙槽的突度、基骨的丰满度及腭盖的高度等。

3）唇、舌系带：唇系带位置是否过低，舌系带是否过短等。

4）舌体：大小有无异常，舌体两侧有无齿印。

5）缺损：有无唇腭裂及其术后修复情况。

6）功能：咀嚼、呼吸、吞咽及发音等功能是否正常。

（4）口外及面部形态

1）颌骨：①上下颌骨形态、大小、位置：有无上颌前突或发育不足，下颌前突或后缩；②下颌平面陡度：下颌骨体下缘向下向前的方向，下颌角的钝锐度。

2）面部

①前面观（frontal view）

水平向：面部左右两侧对称情况，颏点是否偏斜，两侧上下颌骨、肌肉发育是否对称。

垂直向：面部上、中、下比例是否协调，面中、下 1/3 高度是否正常。

唇部：闭合程度、唇厚度、有无开唇露齿、翻卷、缩短等。

②侧面观（lateral view）

面部形态：直面型、凹面型或凸面型。

唇部形态：上下唇闭合程度、上唇是否上翘、下唇是否外翻等。

颏部形态：颏唇沟深浅、下颌前伸或后缩程度。

（5）颞下颌关节：由于殆因素是颞下颌关节紊乱病的重要病因之一，因而在对错殆畸形患者进行初诊检查时,必须要对颞下颌关节进行检查。检查两侧关节区是否有压痛,关节做开闭口运动时有无弹响以及下颌运动是否受限,髁突的滑动是否异常,下颌做开闭口、侧方运动时的轨迹及开口度是否有异常等。

2. 全身情况检查

（1）身高、体重:与身高及体重曲线对照,测定其生长发育状态。

（2）相关疾病:有无全身性疾病及鼻咽部疾病,如鼻炎、扁桃体肥大等。

二、模型分析

正畸模型是患者牙、牙弓、牙槽、基骨、腭盖等形态及上下颌牙𬌗关系的精确复制。口腔正畸临床上常准备两种模型:记存模型(study model)是矫治前、矫治过程中某些阶段及矫治完成后患者牙𬌗状况的记录,应制作精准,长久保存(图 5-2-1)。工作模型(working model)是矫治装置制作及模型测量分析的载体。

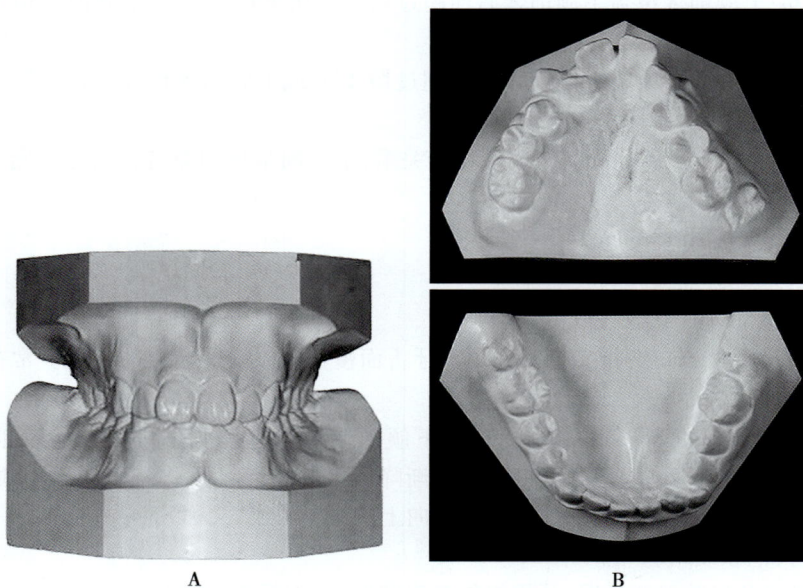

图 5-2-1　记存模型
A. 正面观　B. 上下颌基座形态

（一）模型的用途

1. 记存模型

（1）在治疗过程中作为对照观察。

（2）用于治疗前后的疗效评估。

（3）病例展示的重要组成部分。

（4）医疗鉴定时的重要证据。

2. 工作模型

（1）用来进行模型测量分析、牙排列试验。

（2）用于各种活动矫治器、保持器及腭杆、舌弓、扩弓器等固定矫治装置的制作。

（二）记存模型的制作与要求

由于记存模型对错𬌗畸形的诊断、治疗和疗效评估有重要作用,因此,要求记存模型准确、清晰,要包括牙、牙弓、基骨、移行皱襞、腭穹窿、唇系带等部分。

1. 取模(impression taking)

（1）托盘选择:选择的托盘大小应适当,要包括牙弓内的全部牙,托盘的边缘应有足够的高度才能获得基骨的正确形态。

（2）材料要求:要选择能精准记录牙形态的高质量印模材料。

（3）记录咬合关系：一般用咬蜡或印模材料等方法记录牙尖交错位的咬合关系。

（4）患儿合作：因患者多为儿童，应注意儿童的特点，取得儿童的合作，争取一次取模成功。

2. 灌模（cast pouring）

（1）材料要求：记存模型灌模石膏在色泽、精细度、形变率等方面有很高的要求。

（2）气泡避免：尽量借助抽气式调拌器进行石膏调拌，并在震动器上灌模。

（3）基座要求：要用石膏打磨机制作的模型，需灌注适当偏大偏厚的石膏基座，以备选磨。

3. 核对𬌗关系（occlusion checking） 把蜡咬合记录放置在下颌模型牙列的𬌗面，再按蜡𬌗记录将上颌模型放好，并在患者口中核对好𬌗关系。

4. 记存模型的修整（model trimming） 记存模型要求整齐、美观并能准确反映出患者牙𬌗情况，因此模型必须进行修整（参见"第十五章 口腔正畸学实习教程"）。

（三）模型的测量分析（model analysis）

模型可以弥补临床上口腔检查的不足，在模型上可以从前方、侧方、后方仔细地观察患者的牙𬌗情况，进一步了解牙的数目、形态、大小有无异常以及牙错位的情况。牙弓的形状、大小、对称性，上下颌牙弓是否协调，矢状𬌗曲线及横𬌗曲线有无异常，中线是否正常，牙弓、牙槽弓、基骨弓三者的关系是否协调，𬌗关系是否正常等均应在模型上仔细观察并进行测量分析。

1. 拥挤度分析（space analysis） 是对牙列拥挤程度的定量评价。拥挤度的分析必须建立在下列两个指标的测量上：

（1）牙弓应有弧形长度：即牙弓内各牙齿牙冠宽度的总和。恒牙列期牙冠的宽度可用分规或游标卡尺测量每个牙冠的最大径（图5-2-2）。由于多数错位牙在牙弓弧形的前、中段，因此一般测量下颌第一磨牙前牙弓内各个牙的牙冠宽度，其总和为牙弓应有弧形长度或必需间隙（required space）。如需做全牙弓分析时，可将牙弓分为三段，下颌前牙为前段，下颌前磨牙与第一磨牙为中段，下颌第二、第三磨牙为后段，测量全部牙的牙冠宽度，其总和为全牙弓应有弧形长度或称全牙弓的必需间隙。

（2）牙弓现有弧形长度：即牙弓整体弧形的长度。应用直径0.5mm的黄铜丝一根，一般从下颌第一磨牙近中接触点沿下颌前磨牙颊尖、下尖牙牙尖经过正常排列的下颌切牙切缘到对侧下颌第一磨牙近中接触点。如全部下颌切牙均向唇侧或舌侧倾斜时，应沿下颌切牙牙嵴顶进行测量，使黄铜丝呈一根弧线，再将铜丝弄直后测量其长度，一般可测量三次后求平均值即为下颌牙弓现有弧形长度或称可用间隙（available space）（图5-2-3）。

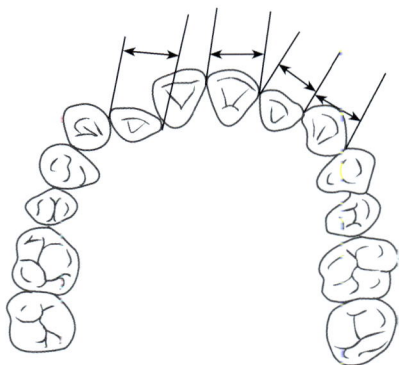

图5-2-2 牙弓应有弧形长度（牙冠宽度）的测量示意图

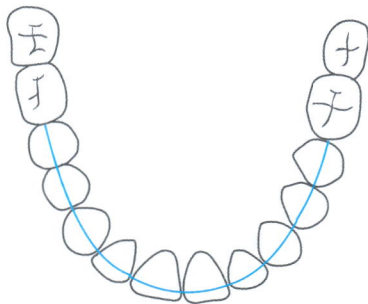

图5-2-3 牙弓现有弧形长度的测量（铜丝法）示意图

如需测量上颌牙弓的弧形长度，则从上颌第一磨牙近中接触点开始沿前磨牙面至尖牙牙尖，再沿上颌切牙切缘至对侧上颌第一磨牙近中接触点。此外，也可用分规或游标卡尺对牙弓弧形长度进行分段测量；一般可将牙弓分为四段，即一侧的切牙与尖牙，第一前磨牙近中至第一恒磨牙近中触点，两侧共四段。分段测量其长度后，再将各段长度相加，其总和为牙弓现有弧形长度即可用间隙（图5-2-4）。

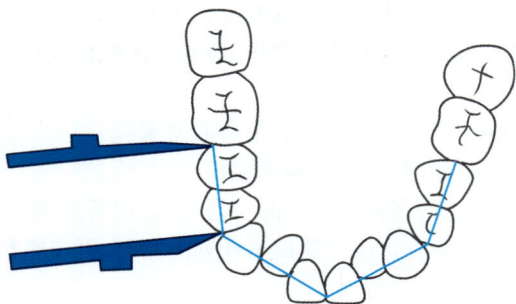

图 5-2-4　牙弓现有弧形长度的测量（分段法）示意图

如需做全牙弓弧形长度测量时,应测至下颌第三磨牙的远中面,但有时第二、第三磨牙尚未萌出,因此,牙弓后段的可利用间隙应包括可用间隙加估计的增量或称预测值,估计的增量为每年 3mm（每侧 1.5mm）,直至女孩 14 岁、男孩 16 岁。因此,用 14 或 16 减去患者的年龄,结果乘以 3 可得到患者增量的个体估计值。可用间隙是在 X 线头影侧位片上测量第一恒磨牙远中面到下颌升支前缘垂直于殆平面直线间的距离求得（图 5-2-5A）。可用间隙与估计增量值或预测值（图 5-2-5B）相加则得出牙弓后段的可用间隙量,加下颌牙弓前、中段的可用间隙则为全牙弓的可用间隙量即全牙弓现有弧形长度。

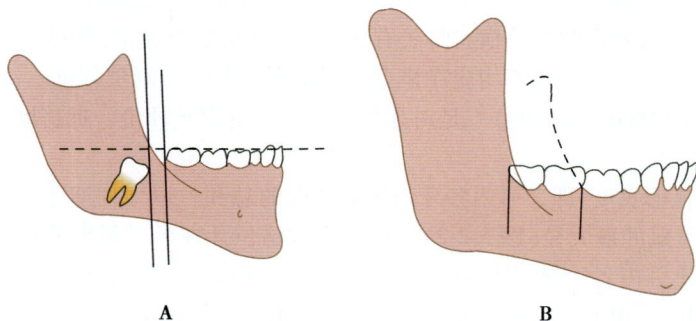

图 5-2-5　后段牙弓现有弧形长度的预测示意图
A. 目前可用间隙　B. 估计增量值

（3）牙弓拥挤程度分析:牙弓应有弧形长度与牙弓现有弧形长度之差或必需间隙与可用间隙之差,即为牙弓的拥挤度。

2. 替牙期拥挤度分析（mixed dentition space analysis）　对于替牙期牙弓,由于有些恒牙尚未萌出,所以需借助 X 线片或其他途径对未来恒牙期拥挤度作出预测。

（1）牙弓应有弧形长度预测

牙片预测法（estimation from radiographs）:混合牙列期,有的恒牙未萌出时,可在 X 线牙片上测量牙冠宽度后,再利用以下公式计算出未萌牙的真实宽度。

$$X = \frac{Y \cdot X'}{Y'}$$

X 为预测恒牙宽度,X' 为 X 线牙片上未萌恒牙宽度;Y 为模型上乳磨牙的宽度,Y' 为 X 线牙片上乳磨牙宽度。但是,如果牙的位置旋转、形态异常,用此法预测不准确,此时可参考对侧已萌出的同名牙的宽度进行测量或用 Moyers 的预测表查得尖牙与前磨牙的宽度。

（2）牙弓现有弧形长度预测:牙弓现有弧形长度如前述用直径 0.5mm 的黄铜丝测量下颌第一恒磨牙前的现有牙弓弧形长度。进行替牙列期的间隙分析时应参考第一磨牙的殆关系,如上下第一磨牙为尖对尖关系则希望下颌第一磨牙向前移,使磨牙的关系调整成中性殆关系。此时应分别测量左右侧下颌第一磨牙的前移量,并在现有的牙弓弧形长度中减去前移量则为实际的牙弓弧形长度或称可利用间隙,然后再进行间隙分析得出拥挤量。

在替牙列期还存在生长发育的潜力,但一般在下颌第一磨牙萌出后,牙弓前段的宽度与长度已接近成人,颏部正中缝已骨性联合,不可能再用扩大牙弓前段宽度的方法来增加牙弓弧形长度,而上颌由于腭中缝尚未闭合,还有可能扩大上颌牙弓。因此诊断时应以下颌为主,否则导致上下颌牙弓不协调。

3. 牙齿大小协调性——Bolton 指数分析（Bolton analysis）　错殆畸形的病例中常出现由于牙

冠宽度的大小不调,而不能达到良好的拾关系。Bolton 指数是指上下颌前牙牙冠宽度总和的比例关系与上下颌牙弓全部牙牙冠宽度总和的比例关系。用 Bolton 指数可以诊断患者上下颌牙弓中是否存在牙冠宽度不协调的问题。方法是测量上下颌牙的宽度,得出下列比例:

$$前牙比=\frac{下颌\ 6\ 个前牙牙冠宽度总和}{上颌\ 6\ 个前牙牙冠宽度总和}\times100\%$$

$$全牙比=\frac{下颌\ 12\ 个牙牙冠宽度总和}{上颌\ 12\ 个牙牙冠宽度总和}\times100\%$$

中国人正常拾的 Bolton 指数,前牙比为 78.8%±1.72%,全牙比为 91.5%±1.51%。根据以上比例可以判断上下颌牙弓的不调是发生在上颌或下颌,是前牙或全部牙的宽度异常。例如所得患者的前牙比值大于正常值,可能是下颌前牙牙冠宽度过大或上颌前牙牙冠宽度过小所致。Bolton 指数分析可协助诊断和分析错拾畸形形成的机制,并作为制订治疗计划的参考因素之一。但是此法也有不足之处,即没有考虑各牙长轴的倾斜度。

4. 牙弓形态测量分析(morphological analysis of dental arch)

(1)拾曲线的曲度(curve of Spee):测量双侧下颌牙弓矢状拾曲线曲度的方法为,将直尺放置在下颌切牙切端与最后一个下颌磨牙的远中颊尖上,测量该连线与牙齿颊尖连线最低点的垂直距离(图 5-2-6),分别测量左侧和右侧,所得数相加除以 2 再加 0.5mm 即为排平牙弓(leveling)或改正拾曲线所需要的间隙。

(2)牙弓对称性的测量分析(symmetry evaluation):先在上颌模型上用铅笔沿腭中缝画出中线,用分规测量双侧同名牙至中线间的宽度,即可了解牙弓左右侧是否对称,双侧各同名牙前、后向是否在同一平面上,如不在同一平面则表明一侧牙有前移(图 5-2-7)。此外,也可用对称图或透

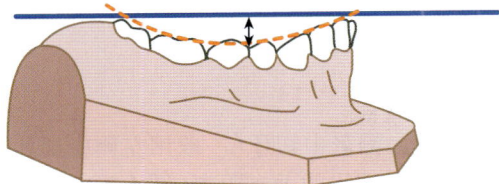

图 5-2-6 下颌牙弓 Spee 曲线的测量示意图

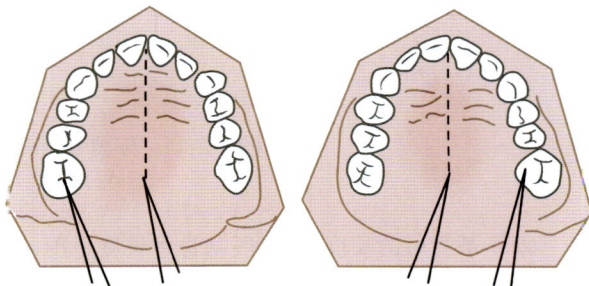

图 5-2-7 牙弓对称性分析(分规测量法)示意图

明坐标板进行测量,先将中线与腭中缝对齐,然后再用分规测量牙弓左右侧是否对称,左右侧同名牙是否对称地在同一平线上(图 5-2-8)。

(3)牙弓长度的测量(length evaluation)(图 5-2-9):牙弓长度的测量方法是以左右侧第二恒磨牙远中接触点间连线为底线,由中切牙近中接触点向底线所作的垂线为牙弓总长度。此长度亦可分为三段:切牙近中接触点至尖牙牙尖连线的垂距为牙弓前段长度;尖牙连线至第一磨牙近中接触点连线的垂距为牙弓中段长度;第一磨牙近中面连线至第二磨牙远中面连线间垂距为牙弓后段长度。

(4)牙弓宽度的测量(width evaluation)(图 5-2-10):一般测量牙弓三个部位的宽度,即牙弓前段宽度(左右侧尖牙牙尖间宽度)、牙弓中段宽度(左右侧第一前磨牙中央窝间的宽度)和牙

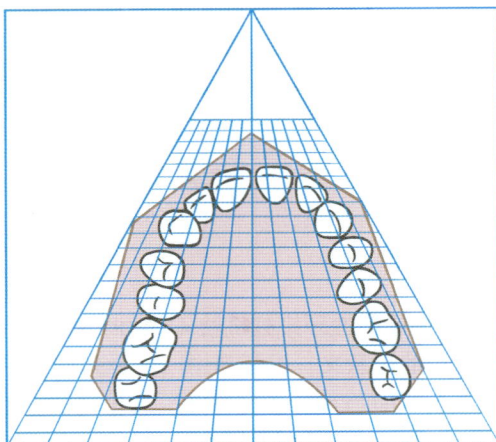

图 5-2-8 牙弓对称性分析(坐标测量法)示意图

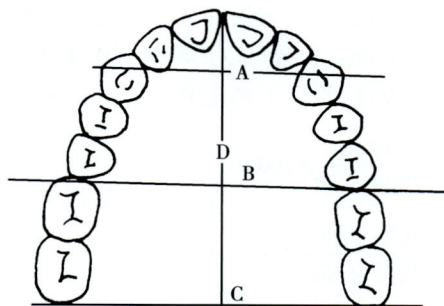

图 5-2-9 牙弓长度测量示意图
A. 前段长度 B. 中段长度 C. 后段长度 D. 全牙弓长度

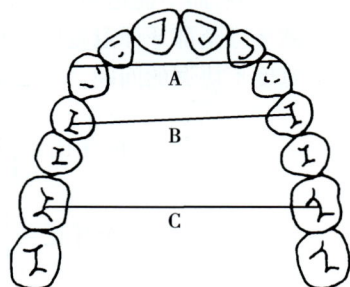

图 5-2-10 牙弓宽度测量示意图
A. 前段宽度 B. 中段宽度 C. 后段宽度

弓后段宽度(左右侧第一磨牙中央窝间的宽度)。

5. **牙槽及基骨的测量分析**(dental-alveolar and basal bone analysis)

(1) 牙槽弓的长度及宽度:牙槽弓的长度是用特制游标卡尺测量上颌中切牙唇侧牙槽弓最凸点至第一恒磨牙远中接触点连线的垂直距离(图 5-2-11A);牙槽弓的宽度即左右侧第一前磨牙牙槽骨最凸点间的距离(图 5-2-11B)。

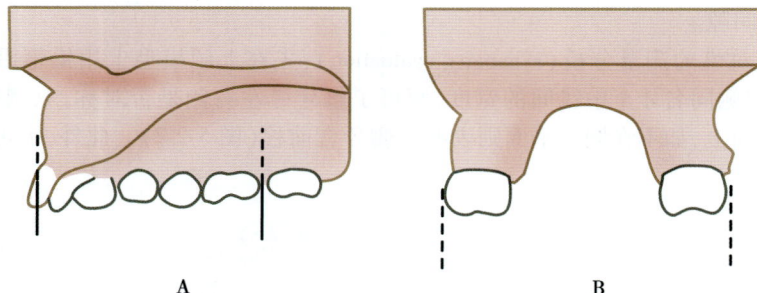

图 5-2-11 牙槽弓的长度及宽度测量示意图
A. 长度 B. 宽度

(2) 基骨弓的长度及宽度:基骨弓长度是用一种特制仪器,测量中切牙(一般用左侧中切牙)唇侧黏膜移行皱襞处牙槽骨的最凹点到第一恒磨牙远中接触点连线的垂直距离(图 5-2-12A);基骨弓宽度是测量左右第一前磨牙颊侧移行皱襞处牙槽骨最凹点间的距离(图 5-2-12B)。

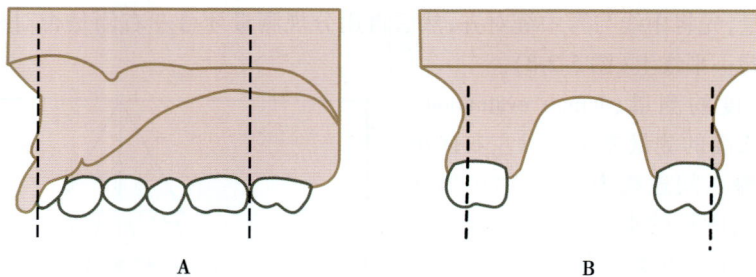

图 5-2-12 基骨弓的长度及宽度测量示意图
A. 长度 B. 宽度

(四) 诊断性牙排列试验(diagnostic set-up)

1. **目的与意义** 恒牙列中一些牙列拥挤的病例,确定是否拔牙矫治有一定困难时,可采用牙排列试验来协助诊断,预测疗效。牙排列试验是依据某种拔牙(如第一前磨牙拔除)或非拔牙(如扩弓)方案,在模型上模拟进行牙齿位置的重新排列从而直观预测牙移动量及方向、拔牙剩余间隙量、支抗磨牙调控等各种情况,为诊断及治疗方案制订提供初步依据。

2. 操作步骤

（1）在模型上用铅笔画出上颌牙列中线的位置，并在患者的面部正中矢状平面核对中线位置，同时画出上、下颌第一磨牙的咬合线。为较准确记录咬合关系，模型最好能转移到𬌗架上。

（2）在上颌第一磨牙前各个牙的牙冠唇面用铅笔标出左右侧各牙的序号，并在各个牙颈缘上2~3mm处定点，然后将各点连接成一线。

（3）沿各牙颈缘上的连线水平向锯开石膏模型，要注意尽量不损坏牙及基骨并保留部分牙槽骨。

（4）从左右第一磨牙近中垂直锯入，注意尽量不伤及接触点和牙冠宽度。

（5）将锯下的前段牙列每一个牙仔细地分开，注意不伤及牙冠宽度，适当地修整各个牙近、远中根部石膏。

（6）在模型上被锯去牙的区域放置红蜡片，按上颌牙列中线和下颌牙弓的关系将锯下的左、右侧中切牙，侧切牙，尖牙排列好，立即可以看到剩余间隙的大小，以决定是采取减数方法还是扩弓方法。如需拔除第一前磨牙则排好左右侧第二前磨牙，再视余留的间隙量以确定磨牙应向近中移动的量，对设计支抗也有参考作用。

如果下颌牙弓排列不整齐亦需调整时，应考虑下颌牙弓调整后的位置再酌情排上颌牙于正确位置上。

（五）计算机辅助模型分析（computer-assisted model analysis）

随着计算机技术和信息技术在正畸领域的深入应用与飞速发展，借助计算机辅助诊断系统进行模型分析已经在正畸临床上体现出其良好的应用前景。近年来许多新技术问世，包括口内扫描仪、模型扫描仪及相关分析软件等，已能获取口内牙列及牙龈、牙颌模型等立体结构，在计算机上进行三维重构，并通过快速成形三维打印牙颌模型。这些技术迅速发展，使数字化取模、建模、测量及分析成为可能（图5-2-13）。

学习笔记

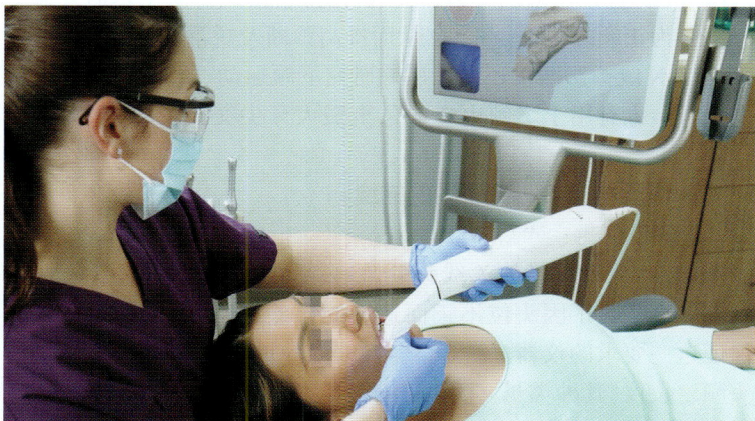

图 5-2-13　数字化正畸模型的获取与分析

数字化三维模型的建立可大大提高模型测量的精度与速度。患者的模型便于永久储存，而且省去石膏模型所需的储藏空间，同时利于在网上进行传输及远程会诊。成套的正畸解决方案可进一步完成模拟矫治与虚拟矫治器设计，通过 CAD/CAM 技术制作个体化的矫治器。

三、X 线头影测量分析

X 线头影测量（cephalometrics），主要是测量 X 线头颅定位照相所得的影像，对牙颌、颅面各标志点描绘出一定的线角进行测量分析，从而了解牙颌、颅面软硬组织的结构，使对牙颌、颅面的检查、诊断由表面形态深入到内部的骨骼结构中去。几十年来 X 线头影测量一直成为口腔正畸及口腔外科等学科的临床诊断、治疗设计及研究工作的重要手段。

我国在 20 世纪 60 年代完成中国人正常𬌗的 X 线头影测量研究，得出各牙龄期头影测量均值，开始在口腔正畸临床和科研工作上应用。20 世纪 70 年代末，电子计算机 X 线头影测量亦开始应

ER5-2-1

视频：ER5-2-1
数字化排牙实验

用于我国口腔正畸临床及科研工作上。

（一）X线头影测量的主要应用

1. 研究颅面生长发育　X线头影测量是研究颅面生长发育的重要手段,一方面可通过对各年龄阶段个体做X线头影测量分析,从横向研究颅面生长发育,同时也可用于对个体不同时期的测量分析,做颅面生长发育的纵向研究。由于X线头颅照相是严格定位的,因而系列的X线头颅片具有可靠的可比性。Brodie1941年以X线头影测量,对出生后3个月至8岁的儿童的颅面生长发育做了纵向研究,所得出的头影生长图迹重叠图,至今仍广为应用。Enlow提出并为大家所推崇的颅面生长发育新理论,也是以X线头影测量作为研究手段。国内学者在20世纪80年代对正常殆儿童及青少年颅面结构的研究中,建立和开发了计算机辅助X线头测量系统,在20世纪90年代中纵向研究分析了我国儿童的颅面生长发育。通过颅面生长发育的X线头影测量研究,明确了颅面生长发育机制,快速生长期的年龄、性别间差异,以及颅面生长发育的预测。

2. 牙颌、颅面畸形的诊断分析　通过X线头影测量对颅面畸形的个体进行测量,得出的测量结果与正常殆X线头影测量相应测量项目均值进行比较,可了解畸形的机制、主要性质及部位,是骨性畸形还是牙性畸形,以对畸形作出正确的诊断,而这种诊断的依据,来源于颅面软硬组织各部分间的相互关系。

3. 确定错殆畸形的矫治设计　通过测量分析牙颌、颅面结构关系后,根据错殆畸形的机制,可确定颌位及牙齿矫治的理想位置,从而制订出正确可行的矫治方案。

4. 研究矫治过程中及矫治后的牙颌、颅面形态结构变化　X线头影测量亦常用做评定矫治过程中,牙颌、颅面形态结构发生的变化,从而了解矫治器的作用机制和矫治后的稳定及复发情况。

5. 正颌外科的诊断和矫治设计　通过X线头影测量对需进行正颌外科的严重颅面畸形患者进行颅面软硬组织的分析,得出畸形的主要机制,以确定手术的部位、方法及所需移动或切除颌骨的数量,然后通过计算机或手工对X线头影图迹进行剪裁,模拟拼对手术后牙颌位置,得出术后牙颌、颅面关系的面型图,为正颌外科提供根据,从而提高诊断及矫治水平。

6. 下颌功能分析　X线头影测量还可以用来研究下颌运动、语言发音时的腭功能以及息止殆间隙等方面的功能分析。也有用于下颌由姿势位至最大牙尖交错位时,髁突、下颌的位置及运动轨迹的研究。

（二）头颅定位X线照相和头影测量图的描绘

1. 头颅定位X线照相

（1）头颅定位仪:用作头影测量的X线头颅像,必须要在头颅定位仪(cephalometer)的严格定位下拍摄。因为只有完全排除了因头位不正而造成的误差后,各测量结果才有分析比较的价值。头颅定位仪正是保证这一要求的仪器。自1931年Broadbent使用第一架头颅定位仪以来,出现了许多不同类型的头颅定位仪,其种类虽多,但定位的基本原理大致相同,产品不断改进,其结构更加精密、准确(图5-3-1)。

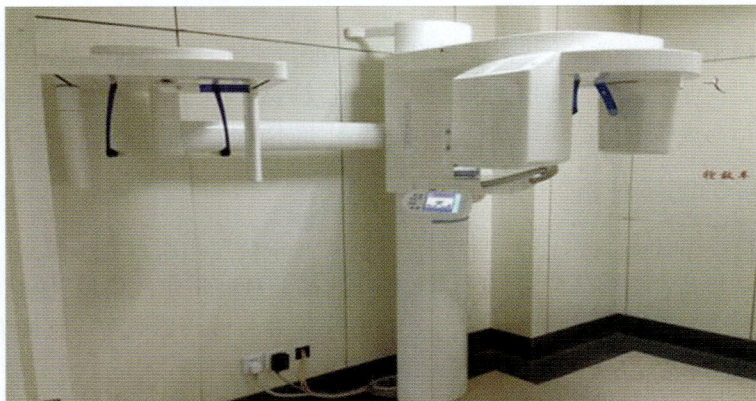

图 5-3-1　头颅定位仪

头颅定位仪的定位,关键在于通过定位仪上的左右耳塞与鼻根点或眶点指针,三者构成一与地面平行的恒定平面的原理。在 X 线照相时,先使头颅定位仪的两耳塞,进入头部左右外耳道,然后上下调整头部位置,使鼻根点或眶点指针抵于鼻根点或眶点,此时头部便固定在眶耳平面与地面平行的位置上。

每次照相时,头位均恒定于此不变。头颅定位仪的顶盘一般具有刻度并能旋转,当需投照后前位或一定角度时,只需转动90°或一定角度即可(图 5-3-2)。

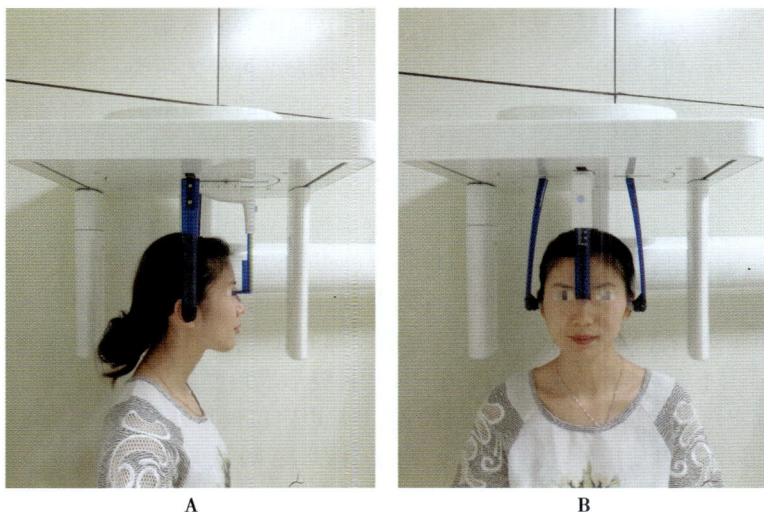

图 5-3-2 头颅定位照相
A.侧位 B.正位

(2)X 线照相

1)投照距离:X 线由球管射出时,呈辐射状,使投照物体的影像放大,而产生模糊的半影。X线球管至胶片的距离越大,则射出的 X 线越接近平行,所造成的半影也越小。在 X 线头颅摄影时要求有较大的投照距离,一般应不小于 150cm。投照物体与胶片间距离,也是影响 X 线影像清晰和真实的重要因素,物片距越小,则 X 线影像的放大和失真越小。因而在投照时,应尽量使投照物体与胶片盒紧贴,以减小其放大误差。通过加大球管至胶片距离也可减小由物片距所造成的放大误差。每次照相时使头位、X 线球管及胶片三者之间的关系维持恒定,这样所得的 X 线片才能保证测量结果的可靠,及不同个体或不同时期分别测量所得结果的可比性(图 5-3-3)。

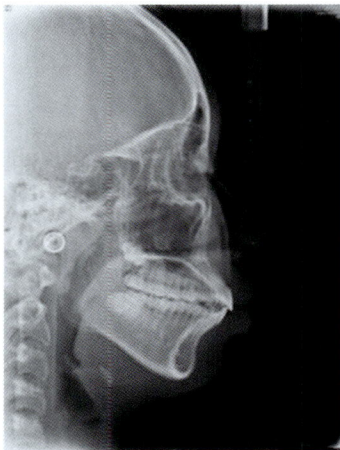

图 5-3-3 头颅侧位 X 线影像

2)头颅侧位片的放大误差:由于 X 线头颅摄影时,X 线不能达到平行的要求,而头部正中矢状平面与胶片间又有距离存在,因而,X 线头影像必然有一定的放大误差,但由于摄影时,头部固定位置一致,故各片的放大误差基本一致,不会引起相互之间的差异。放大误差的计算公式为 $r = [D/(D-d)-1] \times 100$。$r$ 为放大误差率,D 为 X 线球管焦点至胶片距离,d 为头部正中矢状面至胶片距离。

2. 头影图的描绘 X 线头影测量不能在 X 线头影像上直接进行,而需在描绘的头影图上进行,故描绘的头影图必须精确地与头影像上的形态完全一致。描图可在具有良好光源的 X 线读片灯下或专用的描图桌上进行。描图及测量时需要硫酸描图纸、精确的毫米尺、半圆仪、细尖钢笔及硬质尖锐铅笔等。将 X 线头影描于硫酸纸上(图 5-3-4),再在描图纸上进行测量分析。描绘图的点线必须细小精确,以减少误差。在 X线头影图像上,可因头颅本身厚度或个体两侧结构不完全对称而出现的部分左右影像不完全重合(头颅定位不准亦有此弊,应尽量避免),此时,则按其平均中点来作出描绘。数字化 X 线头影测量

学习笔记

ER5-3-1

视频:ER5-3-1
X 线头颅侧位
片的放大误差

发展后,可利用软件直接在计算机屏幕上进行定点测量。

学习笔记

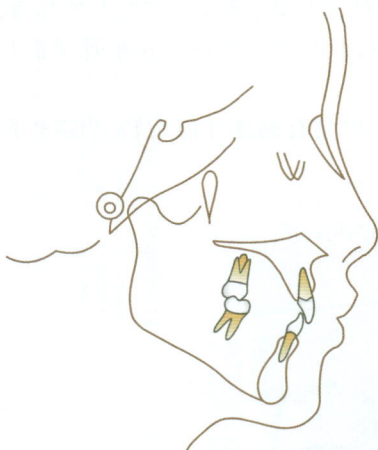

图 5-3-4　头影描绘图示意图

（三）常用 X 线头影测量的标志点及平面

1. 头影测量标志点　标志点是用来构成一些平面及测量内容的点。理想的标志点应该是易于定位的解剖标志,在生长发育过程中应相对稳定。但并不是常用的标志点均能符合这一要求,不少标志点的确定是由各学者提出的不同测量方法而定,而标志点的可靠性还取决于头颅 X 线片的质量以及描图者的经验。

头影测量标志点可分为两类:一类是解剖的,这一类标志点是真正代表颅骨的一些解剖结构;另一类是引申的,这一类标志点是通过头影图上解剖标志点的引申而得,如两条测量线相交的一个标志点。

（1）颅部标志点（图 5-3-5）

蝶鞍点（sella,S）:蝶鞍影像的中心。这是常用的一个颅部标志点,在头颅侧位片上较容易确定。

鼻根点（nasion,N）:鼻额缝的最前点。这是前颅部的标志点,代表面部与颅部的结合处。有些 X 线片上,此点显示不太清楚,是因为其形态不规则骨缝形成角度之故。

耳点（porion,P）:外耳道的最上点。头影测量上常以定位仪耳塞影像的最上点为代表,称为机械耳点。但也有少数学者使用外耳道影像的最上点来代表,则为解剖耳点。

颅底点（basion,Ba）:枕骨大孔前缘的中点。一般此点较易确定,常作为后颅底的标志。

Bolton 点（Bo）:枕骨髁突后切迹的最凹点。

（2）上颌标志点（图 5-3-6）

眶点（orbitale,O）:眶下缘的最低点。当患者两侧对称及在完好的定位下,左右眶点才位于同一水平,但实际上难以达到。一般 X 线片上可显示左右两个眶点的影像,故常选用两点之间的中点作为眶点,这样可减小其误差。

翼上颌裂点（pterygomaxillary fissure,Ptm）:翼上颌裂轮廓的最下点。翼上颌裂的前界为上颌窦后壁,后界为蝶骨翼突板的前缘,此标志点提供了确定上颌骨的后界和磨牙的位置的标志。

前鼻棘（anterior nasal spine,ANS）:前鼻棘的尖。前鼻棘点常作为确定腭平面的两标志点之

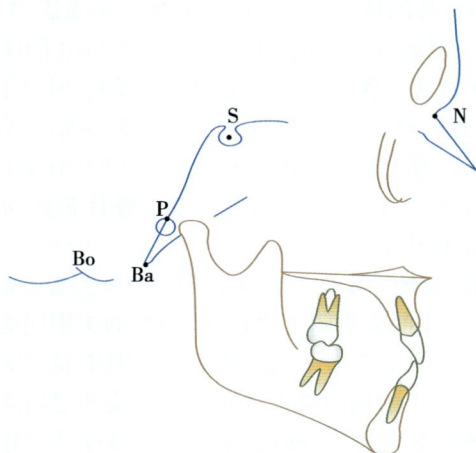

图 5-3-5　常用的颅部测量标志点示意图
N. 鼻根点　S. 蝶鞍中心点　P. 耳点　Ba. 颅底点　Bo. Bolton 点

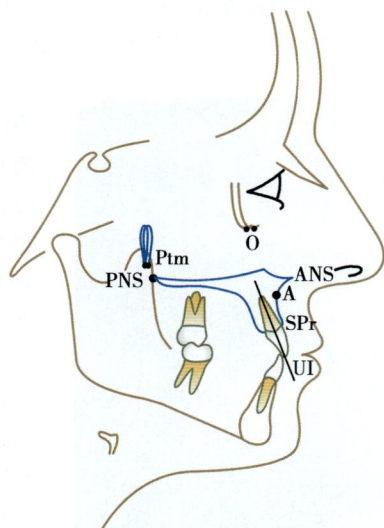

图 5-3-6　常用上颌测量标志点示意图
O. 眶点　ANS. 前鼻棘点　A. 上牙槽座点　SPr. 上牙槽缘点　UI. 上颌中切牙点　Ptm. 翼上颌裂点　PNS. 后鼻棘点

一,但此标志点的清晰与否与 X 线片的投照条件有关。一般不作为近远中长度测量所用。

后鼻棘(posterior nasal spine,PNS):硬腭后部骨棘的尖。

上牙槽座点(subspinale,A):前鼻棘与上牙槽缘点间的骨部最凹点。此点仅作为前后向测量所用。

上牙槽缘点(superior prosthion,SPr):上牙槽突的最前下点。此点常在上颌中切牙的釉牙骨质界处。

上颌中切牙点(upper incisor,UI):上颌中切牙切缘的最前点。一般上颌中切牙的测量有两种方法,一种是以此点与根尖点相连为上颌中切牙牙长轴作为角度测量的一个平面,另一种是测量此点与其他结构间的距离。

(3) 下颌标志点(图 5-3-7)

髁顶点(condylion,Co):髁突的最上点。

关节点(articulare,Ar):颅底下缘与下颌髁突颈后缘的交点。关节点常在髁顶点不易确定时而代替髁顶点。

下颌角点(gonion,Go):下颌角的后下点。可通过下颌升支平面和下颌平面交角的分角线与下颌角的相交点来确定。

下牙槽座点(supramental,B):下牙槽突缘点与颏前点间的骨部最凹点。

下牙槽缘点(infradentale,Id):下牙槽突的最前上点。此点常在下颌中切牙的釉牙骨质界处。

下颌切牙点(lower incisor,LI):下颌中切牙切缘的最前点。

颏前点(pogonion,Po):颏部的最突点。

颏下点(menton,Me):颏部的最下点。

颏顶点(gnathion,Gn):颏前点与颏下点的中点。

D 点:下颌体骨性联合部的中心点。

这些标志点中,有些是在正中矢状面上,是单个的点,如鼻根点、蝶鞍点等。而有些则是双侧的点,如下颌角点、关节点等。若由于面部不对称而使两侧的点不重叠时,则取两点间的中点作为校正的位置。

(4) 软组织侧面标志点(图 5-3-8)

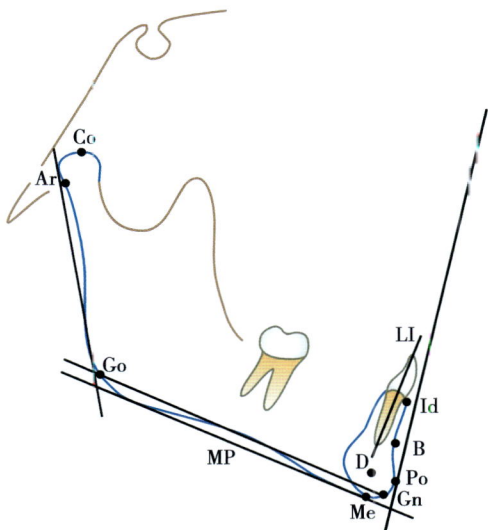

图 5-3-7 常用下颌测量标志点示意图
LI.下颌切牙点 Id.下牙槽缘点 B.下牙槽座点 Po.颏前点 Gn.颏顶点 Me.颏下点 D.下颌联合中心点 Go.下颌角点 Ar.关节点 Co.髁顶点 MP.下颌平面

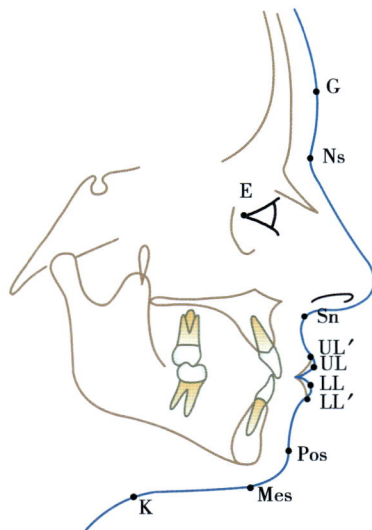

图 5-3-8 常用头部软组织侧量标志点
G.额点 Ns.软组织鼻根点 E.眼点 Sn.鼻下点 UL'.上唇缘点 UL.上唇突点 LL.下唇突点 LL'.下唇缘点 Pos.软组织颏前点 Mes.软组织颏下点 K.咽点

额点(glabella,G):额部的最前点。

软组织鼻根点(nasion of soft tissue,Ns):软组织侧面上相应的鼻根点。

眼点(eye,E):睑裂的眦点。

鼻下点(subnasale,Sn):鼻小柱与上唇的连接点。

唇缘点(vermilion borders):

上唇缘点(UL′):上唇黏膜与皮肤的连接点。

下唇缘点(LL′):下唇黏膜与皮肤的连接点。

上唇突点(UL):上唇的最突点。

下唇突点(LL):下唇的最突点。

软组织颏前点(pogonion of soft tissue,Pos):软组织颏的最前点。

软组织颏下点(menton of soft tissue,Mes):软组织颏的最下点。

咽点(K):软组织颈部与咽部的连接点。

头影测量分析中,标志点的定位准确是保证 X 线头影测量可靠的最基本要求。定点不准,则影响测量分析结果。

2. 头影测量平面

(1) 基准平面:基准平面是在头影测量中相对稳定的平面。由此平面与各测量标志点及其他测量平面间构成角度、线距、比例等 8 个测量项目。目前最常用的基准平面为前颅底平面、眶耳平面和 Bolton 平面(图 5-3-9)。

前颅底平面(SN plane,简称 SN):由蝶鞍点与鼻根点的连线组成,在颅部的矢状平面上,代表前颅底的前后范围。由于这一平面在生长发育上具有相对的稳定性,因而常作为面部结构对颅底关系的定位平面。

眶耳平面(Frankfort horizontal plane,简称 FH):由耳点与眶点连线组成。大部分个体在正常头位时,眶耳平面与地面平行。

Bolton 平面(Bolton plane):由 Bolton 点与鼻根点连接线组成。此平面多用做重叠头影图的基准平面。

(2) 测量平面(图 5-3-10)

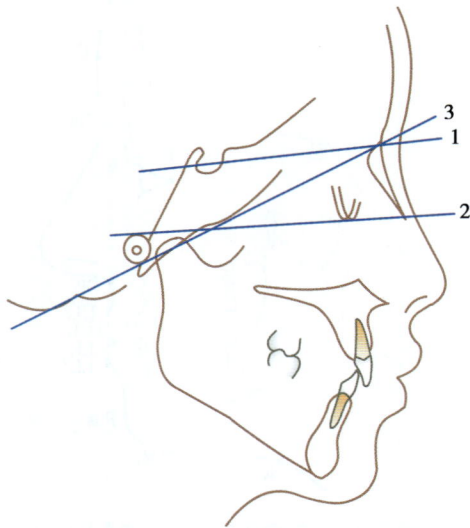

视频:ER5-3-2
基准平面的确定

学习笔记

图 5-3-9　基准平面示意图
1. 前颅底平面　2. 眶耳平面　3. Bolton 平面

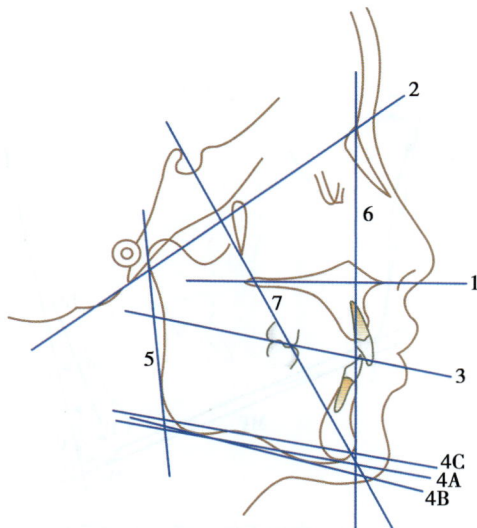

图 5-3-10　常用测量平面示意图
1. 腭平面　2. 全颅底平面　3. 殆平面　4. 下颌平面(4A)下颌角下缘与颏下点连线(4B)下颌下缘最低部切线(4C)Go-Gn 连线　5. 下颌支平面　6. 面平面　7. Y 轴

腭平面（ANS-PNS palatal plane，简称 ANS-PNS）：后鼻棘与前鼻棘的连线。

全颅底平面（Ba-N plane，简称 Ba-N）：颅底点与鼻根点的连线。

𬌗平面（occlusal plane，OP）：𬌗平面一般有两种确定方法：一种是以第一恒磨牙的咬合中点与上下颌中切牙间的中点（覆𬌗或开𬌗的 1/2 处）的连线；另一种是自然的或称功能的𬌗平面，由均分后牙𬌗接触点而得，常使用第一恒磨牙及第一乳磨牙或第一前磨牙的𬌗接触点，这种方法形成的𬌗平面不使用切牙的任何标志点。

下颌平面（mandibular plane，MP）：下颌平面的确定方法有以下 3 种：

①通过颏下点与下颌角下缘相切的线。

②下颌下缘最低部的切线。

③下颌角点与下颌颏顶点间的连线（Go-Gn）。

下颌支平面（ramal plane，RP）：下颌升支及髁突后缘的切线。

面平面（N-Po facial plane，简称 N-Po）：由鼻根点与颏前点的连线组成。

Y 轴（Y axis）：蝶鞍中心与颏顶点的连线。

（四）常用硬组织测量项目

X 线头影测量常用于临床对错𬌗畸形的机制分析，以明确诊断及作出治疗设计。错𬌗畸形可以是牙性的，也可以是骨性的，也可以是两者均存在，主要是牙齿、牙弓、颌骨、颅面间的关系不调。通过 X 线头颅侧位片的头影测量反映的是颅面结构深度和高度的二维空间关系。可测量上颌、下颌各自的形态、大小、位置和相互间的位置关系以及牙齿的位置或牙轴倾斜。从测量方法及单位来看，可分为角度测量、线距测量及线距比例。

每一测量项目都有其特定的意义，说明相应结构的特征或生长变化趋势。但是，孤立地评价一项指标常会导致错误的结论。因为头颅是牙颌、颅面各部分结构组成的复合体。其正常与否并不完全取决于某一指标，而取决于各部分间的配合。在一定变异范围内，只要牙颌、颅面有协调的关系及相互补偿，就会产生正常的颅面形态。由此我们也就可以理解，牙颌畸形正是由于牙颌、颅面各部分间的不调所致。因此，在评价畸形特征及其机制时，必须综合评价各项测量指标，然后才能明确畸形机制，作出正确的诊断。

1. 上下颌骨的常用测量项目　常用测量上、下颌骨相对颅部及其他结构位置关系的项目很多。通常所用的基准平面为前颅底平面（SN）和眶耳平面（FH）（图 5-3-11，图 5-3-12）（表 5-3-1，表 5-3-2）。

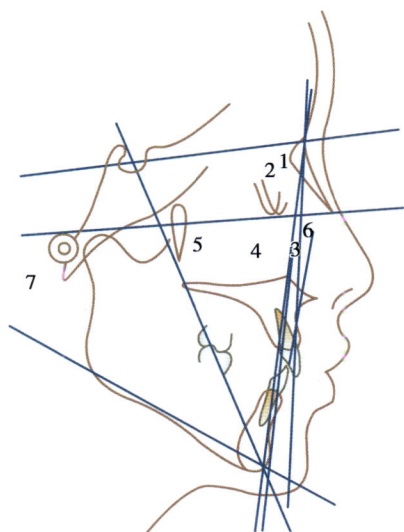

学习笔记

图 5-3-11　上下颌骨的常用测量项目示意图（1）
1. SNA 角　2. SNB 角　3. ANB 角　4. 面角　5. Y轴角　6. 颌凸角　7. 下颌平面角

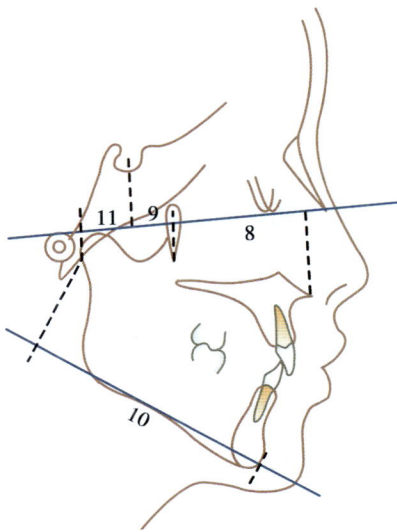

图 5-3-12　上下颌骨的常用测量项目示意图（2）
8. 上颌长度　9. 上颌位置　10. 下颌长度　11. 下颌位置

表 5-3-1 上下颌骨常用角度测量项目的均值和标准差

测量项目	替牙期		恒牙期	
	均值/°	标准差/°	均值/°	标准差/°
SNA	82.3	3.5	82.8	4.0
SNB	77.6	2.9	80.1	3.9
ANB	4.7	1.4	2.7	2.0
NP-FH	83.1	3.0	85.4	3.7
Y 轴角	65.5	2.9	66.3	7.1
NA-PA	10.3	3.2	6.0	4.4
MP-FH	31.8	4.4	31.1	5.6

表 5-3-2 上下颌骨常用线距测量项目的均值和标准差

测量项目	替牙期				恒牙初期				恒牙期			
	男		女		男		女		男		女	
	均值/mm	标准差/mm	均值/mm	标准差/mm	均值/mm	标准差/mm	均值/mm	标准差/mm	均值/mm	标准差/mm	均值/mm	标准差/mm
ANS-Ptm	47.2	2.2	44.8	2.0	50.4	4.1	47.7	2.9	52.1	2.8	49.9	2.1
S-Ptm	18.3	1.9	17.9	2.0	17.7	2.9	17.1	3.0	18.3	2.4	17.1	2.3
Co-Po	97.7	3.3	93.4	4.3	107.4	6.5	102.8	4.8	113.7	4.6	106.7	2.9
S-Co	14.4	2.9	14.5	3.0	18.3	3.2	17.3	2.9	20.3	2.3	17.4	2.1

（1）SNA 角：由蝶鞍中心、鼻根点及上牙槽座点所构成的角。反映上颌相对于颅部的前后位置关系。当此角过大时，上颌前突、面部侧貌可呈凸面型，反之上颌后缩面部呈凹面型。

（2）SNB 角：蝶鞍中心、鼻根点及下牙槽座点所构成的角。反映下颌相对于颅部的位置关系。此角过大时，下颌呈前突，反之下颌呈后缩。

（3）ANB 角：上牙槽座点、鼻根点与下牙槽座点构成的角，此角亦即 SNA 角与 SNB 角之差。此角反映上下颌骨对颅部的相互位置关系。当 SNA 大于 SNB 时 ANB 角为正值，反之 ANB 角为负值。

（4）NP-FH（面角）：面平面 NP 与眶耳平面 FH 相交的后下角。此角反映下颌的突缩程度。此角越大表示下颌越前突，反之则表示下颌后缩。

（5）Y 轴角（Y axis）：蝶鞍中心与颏顶点连线（SGn）与眶耳平面（FH）相交的下前角，此角亦反映颏部的突缩，此角越小则表示颏部越突，反之则表示颏部越缩。Y 轴同时代表面部的生长发育方向。

（6）NA-PA（颌凸角）：由鼻根点至上牙槽座点连线（NA），与颏前点至上牙槽座点连线（PA）延长线之角，此角反映面部的上颌部分相对于整个侧面的关系。当 PA 延长线在 NA 前方时，此角为正值，反之为负值。此角越大表示上颌的相对突度越大，反之表示上颌相对后缩。

（7）MP-FH（下颌平面角）：由下颌平面（MP）与眶耳平面（FH）的交角。此角代表下颌体的陡度，下颌角的大小，也反映面部的高度。

此外，也有依下颌平面（MP）与前颅底平面（SN）交角来代表下颌平面角的，其意义同与 FH 所成的下颌平面角。

（8）ANS-Ptm（上颌长）：翼上颌裂点与前鼻棘点在 FH 平面上垂足间之距离。代表上颌的长度。

（9）S-Ptm（上颌位置）：翼上颌裂点与蝶鞍中心点在 FH 平面上垂足间的距离。表明上颌后界与蝶鞍中心点间的位置关系，亦反映上颌骨的前后位置关系。

（10）Co-Po（下颌长）：髁突后缘切线与颏前点切线在下颌平面上垂足间的距离。代表下颌骨的综合长度。

（11）S-Co（下颌位置）：髁突后切线与蝶鞍中心在 FH 平面上垂足间的距离。代表下颌髁突后界与蝶鞍中心间的位置关系，同样也代表下颌骨的前后位置关系。

2. 上下颌前牙的常用测量项目（图 5-3-13）（表 5-3-3）

（1）1-SN 角：上颌中切牙长轴与 SN 平面相交的下内角，反映上颌切牙对于前颅底的相对倾斜度。此角过大表示上颌中切牙唇倾，反之为舌倾。

（2）1-MP 角：下颌中切牙长轴与下颌平面相交的上内角。反映下颌中切牙对于下颌平面的倾斜度。此角过大表示下颌中切牙唇倾，此角过小表示下颌中切牙舌倾。

（3）1-NA 角：上颌中切牙长轴与鼻根点-上牙槽座点连线（NA）交角，代表上颌中切牙的倾斜度和突度。

（4）1-NA 距：上颌中切牙切缘至鼻根点-上牙槽座点连线的垂直距离，亦代表上颌中切牙的倾斜度和突度。

以上两项测量相互结合就可以精确的确定上颌切牙的倾突程度。

（5）1-NB 角：下颌中切牙长轴与鼻根点-下牙槽座点连线的交角，代表下颌中切牙的倾斜度和突度。

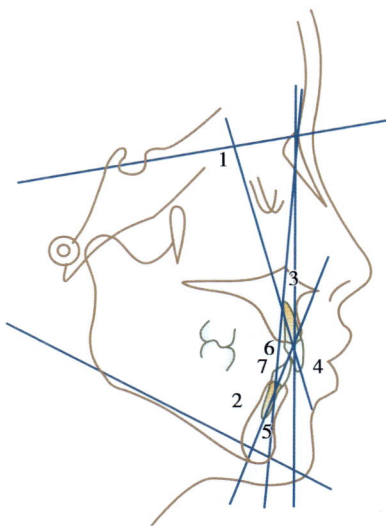

图 5-3-13　上下颌前牙的常用测量项目示意图
1. 1-SN 角　2. 1-MP 角　3. 1-NA 角
4. 1-NA 距　5. 1-NB 角　6. 1-NB 距
7. 上下颌中切牙角

（6）1-NB 距：下颌中切牙切缘至鼻根点-下牙槽座点连线的垂直距离，亦代表下颌中切牙的倾斜度和突度。

以上两项测量相互结合就可精确的确定下颌切牙的倾斜程度。

表 5-3-3　上下颌前牙常用测量项目的均值和标准差

测量项目	替牙期		恒牙期	
	均值	标准差	均值	标准差
1-SN/°	104.8	5.3	105.7	6.3
1-MP/°	94.7	5.2	92.6	7.0
1-NA/°	22.4	5.2	22.8	5.7
1-NA/mm	3.1	1.6	5.1	2.4
1-NB/°	32.7	5.0	30.3	5.8
1-NB/mm	6.0	1.5	6.7	2.1
1-1/°	122.0	6.0	125.4	7.9

（7）上下颌中切牙角（1-1）：上颌中切牙长轴与下颌中切牙长轴的交角。反映上下颌中切牙特别是上下颌前部牙弓的突度；此角越小突度越大，反之突度越小。

3. 面部高度的常用测量项目（图5-3-14）（表5-3-4）

（1）全面高（N-Me）：从鼻根点至颏下点的距离。

（2）上面高（N-ANS）：从鼻根点至前鼻棘点的距离。

（3）下面高（ANS-Me）：从前鼻棘至颏下点的距离。

（4）上面高与全面高之比：N-ANS/N-Me×100%。

（5）下面高与全面高之比：ANS-Me/N-Me×100%。

（五）常用X线头影测量分析法

至今，学者们已提出的X线头影测量分析法已达几十种之多，主要测量分析颅面骨骼间的关系以及牙颌与颅面骨骼间的关系，对错𬌗畸形进行机制分析，作出诊断及矫治设计。

在以X线头影测量作为手段的各研究课题时，各测量项目均依不同的研究分析内容而定。以下是一些常用的并较为系统的测量方法。

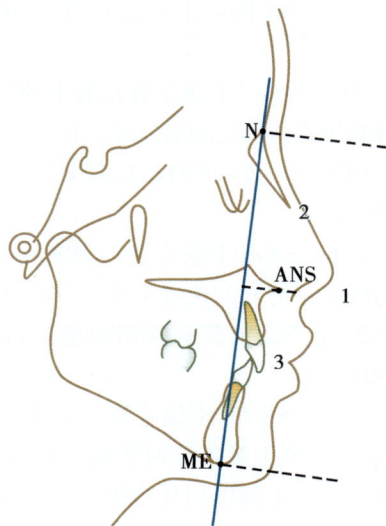

图5-3-14 面部高度测量项目示意图
1. 全面高 2. 上面高 3. 下面高

表5-3-4 面部高度常用测量项目的均值和标准差

测量项目	替牙期				恒牙初期				恒牙期			
	男		女		男		女		男		女	
	均值/mm	标准差/mm	均值/mm	标准差/mm	均值/mm	标准差/mm	均值/mm	标准差/mm	均值/mm	标准差/mm	均值/mm	标准差/mm
N-Me	109.8	4.8	106.9	4.2	122.3	6.8	117.4	5.7	130.0	4.8	119.7	4.6
N-ANS	49.0	2.2	48.1	3.3	55.7	3.8	52.4	3.6	57.9	2.6	53.8	2.8
ANS-Me	60.8	4.9	58.8	4.1	66.6	4.9	65.0	3.9	72.1	5.0	65.8	4.1
N-ANS/N-Me×100%	44.6	1.3	45.0	1.5	45.6	2.1	44.6	2.2	44.6	2.3	45.0	2.1
ANS-Me/N-Me×100%	55.4	1.3	55.0	1.5	54.4	2.1	55.4	2.2	55.4	2.3	55.0	2.5

1. Downs分析法 是以眶耳平面作为基准平面，具体包括以下测量内容（图5-3-15）：

（1）骨骼间关系的测量：包括面角、颌凸角、上下牙槽座角、下颌平面角及Y轴角等5项测量。

1）面角（facial angle）：面平面与眶耳平面相交的下后角。此角代表下颌的突缩程度。此角越大则表示下颌越前突，反之则表示下颌后缩。

2）颌凸角（angle of convexity）：NA与PA延长线的交角。此角代表面部的上颌部对整个面部侧面的关系。当PA延长线在NA前时，此角为正值，反之若PA延长线在NA之后方时，则此角为负值。此角越大表示上颌相对突度越大，反之表示上颌相对后缩。

3）上下牙槽座角（AB plane angle）：AB或其延长线与面平面的交角。此角代表上下牙槽基骨间的相互位置关系。此角在面平面之前方形成为负值角，在面平面之后方形成则为正值角。此角越大表示上颌基骨对下颌基骨的相对位置关系为后缩，反之，此角越小则表示上颌基骨对下颌基骨的相对位置关系为前突。

4）下颌平面角（mandibular plane angle）：下颌平面与眶耳平面的交角。下颌平面由通过颏下点与下颌角下缘相切的线所代表。此角表示下颌平面的陡度及面部的高度。

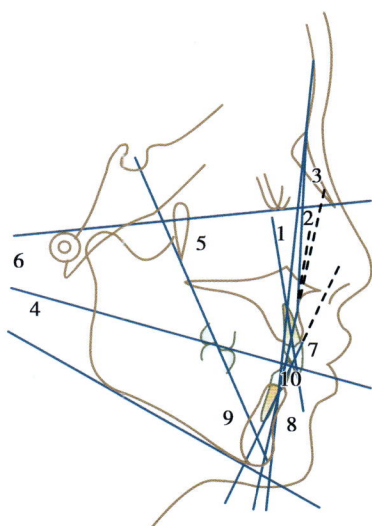

图 5-3-15　Downs 分析法测量项目示意图

1. 面角　2. 颌凸角　3. A-B 平面角
4. 下颌平面角　5. Y 轴角　6. 殆平面角　7. 1-1̄　8. 1̄-OP　9. 1̄-MP
10. 1-AP

5）Y 轴角（Y axial angle）：Y 轴与眶耳平面相交的下前角。此角也表示颏部的突缩。Y 轴也代表面部的生长发育方向。

（2）牙殆与骨骼间关系的测量：包括殆平面角、上下颌中切牙角、下颌中切牙-殆平面角、下颌中切牙-下颌平面角及上颌中切牙突距等 5 项测量。

1）殆平面角（cant of occlusion plane）：殆平面与眶耳平面的交角。此角代表殆平面的斜度。此角越大代表殆平面越陡，为安氏Ⅱ类面型倾向；反之此角越小代表殆平面越平，为安氏Ⅲ类面型倾向。殆平面采用第一恒磨牙及上下颌中切牙的中点组成。

2）上下颌中切牙角（1 to 1̄ angle）：上下颌中切牙牙长轴的交角。此角代表上下颌中切牙间的突度关系。此角越大则表示突度越小，反之此角越小则表示突度越大。牙长轴以切缘与根尖的连线来代表。

3）下颌中切牙-下颌平面角（1̄ to mandibular plane）：下颌中切牙长轴与下颌平面的交角。此角表示下颌中切牙唇舌向的倾斜度。

4）下颌中切牙-殆平面角（1̄ to occlusal plane）：下颌中切牙长轴与殆平面相交的下前角。此角表示下颌中切牙与殆平面的关系。

5）上颌中切牙突距（1-AP）：上颌中切牙切缘至 AP 连线的垂直距离（mm）。此距代表上颌中切牙的突度，当上颌中切牙切缘在 AP 连线前方时为正值，反之为负值。

由于牙颌、颅面结构特征存在着明显的种族差异，因而不同种族需要有各自的正常殆测量均值作为临床参考应用。傅民魁于 1965 年研究得出了中国人正常殆，替牙期、恒牙初期、恒牙期个体的 Downs 分析法 10 项测量的均值、标准差，以作为临床上 X 线头影测量的诊断分析参考（表 5-3-5）。替牙期组平均年龄为 9.6 岁，恒牙初期组平均年龄为 13.9 岁，恒牙组平均年龄为 18.7 岁。

表 5-3-5　中国人正常殆按 Downs 分析法的测量均值和标准差

测量项目	替牙期		恒牙初期		恒牙期	
	均值	标准差	均值	标准差	均值	标准差
面角/°	83.1	3.0	84.4	2.7	85.4	3.7
颌凸角/°	10.3	3.2	7.5	4.6	6.0	4.4
上下牙槽座角/°	−5.9	2.0	−5.2	2.6	−4.5	2.8
下颌平面角/°	31.6	3.9	29.1	4.8	27.3	6.1
Y 轴角/°	65.5	2.9	65.8	3.1	65.8	4.2
殆平面角/°	16.4	3.3	14.2	3.7	12.4	4.4
1-1̄/°	122.0	6.0	124.2	7.3	125.4	7.9
1̄-OP/°	111.7	6.5	111.7	5.9	111.6	6.0
1̄-MP/°	96.3	5.1	96.9	6.0	96.5	7.1
1̄-AP/mm	7.7	1.6	7.5	2.1	7.2	2.2

2. Tweed 分析法　主要测量由眶耳平面、下颌平面、下颌中切牙长轴所组成的代表面部形态结构的颌面三角形的三角(图 5-3-16)。

（1）眶耳平面-下颌平面角（FMA）：眶耳平面与下颌平面的交角，以下颌下缘的切线作为下颌平面。

（2）下颌中切牙-眶耳平面角（FMIA）：下颌中切牙的长轴与眶耳平面的交角。

（3）下颌中切牙-下颌平面角（IMPA）：下颌中切牙长轴与下颌平面交角。

Tweed 应用此颌面三角分析结果得出美国白种儿童正常𬌗的 FMA 均值为 25°，IMPA 均值为 90°，FMIA 均值为 65°。在 Tweed 分析法中，不论错𬌗畸形的部位在何处，均以下颌的分析为依据。Tweed 认为，FMIA 65°是建立良好面型的重要条件。因而，FMIA 65°成为矫治追求目标。在 3 项测量中，FMA 较难使用一般的正畸方法来改变，因而要达到 FMIA 的矫治目标，主要依靠改变下颌中切牙的位置和倾斜度来完成。由于种族间的差异，Tweed 提出的矫治目标不适合于中国儿童。中国人正常𬌗 Tweed 分析法的测量结果见表 5-3-6。

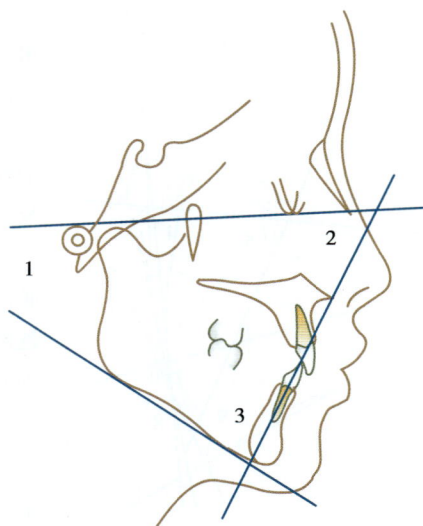

图 5-3-16　Tweed 分析法测量项目示意图
1. FH-MP(FMA)；2. 1̄-FH(FMIA)；3. 1̄-MP(IMPA)

表 5-3-6　中国人正常𬌗按 Tweed 分析法的测量结果

测量项目	均值±标准差	测量项目	均值±标准差
下颌平面角（FMA）/°	31.3±5.0	下中切牙-眼耳平面角（FMIA）/°	54.9±6.1
下中切牙-下颌平面角（IMPA）/°	93.9±6.2		

3. Wits 分析法　由 Jacobson 于 1975 年提出，是南非 Witwatersrand 大学校名的缩写。该分析法用于测量上、下颌骨前部的相互关系。Jacobson 认为，在有些情况下 ANB 角不能确切反映出上、下颌骨前部的相互关系。如在上、下颌骨相对位置不变情况下，而由于前颅底长度过长或过短而使鼻根点位置过前或过后，均会影响 ANB 角测量值的大小。这是由于鼻根点与上、下颌骨间存在空间关系所造成的差异。此外，当上、下颌骨对颅底平面的关系发生顺时针或逆时针旋转时，也会影响 ANB 角的测量值。Jacobson 认为当发生以上这些情况时，ANB 角均不能正确反映上、下颌骨间的实际位置关系。因此他提出了一种新的测量法来代替之。

具体方法为：分别从上、下牙槽座点 A、B 向功能𬌗平面作垂线，两垂足分别为 Ao 点和 Bo 点。然后测量 Ao 点与 Bo 点间的距离以反映上、下颌骨前部的相互位置关系(图 5-3-17)。

Jacobson 从 21 个正常𬌗个体测量得出均值。他发现女性正常𬌗通常 Ao 点和 Bo 点是重合的；而男性正常𬌗通常 Bo 点位于 Ao 点前方 1mm。他将女性正常的 Wits 值定为 0，而男性定为-1mm（Bo 在前方定为负值）。当 Ao 点在 Bo 点前方过大时表示上、下颌骨呈安氏Ⅱ类骨性错𬌗关系，Ao 点在 Bo 点后方过大时呈安氏Ⅲ类骨性错𬌗关系。

Wits 分析法的优点在于使人们对上、下牙槽座点对颅部基准平面的关系有一个较全面的认识。

中国人正常𬌗按 Wits 分析法的测量结果见表 5-3-7。

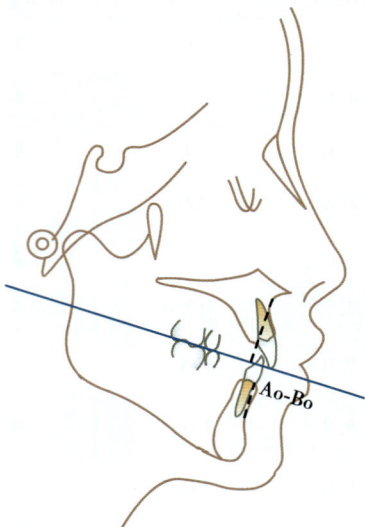

图 5-3-17　Wits 分析法测量项目示意图

表 5-3-7　中国人正常𬌗按 Wits 分析法的测量均值和标准差

测量项目	替牙期				恒牙初期				恒牙期			
	男		女		男		女		男		女	
	均值/mm	标准差/mm	均值/mm	标准差/mm	均值/mm	标准差/mm	均值/mm	标准差/mm	均值/mm	标准差/mm	均值/mm	标准差/mm
	−1.4	2.6	−1.4	2.8	−1.4	2.9	−1.1	2.9	−0.8	2.8	−1.5	2.1

以上介绍几种 X 线头影测量分析方法,是目前在正畸临床上应用较为广泛的。根据统计分析,角度的测量在正常𬌗的男女间无显著差异,因而男女组可合并,而在各牙龄期组间 Downs 及 Steiner 各测量间有些测量项目有显著性差异,因而按牙龄期组分别测量,而在 Tweed 分析法中则无牙龄期间的差异,因而合并测量。

（六）常用软组织测量内容

软组织测量是头影测量分析中的一部分,特别是在正颌外科病例的诊断分析及矫治设计上有特别重要的意义(图 5-3-18～图 5-3-20)。

1. 面型角(FCA)　额点与鼻下点连线和鼻下点与软组织颏前点连线的后交角,代表软组织的面型突度。

2. 鼻唇角(NLA)　鼻下点与鼻小柱点连线和鼻下点与上唇突点连线的前交角,代表上唇与鼻底的位置关系。

3. 面上部高(UFH)　分别从 E 点 Sn 点向 GSn 连线作垂线,两垂线间距。

4. 上唇长(ULL)　分别从 Sn 点和上口点(upper stomion)向 Sn-Pos 连线作垂线,两垂线间距。

5. 下唇长(LLL)　分别从 Mes 点和下口点(lower stomion)向 Sn-Pos 连线作垂线,两垂线间距。

UFH、ULL、LLL 三者之间的比例关系代表面部上中下之间的比例。

6. 上唇突度(ULP)　UL 到 Sn-Pos 连线距。

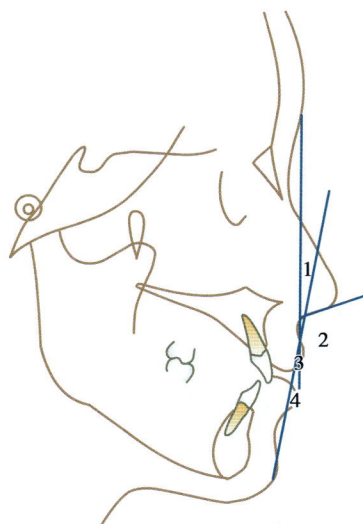

图 5-3-18　常用头部软组织侧面测量项目示意图（1）
1. 面型角　2. 鼻唇角　3. 上唇突度
4. 下唇突度

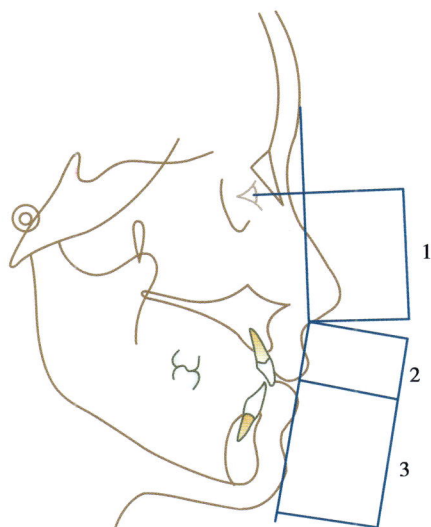

图 5-3-19　常用头部软组织侧面测量项目示意图（2）
　　1. 面上部高　2. 上唇长　3. 下唇长

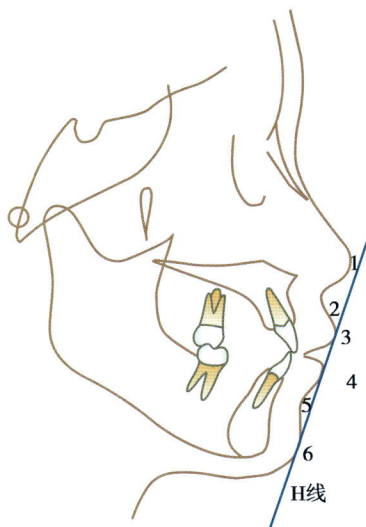

图 5-3-20　常用头部软组织侧面测量项目示意图（3）
1. H 线与鼻的关系　2. H 线与鼻唇沟的关系
3. H 线与上唇的关系　4. H 线与下唇的关系
5. H 线与颏唇沟的关系　6. H 线与颏的关系

7. **下唇突度(LLP)**　LL 到 Sn-Pos 连线距。

8. **H 角**　Pos-UL 连线又名 H 线(Holdaway 线),H 线与 NB 的交角 H 角,代表软组织颏部与唇的位置关系。

9. **H 线与软组织侧面的关系**　包括 H 线与鼻、鼻唇沟、上唇、下唇、颏唇沟、颏部的关系。

通过以上各项内容的测量可分析出软组织侧貌间的各部分关系。可将测量结果与正常𬌗的均值作比较。表 5-3-8 为中国人正常𬌗成人软组织测量的均值和标准差。

表 5-3-8　中国人正常𬌗成人软组织测量的均值和标准差

测量项目	均值	标准差	测量项目	均值	标准差
NLA/°	80~110*		H 角/°	11.0	4.13
FCA/°	7.3	4.4	鼻点-H 线/mm	1	
UFH/(UFH + ULL + LLL)(单位:%)	40		鼻唇沟-H 线/mm	8	
ULL/(UFH + ULL + LLL)(单位:%)	20		上唇突点-H 线/mm	0	
LLL/(UFH + ULL + LLL)(单位:%)	40		下唇突点-H 线/mm	2	
ULP/mm	7.2	1.92	颏唇沟-H 线/mm	4	
LLP/mm	6.3	1.49	颏前点-H 线/mm	0	

* 此项为正常范围

(七) 电子计算机化 X 线头影测量

电子计算机化 X 线头影测量也称为数字化 X 线头影测量,其基本原理是将在头影图迹上所确定的各测量标志点转换成坐标值,由电子计算机算出各测量项目的结果并进行统计分析。

1. 电子计算机化 X 线头影测量的特点

(1) 增加测量的精确性:由于将标志点转换成坐标值进行运算,使测量精确度提高,避免测量时容易造成的误差,并且可以计算出放大误差。

(2) 提高效率:电子计算机化的 X 线头影测量可大大缩短测量时间,一般几十项测量项目仅需 2~3min 即可得出结果。因而可以在头影图迹上确定大数量标志点进行大数量测量项目的测量。

(3) 大样本分析:电子计算机化的 X 线头影测量,有可能对大样本进行分析,从而建立数据库,并应用于临床患者的矫治设计或颅面生长发育的预测。

2. 电子计算机化 X 线头影测量系统的组成　目前电子计算机化的头影测量系统一般由计算机及编制的测量分析软件组成。数字化头颅 X 线片输入计算机,对显示屏上的 X 线片影像确定测量标志点,通过测量软件得出测量值供分析使用。

电子计算机化的 X 线头影测量将 X 线头影测量技术提高到一个新的阶段,但此项技术还在不断发展,正从目前的二维空间的测量系统开始向三维空间及主体摄影相结合的系统发展,从手工定点向计算机人工智能定点发展,这无疑对错𬌗畸形的诊断、矫治设计是一个新的飞跃。

四、一般 X 线检查分析

1. **根尖片(periapical film)**　显示额外牙、缺失牙、阻生牙、牙长轴倾斜、恒牙胚发育以及牙根有无吸收、弯曲、牙根长度粗细、髓腔及牙体、牙周、根尖病变等情况。

2. **咬合片(bite film)**　显示额外牙、埋伏牙的位置,牙根病变、腭裂间隙等情况。

3. **颞下颌关节锥形束 CT(cone-beam computed tomography,CBCT)**　检查髁突及关节凹情况(图 5-4-1)。

4. **全口牙位曲面体层片**　又称全景片(panoramic radiograph),可全面观察全口牙发育情况及上下颌骨情况(图 5-4-2)。

5. **X 线片的骨龄判别**

(1) 手腕部 X 线片:牙颌发育与全身发育是一致的。通过手腕各骨的钙化情况,了解生长发育情况,评估生长发育的潜力,是否处于快速生长期等,以对矫治设计提供帮助(图 5-4-3)。

Grane 把青春迸发期分为加速期、高峰期和减速期三个阶段,并提出了从腕骨 X 线片上确定这

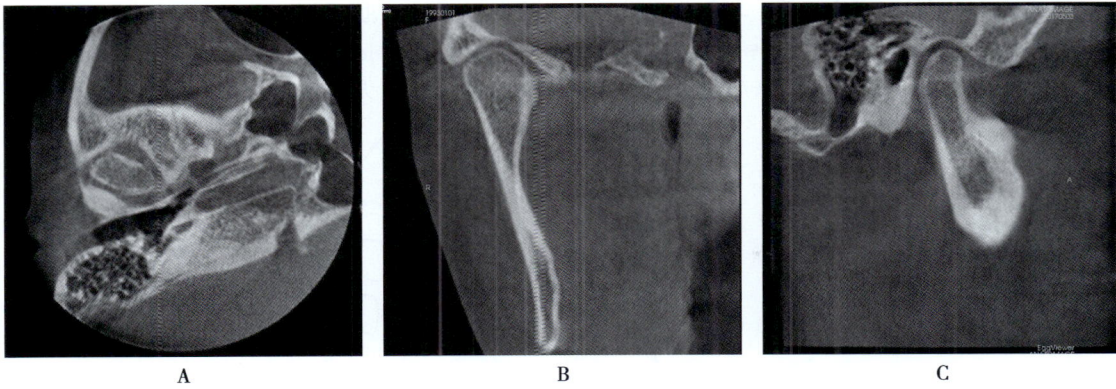

图 5-4-1　颞下颌关节 CBCT
A. 水平面　B. 冠状面　C. 矢状面

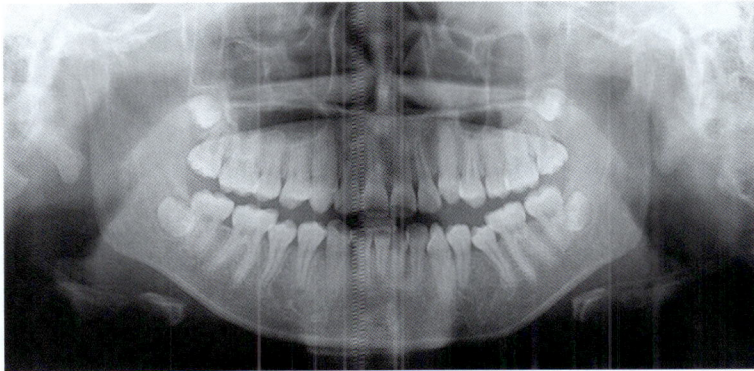

图 5-4-2　全景片

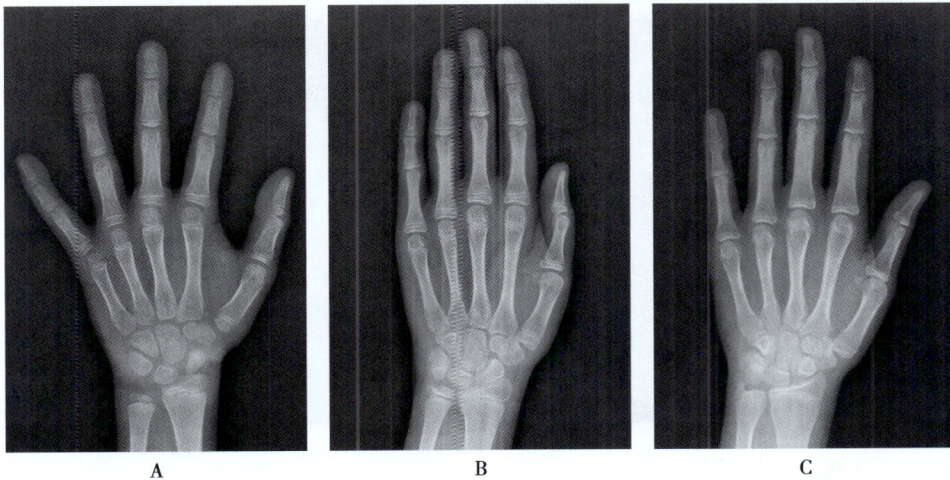

图 5-4-3　手腕骨 X 线片
A. 加速期　B. 高峰期　C. 减速期

些阶段的指标,其主要指标为:

1)加速期:①第三指中节指骨骺宽等于干骺宽即 MP3 期;②桡骨骺宽等于干骺宽即 R 期。

2)高峰期:①拇指内侧籽骨的出现即 S 期;②第三指中节指骨的骨骺成骺帽即 MP3 cap 期;③桡骨骨骺成骺帽即 Rcap 期。

3)减速期:①第三指远中、近中、中节指骨完全融合即 DP3u 期;②桡骨完全融合,即 Ru 期。

(2)颈椎 X 线片:利用头颅侧位片观察颈椎(主要是第 2、3、4 颈椎)的形态,从而评价生长发育的状态及潜力。主要观察指标包括椎体的整体形状(由薄而水平向矩形渐变至厚而垂直向矩形)、椎体上面(由斜面渐变至水平)、椎体底面(由水平渐变至凹陷)。依据上述方法,通常把颈椎骨龄评价

学习笔记

分成6期,即:①起始期(initiation,有80%~100%生长潜力)、②快速期(acceleration,有65%~85%生长潜力)、③过渡期(transition,有25%~65%生长潜力)、④减速期(deceleration,有10%~25%生长潜力)、⑤成熟期(maturation,有5%~10%生长潜力)、⑥完成期(completion,无生长潜力)(图5-4-4)。

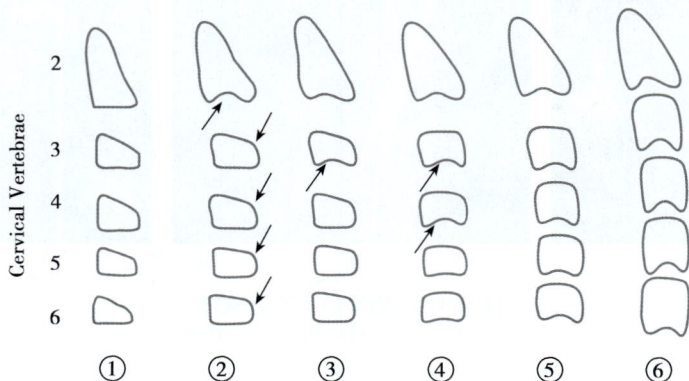

图 5-4-4 颈椎骨生长发育评价示意图
2:第二颈椎 3:第三颈椎 4:第四颈椎 5:第五颈椎 6:第六颈椎
①:起始期 ②:快速期 ③:过渡期 ④:减速期 ⑤:成熟期 ⑥:完成期

五、锥形束计算机体层扫描

CBCT采用低能锥束状射线,通过围绕患者被拍摄部位旋转成像,具有扫描时间短、辐射剂量低、成像精度高、伪影少等特点,近几年逐步受到口腔临床医生的重视并被大规模应用于口腔临床和科研。

在正畸领域,CBCT扫描获得的三维影像及其拟合成的全景片、头颅定位侧位片等二维影像,可以导入计算机软件进行各种测量分析,了解牙根的长短及牙根与周围组织的关系,帮助精确定位和评估阻生牙的情况,观察颞颌关节结构,为制订正畸治疗方案和评估正畸风险提供重要的参考(图5-5-1)。

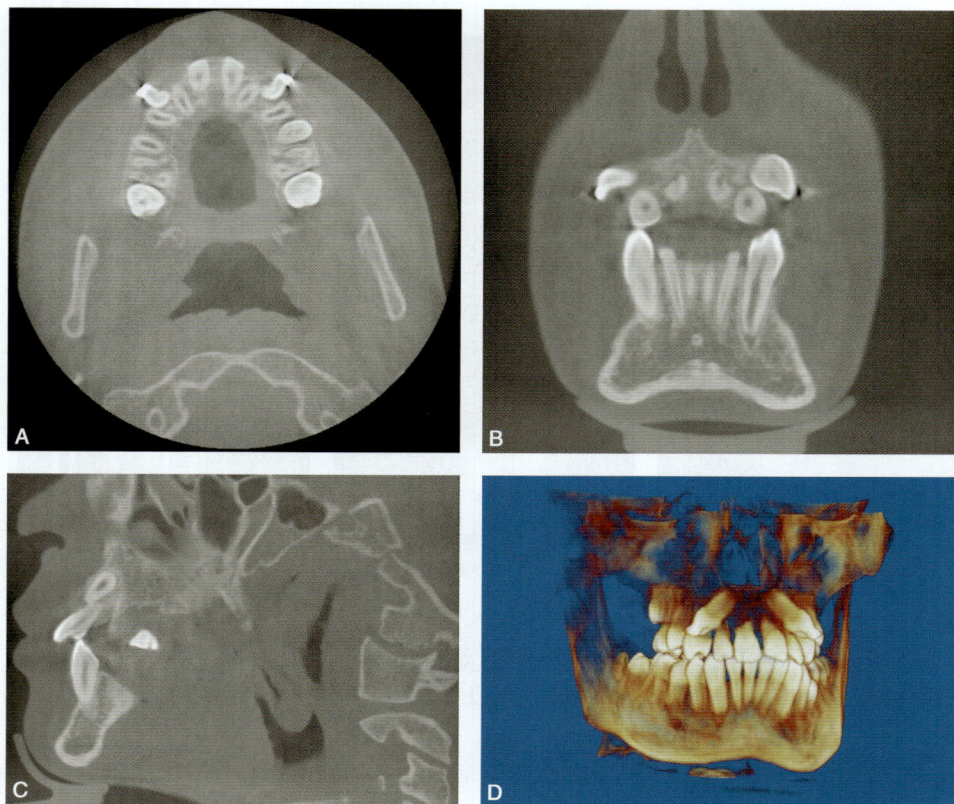

图 5-5-1 CBCT 成像分析
A.水平面分析 B.冠状面分析 C.矢状面分析 D.三维重建分析

六、面部及牙𬌗照相

1. 目的与意义　口腔正畸治疗会导致牙、𬌗、面软硬组织形态及位置的变化。因此,用照相的形式来直观地记录矫治前、中、后各个阶段面部及牙𬌗状态是正畸检查诊断中的重要一环。其意义主要有:①矫治前照片可辅助诊断及治疗方案的制订;②矫治中照片可反映阶段性结果,如双期治疗中的功能性矫治结果;③矫治后(包括保持后)照片显示最终治疗结果,与矫治前照片比较可直观反映出治疗前后的变化;④矫治前、中、后完整的照片记录是病例展示或病例报告最重要材料之一。

2. 常见面𬌗像形式(图 5-6-1)

(1) 口外像(extra oral photographs)

1) 正面像(frontal photographs):显示正面自然状态;以及微笑状态的牙弓中线、上颌露龈、𬌗平面等。

2) 侧面像(profile photographs):显示侧面自然及微笑状态的鼻唇沟、颏唇沟结构、上下唇闭合

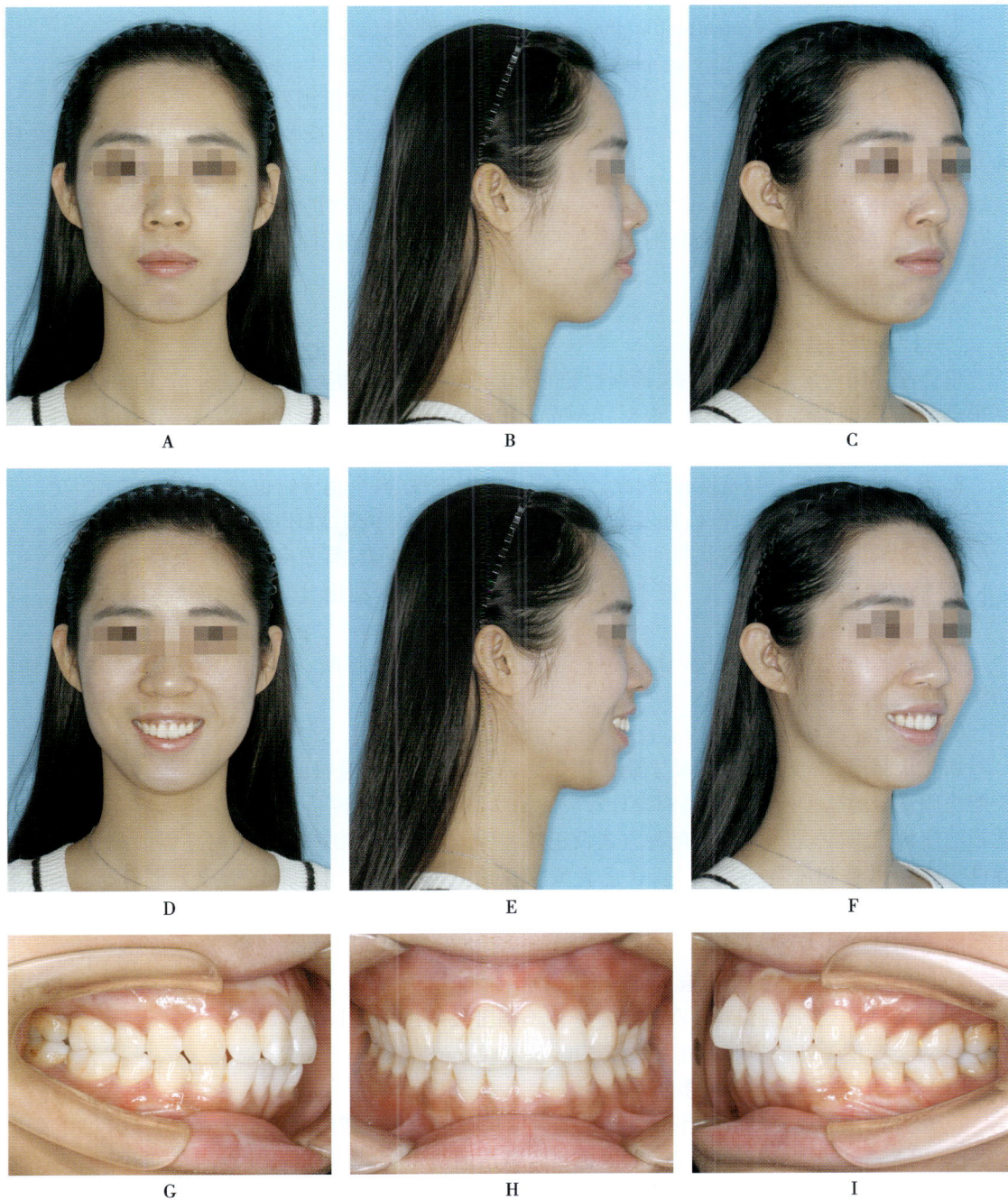

A　　B　　C　　D　　E　　F　　G　　H　　I

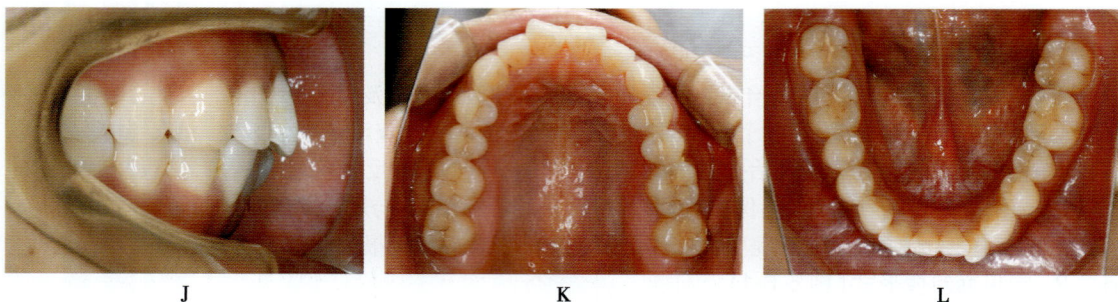

| J | K | L |

图 5-6-1　面𬌗照相

A.正面像　B.侧面像　C.45°侧面像　D.正面微笑像　E.侧面微笑像　F.45°侧面微笑像　G.口内右侧面观　H.口内正面观　I.口内左侧面观　J.覆𬌗覆盖观　K.上𬌗面观　L.下𬌗面观

状态等。

3）45°侧面像（45° degree profile photographs）：介于正、侧位之间。

（2）口内像（intra oral photographs）

1）正面观（frontal view）：显示常态咬合状态时的前牙区及牙齿排列状况。

2）侧面观（lateral view）：显示常态咬合状态时的颊侧牙𬌗区，反映尖牙磨牙前后向关系以及前牙的覆𬌗覆盖关系。

3）覆𬌗覆盖观（overbite and overjet view）：显示常态咬合状态时反映前牙的覆𬌗覆盖关系。

4）𬌗面观（occlusal view）：分别显示上下颌牙弓形态及牙齿排列状况。

七、诊断与治疗计划

（一）问题列表

根据前述病史采集、临床检查、诊断性记录分析（包括模型分析、头影测量分析、CBCT 分析）等结果总结整理出患者的问题列表，根据 Ackerman-Proffit 分类归纳为以下 5 种主要问题：

1. 面型问题　面部比例和对称性；侧貌；唇部形态；切牙暴露量；颏部形态。

2. 牙齿排列问题　拥挤度；牙间隙；牙弓形态及对称性等；个别牙错位或阻生。

3. 横向问题　颌骨对称性；宽度问题（骨性/牙性）；中线不调；后牙反𬌗/锁𬌗等。

4. 矢状向问题　骨性矢状向问题；牙性矢状向问题；深覆盖；前牙反𬌗等。

5. 垂直向问题　垂直骨型（低、均、高角）；深覆𬌗；开𬌗；牙萌出过度/不足等。

（二）诊断

根据患者的问题列表进一步总结提炼出科学、准确、全面的诊断，如安氏分类；毛氏分类；牙性、功能性、骨性等诊断。

（三）治疗计划

需要从面型、颌骨和牙列的状态确定主要的矫治方向，以实现纠正错𬌗畸形，改善颜面美观和长期协调稳定的总目标。根据目标设计对应的治疗策略，宏观来说是如何解决患者存在的问题以达到治疗目标，具体来说是采用何种方式及正畸装置、按照何种顺序解决；同时还需要结合患者主诉进行成本-效益和风险-效益评估，在患者或家长的共同参与下制订最终治疗方案，做到知情同意。具体来说，需要遵循以下几个原则：

1. 尽可能纠正骨骼不调。

2. 解除由于功能性因素引起的颌位异常、𬌗干扰。

3. 对于轻、中度骨性错𬌗及存在牙量骨量不调可采用拔牙或非拔牙矫治。

4. 对于严重骨性错𬌗患者可以选择正畸-正颌联合治疗，详见第十章。

（四）治疗方案设计应考虑的问题

1. 治疗时机　要充分利用生长发育最佳时期进行矫治。未成年人颌骨正在生长发育，骨质生长活跃，因此矫治效果较好。同时需要考虑错𬌗畸形的类型，如影响生长发育的早期骨性畸形，则往往需要早期干预；对于需要利用患者生长潜力的生长改良治疗，应结合患者骨龄评估选择合适

学习笔记

的介入时机;但对于一些严重骨性错𬌗畸形,生长发育存在较大不确定性且考虑正畸-正颌联合治疗的患者,往往需要在成年后再开展综合正畸治疗。成年后颌骨生长发育停止,骨质为代偿性增生,矫治效果不如青少年,且疗程也相对较长,需考虑掩饰性治疗的设计。

2. 疗程及预后　根据术者所采取的治疗方式和患者的合作程度估计治疗时间,通过对治疗计划的宣教和沟通,使患者对矫治过程有足够的认识,进而建立起患者对治疗的信心和对医师的信任,确保治疗的进行。

3. 拔牙与非拔牙的设计　拔牙矫治(extraction treatment)通过减少牙数达到牙量与骨量协调的目的。拔牙的目的主要是纠正牙列拥挤、通过内收前牙或牙列移动改善上下颌牙弓间矢状向、横向及垂直向不调、掩饰可能存在的上下颌骨关系不调。在决定拔牙方案前,应全面分析以下因素:

(1) 牙列拥挤度(severity of crowding):拥挤度越大,拔牙的可能性越大。轻度拥挤一般采用不拔牙矫治,重度拥挤,一般采用拔牙矫治,中度拥挤根据情况选择不拔牙或拔牙矫治。

(2) 切牙内收(incisor retraction):为收唇倾的切牙需要额外的牙弓间隙。切牙切缘每向舌侧移动1mm,则需要约2mm的牙弓间隙。

(3) Spee曲线曲度:整平Spee曲线需要额外的牙弓间隙。每整平1mm的Spee曲线,约需要1mm牙弓间隙。

(4) 上下颌磨牙、尖牙关系及中线调整:利用拔牙间隙可在牙弓内进行间隙分配和调整,按照治疗目标有控制的移动牙齿,做到支抗牙及目标牙的差别移动,从而达到调整磨牙、尖牙关系和纠正中线的目的。

(5) 支抗设计:根据对拔牙间隙的需求量,决定支抗强度。

(6) 垂直骨面型:在选择拔牙矫治时,高角型病例拔牙标准可以适当放宽,低角型病例拔牙应从严掌握。理由包括:①下颌平面与下颌切牙间的补偿关系:高角型病例颏部易显后缩,治疗结束时切牙宜直立一些,以维持鼻-唇-颏之间的协调关系;低角型病例颏部易显前突,切牙宜代偿性唇倾一些,这样不仅有利于侧貌面型,也利于切牙的功能。②拔牙间隙关闭的难易方面,高角型病例咀嚼力较弱,颌骨骨密度低,支抗磨牙易于前移、升高,拔牙间隙的关闭比较容易。低角型病例咀嚼力较强,骨密度较高,支抗磨牙不易前移、升高,拔牙间隙关闭主要由前牙远中移动完成,而前牙过度内收不利于低角型伴有前牙深覆𬌗的病例。③磨牙位置改变对垂直面型的影响:采用推磨牙向后或扩大牙弓等不拔牙方法排齐牙列时,可造成磨牙伸长,不利于高角型病例的治疗。

(7) 矢状骨面型:上下颌骨矢状向位置关系也影响拔牙矫治方案的制订。一般临床上通过测量SNA角、SNB角、ANB角等来确定上下颌骨的突度及其矢状关系。Ⅰ类骨性关系时,拔牙与否更多取决于牙列拥挤度和上下颌前牙唇倾度。通常采用上下对称性拔牙。而Ⅱ类和Ⅲ类骨面型需考虑纠正矢状向关系不调及掩饰性治疗目标,据此设计不同的拔牙模式。

(8) 面部软组织侧貌:在确定拔牙与不拔牙矫治时,不能忽视对软组织侧貌,特别是鼻-唇-颏关系的分析与评价,对于直面型的患者要慎重拔牙。

除了上述拔牙需要考虑的因素外,制订拔牙方案还应遵循以下的基本原则:

(1) 拔牙保守原则:尽管拔牙矫治有其人类遗传学及生物学基础,但拔牙矫治后对邻近牙周组织、牙邻接关系及上下咬合关系或多或少会带来不利影响。因此对正畸拔牙应采取慎重态度,并尊重家长及患者的要求。能够不拔牙矫治的临界病例尽量不拔牙。

(2) 患牙优先拔除原则:尽可能拔除发育异常牙、重度龋病牙或外伤引起的牙体缺损较严重的牙。

(3) 左右对称原则:单侧拔牙应格外慎重。除非原有牙弓已出现明显不对称,一般主张对称拔牙。

(4) 上下协调原则:多数情况下,一个牙弓拔牙后,对颌牙弓也需要拔牙,使上下颌牙弓的牙量保持协调,尽可能得到良好的咬合关系。Bolton指数严重不调的病例,经仔细测量分析或排牙实验后可考虑单颌拔牙。

(五) 临床诊断设计的典型病例（图 5-7-1）

患者女,12岁,要求矫治牙列不齐。

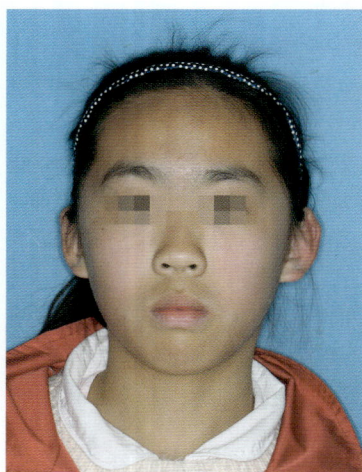

A

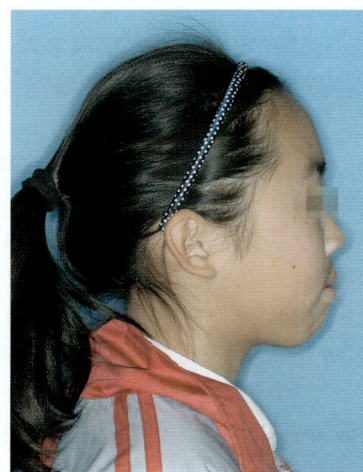

B

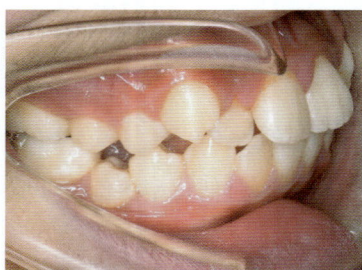

C

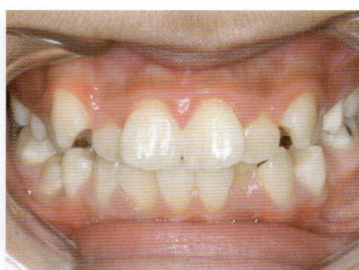

D

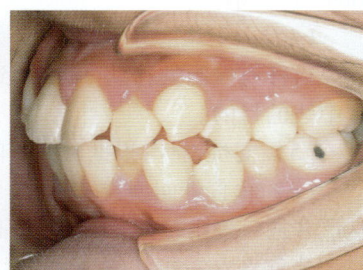

E

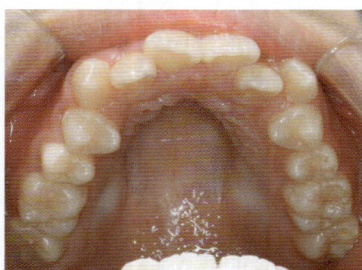

F

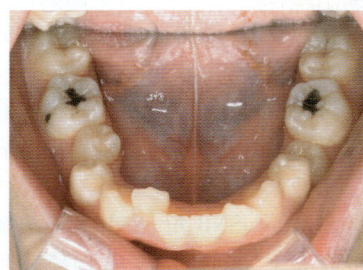

G

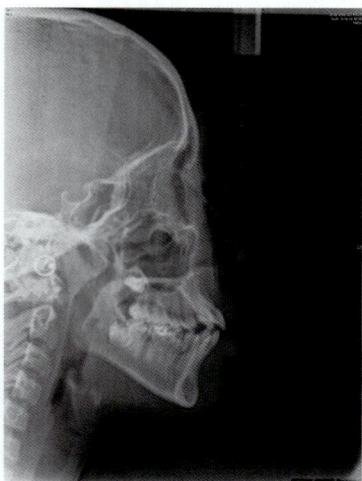

H

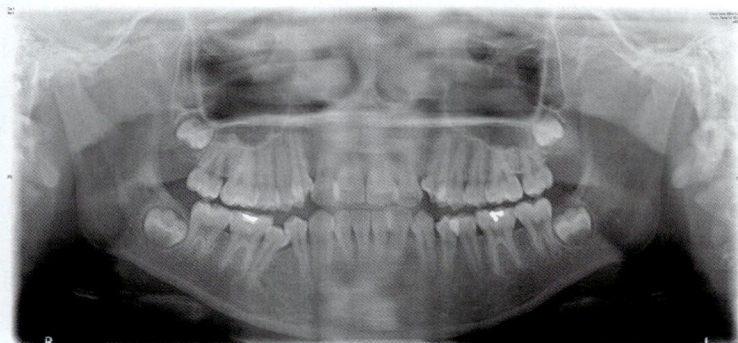

I

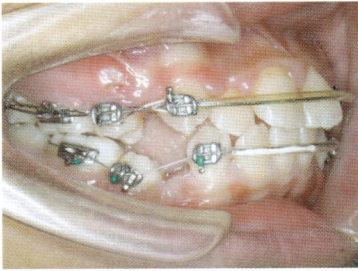

J

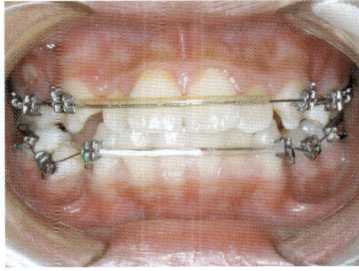

K

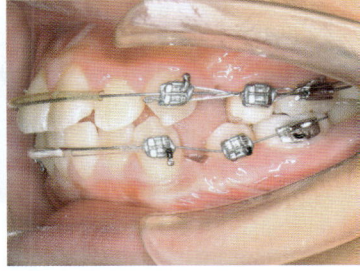

L

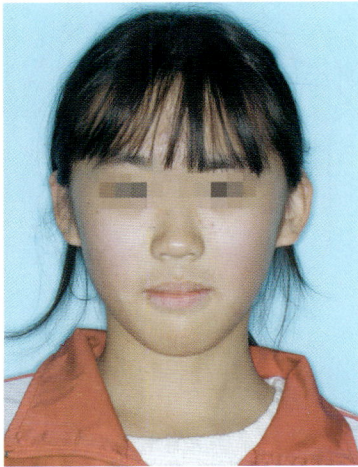

M

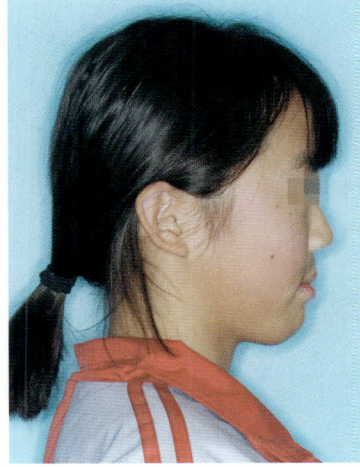

N

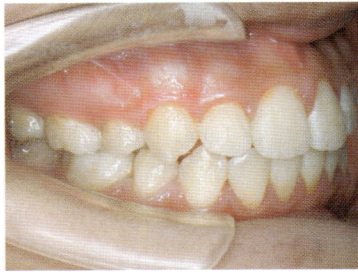

O

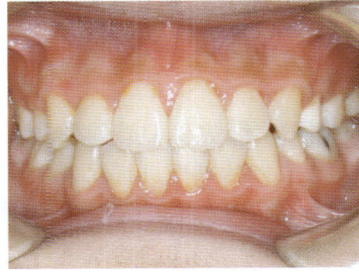

P

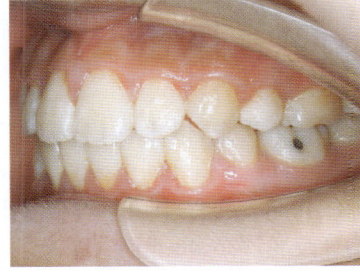

Q

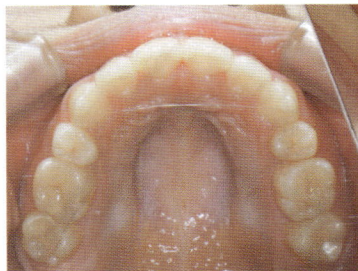

R

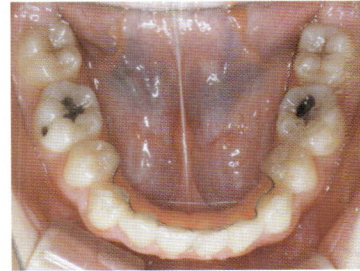

S

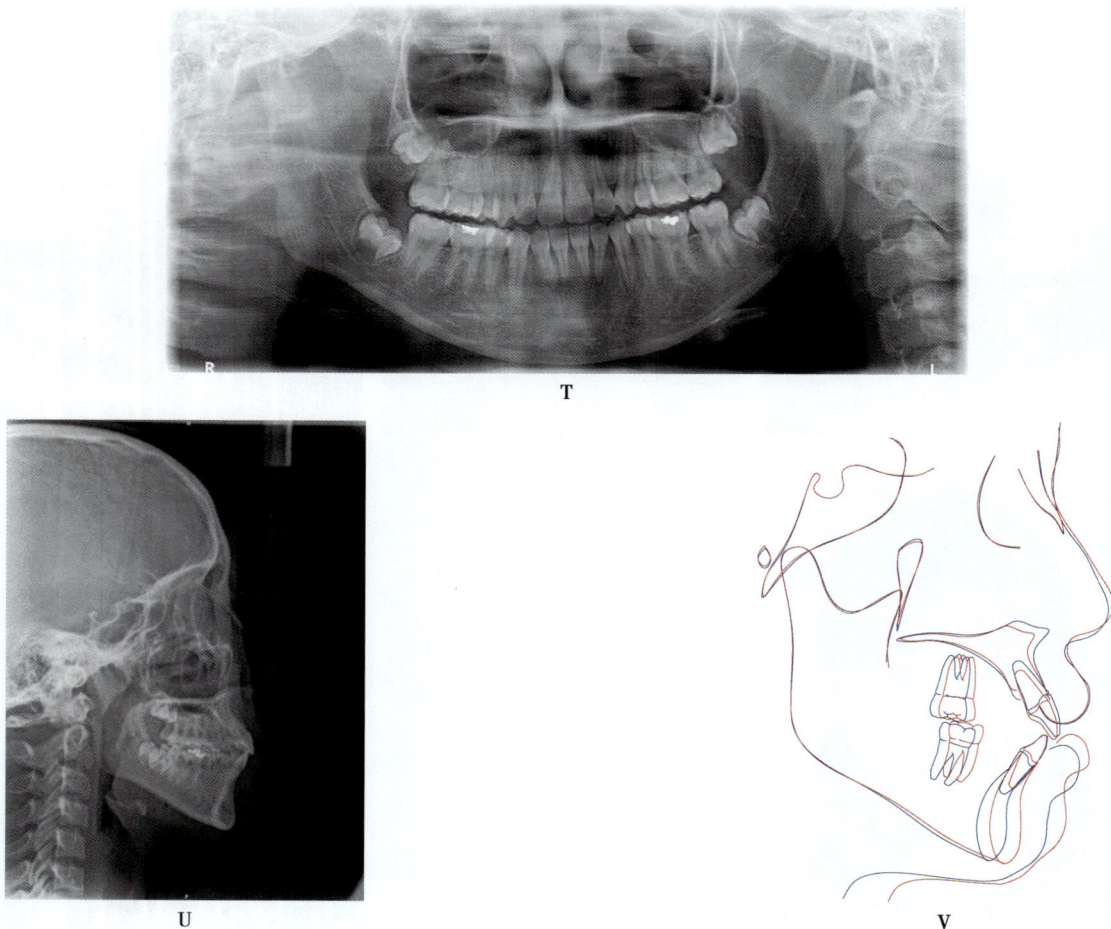

图 5-7-1 治疗前中后面𬌗像及 X 线片

A、B.治疗前面像   C~G.治疗前𬌗像   H~I.治疗前 X 线片   J~L.治疗中𬌗像   M、N.治疗后面像
O~S.治疗后𬌗像   T~U.治疗后 X 线片   V.治疗前后头影重叠图

临床检查:

口内检查:恒牙列 17—27,37—47。磨牙、尖牙Ⅰ类关系,覆盖 2mm,覆𬌗 1mm,上颌牙列中线右偏 1mm,下颌牙列中线左偏 1mm。上下颌牙列中度拥挤,上下颌牙弓宽度基本协调。下颌 Spee 曲线 3mm。上颌中切牙唇倾伴扭转,上颌侧切牙腭侧位,上颌尖牙唇侧位。下颌左侧尖牙、第一前磨牙反𬌗。36、46 𬌗面银汞充填。口腔卫生一般,上下颌前牙区唇侧牙龈龈缘略红肿。

面像检查:面部基本对称,颏点无明显偏斜,面下 1/3 高度略长。唇部形态丰满,下唇前突外翻。静息状态开唇露齿约 2mm,唇闭合时颏肌略显紧张。侧貌突,鼻唇角尚可,颏唇沟略浅。

颞下颌关节检查:双侧关节有弹响,无疼痛,张口型"↓",张口度约 3 指。

X 线检查:牙列完整,上下颌前牙牙根形态欠佳。第三磨牙牙胚均存在。

头影测量分析:SNA:79°,SNB:75.2°,ANB:3.8°,U1-SN:109.1°,L1-MP:95.3°,下唇突出于审美线 3mm(表 5-7-1)。

诊断:安氏Ⅰ类骨面型;均角偏高角;安氏Ⅰ类错𬌗。

存在问题:上下唇前突,侧貌突面型,上下颌牙列拥挤(上颌 7mm,下颌 7mm)。上颌前牙唇倾。局部牙列反𬌗。

矫治设计原则及方法:

1. 直丝弓矫治技术。

2. 拔牙矫治   拔除 4 个第一前磨牙。

(1) 上下颌牙列中度拥挤。

(2) 上颌前牙略唇倾。

表5-7-1 患者治疗前后头影测量的结果比较

测量项目	测量值		正常值
	前	后	
SNA/°	79.0	77.8	82.8±4.0
SNB/°	75.2	77.5	80.1±3.9
ANB/°	3.8	0.3	2.7±2.0
FH/NP/°	85.4	88.0	85.4±3.7
NA-PA/°	7.8	0.3	6.0±4.4
U1-NA/mm	7.2	8.4	5.1±2.4
U1-NA/mm	30.1	30.4	22.8±5.7
L1-NB/mm	9.5	6.1	6.7±2.1
L1-NB/°	33.3	30.7	30.5±5.8
U1-L1/°	112.8	118.6	124.2±8.2
U1-SN/°	109.1	108.2	105.7±6.3
MP-FH/°	32.7	30.7	31.1±5.6
L1/MP/°	95.3	92.1	93.9±6.2
Y轴角/°	75.5	73.8	66.3±7.1
Z角/°	65.0	70.8	67.3±6.4

（3）侧貌突，面高度较大。

（4）通过拔牙矫治，解除牙列拥挤，改善突面型。通过直立下颌前牙，协调鼻-唇-颏之间的关系。

思考题

1. 口腔检查应在牙弓、颌骨和颅面的长、宽、高三维方向上进行，都有哪些主要的检查项目？
2. 如何进行模型的拥挤度分析？
3. 如何进行 Bolton 指数分析？
4. X 线头影测量的应用范围是什么？
5. 请列举 X 线头影测量中主要的标志点和测量平面。
6. 请列举代表上下颌骨及上下颌前牙间关系的测量项目及其意义。
7. 通过手腕骨 X 线片如何评估生长发育的阶段和趋势？

（钱玉芬）

参考文献

1. 林久祥，许天民. 现代口腔正畸学. 第4版. 北京：北京大学医学出版社，2011.
2. IRELAND A J, MCDONALD F. Diagnosis of the orthodontic patient. New York：Oxford University Press，1999.
3. MITCHELL L. An introduction to Orthodontics. 2nd ed. New York：Oxford University Press，2001.
4. PROFFIT W R. Contemporary Orthodontics. 5th ed. St. Louis：Elsevier Mosby，2013.
5. 李刚，马绪臣. 口腔专用锥形束CT概述. 中华口腔医学杂志，2009,44(11)：702-703.
6. BISHARA S E. Textbook of orthodontics. Philadelphia：W. B. Saunders，2001.

第六章 正畸治疗的生物力学

>> 提要

　　1. 介绍口腔正畸生物力学的一些基本概念,如力矩、力偶、阻抗中心、旋转中心等对于了解正畸生物力学原理非常重要。

　　2. 矫治力分为正畸力和矫形力,它们分别作用于牙齿和颌骨,从而引起牙齿移动、促进或抑制颌骨生长发育,以达到矫治目的。

　　3. 颌骨的可塑性、牙骨质的抗压性及牙周膜内环境的稳定性是正畸治疗的生物学基础。

　　4. 在正畸力与矫形力作用下,牙周组织、牙体牙髓组织、腭中缝及骨缝等组织将发生相应变化。矫治力大小与持续时间,以及机体相关因素会影响正畸组织反应及治疗效果。

　　5. 对牙齿的加载方式决定牙齿移动方式,正畸牙齿移动有倾斜移动、整体移动、伸长与压入移动、旋转及转矩移动五种类型,不同牙齿移动的牙周组织反应也各不相同。

　　口腔正畸治疗是通过使用矫治器产生适宜的力,将力作用于牙齿、颌骨或颞下颌关节,从而引起牙齿周围支持组织、颌骨周围骨缝或颞下颌关节发生相应改建,使牙齿或颌骨产生移动来完成的。正畸医生只有了解力的作用机制及副作用,才能制订出正确的治疗计划、施力方案,最终达到预期的矫治效果。

　　口腔正畸治疗牙移动的过程通常可以分为两个阶段:生物力学阶段(biomechanical phase)和生物学阶段(biological phase)。生物力学阶段是指矫治器产生各种矫治力作用于牙齿,通过牙齿传递到牙周膜和牙槽骨,产生应力。生物学阶段是指应力使牙周膜和牙槽骨发生组织学改建,产生牙齿移动。临床上,牙移动过程是十分复杂的,涉及力的大小、方向、作用点、时间等性质的改变。由于作用于牙齿上的各种矫治力的不同,牙齿的移动类型也不一致。

一、正畸生物力学的基本知识

　　正畸矫治错𬌗畸形的手段主要是通过对牙齿及颌骨施加一定的力,在力的作用下牙周组织与颌骨的组织发生了改建和重塑。只有适宜的力通过矫治器作用于错位牙、牙弓及颌骨,才能获得理想的矫治效果。

(一) 基本概念

　　1. 力(force)　是物体间的相互作用。力不会凭空产生,一旦有作用力就有反作用力,且两者大小相等,方向相反,并在同一条直线上。力对物体的效应决定于力的三个基本要素,即力的大小、方向和作用点。

　　2. 力矩和力偶

　　(1) 力矩(moment):是使物体转动时力和力臂的乘积。力矩是矢量,其正负号区别转动的方向,顺时针方向为负,逆时针方向为正。支点是杠杆作用中固定不动的那一点,力臂是力的作用线与支点间的垂直距离。力矩(M_F)= 作用力 F(g)×力臂 d(mm)(图 6-1-1)。

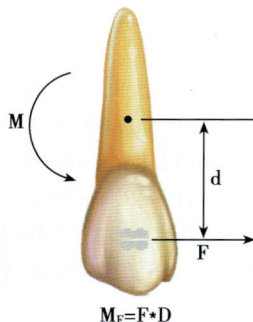

$$M_F = F \star D$$

图 6-1-1　力矩示意图

（2）力偶（couple）：作用于物体上的两个大小相等、方向相反，且不在同一直线上的两个相互平行的力组成的力系统，这两个力的作用线间的距离称为力偶臂。力偶矩：力偶矩等于其中一个力乘力偶臂。

3. 阻抗中心（center of resistance） 当力作用于一物体时，该物体周围约束其运动的阻力的简化中心，称为阻抗中心。在自由空间中物体的阻抗中心就是它的质心；在重力场中它就是重心。牙齿的阻抗中心的位置取决于牙齿周围约束的组织。

4. 旋转中心（center of rotation） 物体在外力作用下发生转动时所围绕的中心称为旋转中心。在矫治过程中，如果牙齿的牙槽高度和牙根长度未发生明显的变化，可以认为该牙的阻抗中心是恒定不变的，而旋转中心则随着力的不同而发生变化。

（二）牙齿的阻抗中心和旋转中心

阻抗中心和旋转中心是两个不同的概念。尽管在正畸治疗中牙移动的类型有多种，但从力学角度分析，只有两种最基本的方式：即单纯的平移（整体移动）和单纯的转动（图6-1-2）。

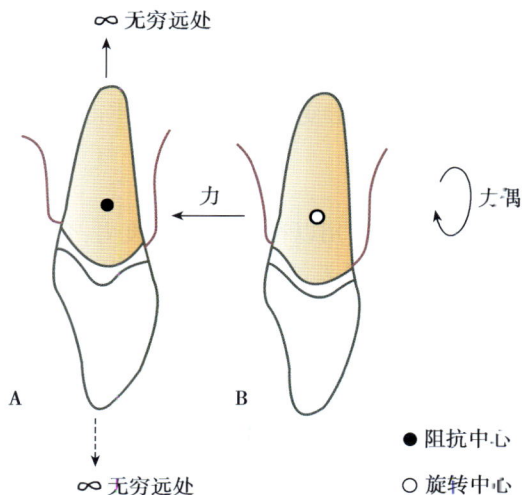

图6-1-2 牙移动的基本方式示意图
A.平移 B.转动

这两种基本移动方式取决于阻抗中心和旋转中心的位置关系。①平移（translation）：当外力作用力线通过牙齿的阻抗中心时，牙齿产生平移，此时应力沿牙根相对均匀分布，旋转中心在无穷远处；②转动（rotation）：当力偶以阻抗中心为圆心作用于牙齿时，牙齿在力偶矩的作用下以阻抗中心为旋转中心产生转动，此时旋转中心位于阻抗中心。

牙齿除了本身的重量外，牙齿通过牙周纤维与牙槽骨相连，因此，牙齿移动时受到上述两种因素的影响，不过牙齿本身重量较小一般可以忽略不计。牙齿移动时牙根表面不同部位的阻力一般不是均匀一致的，尤其是不同的牙移动类型，其支持组织的反应也不尽相同。

单根牙阻抗中心位于牙长轴上，约在近牙槽嵴端根长的1/3~1/2处；多根牙阻抗中心约在根分叉向根尖方向1~2mm处，牙齿阻抗中心的位置随牙根长度及牙槽嵴高度而变化，不受外力作用方式的影响。计算单根牙阻抗中心位置的公式：Y=3/5h（h为根长），即单根牙阻抗中心点Y的位置为距牙槽嵴顶2/5，距根尖3/5处（图6-1-3）。牙齿的旋转中心是指在牙移动过程中转动所围绕的点（图6-1-4），是随矫治力的作用方式而改变的。

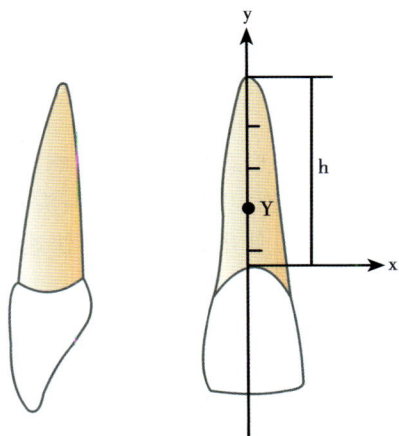

图6-1-3 牙齿阻抗中心示意图

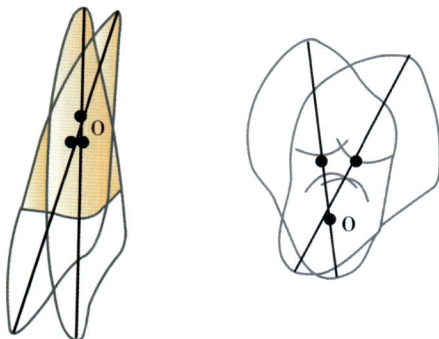

图6-1-4 牙齿旋转中心示意图

临床上任何类型的牙移动都可由单纯的平移和单纯的转动组合而成。由于单纯的平移由经过牙阻抗中心的力(F)产生,单纯的转动由单纯的力偶矩(M)产生,所以经过牙阻抗中心的力加上单纯的力偶矩就可以产生复合型牙移动。由此可见,F 和 M 的变化会影响牙移动的类型。在绝大多数情况下口腔的解剖限制使得力不可能通过牙的阻抗中心。所以必须在牙冠上施加一个力偶使力相当于作用于阻抗中心。如移动中切牙向远中时,由于其阻抗中心在牙根牙槽嵴顶端 2/5 与 3/5 交界处,在牙冠上加力只能产生倾斜移动。如果需平移,则必须在牙冠再加一反向力偶矩,使中切牙向远中整体移动,力偶矩＝力×力线至阻抗中心的垂直距离。力偶矩与力的比率会导致旋转中心的改变,从而决定牙齿的移动类型,即 M/F 决定牙齿的移动类型。

(三) 各种正畸矫治力

1. 正畸矫治力的来源

(1) 弹性金属丝:各种富有弹性的金属丝,如不锈钢丝、钛镍丝等制作的各种弹簧、功能曲及弓丝本身,利用其弹力作为矫治力。

(2) 橡皮圈:各种不同直径、类型的橡胶弹力圈是常用的矫治力来源。

(3) 肌收缩力:大部分功能性矫治器利用肌收缩力或解除过度的肌收缩力而达到矫治的目的。

(4) 高分子材料膜片:透明矫治器通过矫治材料膜片的弹性形变,产生回弹力,使得牙齿发生相应的移动。

2. 矫治力的分类

(1) 以力的强度分为轻力:小于 60cN,如常用的弹性橡皮圈,用以移动牙齿;中度力:介于 60~350cN,如各种弓丝弹簧曲,用以移动牙齿;重力:大于 350cN,如以头颈部为支抗的口外牵引力,用作矫形力,引导颅颌面正常生长发育。

(2) 以力的作用时间分为间歇力(intermittent force):指对错位牙间歇产生作用的矫治力,如活动矫治器弹簧加力;持续力(continuous force):指对错位牙持续产生作用的矫治力,如固定矫治器弹性弓丝加力;间断力(interrupted force):指在一段时间内产生作用的矫治力,如口外弓或前牵器,一般每天晚上配戴,因此每天只在口内作用一段时间。

(3) 以力的产生方式分为机械力(弹性弓丝、橡皮圈等产生)、肌力(翼外肌、咬肌、舌肌等产生)等。

(4) 以力的部位划分

1) 颌内力:在同一牙弓内的牙齿相互牵引产生的作用力和反作用力;

2) 颌间力:上下颌之间的牙或牙弓相互牵引产生的作用力和反作用力,分为Ⅱ类、Ⅲ类颌间牵引和垂直颌间牵引等;

3) 颌外力:以颈部和额、颏、颅等骨作为抗基,将力作用于牙、牙弓或颌骨,使牙、牙弓与颌骨发生移位或改建。

(5) 以力的作用效果划分

1) 正畸力(orthodontic force):通过牙齿在生理范围内的移动以矫治错𬌗畸形。该力主要表现为牙和牙弓的改变,以及少量基骨的改变,对颅、颌骨形态的改变作用不明显。活动与固定矫治器产生的矫治力多为正畸力。

2) 矫形力(orthopedic force):主要作用在颅骨、颌骨上,能使骨骼形态改变,通过影响上下颌骨的生长发育改变颜面部形态,对颜面形态改变作用大。如儿童早期使用上颌前牵引器、头帽、口外弓等,能对上下颌骨的生长发育产生影响,同时也可改变面部形态。使用扩弓螺旋器快速打开腭中缝的矫治力也属矫形力。

(四) 金属丝的机械特性

1. 金属丝的基本性能

临床应用的正畸合金丝应包含以下特性:①有一定抗唾液腐蚀能力;②有一定的弹性,在一定载荷条件下,具有恢复初始形态的特性;③有足够的抗折性,防止受到一定载荷而折断;④能进行机械加工制作,弯制成一定形状的功能弯曲;⑤容易焊接金属材料矫治附件。

2. **弹性极限（elastic limit）**　指可施加于金属丝上不产生永久形变的最大应力,即最大弹性载荷(图6-1-5)。对金属丝施加一定力值后,可产生一定程度的弯曲变形,图6-1-5为金属丝的应力与应变曲线,图6-1-6为金属丝的载荷与挠曲曲线。根据材料力学原理,载荷与挠曲呈线性关系。随着加力增加,挠曲也成比例地增加,这一比例关系称为胡克定律。当载荷与挠曲不再成比例关系时,即达到P_{max}点,此后材料产生永久形变,不能再恢复原状。P_{max}代表可施加于材料上而不发生永久形变的最高载荷,即最大弹性载荷。弹性是指当卸载后物体外形恢复原状的能力;塑性形变则是指加载过程中,物体外形发生永久形变。当载荷达到极限载荷P_{ult}时,弹性材料将发生断裂。

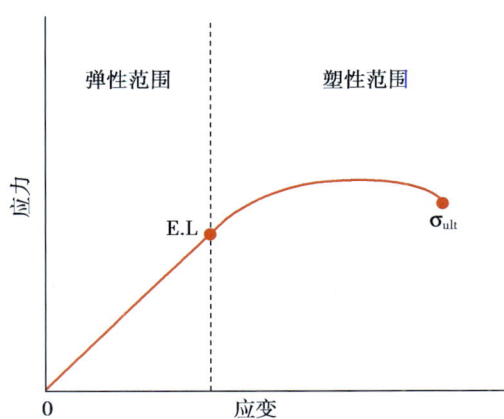

图6-1-5　应力与应变示意图
EL:弹性极限　σ_{ult}:抗张强度

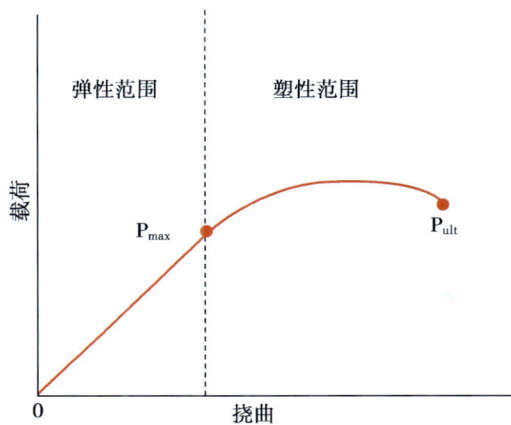

图6-1-6　载荷与挠曲示意图
P_{max}:最大弹性载荷　P_{ult}:断裂前最大载荷
在弹性范围内载荷与挠曲呈线性关系

弹性极限决定着构件的最大弹性载荷。对于特定的合金丝来说,有很多因素决定着其弹性极限。如金属丝的粗细,细丝相对于粗丝具有较高的弹性极限;金属丝的截面形状,圆丝较方丝具有较高的弹性;金属丝的材质,镍钛合金丝较不锈钢丝具有较高的弹性。一些正畸用合金丝可进行热处理以提高其弹性极限。这些因素对金属丝弹性极限的影响在正畸临床应用中常会得到应用。

3. **弹性模量（elastic modulus）**　决定矫治器部件载荷挠曲率的机械性能是弹性模量。载荷挠曲率与弹性模量成正比,呈线性关系。与弹性极限不同的是,弹性模量对于特定的合金,是一个恒量,它不受加工硬化和热处理的影响。

镍钛合金丝和β-钛合金(TMA)合金材料是正畸临床具有特殊意义的两种合金材料。前者最独特的性质是它的超弹性,即它的抗永久形变的能力,因其低应力和高回弹性而被大量应用于正畸临床。它的另一特性是形状记忆功能,如热激活镍钛合金丝在温度诱导下材料晶体型由马氏体向奥氏体转变,而回复到本来预成形状,即低温下(25℃左右,室温)受力变形,随温度逐渐升高(32℃左右,口腔内温度)合金丝逐步恢复初始形态,从而实现牙齿的缓慢加力移动。TMA材料的弹性模量介于不锈钢与镍钛合金之间,其挠曲率可达不锈钢的2倍而不产生永久形变,它具有良好的可塑性,并可焊接。

（五）矫治器及附件产生作用力的特点

1. **正畸弓丝与弹簧**　它们由不锈钢丝弯制而成,通过钢丝的弹性形变而释放或储存能量。由于弓丝直径粗细不同,其时间力值变化的曲线也有很大的不同。粗弓丝加力后初始力值很大,但力值衰减很快,后期作用力变化平缓,力值很小;细弓丝弯曲形变所用的力量小,初始释放矫治力也较轻,但持续时

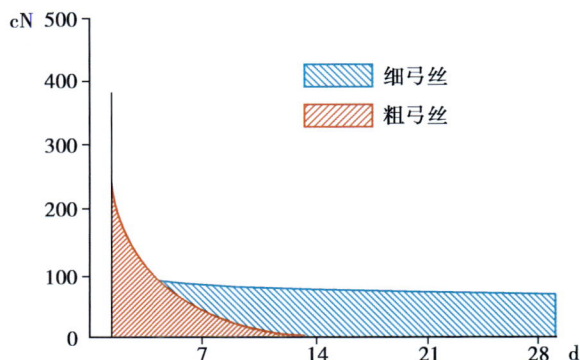

图6-1-7　粗弓丝与细弓丝的力量衰减示意图

间较长,力值改变很小,牙移动的效率较高(图6-1-7)。

2. 弹性橡皮圈 它的形变范围较大,力量柔和而持续,用于颌内或颌间牵引,但由于口内环境(湿度和温度)的影响,力值衰减也很明显(橡皮圈在口内3h的弹力衰减可达到40%),一般需要每天更换1次。

3. 高分子材料膜片 高分子材料膜片通过材料膜片的弹性形变,产生回弹力,使得牙齿发生相应的移动。

(六)颌骨矫形治疗的生物力学

生长发育期骨性畸形的儿童,常存在上颌骨或下颌骨发育不足或发育过度,可以用矫形治疗来促进或抑制颌骨的生长,达到矫治颌骨畸形的目的。

1. 上颌骨的矫形治疗 在上颌骨矫形治疗中因矫形力的部位和方向不同,使其产生水平向前或向后移动的同时可产生垂直向上或向下的移动,这种移动对调整颌骨的前后关系和垂直关系非常重要。颌骨移动的方向取决于牵引力的作用线和阻抗中心的位置。当矫治力作用线穿过骨块阻抗中心时骨发生平移,当力线不通过阻抗中心时骨块将发生平移和转动的复合运动。这一特征与牙齿阻抗中心和作用力线的关系相似。

(1)上颌骨与上颌牙弓阻抗中心的位置:上颌骨阻抗中心的位置在正中矢状面上,其高度在梨状孔下缘,前后位置在第二前磨牙和第一磨牙之间;上颌牙弓的阻抗中心位置也在正中矢状面上,但其前后位置在第二前磨牙处,高度约在前磨牙的牙根尖。当牵引方向为𬌗平面下30°角左右时,牵引力线同时经过上颌骨和上颌牙弓的两个阻抗中心。

了解上颌骨和上颌牙弓阻抗中心的确切位置后,就可根据畸形形成机制施以矫形力,以便达到最佳矫治效果。颌骨牵引力线与上颌骨和上颌牙弓两者阻抗中心位置的关系有三种情况:①上颌骨和上颌牙弓平移而无转动时,则牵引线需同时经过上述两者的阻抗中心,即采用与𬌗平面呈向下30°角左右的牵引,沿此方向牵引时,牵引力线就可以通过两者的阻抗中心,上颌骨与上颌牙弓将沿牵引力方向平移,此时矫形力将发挥最大的牵引效率(图6-1-8)。②上颌骨和上颌牙弓发生同向的顺时针(或逆时针)旋转时,则牵引力线需经过两者阻抗中心的同侧;如临床上用于反𬌗伴有上颌骨逆时针旋转的患者,采用与𬌗平面呈向下大于30°角的牵引,使上颌骨顺时针旋转(图6-1-9)。③上颌牙弓和上颌骨发生相对旋转时,矫形力牵引线需经过上颌骨和上颌牙弓阻抗中心之间;如临床用于上颌前牵引治疗反𬌗伴有开𬌗倾向而上颌骨又顺时针旋转的患者,采用这种牵引,使上颌骨逆时针旋转,上颌牙弓顺时针旋转(图6-1-10)。

(2)矫形力大小与方向

1)牵引力大小:要促进或抑制骨骼的生长需用矫形力,一般为每侧300~1 000cN。

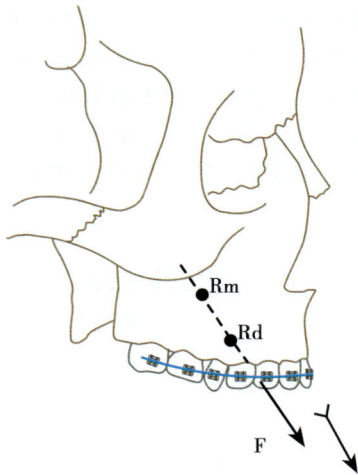

图6-1-8 矫形力牵引线同时通过上颌骨和上颌牙弓阻抗中心

Rm:上颌骨阻抗中心 Rd:上颌牙弓阻抗中心;F:力

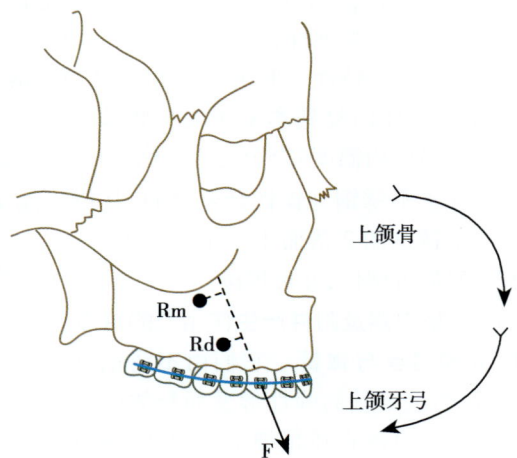

图6-1-9 矫形力牵引线经过上颌骨与上颌牙弓阻抗中心同侧

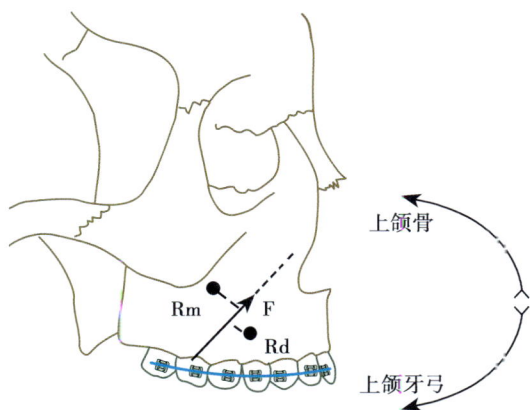

图 6-1-10　矫形力牵引线经过上颌骨与上颌牙弓阻抗中心之间

2）牵引时间:患者每天戴前方牵引面框 12~16h,可产生良好的骨骼效应,当牵引少于 10h 时,其骨矫形效应较差。

3）牵引力作用部位和方向:①上颌前方牵引时(在上颌尖牙处牵引),对有开𬌗倾向者应采用与𬌗平面呈前下 30° 角左右的牵引力;而对前牙反覆𬌗深者,应采用与𬌗平面平行或向上的牵引方向。②上颌后牵引时(用口外弓从第一磨牙处牵引),对深覆𬌗或上颌骨生长方向呈顺时针方向旋转者(低角型病例),应采用与𬌗平面呈向后下 30° 角左右的牵引力(颈带低位牵引),而对有开𬌗倾向或上颌骨呈逆时针方向旋转生长者(高角型病例),应采用与𬌗平面平行或向上的牵引角度(头帽高位牵引)。

2. 下颌骨的矫形治疗　下颌骨由颞下颌关节与颞骨相连,是构成颌面部主要骨骼之一,下颌骨生长发育的异常更容易导致颌面部的畸形。安氏Ⅱ类、Ⅲ类错𬌗与偏颌畸形的形成,均与下颌骨发育异常有关。因此,下颌骨的矫形治疗也是儿童生长发育期骨性畸形矫治的主要手段之一。

（1）促进下颌骨生长:使用肌激动器使下颌持续前伸,可加速其生长。下颌主要的前伸肌为翼外肌,下颌被翼外肌主动拉向前时,可矫治安氏Ⅱ类下颌后缩畸形,因而翼外肌的作用是刺激下颌生长的关键因素。此外,还可用功能性矫治器将下颌导向前,矫治器导下颌向前需 300~500cN 的力,矫治力分布于上下颌牙齿上,使下颌前牙前移,上颌前牙后移,可限制上颌骨的生长,使用矫治器的功能调位作用使髁突前移,使下颌前移建立正常咬合关系,同时髁突及关节进行相应改建,以适应新的下颌位置。

（2）限制下颌骨生长:尽管有时可能需要通过使用外力限制下颌的生长,但临床效果常常并不理想,这是因为下颌的生长控制机制不同于上颌骨,它是以颞下颌关节与其邻近骨骼相连接,完全不同于上颌骨通过骨缝与其他骨连接。作用于颏部的矫形力传递至颞下颌关节内是向后和向上的,由于关节内的复杂结构而使其受力复杂化。此外,髁突表面是软骨结构,其应力骨改建能力远不如一般骨组织,所以,头帽颏兜牵引只是改变了下颌的生长方向,对于下颌呈逆时针旋转生长的反𬌗患者(低角病例),其矫治效果较好,而对于下颌呈顺时针方向生长的反𬌗患者(高角病例),头帽颏兜牵引会进一步加重下颌的顺时针旋转,使高角面型更加严重。

二、正畸治疗的生物学基础

对于错𬌗畸形的矫治,无论采取哪一种矫治方法,都必须对错位的牙、牙弓或颌骨施加一定的矫治力,以引起牙周组织、颌骨在生理限度内的组织改建,产生牙齿移动,引导颌骨正常生长,使牙颌系统获得正常的外形,发挥正常的功能,达到矫治错𬌗畸形的目的。颌骨的可塑性、牙骨质的抗压性及牙周膜内环境的稳定性是正畸牙周组织改建与牙齿移动的最基本的生物学基础。

（一）颌骨与牙槽骨的可塑性

骨组织是人体内可塑性大、适应性强的组织。随着人体的运动负荷、生长发育等功能的需要而不断生长与改建,骨骼的改建与更新将伴随人的一生。颌骨特别是牙槽骨是人体骨骼中最活跃的部分。颌骨与牙槽骨的改建包括增生与吸收两个过程,并不断调整,进行质和量的变化,以达到新的平衡。这一重要的骨生理特征是正畸治疗的生物学基础。正畸治疗过程中颌骨与牙槽骨的变化主要表现为破骨与成骨动态平衡的生理过程,这种骨改建过程是在牙齿与颌骨受到机械力后发生的骨重塑与改建的生物学变化。

（二）牙骨质的抗压性

在生理情况下,牙骨质不像骨组织可以不断地改建和重塑,而且较固有牙槽骨具有更强的抗吸收能力,这是由于牙根表面总是覆盖着一薄层尚未钙化的类牙骨质,其对压力较牙骨质有更强

学习笔记

的抵抗力,对深层牙骨质起到保护作用,这些是临床正畸治疗时牙齿移动的基础。当牙周膜纤维因适应牙齿功能的需要发生改建和更替时,牙骨质可以不断地增生沉积而形成继发性牙骨质,从而新生的牙骨质将新形成的牙周膜重新包埋附着,使新形成的牙周膜纤维重新附着至牙根。当牙齿的切缘和咬合面受到磨损时,也可以通过继发性牙骨质的根尖沉积得到一定的补偿。当牙根表面有小范围的病理性吸收或牙骨质折裂时,均可由于继发性牙骨质的沉积而得到修复。

(三) 牙周膜内环境的稳定性

牙周膜(periodontal membrane)是围绕牙根并连接牙根和牙槽骨的致密结缔组织,环绕牙根;其厚度为0.15~0.38mm,平均0.25mm,根中1/3最薄。主要由细胞、基质和纤维组成,并含有神经、血管和淋巴管。其中大量的胶原纤维将牙齿固定在牙槽窝内,并能抵抗和调节牙齿所承受的咀嚼压力,具有悬韧带的作用,又称牙周韧带(periodontal ligament,PDL)。牙周膜在冠方与牙龈的固有层相延续,被连接牙槽嵴顶和牙根的胶原纤维束所分割(牙槽嵴纤维)。牙周膜纤维在静止状态下略呈波浪状,有一定的收缩性,当受到拉力时被拉平伸长,而遇到压力时波浪状弯曲增大,纤维略缩短,此时牙齿即出现微小的生理性动度。同时,牙周膜可以分散、吸收咀嚼时牙槽突受到的力,并在正畸牙齿移动中发挥重要作用。

对牙齿施加正畸力后,机械力传递至牙周组织,引起牙周膜结构改变、牙槽骨的吸收与新骨生成,牙齿发生位移。当外力去除后,牙周组织可以在新的位置上通过改建重新恢复正常结构、形态与功能。正畸矫治完成后经过保持,牙周膜的宽度、牙周膜与牙槽骨以及牙骨质的连接都能恢复正常,牙周组织维持这种内环境的稳定性是正畸治疗的必要条件。

三、正畸治疗中的组织变化

当矫治器产生的力作用于牙、颌骨和肌肉时,将会引发一系列的组织反应与变化,从而达到牙齿移动与颌骨矫形的效果。

(一) 牙周组织的反应

1. **牙周膜的变化**　牙齿受到机械力的作用后,机械力通过牙齿传递到牙周膜,压力侧牙周膜的受压缩,张力侧的牙周膜受拉伸,牙周膜发生改建。机械力大小的不同这种改建效果也有差别,在适当力的作用下,压力侧牙周膜受挤压而紧缩,牙周间隙变窄,血管受压使得血流量减少,胶原纤维和基质降解吸收,并分化出破骨细胞。张力侧牙周膜纤维拉伸变长,牙周间隙增宽,胶原纤维和基质增生,成纤维细胞增殖,成骨细胞分化。停止加力后,牙齿在新的位置稳定,牙周纤维经过调整再排列与重新附着,由改形的牙周膜将牙齿重新固定在新的位置上,并逐渐恢复正常的牙周膜腔宽度。如矫治力过大,牙周膜中的微血管可因过度受压而使局部缺血,或血管受挤压引起局部出血,导致血栓形成及无细胞区的玻璃样变。当牙周膜内细胞发生坏死后,局部的成骨细胞和破骨细胞的分化也就终止了(图6-3-1),会导致牙齿移动减慢和牙齿松动。

2. **牙槽骨的反应**　在张力侧牙槽骨的内侧面,成骨细胞活跃,产生新骨(图6-3-2)。牙槽骨内壁原有的致密骨板层消失,代之为顺着矫治力方向横向排列的骨小梁。与此同时,在牙槽骨壁外侧面,则有破骨细胞的活动(图6-3-3),吸收原有骨质,以保持牙槽骨的正常厚度,此时所形成的牙槽骨骨小梁,在内侧面有成骨过程,外侧面有破骨过程,失去了原来的排列方向,称过渡性骨。在牙周膜受压侧的牙槽骨内侧面,因受压而有破骨活动,以缓解牙周膜所受压力。外侧面出现成骨细胞活跃,以保持牙槽骨的正常厚度。矫治完成后,过渡性骨要逐渐被正常结构的骨组织所代替。由过渡性骨到正常结构的骨组织,大约需要半年到1年、甚至更长时间的调整。在这一时期内必须使用保持器,以防止牙齿复发回位,尽管牙移动时,牙槽骨和牙周膜都有大量改形,但牙周膜间隙最终还是要恢复到正常宽度,牙槽骨也恢复正常的形态与结构。

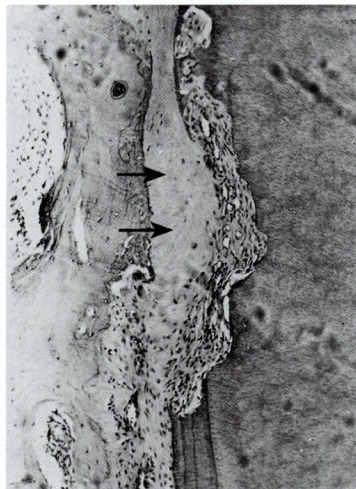

图6-3-1　矫治力过大时,压力侧牙周膜发生玻璃样变,邻近牙体硬组织发生吸收(箭头所示)(HE,×40)

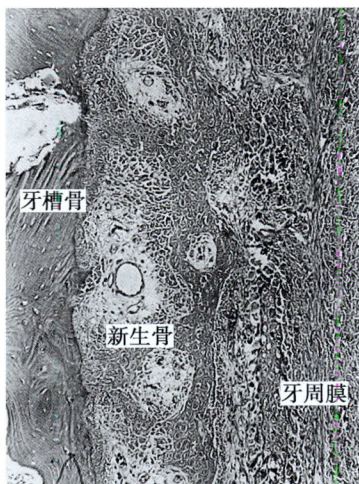

图 6-3-2　加力 2 周后，张力侧牙槽骨，有明显的新骨生成（HE，×40）

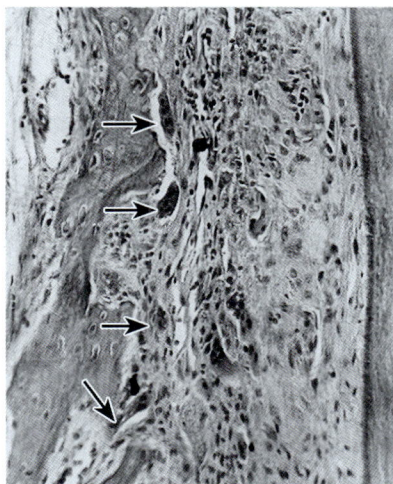

图 6-3-3　加力 1 周后，压力侧牙周膜发生血管化反应，邻近牙槽骨边缘有多个破骨细胞（箭头所示）（HE，×60）

在大小适宜的矫治力作用下，压力侧牙槽骨的吸收是在固有牙槽骨表面直接发生，也称为直接骨吸收。而当矫治力过大时，因在牙周膜产生玻璃样变区没有破骨细胞，则骨的吸收不在固有牙槽骨表面直接发生，而在其深部稍远处发生骨吸收，这种骨吸收称为间接骨吸收，这类骨吸收的方式呈"潜行性"，可使牙齿移动的速度减慢，牙齿将延迟到局部骨吸收区的坏死组织被吸收清除后才能移动，牙齿会出现明显松动和疼痛。

3. **牙龈变化**　随着正畸牙齿移动，牙龈也同时出现一定改变。牙龈（gingiva）分为游离龈、附着龈和牙间乳头三部分。正常情况下牙龈在正畸治疗中的变化是很微弱的，对疗效的影响也很小。正畸牙移动时，牙龈只是在压力侧微有隆起，张力侧轻微受到牵拉，牙龈上皮组织和固有层结缔组织有些增减与龈缘调整，且其形态可随牙齿移动而塑建。但在正畸过程中若不注意口腔卫生，常会出现不同程度的牙龈红肿，甚至牙龈附着破坏；如果牙齿移动过快，会出现牙龈堆积及凹陷，甚至牙龈退缩等。有研究表明，牙龈组织的改建速率慢于牙槽骨的改建，这对正畸治疗后的复发与保持具有重要意义。

（二）牙体组织的变化

1. **牙骨质的变化**　正畸力作用于牙齿后，牙周膜与牙槽骨出现应力反应，牙骨质也会受到一定的影响，由于牙骨质的抗压性，其反应不如牙槽骨活跃敏感。适度的正畸力可引起牙槽骨吸收而不导致牙骨质吸收。但实际上牙骨质有时也难免会出现破牙骨质细胞引起少量吸收，只是由于牙骨质抗压能力较强，所以与牙槽骨相比，其吸收范围小，程度轻（X 线片上难以发现），并能较快地由新生牙骨质及时修复。形成牙骨质的是成牙骨质细胞，它和破牙骨质细胞一样都是来自牙周膜中未分化的间充质细胞。

2. **牙根吸收**　正畸治疗中有时会发生牙根吸收（可累及牙骨质及深层的牙本质），表现为牙根长度变短。一种是进行性吸收，多发生在牙根尖，使牙根变得短而钝；另一种是牙根特发性吸收，可能是个体自身骨代谢异常所致。

3. **牙髓组织的变化**　当牙齿受到一定的矫治力后，牙根尖部血管受轻压，牙髓组织可发生轻度充血，对温度的变化敏感，有时可出现牙髓活力下降，一般可在矫治完成后恢复。正畸治疗中应随时询问患者牙齿疼痛情况，必要时检查牙髓活力，防止引起牙髓变性坏死。死髓牙如没有根尖周炎，经根管治疗后同样可以进行正畸移动。

（三）腭中缝的变化

在青春期，前腭中缝未形成完全的骨性联合，其间通过结缔组织相连接。腭中缝并非一条规则的分界线，而是两侧骨突交错向对侧延伸，形成相互嵌合的不规则线，是一条潜在的裂隙，由结缔组织所填充。在快速扩弓中发现，随着扩弓的进行，腭中缝处裂缝逐渐扩大，骨质的增生发生在两侧骨突的顶端部分,大量的成骨细胞在此区集聚分布,在原来骨突边缘与新生骨组织交界处形成一条明显的分界线,这是由于新生骨组织还未完成钙化的缘故。同时在腭中缝处可见结缔组织的血管数目增多,血供更为丰富,纤维细胞的数目增多。扩弓疗效的实现取决于中缝快速打开的程度以及后牙向颊向移动的结果,前者的效应更为重要。青春期以后,腭中缝结缔组织逐渐钙化,至成年后腭中缝完全骨化,此时正畸扩弓矫治效果主要是后牙颊向移动的结果。

(四)正畸治疗中影响牙周组织改建的因素

1. 矫治力强度和时间　不同强度的矫治力,对组织产生不同程度的影响,矫治力过小时,牙周组织不发生反应;过大矫治力会造成牙周组织损伤,导致牙齿松动,延缓牙齿移动。只有当矫治力大小适宜时,牙周组织才能够处于积极活跃状态,产生类似于生理性移动的效果。过大力值可引起牙周膜出现玻璃样变,牙骨质及牙根吸收,牙槽骨出现"潜行性"骨吸收,使牙齿移动速度减慢。重而持续的矫治力,有可能导致牙周组织损伤等不可逆变化,临床应注意避免。在正畸治疗中采用间断加力是非常必要的,因为受力牙齿的牙周组织需要修复,加力越频繁,修复过程就越短,产生牙齿与牙周组织损伤的机会就会增加,保证一定的复诊间隔时间,可以预防和减少牙齿与牙周组织损伤的发生。临床上固定矫治器加力间隔时间为4~6周,活动矫治器间隔2~3周加力。

临床上可以从以下几个方面判断适宜矫治力:①无明显自觉疼痛,只有发胀感觉;②叩诊无明显疼痛;③牙齿松动度不大;④牙齿移动效果明显;⑤X线片显示牙根及牙周无异常。

2. 机体因素

(1)年龄与生长发育:乳牙期儿童机体生长发育速度快、潜力大,颌骨可塑性强,正畸治疗顺应其生长发育规律,只需施以较轻的矫治力即可在短时间内引起明显的组织改变。在乳牙根已开始吸收,恒牙根尚未完全形成时,施力应多加注意,否则会加速乳牙根吸收,造成乳牙过早脱落。替牙期及恒牙初期儿童生长发育潜力仍然很大,组织对外力刺激的反应极为活跃,正畸与颌骨矫形效果均非常明显,是正畸治疗的最佳时期。青春期后期,即第二磨牙完全萌出至第三磨牙萌出期间,牙颌系统生长发育明显减慢,组织反应能力减弱。成年以后生长发育停止,组织反应能力较弱,骨形成能力降低,所以成年期矫治速度不宜过快,否则容易引起牙周组织损伤与牙齿松动。因此,与儿童矫治相比,成人正畸疗程相对较长,对矫治力控制要求更高。

(2)机体骨代谢与骨改建:骨的生长与代谢直接或间接地影响颌骨与牙槽骨改建,也影响正畸治疗的效果,骨代谢受机体多种激素和维生素等的控制与调节。对于骨质疏松患者,由于骨转换加快,骨质密度降低,正畸治疗更容易引起牙周组织反应加剧,导致牙齿松动,所以临床加力更应采取轻力和间断加力原则,保持牙齿与牙周组织健康。少数患有骨钙化异常的患者,骨密度增加,骨改建减弱,正畸治疗中可能出现牙齿移动缓慢或不移动。

(3)局部牙周组织异常:对于个别牙齿由于炎症等原因,引起牙根与牙槽骨粘连或融合,牙周膜腔消失,失去了正常的牙齿-牙周膜-牙槽骨结构,正畸加力时牙周组织无法进行正常改建,牙齿不能移动。临床发现正畸加力后牙齿不移动时,应及时拍摄X线片,仔细检查牙周膜腔的形态,发现有根骨融合现象时应立即停止加力。对于牙周病患者,应仔细检查牙槽骨吸收、牙龈退缩,以及牙周炎症情况,牙槽骨吸收过度或处于急性期牙周炎时,正畸加力容易加重牙周组织损伤,应在牙周炎症控制以后再开始正畸治疗。

四、常见牙齿移动类型与组织变化特征

由于施加矫治力的方式不同,会出现不同类型的牙齿移动。

(一)倾斜移动(tipping movement)

倾斜移动是指牙冠和牙根做相反方向的移动。如为单根牙,则其牙周变化呈现2个压力区和2个张力区(图6-4-1);双根牙的根周组织出现4个压力区和4个张力区。一侧近牙冠区与对侧根尖区的牙周组织承受相同的矫治力(压力或张力),产生相同的组织变化。如自唇侧对前牙加力时,牙冠向舌侧倾斜,此时唇侧牙周组织的变化上下不同,旋转中心以上(冠方)的牙周膜纤维受到牵拉,牙周膜间隙增宽,新骨形成。旋转中心以下(根方)的牙周膜纤维被压缩,牙周间隙减

视频:ER6-4-1
倾斜移动

小,骨吸收;舌侧的变化与之相反,旋转中心以上为吸收区变化,旋转中心以下为增生区变化。相应部位还出现代偿性骨吸收与增生(图6-4-2),即在牙槽窝内表面发生改建的同时,牙槽骨外侧也会发生补偿性改建,以保持牙槽骨原有的厚度。倾斜移动的最大压力与张力区是在牙根尖和牙颈部。

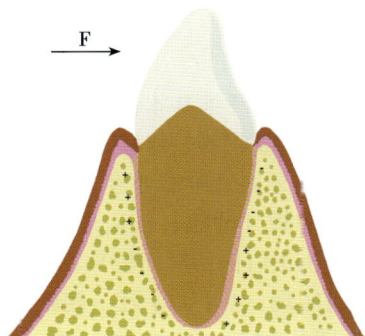

图 6-4-1　牙倾斜移动的组织改建示意图
压力与张力区分布(+示张力,-示压力)

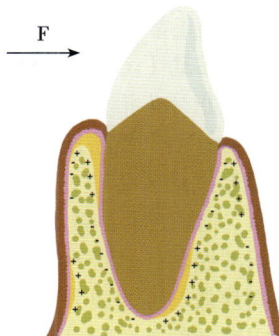

图 6-4-2　牙倾斜移动时牙槽骨另一侧出现代偿性骨吸收与骨形成
(+示张力,-示压力)

(二) 整体移动(平移)(bodily movement)

当作用力通过牙齿的阻抗中心时,牙齿可产生整体移动。是指牙冠、牙根同时向相同方向等距离移动。M/F=10左右时可实现整体平移,此时牙根牙周膜受力均匀。此时外力所在的一侧为张力侧,对侧为压力侧,分别发生骨增生与吸收改变。只有使用特定的矫治器才能使牙齿整体移动。整体移动的压力与张力被均匀地分布在牙根两侧的牙周组织(图6-4-3)。

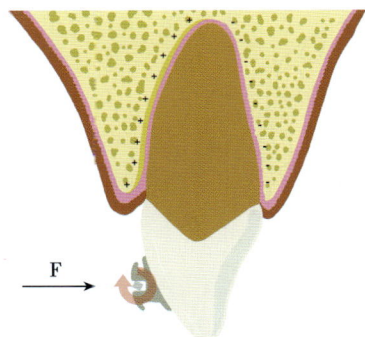

图 6-4-3　牙整体移动时的组织改建示意图

(三) 伸长(extrusion)或压入(intrusion)移动

垂直力施加于牙齿,使牙齿产生伸长或压入(图6-4-4),是整体移动的另一种方式。轻力伸长牙齿时,牙槽骨的基底部和牙槽窝周边的牙周膜纤维受牵拉的多,有新骨沉积,很少出现吸收。同时牙槽嵴顶区域牙槽骨出现骨形成,维持牙齿的正常临床牙冠高度。对于年轻人来说,牙齿伸长时嵴上纤维比根中及根尖1/3主纤维的伸长、移位更明显。一些纤维在牙齿移动时伸长一段时间,但经历了短暂的保持期后可发生改建。而嵴上纤维能保持较长时间的伸长。

牙齿压入时,与伸长牙齿不同,必须向根部加压,但较困难。年轻患者被压入的牙齿经过矫治后仅仅发生较小的位置变化。压入很少出现复发,一部分原因是因为游离龈纤维束

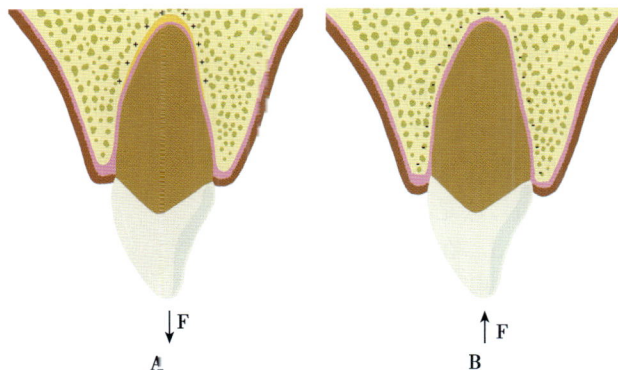

图 6-4-4　牙齿伸长与压入移动时的组织改建示意图
A.伸长　B.压入

松弛,主纤维伸长。同时压入移动有可能导致边缘区形成新骨骨刺。由于伸长纤维束产生的张力,新骨层轻度弯曲,张力也发生在根中 1/3。保持几个月后主纤维发生重建。施加压入力时应慎重且必须小心控制力的大小。需要轻力是因为力量会集中在根尖的较小区域内。持续的轻力对年轻患者的前牙压入有非常好的效果。如果根尖区的骨质相当致密,轻的间歇力可以为细胞增殖提供时间,当再次加力后主要发生直接骨吸收。一般情况下,随着牙齿的压入,牙槽嵴顶区域牙槽骨同时出现骨吸收,以维持临床牙冠的正常高度。

ER6-4-4

视频:ER6-4-4
旋转移动

(四) 旋转移动 (rotation movement)

旋转移动是指牙齿沿长轴发生旋转移动。旋转移动时牙周膜纤维基本都被牵拉扭绞,牙周纤维之间的毛细血管被严重挤压,血液循环受阻,牙槽骨的增生和吸收均较缓慢,牙齿移动缓慢。旋转移动较其他形式的牙移动更为困难且容易复发,受到牵拉的牙周纤维需要经过较长时间的重新恢复和排列后,才能使牙齿移动并固定在新的位置上。圆形单根牙的扭转较扁形牙根和多根牙容易。扁形牙根的扭转一般会产生 2 个压力区和 2 个张力区,扭正后保持时间较长,可用牙龈纤维切断的办法提高疗效与减轻复发。牙齿旋转可通过使用力偶实现,也可在牙冠一侧施加一定的力,在另一侧不需移动的部位设计阻挡点(stop),以扭正牙齿(图 6-4-5)。

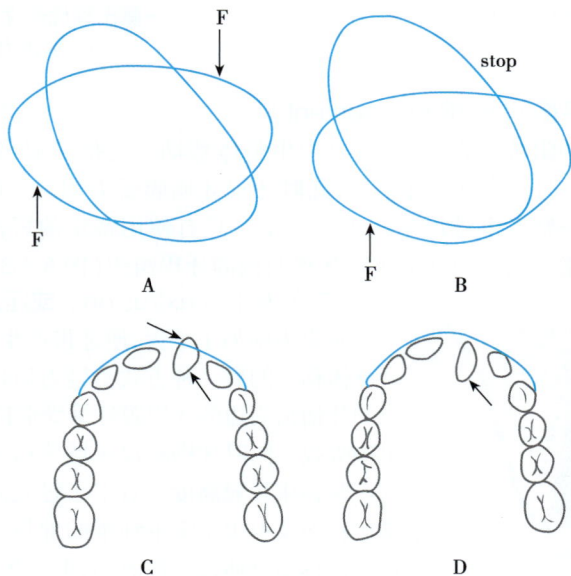

学习笔记

图 6-4-5　牙齿旋转移动
A. 力偶作用使牙齿旋转(F:力)　　B. 在一侧设计阻挡,另一侧加力
使牙齿旋转(F:力)　C、D. C 和 D 是 A 和 B 在临床的具体应用

ER6-4-5

视频:ER6-4-5
转矩移动

(五) 转矩移动 (torque movement)

转矩移动也称为控根移动(图 6-4-6),主要为牙根的倾斜移动,牙冠保持不动,此时 M/F ≥ 12,旋转中心位于冠方。当转矩力施加于牙齿时,使牙齿产生转矩移动,即使牙根向一定方向移动,而限制牙冠的移动。牙齿的转矩包括根尖的倾斜移动。在转矩的初始阶段,压力区靠近牙根的中部,这是因为牙周膜在根尖 1/3 宽于根中 1/3。在根中 1/3 的骨发生吸收后,根尖区的根表面逐渐压迫邻近的牙周膜,就建立了一个较宽的压力区。临床矫治中进行牙齿控根移动时应特别注意观察加力牙齿的反应,避免发生牙根吸收。

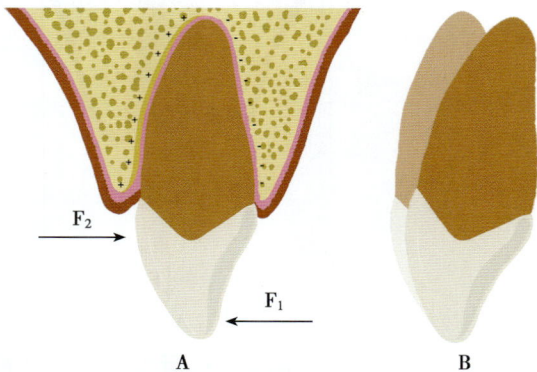

图 6-4-6　牙转矩移动示意图(控根移动)

思考题

1. 牙齿的阻抗中心与旋转中心有何区别？
2. 何谓正畸力与矫形力？有何区别？
3. 正畸牙齿移动的生物学基础是什么？
4. 正畸牙齿移动有哪些类型？其牙周组织反应有何特点？

（金作林）

参考文献

1. 陈扬熙. 口腔正畸学——基础、技术与临床. 北京：人民卫生出版社，2015.
2. GRABER L W，VANARSDALL R L，VIG K W L. 口腔正畸学：现代原理与技术. 第 5 版. 金作林，丁寅，冯雪，等译. 西安：世界图书出版公司，2013.
3. BURSTONE J. The Biomechanical Foundation of Clinical Orthodontics. Chicago：Quintessence Publishing Co Inc.，2015.
4. GRABER L W，VANARSDALL R L，VIG K W L. Orthodontics：Current Principles and Techniques. 5th ed. St. Louis：Elsevier Mosby，2014.

学习笔记

第七章　矫治器和矫治技术

>> 提要

1. 了解矫治器的类型和特点。

2. 临床常用的矫治器分为活动矫治器和固定矫治器两大类型。此外,临床中常用的功能矫治器按矫治力源分类,既有固定也有活动。

3. 活动矫治器由固位、加力和连接三部分组成,𬌗垫矫治器、平面(斜面)导板矫治器、分裂基托扩弓矫治器是目前常用的几种活动矫治器。

4. 功能矫治器的矫治力源是口颌系统的肌力,功能矫治器通过改变口颌系统肌功能为𬌗及颌骨发育创造有利的生长环境。

5. 方丝弓矫治器是目前世界上应用最广泛的固定矫治器。由托槽的方丝弓槽沟和方形矫正弓丝间产生的转矩力能有效地控制牙齿移动的方向,这是方丝弓矫治技术的理论基础和特点。

6. 直丝弓矫治器由方丝弓矫治器发展而成,主要原理是将方丝弓矫治器的三个序列弯曲预成在托槽的结构上。正常𬌗的六个关键是直丝弓矫治器的重要理论基础。

7. 口外支抗矫治器的特点是可以获得较大支抗,同时可应用矫形力来矫正轻度的颌骨畸形。

一、概述

牙颌畸形主要用矫治力进行治疗,这种矫治力可用很多方法给予,矫治器就是其中之一。

(一)矫治器的定义

矫治器(appliance)是一种治疗错𬌗畸形的装置,或称正畸矫治器。它本身可产生作用力,或通过传递咀嚼肌、口周肌产生的功能作用力使畸形的颌骨、错位牙齿及牙周支持组织发生变化,以利于牙颌面正常生长发育。

(二)矫治器性能的基本要求

矫治器通常是一种富有弹性的金属丝或树脂制品,或两者结合的机械性装置,戴在口内或颌面部。矫治器必须具有下列性能:

1. 矫治器对口腔软硬组织及颌面部无损害,不与唾液起化学反应,符合生理要求,不影响牙颌面的正常生长发育和功能。

2. 矫治器的体积尽量小巧,戴用舒适,显露部分尽量少,对美观影响小。

3. 便于清洁,不影响口腔卫生。

4. 结构简单、牢固,力量易于控制,应具有稳定的固位,材料应具有足够的强度。

(三)矫治器的类型

矫治器可按作用目的、矫治力来源、固位方式等进行分类。

1. 根据矫治器的作用目的分类

(1)预防性:目的在于预防可能发生的错𬌗,如间隙维持器,以保持牙弓长度,可为固定式或活动式装置。

(2)矫治性:对牙颌面畸形进行主动的矫治,其作用力可为机械力或口周肌功能力。

（3）保持性：专供主动治疗后保持牙齿稳定在新的位置上，尽可能减少复发。

2. 根据矫治力的来源分类

（1）机械性：此类矫治力来源于各种金属丝变形后的回弹力或弹性材料（如橡皮圈）拉长后的回缩力。该机械力间接或直接作用于牙和颌骨，以达到调整颌间关系和移动错位牙的目的。

（2）功能性：矫治原理是利用咀嚼肌或口周肌的功能作用力，通过戴用的矫治器传递至被矫治的部位，改变错位的牙和颌骨，诱导生长发育正常进行。

3. 按固位方式分类

（1）固定矫治器：用粘接剂粘固于牙齿上，患者不能自行取下，只有医生用器械才能取下。

（2）活动矫治器：固位于牙齿或黏膜上，患者可自行摘戴。近年来临床上日益广泛使用的无托槽隐形矫治器也属于活动矫治器。

（四）各类矫治器的优缺点

1. 活动矫治器

（1）传统活动矫治器

1）优点：①患者自行摘戴，便于清洁，有利于保持矫治器清洁和口腔卫生。②避免损伤牙体牙周组织。施力过大疼痛时，患者可自行卸下，矫治力也可因矫治器离位而消除。③不影响美观。

2）缺点：①支抗不足；②作用力单一，控制牙移动能力不如固定矫治器，牙齿移动方式多为倾斜移动，整体移动难；③影响发音：因为基托的关系，所以舌活动度受限，说话不清楚；④有异物感、取戴麻烦，患者往往不能坚持配戴，活动矫治器需要患者积极合作，否则疗效不佳；⑤剩余间隙处理难。

（2）无托槽隐形矫治器（透明矫治器）

1）优点：①美观隐蔽；②方便舒适；③便于清洁；④疗效可预测，由于无托槽隐形矫治器借助计算机辅助设计技术，可以在矫治进行前了解并告知患者整个矫治过程的治疗结果，有利于矫治方案的修改、确定，以及进行良好的医患交流和探讨。

2）缺点：①对患者依从性要求高；②牙移动实现率有待提高，临床实际牙移动与计算机辅助设计结果往往有较大出入，例如牙齿伸长、旋转和整体移动等。

2. 固定矫治器

（1）唇侧固定矫治器

1）优点：①固位良好，支抗充足。②能使多数牙移动；整体移动、转矩和扭转等移动容易。③能控制矫治牙的移动方向。④能矫治较复杂的错𬌗畸形。⑤体积小，较舒适。⑥不影响发音。⑦临床复诊加力间隔时间长。⑧患者不能自行将矫治器摘下不戴，所以矫治力得以持续发挥。

2）缺点：①戴用固定矫治器需特别重视口腔卫生保健，否则易引起龋坏或龈炎；②固定矫治技术相对复杂，临床上椅旁操作时间较长；③如力量过大，容易引起牙体、牙周组织的损害，产生不良后果。

（2）舌侧固定矫治器

1）优点：①美观；②不易发生龋坏：舌侧托槽基底附近的牙面不易发生龋坏，与唇侧矫治有很大的不同，原因可能与舌面唾液流量较大，能避免牙釉质脱矿有关；③利于观察牙及唇齿关系的改变：由于唇侧没有托槽和弓丝阻碍，医师和患者可观察到任何细微的治疗改变，有利于提高患者配合治疗的积极性；④缓解关节症状：上颌舌侧托槽类似于一个咬合板，将上下颌分开，有利于解除不良咬合和异常肌力的闭锁作用；⑤可帮助改正不良舌习惯：舌侧托槽类似于舌刺，对伸舌吞咽、吐舌习惯者可以起到帮助舌功能训练的作用。

2）缺点：①对口腔卫生要求更高，由于舌侧托槽一般都距离龈缘较近，托槽边缘和粘接剂易增加菌斑和牙结石堆积的可能性；②对舌、语音和咀嚼能力有影响；③增加椅旁操作时间。

（五）支抗装置

1. 支抗在正畸治疗中的意义　正畸矫治过程中，任何施加于矫治牙的力，必然同时产生一个方向相反、大小相同的反作用力，能抵抗该反作用力的结构被称为"支抗"，临床上常用牙作为支抗。支抗的设计决定了矫治牙能否按设计要求的方向和距离移动。为了实现矫治牙按设计要求移动,常需要支抗牙尽量不移位或仅少量移位,以保持良好的𬌗关系。相反,如支抗不充分,支抗牙可能发生移位而导致𬌗关系紊乱,或占用牙列间隙造成矫治困难。因此,在矫治器设计时必须对支抗设计反复斟酌,必要时采用支抗装置增加支抗。

  2. **支抗装置的种类**

  (1) 口外支抗装置:支抗部位在口外,如以枕部、颈部、头顶部等作为支抗部位,这样可以抵抗较大矫治力的的反作用力。口外弓、颏兜等矫治器均利用口外支抗装置(图7-1-1)。

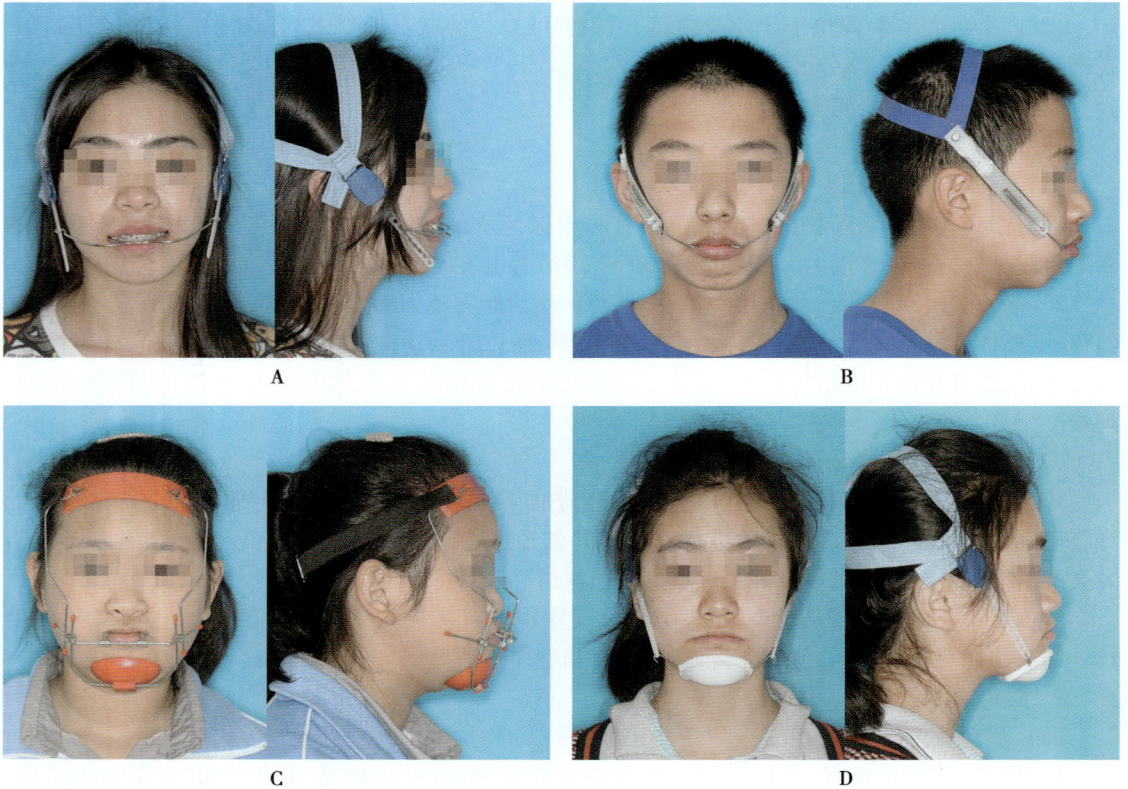

图 7-1-1 口外支抗装置
A. 头帽口外弓　B. 头帽 J 钩　C. 头帽前牵引　D. 头帽颏兜

  (2) 口内支抗装置:支抗部位在口内,常采用将支抗牙连成一整体的方式而增强支抗作用,如横腭杆(图7-1-2A)、Nance 弓(图7-1-2B)、舌弓(图7-1-2C)。近年来,随着口腔种植学的发展,颌骨内种植体已成为口腔正畸治疗中的一种支抗手段。种植体支抗的最大特点是可避免以牙齿或牙弓作为支抗结构时可能出现的移位,保证了矫治过程中对牙列间隙的完全利用(图7-1-2D)。

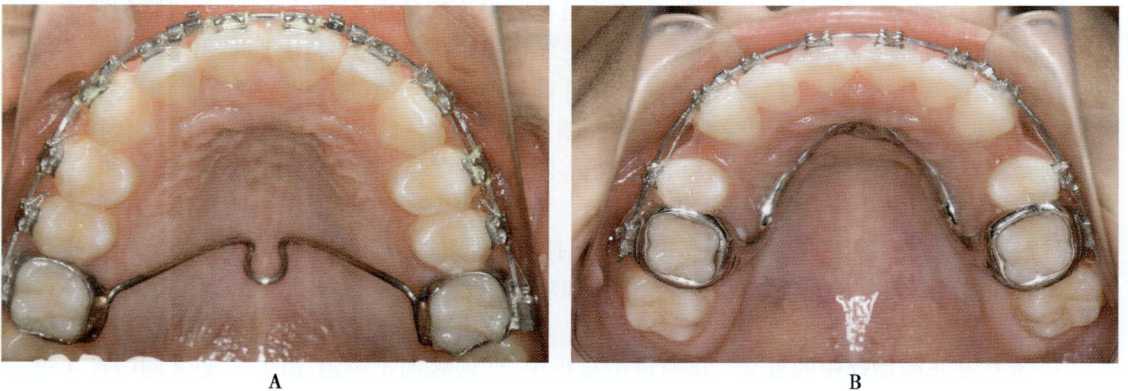

A　　　　　　　　　　　　　　　B

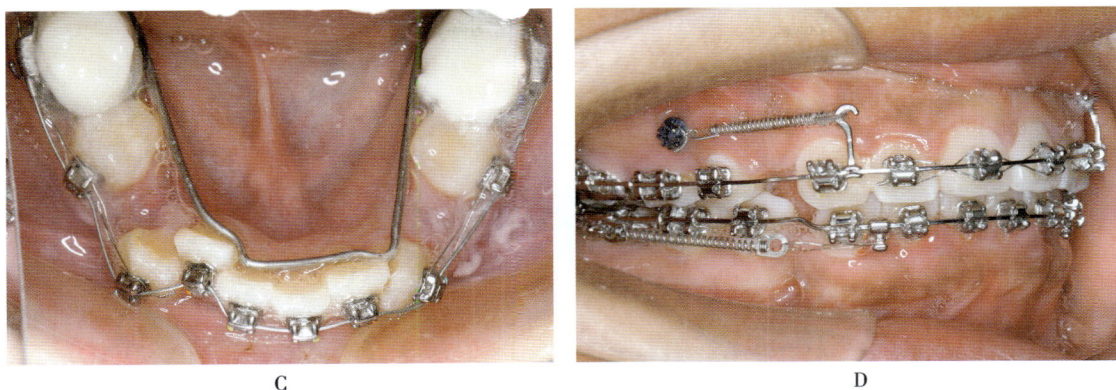

C

D

图 7-1-2　口内支抗装置

A.横腭杆　B. Nance 弓　C.舌弓　D.种植体支抗

（赵志河）

二、活动矫治器和矫治技术

活动矫治器（removable appliance）是一类矫治错𬌗畸形的装置，可由患者或医师自由摘戴，依靠卡环的卡抱作用和黏膜的吸附作用进行固位，可根据需要在矫治器上增加弹簧等附件以产生矫治力，达到矫治错𬌗畸形的目的。

（一）活动矫治器的结构与作用

活动矫治器由固位、加力和连接三部分组成。

1. **固位部分**　固位是指矫治器能稳固地戴在口内，不会因其本身的重力、矫治力和肌功能作用等因素而发生脱位。良好的固位是矫治器发挥作用的关键，由矫治器的各种固位装置构成，是活动矫治器的重要组成部分，主要的部件有：

（1）卡环：是活动矫治器的主要固位装置。常见的有箭头卡环、连续卡环和单臂卡环等。

1）箭头卡环：是由美国 Adams 医师于 1957 年设计的（又称 Adams 卡环）（图 7-2-1），主要用于第一恒磨牙。它有两个类似箭头的突起卡在牙冠颊面的近远中倒凹处，并用横臂梁（卡环体部）连接以达到固位目的。该卡环也可设计在前磨牙和前牙上。牙冠高度大、倒凹明显的牙，卡环固位效果好。如果基牙无倒凹者，可将箭头卡嵌入两邻牙楔状隙内，抵住其两邻接点下的牙体组织以增加固位。箭头卡环有各种变异形式，如可在箭头卡的横臂梁上弯制或焊牵引钩、焊颊管等（图 7-2-2）。箭头卡环常用直径为 0.8~0.9mm 的不锈钢丝弯制。

2）后牙连续卡环：后牙连续卡环是沿前磨牙、磨牙牙冠颊面顺着龈缘处连续弯曲、绕过最后一个磨牙远中面至腭侧弯成向近中方向的连接体。卡环前端于尖牙和第一前磨牙之间处钩住唇弓并焊牢，也可直接跨过上述两牙的外展隙至腭侧楔状隙而进入基托（图 7-2-3）。该卡环不影响咬合，也不会分离相邻两牙的邻接点，其支抗较强，常用于内收前牙时的后牙支抗设计，使用直径为 0.8mm 的不锈钢丝弯制。

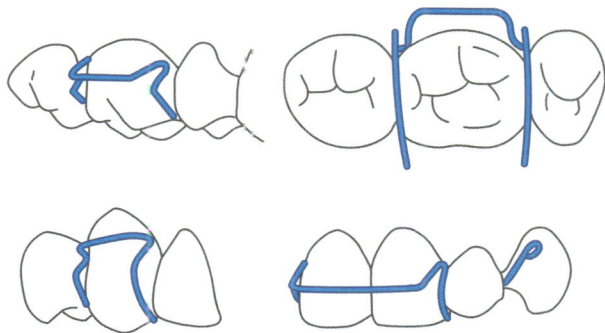

图 7-2-1　箭头卡环示意图

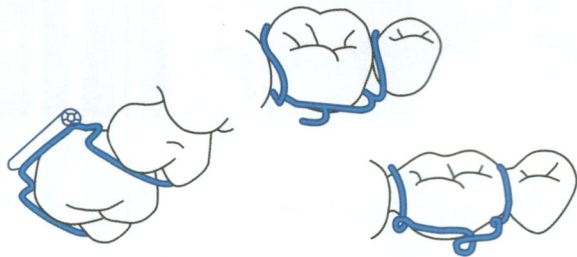

图 7-2-2　各种变异的箭头卡环示意图

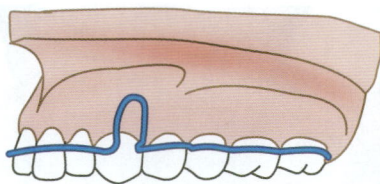

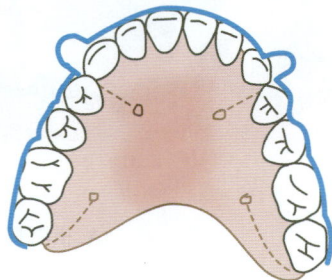

图 7-2-3　连续卡环示意图

3）单臂卡环：沿牙冠唇颊侧牙颈部弯成弧形为卡环臂，越𬌗后连接体埋入基托内。单臂卡可用于磨牙、前磨牙、切牙与尖牙等。常用直径为 0.8~0.9mm 的不锈钢丝弯制。

（2）邻间钩：常用于第一、第二前磨牙间或前磨牙与磨牙之间的固位装置，又称颊钩（图 7-2-4）。用直径为 0.8mm 的不锈钢丝于末端弯成直角状的钩，长约 0.6~0.8mm 插入牙齿邻接点近龈端，在两邻牙的楔状隙处钩住邻接点，增强矫治器的固位力。钩的末端磨圆钝或加焊银呈球状。

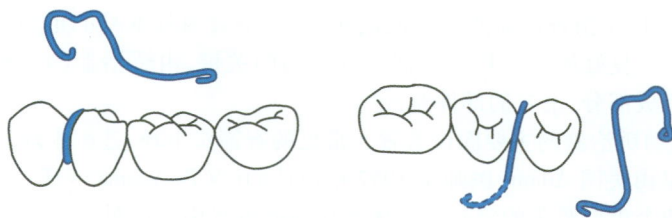

图 7-2-4　邻间钩（颊钩）示意图

2. 加力部分　是矫治器对错位牙施加矫治力的部分。有弹簧（又称副簧或指簧）、弓簧、螺旋器、弹力橡皮圈等。

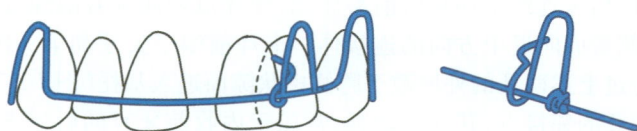

图 7-2-5　唇弓上焊 U 形簧示意图

（1）弹簧：由弹性不锈钢丝弯制而成。常用直径为 0.5~0.6mm 的弹性不锈钢丝弯制。临床可根据牙齿移动方向设计出各种形式的弹簧。

1）U 形簧：簧的形状呈 U 形，加力后可推牙齿向近中或远中移动。簧的游离端紧靠牙冠一侧牙颈部加力，另一端焊在唇弓上，也可埋入基托内（图 7-2-5，图 7-2-6）。

2）环圈簧：又称别针簧，可焊在唇弓上或矫治器其他钢丝部件上，也可附着在基托内（图 7-2-7）。环圈簧的作用灵活，可使错位牙向近远中、唇颊侧、舌侧、伸长与压入等移动。

3）双（或三）曲簧：此簧附着在基托组织面盒状凹

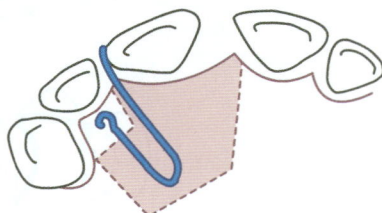

图 7-2-6　基托内 U 形簧示意图

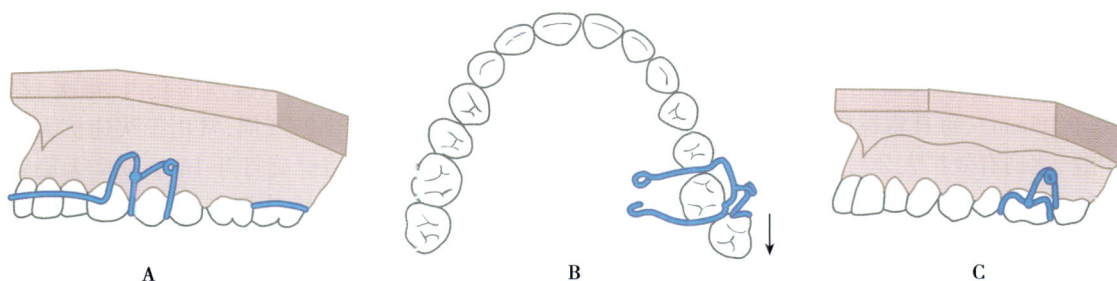

图 7-2-7 矫治器部件上焊环圈簧示意图
A.唇弓上焊环圈簧 B、C.箭头卡环上焊环圈簧

内,可推腭(舌)侧错位牙向唇颊侧移动。簧游离端位于牙齿舌侧牙颈部,长度与牙冠宽度相等(图 7-2-8)。

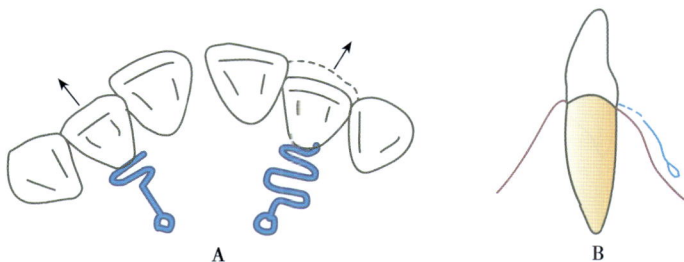

图 7-2-8 双(或三)曲簧示意图
A.咬合面观 B.侧面观

(2)弓簧

1)唇弓:主要用于内收前牙关闭前牙散在间隙,或减小前牙覆盖。唇弓中段位于前牙唇面中部,两端向龈方弯制对称的倒 U 形,其顶端距两侧尖牙龈缘约 4~5mm,末端越过咬合面埋入腭侧基托(图 7-2-9)。用直径为 0.8mm 不锈钢丝弯制。

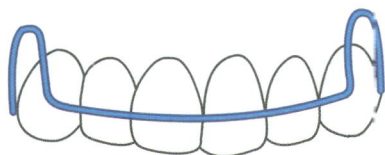

图 7-2-9 双曲唇弓示意图

2)扩弓簧:又称分裂扩弓簧,此簧置于基托的部位不同,可用于推磨牙远移(钢丝直径 0.8mm)或扩大牙弓(钢丝直径 0.9~1.0mm),前者分裂簧附于后牙拥挤处的基托内,后者将扩弓簧放在腭中缝相当于第一、第二前磨牙处,同时于第一、第二磨牙处腭中缝处也放置一后扩弓簧,形状如 M 形,扩弓簧加力后可扩大(或缩小)上颌牙弓(图 7-2-10)。

(3)弹性橡皮圈:用于颌内、颌间或口外牵引的矫治力,可在矫治器卡环、唇弓、基托等部件上

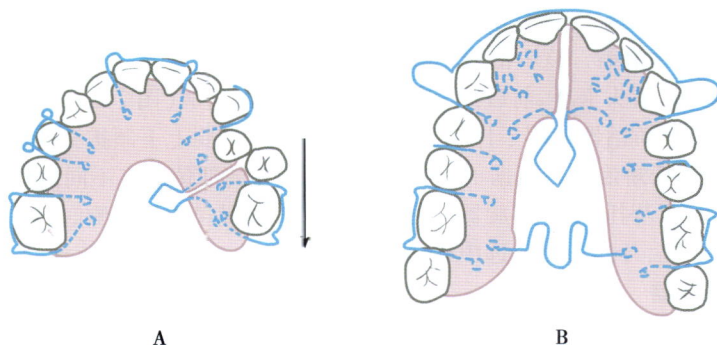

图 7-2-10 各类扩弓簧示意图
A.分裂簧推磨牙远移 B.扩弓簧扩大上颌牙弓

使用。禁止直接套于牙冠上用于关闭牙间隙,这样橡皮圈极易滑入牙龈与牙周膜内,造成牙齿严重损伤,甚至脱落。

(4)螺旋扩大器:由螺丝、螺母块、导栓和钥匙组成,加力时将钥匙插入螺丝的孔内,每次1/4圈(0.25mm),每日将螺旋开大至少0.5mm,即每日旋转至少2次,连续2~3周,常用于快速扩大腭中缝,达到有效扩大牙弓的目的。也可用于慢速扩大腭中缝,每周仅将螺旋打开1mm,或2天旋转1次,每次旋转1/4圈(0.25mm),在10~12周内渐使腭中缝扩开,最终达到与快速扩展同样的效果。

(5)平面导板与斜面导板:基托于前牙的腭侧加厚形成平面为平面导板,下颌前牙切缘与平面导板接触,使上下颌后牙脱离咬合,可压入下颌前牙并伸长后牙,常用于深覆𬌗矫治。前牙基托成斜面时为斜面导板,可以导下颌向前矫治下颌后缩(图7-2-11)。平面导板与斜面导板都是通过升颌肌的收缩力发挥作用的。

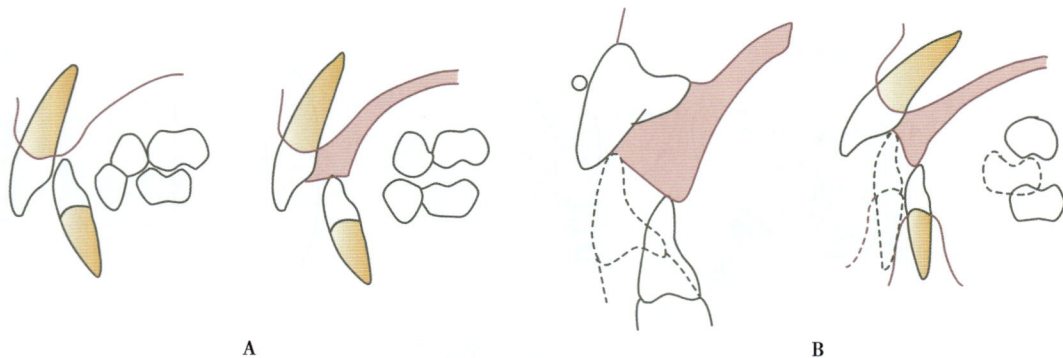

A　　　　　　　　　　　　　　　　　　**B**

图7-2-11　平面导板与斜面导板示意图
A.平面导板　B.斜面导板

3. **连接部分**　把矫治器加力部分和固位部分连成一整体,发挥矫治力的作用,有基托、唇(舌)弓等。

(1)基托:由自凝或热凝树脂制成,外形与活动义齿基托相似,厚度约2~2.5mm,下颌前牙舌侧的基托要稍厚一些以防折断,基托下缘和后缘周边要圆滑,基托组织面与牙齿和黏膜组织紧密贴合。临床可选择不同颜色的基托材料制作。

(2)唇弓与舌弓:在唇(舌)弓上可焊接各种弹簧,此时唇弓发挥了矫治器连接部分的作用。

(二)常用的活动矫治器及其应用

1. **𬌗垫式活动矫治器**　常用于纠正前牙反𬌗及解除咬合锁结。由卡环、邻间钩、前牙舌簧、基托和两侧后牙𬌗垫所组成。𬌗垫的厚度以解除上下颌前牙反覆𬌗为度,𬌗垫的咬合面可为仅雕刻沟槽的非解剖式𬌗垫,也可为使下颌处于切对切后退位置的解剖式𬌗垫,便于咀嚼时食物溢流。矫治器舌侧根据需要设计双曲舌簧,加力推上颌前牙唇向移动,当反𬌗解除并建立正常覆𬌗与覆盖以后,可分次磨低𬌗垫,每次磨去0.5~1mm厚度,直至全部磨除。需要上颌前牵引时,可在矫治器位于尖牙近中处伸出两个拉钩,与前方牵引面具配合使用,牵引上颌向前。

2. **带翼扩弓活动矫治器**　该矫治器是我国著名口腔正畸专家陈华教授等于20世纪70年代设计的,它由眉式唇弓、箭头卡环、前后扩弓簧、基托和翼板所组成(图7-2-12)。翼板的作用是可同时扩大上下颌牙弓。该矫治器适用于伴有上下颌牙弓狭窄,需要上下颌扩弓的病例。

3. **螺旋器分裂基托矫治器**　根据正畸螺旋器各自所在的部位而有不同的作用,放置于腭中缝相当于前磨牙处连接两基托,打开螺旋器即可扩大牙弓。放置在前牙舌侧时,可推前牙向唇侧。安放在后牙舌侧时,可将后牙向颊侧或远中移动(图7-2-13)。

4. **平面导板矫治器**　适用于矫治后牙高度不足的低角型深覆𬌗病例。当下颌前牙咬在导板上时,使上下颌后牙离开2.0~3.0mm,具有压入下颌前牙和升长后牙的作用。待后牙接触后,用自凝树脂逐次加高平面导板,直至深覆𬌗矫治为止。

5. **斜面导板矫治器**　适用于上颌正常,下颌后缩的远中错𬌗。矫治器在上颌前牙腭侧基托前

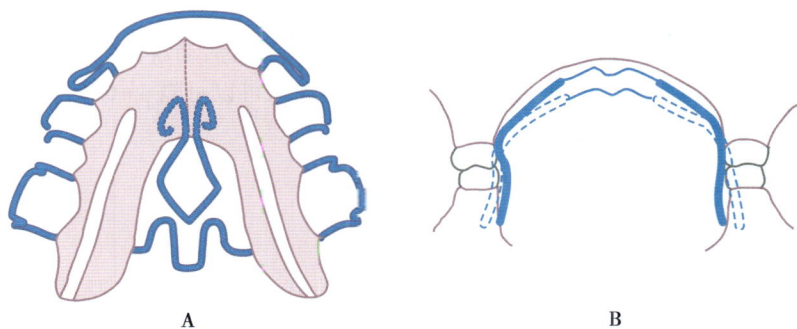

图 7-2-12　带翼扩弓活动矫治器示意图
A. 殆面观　B. 冠状面观

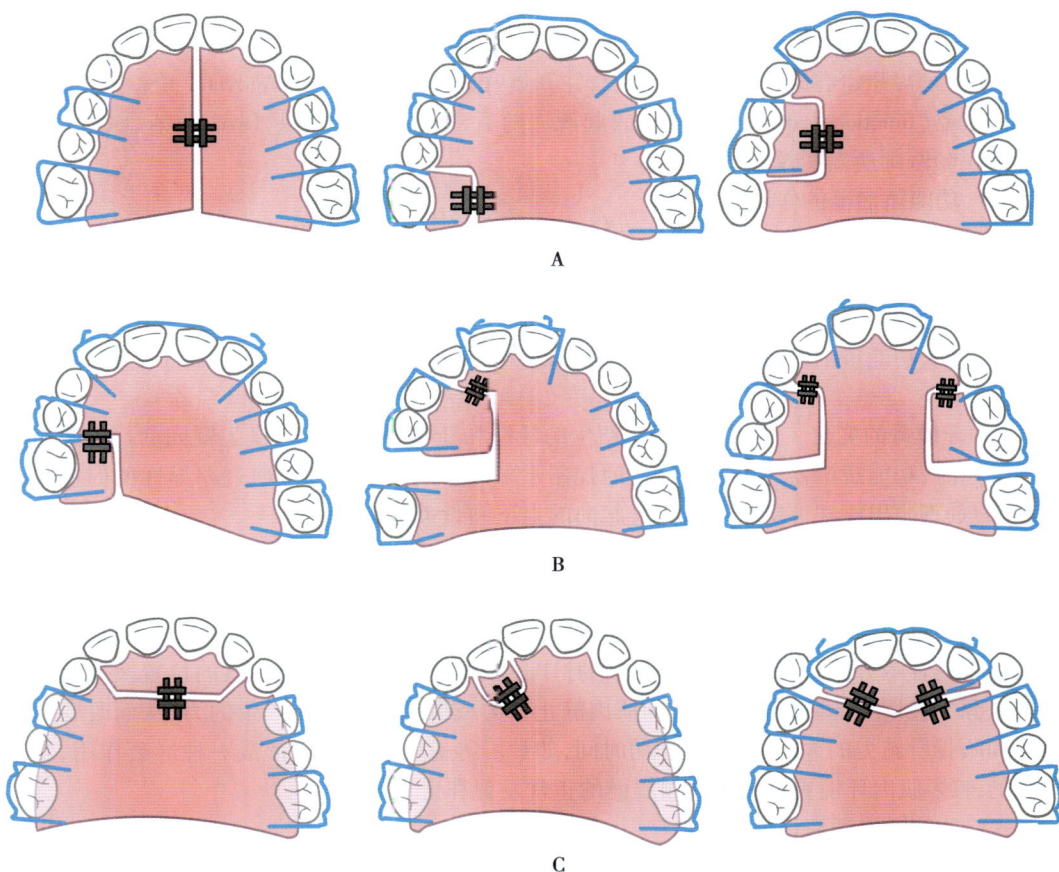

图 7-2-13　正畸螺旋器埋入活动矫治器基托内发挥各种作用示意图
A. 螺旋器推后牙向颊侧　B. 螺旋器推后牙向远中　C. 螺旋器推前牙向唇侧

缘形成 60°角斜向后下的斜面导板,当下颌前牙咬在斜面导板的前斜面时,上下颌后牙分离,通过斜面导板的作用,引导下颌向前移动,以纠正下颌后缩畸形,注意勿使下颌前牙咬在斜面导板的后斜面而使下颌更后退。

（三）活动矫治器初戴和复诊

用活动矫治器矫治错殆畸形时,需要患者积极配合,方可获得满意的疗效。治疗前应充分了解患者的心理,调动患者和家长的积极性和主动性。

1. 初戴活动矫治器的注意事项　①检查矫治器质量,包括矫治器的固位、加力弹簧与唇弓的位置与加力大小、基托是否与黏膜密贴,有无翘动等;②一般要求吃饭时取下活动矫治器,饭后再戴入口腔。但用垫式活动矫治器矫治反殆时一般要求患者进食时也配戴矫治器,饭后取下洗刷干净后再重新戴入;③矫治器树脂基托不能用沸开水烫洗或乙醇浸泡擦拭,可用牙膏刷洗或义齿清洁剂清洗,不用时放入冷水中保存。

2. 活动矫治器加力　①加力大小要合适;②加力间隔时间:活动矫治器一般每隔2周加力一次,慢速扩弓矫治器每隔2~3周为宜,平面与斜面导板矫治器可以每隔4~6周复诊。

（金作林）

三、功能矫治器和矫治技术

（一）功能矫治器的起源

口颌系统是一个由牙、牙周组织、上下颌骨、颞下颌关节、口腔颌面部神经、肌肉,以及其他相关组织组成的综合体,这个综合体的各个组成部分既相互协调又相互制约。口颌系统在人的一生中不断发生多种形式的适应与改建,这种变化在生长发育高峰期又尤为明显。唇、舌、颌面肌肉等组织的功能不良既是许多错𬌗畸形的病因,也是其发展的重要因素。这些现象启发了正畸医师去思考:我们能否利用口颌系统的这种特点,不仅消除影响颌面发育的不利因素,而且更为主动地为颌面发育创造一个有利的生长环境,从而获得较理想的牙颌面的功能与形态。挪威的 Viggo Andresen 医师在 20 世纪初开始尝试去验证这个假设,并开始在正畸临床中使用 Activator 矫治器,这被看作是功能矫治器(functional appliance)的正式起源。随后,Bionator、Fränkel、Twin-Block、Herbst 等矫治器陆续被正畸医师所发明及应用。

（二）功能矫治器的作用机制

功能矫治器的作用机制涉及口颌系统的多方面,它对颌骨、牙槽骨和肌肉都有不同的效应。

1. 颌骨的生长改良　功能矫治最主要的目的是希望通过矫治器改变上下颌骨的生长方向和生长量,从而协调上下颌骨关系。虽然对于功能矫治器的长期骨性效应尚存在争议,但目前比较倾向的看法是,功能矫治器对错𬌗畸形确有临床疗效,尤其是对于生长发育高峰期的患者疗效更为显著。

2. 牙-牙槽骨的变化　功能矫治器所产生的牙性和牙槽骨性效应是毫无疑问的。在纠正矢状向关系的同时,功能矫治器还可以选择性地控制上下颌牙的垂直高度。通过差异性的促进或抑制前、后牙的垂直萌出能在一定程度改善矢状向的上下颌骨关系。

3. 口周软组织的变化　除了骨性和牙性效应之外,功能矫治器还能对唇、舌、升降颌肌群(如翼内肌、翼外肌)等口周软组织产生作用。例如,由于再吞咽时功能矫治器必须依靠舌体固位,舌肌因此得到反复锻炼,舌体位置得以恢复正常;戴用功能矫治器吞咽时可引起提下颌肌收缩,有助于建立正常的吞咽方式;此外,功能矫治器治疗中还强调唇的封闭,能改善唇的位置及其功能。这些作用来源于戴用功能矫治器所产生的肌肉静止张力或激起肌活动所产生的力,从而改变口面肌肉对牙和颌骨所施力的大小、方向和作用时间,如颊屏等有时对肌肉力形成一种屏蔽作用,使得口颌系统的神经-肌肉环境更有利于牙颌颅面的正常发育和生长。

（三）功能矫治适应证

功能矫治的适应证需要从错𬌗的病因、矫治时机以及错𬌗类型来判断。

1. 从病因学来看,功能矫治主要适用于口面肌功能异常所引起的功能性错𬌗畸形,也能矫治部分早期发生中的骨性错𬌗,其主要机制是通过改善口颌系统的功能状态为牙及颅颌面的正常发育提供有利环境。

2. 从矫治时机来看,就功能矫治器对骨性生长改良的矫治效果而言,其最佳矫治时期应在青春生长迸发期前1~2年,以利用患者自身的生长发育环境,达到有效而稳定的矫治疗效。但值得注意的两点是:①目前有研究表明,某些功能矫治器(如 Herbst 矫治器),对于年轻成人也可能产生一定的矫治效果;②由于经过功能矫治器矫治后的患者中有很大一部分仍需要后期的固定矫治,因此基于矫治时间和矫治费用的考虑,有些学者倾向于在青春生长迸发期的减速阶段或恒牙列初期开始功能矫治。

3. 从错𬌗畸形的类型来看,不同的功能矫治器通过不同的结构和作用机制对牙颌颅面产生三维方向上的影响,从而矫治三维方向上的牙性及骨性不调。目前大多数正畸医师主张在确定功能矫治方案时应充分考虑患者的错𬌗特征以及颅颌面的生长方向和生长型,以采用最为适宜的矫治方案和功能矫治器。

需要指出的是,一些成品化的肌功能矫治装置,因其对个体错𬌗畸形的针对性不足,适应证非常有限,在某些情况下若使用不当或戴用时间过长会造成一些医源性问题。

(四)功能矫治的治疗程序

1. **诊断**　同常规诊断程序。通过临床口腔内外检查、功能分析、X线头影测量分析、模型分析、手腕骨 X 线分析等,确定患者错𬌗畸形的类型、所涉及的部位、严重程度、患者的生长型及错𬌗畸形形成的主要因素,从而为正确制订矫治计划和选择最适矫治器奠定基础。

2. **设计**　选择矫治器类型,确定咬合重建目标,评估治疗预后,预估下一期治疗方案。

3. **咬合重建**　根据设计方案,从矢状、垂直和横向三维设计下颌的新位置,并用咬合蜡完成𬌗位记录,然后将牙模通过颌位记录转移至𬌗架,在这一新的颌骨位置关系上制作矫治器,功能矫治过程中希望下颌在该位置上建立新的𬌗关系(图 7-3-1)。

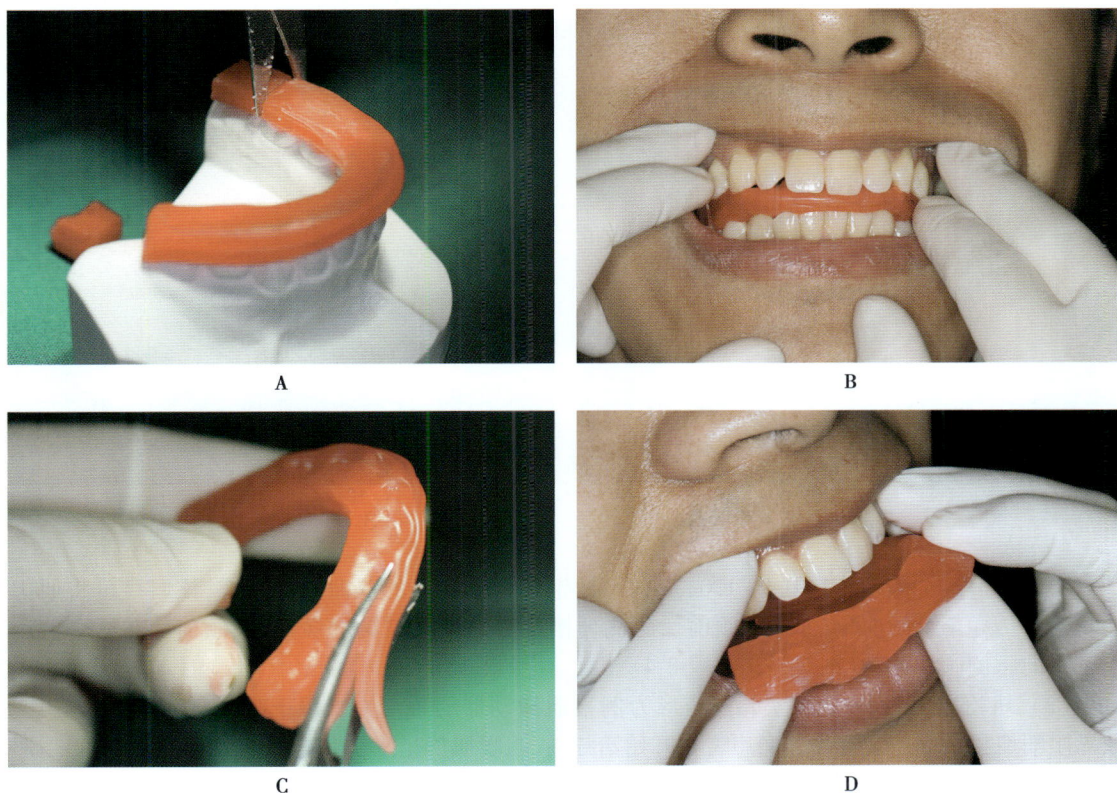

图 7-3-1　取咬合蜡重建咬合

A. 马鞍形软蜡与下颌牙弓一致　B. 咬合蜡放入口内下颌牙弓上,拇指引导下颌至所希望的矢状向及垂直向位置　C. 使咬合蜡冷却,去除多余蜡　D. 将咬合蜡再次放入下颌牙弓,再次确认咬合蜡与上下颌牙弓的接触

4. **技工室制作**　参见相关章节。

5. **临床应用**

(1)临床试戴:患者先行试戴一段时间,对不适之处稍加修改或对矫治器的固位部分加力以加强固位。

(2)戴用矫治:对于活动功能矫治器患者,要求尽量延长矫治器戴用时间(通常每天不少于12h),以最大限度发挥功能矫治作用。

(3)保持:对于严重颌骨关系不调的患者,可考虑在达到矫治目标后,继续戴用原功能矫治器3~6个月,以最大限度保持功能矫形的效果。

6. **后续治疗**　在功能矫治完成后通常需要使用固定矫治进行第二期治疗,以解决患者的牙性问题,完成对上下颌牙列的精细调整,建立良好的咬合关系也有利于功能矫治疗效的保持。

（五）常用功能矫治器

1. 肌激动器（activator） 最初的肌激动器由 Andresen 于 1908 年设计，所以也称为 Andresen 肌激动器，随后，在长期的临床应用过程中又经过不断的改良和完善，主要用于矫治青春发育高峰期安氏Ⅱ类错殆。Activator 在前移下颌的同时，还能通过其他附件控制颌骨的横向位置以及上下颌牙的差异性萌出，从而实现在调节上下颌骨矢状关系同时，对其产生垂直向及水平向的控制作用。

（1）基本结构：肌激动器结构简单，主体为一块树脂基托，无特定的固位装置，也无产生机械力的加力装置。

1）基托：树脂基托是肌激动器的主体。基托的上颌部分覆盖整个上腭部，远中达第一恒磨牙的远中；下颌部分向下延伸至口底，后缘必须达到下颌磨牙舌面的远中（图 7-3-2，图 7-3-3）。上、下基托相连，在前牙区形成下颌切牙塑胶帽。若塑胶帽仅仅压住下颌切牙切缘，则在阻碍下颌切牙垂直萌出的同时不影响其唇向移动；若不需要下颌切牙唇向移动，塑胶帽应包盖过下颌切牙切缘约 1/3。后牙区相应的基托部分有牙萌出的导面，通过调磨塑胶导面，可以控制和引导后牙的垂直向萌出（图 7-3-2，图 7-3-3）。基托的大小和形态与上下颌牙弓相匹配，但下颌只有处于设计的颌位关系时才能戴入。

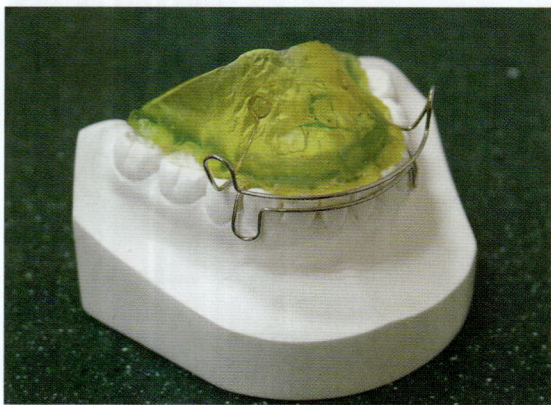

图 7-3-2 肌激动器戴入下颌时	图 7-3-3 肌激动器戴入上颌时

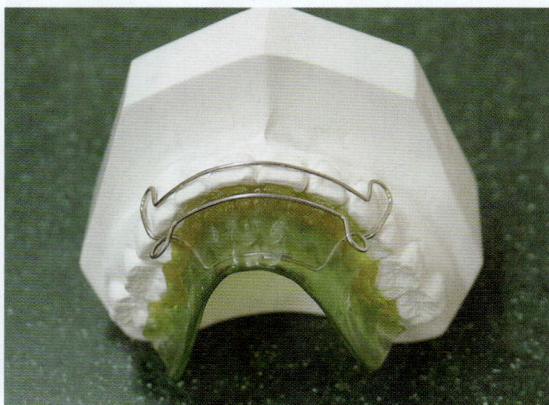

2）诱导丝：一般由直径 0.9~1.0mm 的不锈钢丝弯制而成的双曲唇弓构成，该唇弓可将肌肉的矫治力传导至上颌前牙，如果上颌前牙腭侧牙槽部分的基托被调磨缓冲，上颌前牙在唇弓的影响下将向腭侧倾斜移动（图 7-3-2~图 7-3-4）。

（2）矫治原理（以安氏Ⅱ类错殆畸形为例）：肌激动器的矫治力来源于咀嚼肌，在口内也主要依靠咀嚼肌松散固位。Ⅱ类错殆患者在开始治疗前，咀嚼肌群呈平衡状态。戴入矫治器后，咀嚼肌群的平衡被打破，肌激动器所产生的矫形力使下颌每向前移动 1mm 产生 100cN 的力；下颌垂直打开 8mm，可产生高达 500cN 以上的肌肉牵拉力。下颌因矫治器牙导面的引导被迫固定在向前、向下新的位置上，下颌下肌群和提下颌肌群由于受到牵拉而反射性地拉下颌向后。与此同时，下颌本身虽受到向后的拉力，但其位置被矫治器固定于前伸位置处，因此，矫治器对下颌牙弓施以向前的推力（图 7-3-4）。由此产生的收缩力使矫治器在口内得以固位，如果下颌前牙被塑胶帽包压而后牙间无树脂基托阻挡，这一收缩力可抑制下颌前牙的萌出并促进后牙萌长，有利于深覆殆的矫治。由于下颌-矫治器-上颌已连为一体，这一牵拉下颌向后的力通过唇弓和牙导面传至整个上颌牙弓和上颌，使其向前的发育受到抑制。

功能殆平面的确立对于矢状关系不调的矫治具有重要意义。功能殆平面的高度及倾斜度通常是神经肌

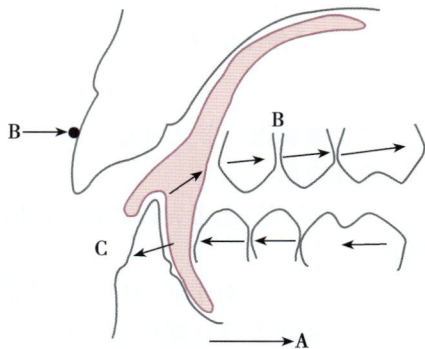

图 7-3-4 肌激动器矢状向矫治原理示意图
A.下颌下肌群收缩力 B.抑制上颌牙弓向前发育的力 C.下颌牙弓施以向前的推力

肉及生长发育作用于牙列的结果。在利用肌激动器进行治疗时应特别重视殆平面的问题。由于上下颌后牙垂直萌出的方向不同,上颌后牙向下、向前,而下颌后牙垂直向上,肌激动器通过后牙导面控制上、下颌后牙的不同萌出,从而调整功能殆平面的高度及上下颌磨牙位置关系。在Ⅱ类错殆的治疗中应抑制上颌后牙的垂直萌出而促进下颌后牙萌出,使其在较高的水平位置上建立功能殆平面,有利于建立Ⅰ类磨牙关系;反之,对于Ⅲ类错殆,应抑制下颌后牙垂直萌出而促进上颌后牙自主萌出(图7-3-5)。

(3)肌激动器的制作(以安氏Ⅱ类错殆畸形为例)

1)咬合重建

①矢状方向:咬合重建的目的是建立中性磨牙关系。对于安氏Ⅱ类错殆,下颌前移的程度以使Ⅱ类磨牙关系改变为中性甚至偏近中为准。一般下颌前移5mm左右;如果矢状不调比较严重,可分次前移下颌;若为Ⅱ类错殆的亚类,因功能原因造成者,可仅前移远中关系侧,中性关系侧保持原立。

②垂直方向:下颌垂直打开应超过息止殆间隙,一般在磨牙区分开4mm左右。覆殆越深,垂直打开程度越大;反之,覆殆越浅,垂直向打开越小。

安氏Ⅱ类病例下颌前移和垂直向打开的目的是使下颌下肌群和提下颌肌群所受牵拉刺激的总和效应,能够激活足够且适度的肌肉活动,既能为患者耐受,又能较好地发挥矫治作用。肌肉活动不足将影响疗效,但过度增加肌肉的活动并不能增加矫治作用。覆盖较大者,下颌前移多,垂直打开不宜过大;反之,覆盖较小,下颌前移较少,垂直打开应适当增加。一般而言,下颌前移量与垂直打开量之和在8~10mm。

③中线考虑:部分患者可能由于真性下颌偏斜或功能性下颌偏斜造成上下颌牙列中线不一致,在咬合重建前明确诊断其病因(图7-3-6)。

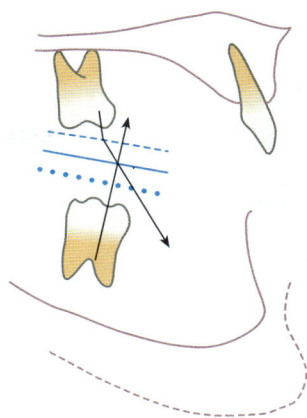

图7-3-5 后牙的萌出方向与磨牙关系调整示意图
→后牙萌出方向
—自然萌出的殆平面
-----Ⅱ类错殆应抑制上颌后牙萌出,促使下颌后牙萌出,在较高水平建殆,使Ⅱ类磨牙关系向Ⅰ类调整
••••Ⅲ类错殆应抑制下颌后牙萌出,促使上颌后牙萌出,在较低水平建殆,使Ⅲ类磨牙关系向Ⅰ类调整

殆位记录完毕后,将蜡放在石膏模型上核对,检查是否与口内情况相符。如有不符,应重新进行殆位记录(图7-3-7)。

2)矫治器制作:与一般活动矫治器制作工序相似。应严格依照咬合记录的颌位关系将石膏模型固定在殆架上。然后,按照设计要求形成后牙的牙导面和前牙区塑胶帽,双曲唇弓从上颌尖牙远中越过殆面,以免影响上、下颌牙的垂直向萌出。

(4)临床应用:矫治器试戴1周后,绝大多数患者能够适应,并保持矫治器在正确位置。少数患者入睡后矫治器可能会不自觉脱出口腔。此时应检查是否垂直打开的距离不足,或是下颌前移的距离过大。戴用矫治器适应后,每4~6周复诊一次,按需调磨。

由于肌激动器体积较大,戴入后影响发音和咀嚼,一般在夜间及休息时戴用,每天确保戴用至少14h。戴用时间越长,疗效越佳。安氏Ⅱ类1分类错殆一般在治疗10~12个月后,后牙达到中性关系,前牙覆殆覆盖关系正常。

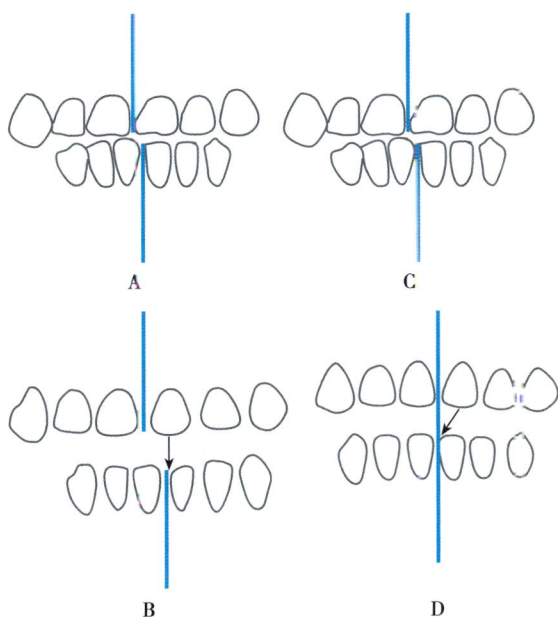

图7-3-6 真性下颌偏斜与功能性下颌偏斜示意图
A.真性下颌偏斜:牙尖交错位时 B.真性下颌偏斜:下颌姿势位时 C.功能性下颌偏斜:牙尖交错位时 D.功能性下颌偏斜:下颌姿势位时

ER7-3-2

文档:ER7-3-2
激动器的调磨方法

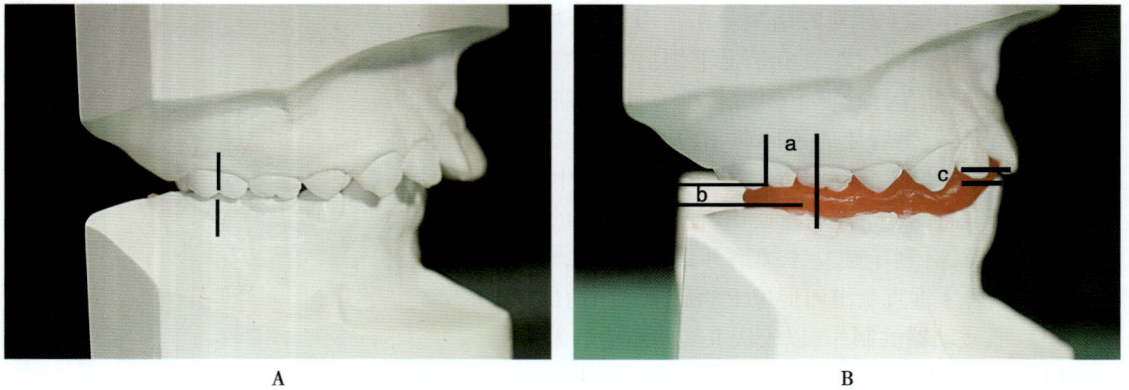

图 7-3-7　𬌗位记录的核对

A. 原始咬合　B. 重建咬合:a. 下颌前移量　b. 磨牙区垂直打开量　c. 前牙区垂直打开量

（5）肌激动器与口外弓的联合应用(headgear-activator):肌激动器对替牙期安氏Ⅱ类1分类低角型病例的面型改善较为有利,但对高角型病例却较为不利。这是由于在垂直向控制上,肌激动器抑制上颌后牙的垂直萌出而促进下颌后牙的自由萌出,可能导致𬌗平面和下颌平面的向下向后旋转,使面高增加;在矢状向控制上,肌激动器主要是促进下颌骨的向前生长发育,但对上颌向前发育的抑制作用却非常有限,因此,对有上颌前突趋势的Ⅱ类患者治疗效果有限。因此,肌激动器常需与口外弓联合使用。

口外弓是替牙期治疗安氏Ⅱ类1分类错𬌗的有效装置,能够有效地抑制上颌骨的向前生长发育,并且可以通过改变牵引力的方向抑制上颌后牙的萌出,但是,口外弓并不直接促进下颌骨的向前生长发育。

基于以上特点,将口外弓与肌激动器联合起来,组成口外弓-肌激动器(图7-3-8),充分发挥两者的互补作用,用于早期矫治安氏Ⅱ类下颌后缩伴有下颌平面角增大,或合并上颌前突趋势病例的矫治。

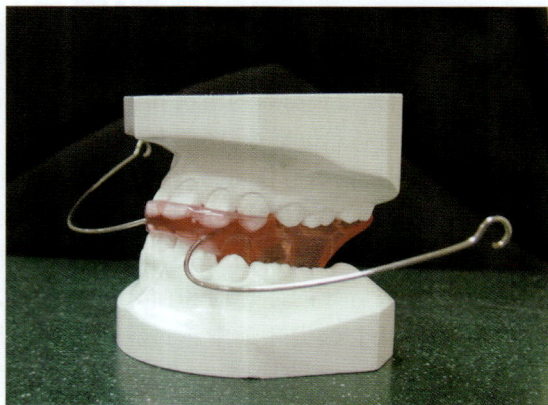

图 7-3-8　口外弓-肌激动器

口外弓多采用高位牵引,牵引力方向通过上颌阻抗中心与上颌牙弓阻抗中心之间,有助于保持𬌗平面的相对稳定,防止其发生向下向后旋转。替牙期牵引力一般为250~300cN/侧,恒牙期为400~500cN/侧,保持期则为100~200cN/侧。

2. 双𬌗垫矫治器(Twin-Block)　是另一种功能矫治器,它通过功能性前移下颌,刺激下颌骨生长。

（1）结构(图7-3-9)

1）𬌗垫:由上下𬌗垫组成。上𬌗垫覆盖磨牙和第二前磨牙面,并在第二前磨牙的近中边缘嵴处形成与𬌗平面成70°角向近中的斜面。下𬌗垫覆盖前磨牙区,在第二前磨牙的远中边缘嵴处形成与𬌗平面成70°角向远中的斜面。上下𬌗垫由此在第二前磨牙区形成上前下后与𬌗平面成70°的斜面,使矫治器上下部分相互锁结,引导并保持下颌于前伸位置。

2）固位装置

①改良箭头卡:一般置于上颌第一恒磨牙及下颌第一前磨牙上。若配合使用口外弓,箭头卡可设计为从第二前磨牙近中至第一恒磨牙远中,长臂上弯制口外弓管供口外弓插入。

②邻间钩:呈球形末端,在下颌前牙之间及上颌前磨牙之间加强固位,并防止下颌前牙唇倾。

3）上唇弓:控制上颌前牙唇舌向倾斜移动。

4）附件

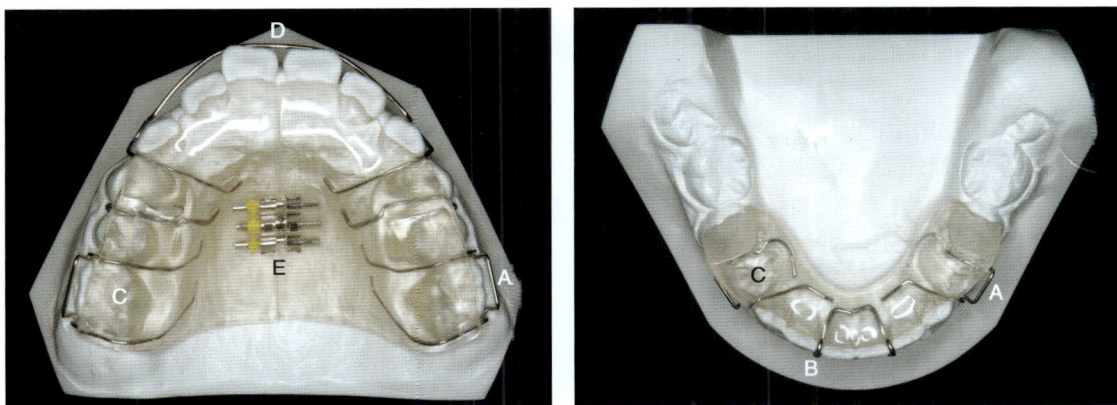

图 7-3-9 双𬌗垫矫治器
A.改良箭头卡 B.球形末端邻间钩 C.𬌗垫 D.唇弓 E.上颌螺旋扩大器

①扩弓装置:处于后缩位的下颌前伸后,二颌牙弓宽度常显不足,故上颌可用螺旋扩弓器或分裂簧扩大上颌牙弓的宽度。②口外弓:双𬌗垫矫治器可配合口外弓联合应用。

（2）咬合重建:遵循功能矫治器咬合重建原则,同肌激动器。

（3）临床应用:初戴的前几天,逐渐增加戴用时间,待适应矫治器后全天戴用,4～6 周后即可开始分次磨低上𬌗垫,以促进下颌磨牙的垂直向萌出,一般经 4～6 次复诊可将上𬌗垫全部磨除,上下颌磨牙建𬌗,然后再分 2～3 次磨除下𬌗垫,使前磨牙区建𬌗。此时大多数病例的下颌位置已经稳定,少数病例需要用附有斜面导板的上颌 Hawley 保持器保持颌间关系 3～6 个月。磨低𬌗垫时,应保持上下𬌗垫间 70°角斜面相互锁结的接触方式。对伴有前牙开𬌗倾向的病例,建议用下唇弓代替下颌切牙区的邻间钩辅助固位,以免影响下颌切牙萌出。

对伴有上颌前突的病例,可配合使用口外牵引,每晚戴用 8～10h,牵引力为 200cN/侧。

3. Herbst 矫治器（Herbst appliance） 是一种固定的功能矫治器,它由 Emil Herbst 医师于 1905 年提出。相对其他功能矫治器而言,它具有一些独特的优点,因此在 20 世纪 70 年代,Hans Pancherz 医师将此矫治器在口腔正畸界再次推广使用。

（1）结构（图 7-3-10）

1）机械部分:Herbst 矫治器可以看作是一个在上下颌间滑动的人工关节,由两侧伸缩装置构成,其中包括套管、插杆、枢轴、固定螺丝等部件。插杆插入套管内,由上颌第一磨牙区延伸至下颌第一前磨牙区。套管和插杆的末端都有轴孔,固定螺丝穿过轴孔进入轴座,防止伸缩装置从轴座上滑脱。套管的长度根据下颌前移的幅度而定,一般以上下颌切牙呈对刃为准,插杆的长度以大张口时插杆不从套管中脱出为宜。

2）支抗部分:目前常用的 Herbst 矫治器,其支抗部分经过改良,常使用铸造联冠式夹板代替带环。其覆盖范围为上下颌后牙区,在左右两侧之间有腭杆或舌杆相连以增强支抗。对于上颌牙弓狭窄的病例,常使用螺旋扩大器代替上颌腭杆以配合上颌扩弓。

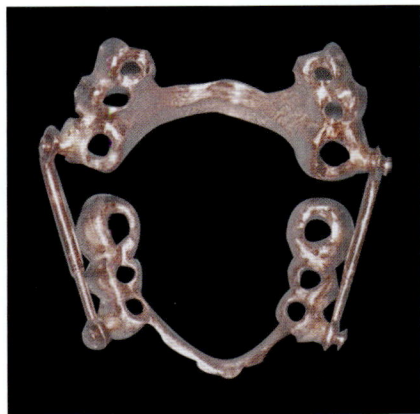

图 7-3-10 Herbst 矫治器结构

（2）Herbst 矫治器优点

1）为固定式功能矫治器,粘接在牙齿上,可 24h 戴用,矫治力持续。

2）能够与固定矫治器联合应用。

3）矫治效果不必过多依赖患者的合作,疗效可期。

4）矫治效率较高,疗程较短（约 6～8 个月）。

（3）Herbst 矫治器基本临床步骤

1）印模。

2）咬合重建与𬌗位记录。

3）技工室制作。

学习笔记

4）临床粘接使用。

此外,Forsus矫治器作为另一种固定功能矫治器,因其安装简便的优势,目前在临床应用日益增多。

（六）功能矫治的典型病例

1. **活动功能矫治病例**（图7-3-11）

患者,女,11岁,替牙,磨牙远中关系,前牙深覆殆,SNA = 82.5°,SNB = 75.5°,ANB = 7.0°,UI-PP = 135.5°,LI-MP = 99.0°。

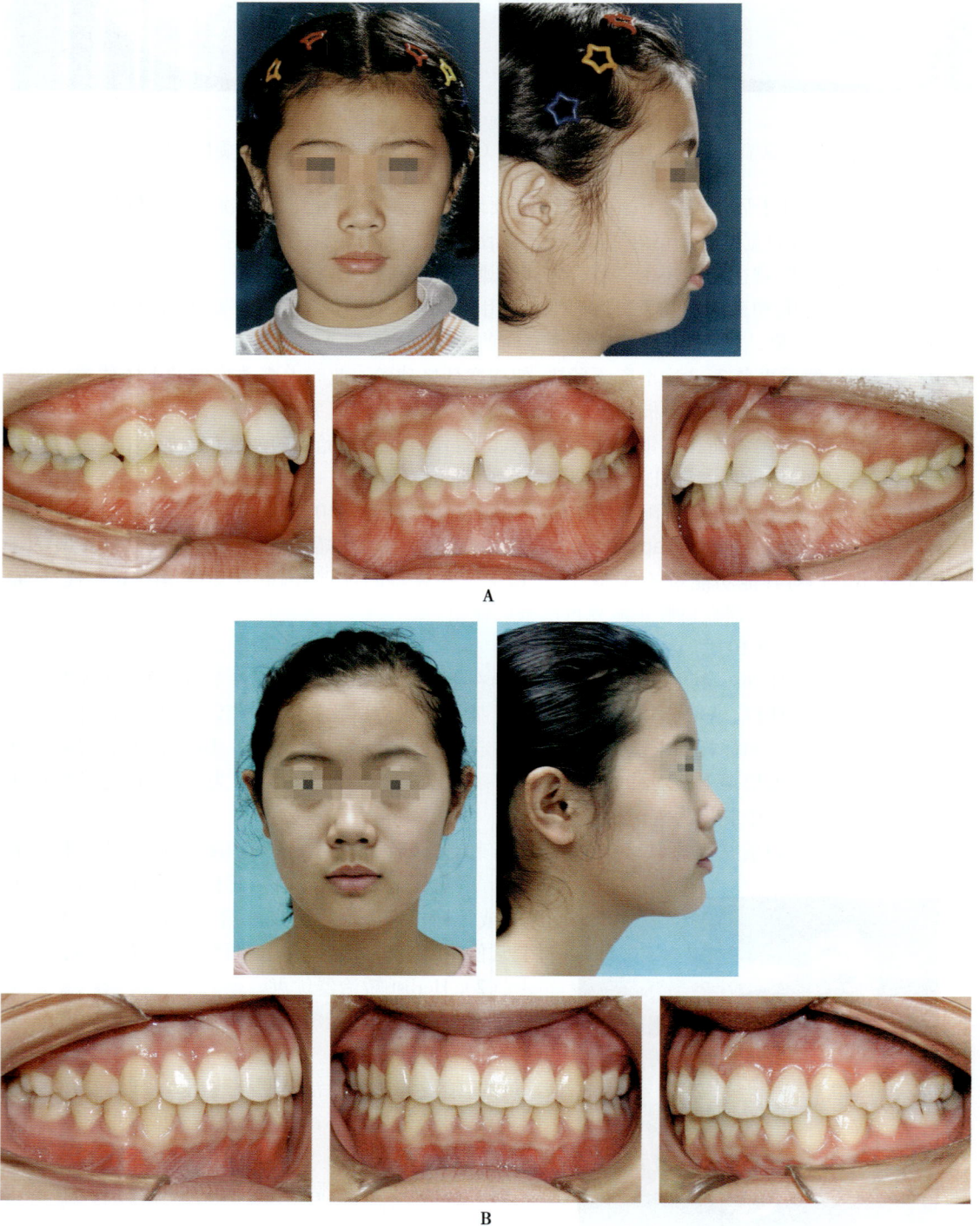

图 7-3-11 活动功能矫治器病例
A. 安氏Ⅱ类1分类错殆矫治前 B. 安氏Ⅱ类1分类错殆,功能及固定正畸治疗后

学习笔记

诊断:安氏Ⅱ类 1 分类,骨性Ⅱ类。

治疗计划:双期矫治,功能矫治(Twin-Block 矫治器+上颌螺旋扩弓器)+固定矫治(直丝弓矫治器)。

2. 固定功能矫治病例(图 7-3-12)

患者,女,13 岁,恒牙,磨牙远中关系,前牙深覆殆,SNA = 82.5°,SNB = 75.0°,ANB = 7.5°,UI-PP = 127.5°,LI-MP = 95.0°。

诊断:安氏Ⅱ类Ⅰ分类,骨性Ⅱ类。

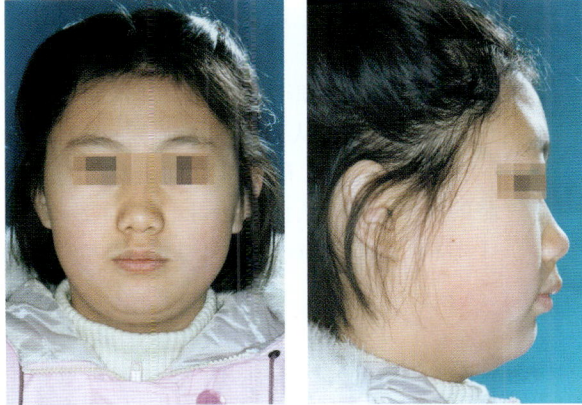

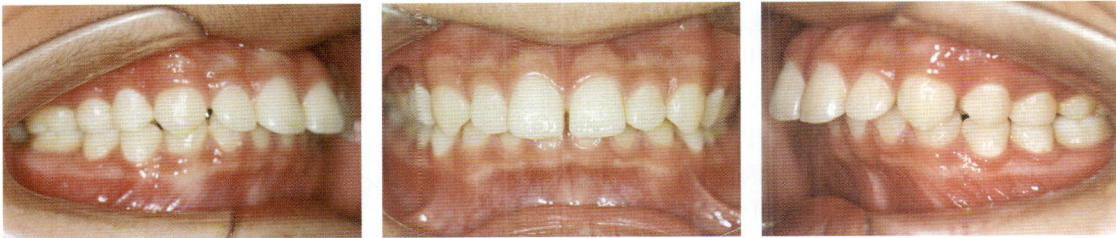

A

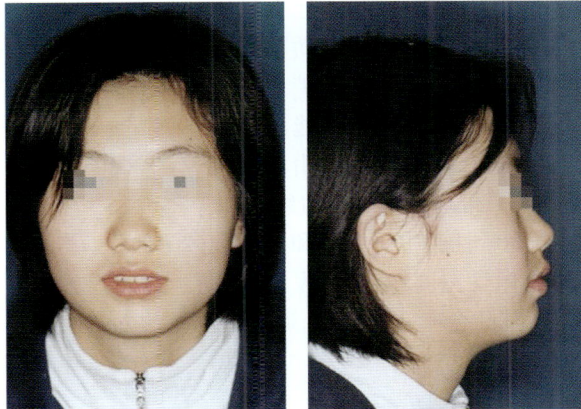

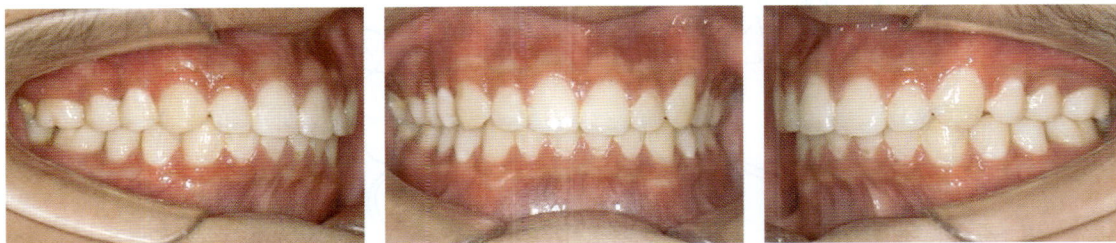

B

图 7-3-12　固定功能矫治器病例
A.安氏Ⅱ类 1 分类错殆矫治前　B.安氏Ⅱ类 1 分类错殆,功能及固定正畸治疗后

治疗计划：双期矫治,功能矫治(Herbst 矫治器)+固定矫治(直丝弓矫治器)。

（贺　红）

四、矫形力矫治器和矫治技术

矫形力(orthopedic force)是指用于移动牙弓、颌骨位置或诱发骨组织改建从而刺激颌骨生长的矫治力,其力值大大高于移动牙齿的正畸力(orthodontic force)。矫形力通常为间歇力,每日作用于颌骨的时间为 12~16h。矫形力具有正畸力无法替代的独特作用,尤其对处于生长发育期的骨性错𬌗畸形患者,矫形力可对颌骨畸形进行生长改良(growth modification)矫治。口腔正畸学已从单纯的牙齿矫正,发展到牙、颌、面的综合矫治,作为正畸医师应对矫形力和矫形力矫治器给予充分的认识和重视。

矫形力矫治器可分为两大类,一类是口内矫形力矫治器,其代表是上颌螺旋扩弓器,它通过矫形力水平向牵张腭中缝,刺激骨缝内新骨沉积,从而增加上颌牙弓基骨宽度。另一类是口外矫形力矫治器,是以颅骨、颈部等口外结构作为支抗,在三维方向上移动牙齿或一组牙齿,促进(或抑制)上下颌的生长发育,改变骨骼的生长方向,从而矫治牙、颌、面部畸形。此类矫治器包括头帽(headgear)和口外弓(facebow)、J 形钩(J-hook headgear)、上颌前方牵引矫治器(protraction headgear)和头帽颏兜(chin cap)等。

(一)口内矫形力矫治器

1. **概述**　口内矫形力用于刺激颌骨生长从而改善牙弓形态,其常见形式是上颌扩弓器,即通过矫形力水平向牵张尚未闭合的腭中缝,刺激骨缝内新骨沉积,从而增加上颌牙弓宽度,并且可以保持稳定的结果。在扩大牙弓宽度的同时还能为解除牙列拥挤提供一定的间隙。

2. **矫治器的组成**　目前使用最多的扩弓装置是 Hass 矫治器(图 7-4-1)和 Hyrax 矫治器(图 7-4-2)。它们都由螺旋扩弓器及固位装置组成。由于来自螺旋扩弓器的矫形力针对上颌基骨,力量较大,因此需要有很好的固位。为了获得良好的固位,常选用固定的固位装置。对替牙期或恒牙期的病例,常在上颌两侧第一恒磨牙和第一乳磨牙(第二乳磨牙)或第一恒磨牙和第一前磨牙上粘带环,螺旋扩弓器焊于两侧的带环上。此外,Hass 矫治器在螺旋扩弓器两侧增加了树脂基托,这样可以使扩弓产生的力量通过腭盖组织传递到上颌骨,增强腭中缝的扩展效应。四眼圈簧扩弓器(quad helix)(图 7-4-3)由固位在第一磨牙上的带环以及连接两个带环的四个圈簧组成。

图 7-4-1　Haas 矫治器示意图

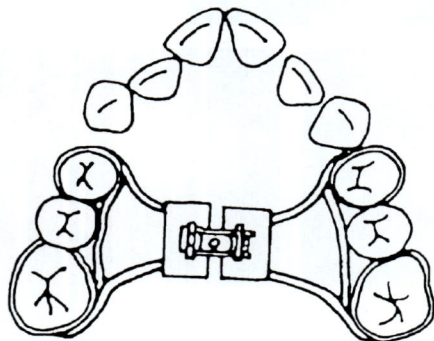

3. **矫治器的作用**　可分为骨性腭中缝开展和牙性扩弓两部分。

(1)开展腭中缝,增加上颌骨宽度:对生长发育期的儿童,通过施以横向的矫形力,可以打开腭中缝。随着腭中缝的扩宽,其间会有新骨形成,通过骨沉积的方式使上颌骨增宽。动物实验及临

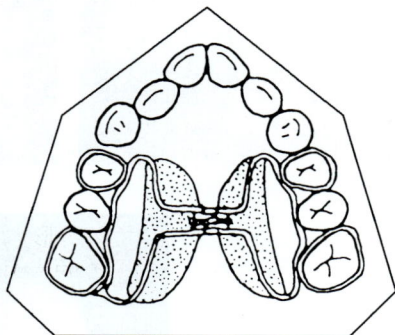

图 7-4-2　Hyrax 矫治器示意图

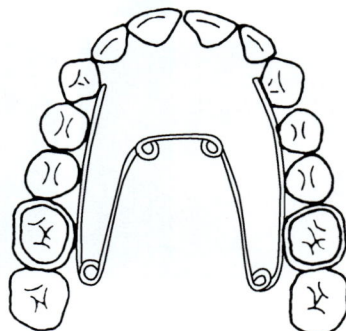

图 7-4-3　上颌四眼圈簧扩弓器示意图

床实践已经证实了这一现象。当然,随着年龄增大,骨缝的嵌合程度提高,在骨缝间形成骨膜桥,使腭中缝增宽的可能性逐渐减小。文献报道,在13~15岁之前,几乎都可以打开腭中缝,15岁之后,更多的是牙齿的颊向倾斜,而腭中缝的开大逐渐减小。

螺旋扩弓器可通过快速扩弓法(rapid palatal expansion)和慢速扩弓法(slow palatal expansion)来达到扩大腭中缝的目的。所谓快速扩弓法,就是每天将螺旋开大至少0.5mm,即每天旋转螺旋2次,每次旋转1/4圈(0.25mm),2~3周后即可使腭中缝增宽10mm左右,临床可见上颌中切牙间明显增大的间隙。由于快速扩弓法使用了较大的矫形力,超过了牙周膜所能承受的生理范围,因此牙齿的移动变得缓慢,力量传至腭中缝,颌骨的变化成为主要的变化。组织学上可见腭中缝充满组织液并有出血,要保持3~6个月,等待新骨形成。慢速扩弓法,就是每周仅使螺旋开大1mm,或每隔1天加力1次,每次旋转1/4圈(0.25mm),这样腭部骨组织可有更充分的时间来适应这种变化,即在腭中缝处有新骨生成,新骨生成的速度与牙弓开展速度相协调,因而在临床上观察不到上中切牙间出现明显的间隙,慢速扩弓约需2~3个月,可使腭中缝打开,牙弓扩宽10mm。使用慢速扩弓法时,颌骨与牙都发生了变化,其中以牙弓的扩大为主。近来研究发现,快速扩弓法在2~3周内主要产生的是颌骨的变化,但在保持阶段,随着时间的推移,在牙弓总扩大量不变的情况下,牙齿的颊向倾斜移动增加,而腭中缝打开的间隙在不断缩窄,因此颌骨宽度的开展会逐渐减小;而慢速扩弓法,在10周的时间内,基本保持着牙量及颌骨的同步变化。因而,最终两种扩弓法获得的腭中缝开展量基本一样。

矫形扩展可使磨牙区宽度增大10mm。对于年龄较小者,宽度开展50%为骨缝效应,50%为牙齿效应。年龄较大者骨效应减小,牙齿效应增大。上颌宽度的增大使上颌牙弓周长增加4mm以上,远期效果较稳定。

(2) 上颌后牙的颊向倾斜:打开腭中缝作为一种矫形治疗的目的,更多的是希望骨的变化大,而牙的变化小。但由于牙与基骨相连,且扩弓装置与牙接触,因此后牙的变化,尤其是颊向倾斜,很难避免,特别是腭尖的下垂,造成𬌗干扰,使下颌向下、后旋转,因此长面型的高角病例应慎重扩弓,如用时,常需在后牙加𬌗垫。为了减少牙的移动,特别是颊向倾斜,首先要注意尽可能在患儿生长发育的早期使用,扩弓矫治越早进行疗效越好,也更有利于长期的稳定。另外,要使用固定式的扩弓器。

4. 矫治器的应用　在使用矫形力扩弓前要注意选择好适应证和具体的扩弓方式(快速还是慢速),扩弓时还要做到过矫治,扩弓后的保持对于长期的稳定性也至关重要。

(1) 适应证

1) 促进上颌骨横向的发育:对上颌宽度发育不足的后牙反𬌗或上颌前突病例牙弓狭窄病例,通过扩大腭中缝,可增大上颌的横向发育,扩大上颌骨和上颌牙弓宽度。

2) 获得间隙:对上颌牙列拥挤伴牙弓狭窄的病例,可以通过扩大上颌骨和上颌牙弓宽度,进而获得一定量间隙有利于解除上颌牙列拥挤。

3) 与前方牵引器同时使用:可以辅助固定上颌牙弓,腭中缝开展有助于上颌骨缝松解,并有利于上颌骨向前的发育。

(2) 选择扩弓方式:根据患儿的年龄和骨龄来选择采用快速扩弓法还是慢速扩弓法。一般而言,在替牙早期(6~8岁)使用慢速扩弓法。因为这个时期腭中缝的连接不紧密,不需要很大的矫形力,因而使用慢速扩弓完全可以获得扩展腭中缝和上颌骨宽度的目的,而且慢速开展的组织反应更具生理性。在替牙后期或恒牙初期(9~14岁)多使用快速扩弓法。此时腭中缝已有一定的骨组织沉积,年龄越大,腭中缝的连接越紧密。为了打开腭中缝,需要提供较大的矫形力,因而使用快速扩弓法,在短期内通过较大的矫形力打开腭中缝。15岁以后由于腭中缝趋于闭合,矫形力扩弓装置较难打开腭中缝,因此不推荐使用快速扩弓法,此时使用慢速扩弓可以获得牙齿颊向开展。

(3) 过矫治和保持:在快速扩弓法打开腭中缝后,新骨形成尚需要一段时间,此外,腭部软组织存在张力,因此扩弓后均会有不同程度的复发。为了减少复发,首先要强调过矫治,需要将上颌牙弓扩展至上颌后牙舌尖与下颌后牙颊尖相对。其次要注意保持,一般至少要用原扩弓装置保持6个月。慢速扩弓也需要一定程度的过矫治,需要将上颌牙弓扩展至上下颌后牙深覆盖关系。日于慢速扩弓期间已有新骨沉积在腭中缝处,因此扩弓后的保持时间可缩短至3个月。

(二)口外矫形力矫治器

口外矫形力矫治器是以头顶、枕、颈、额、颏等的口外结构作为抗基,使用矫形力作用于牙齿和颌骨,起到调节颌骨的生长发育,改变骨骼的生长方向,以达到矫治牙颌面畸形目的的矫治器。常用的口外矫形力矫治器有头帽和口外弓、J形钩、上颌前方牵引矫治器和头帽颏兜。

1. 头帽与口外弓

(1)矫治器的组成:常用的头帽-口外弓矫治器由四部分组成,即口外部分、口内部分、连接部分和施力部分。

1)口外部分:又称为支抗部分,包括头帽或颈带(neckstrap)。通过口外部分放置在头顶、枕部或颈部作为支抗,抵消反作用力,从而发挥作用于颌骨的口外力。通常有以下3种:

①颈带:是一条宽25~30mm的软质带子绕过颈后部,两末端止于两侧耳垂的前下方,颈带前端有一排带孔的塑料板,供悬挂口外弓之用。在塑料板与颈带之间有牵引弹簧为施力部件。颈带以颈后部为支抗,适用于颈牵引或称低位牵引(cervical headgear,low-pull headgear),其优点是结构简单,戴用舒适(图7-4-4)。

②简单头帽(headstrap):由两条软质带子分别绕过枕部和顶部,于两侧耳廓的前上方相连接,连接处有一排带孔的塑料板,供悬挂口外弓之用。其施力部件与颈带相同。适用于高位牵引(high-pull headgear)(图7-4-5)。

③复合头帽:在简单头帽和颈带的基础上将顶带两侧顺耳前向下延伸与颈带相连,再从颈带的中线处用同样的带子将颈、枕、顶的三条带子的中点连在一起,在耳前方和下方的带子上附着一块塑料板,其上有不同高度的挂钩或纽扣,以便挂橡皮圈给口外弓施力。复合头帽利用顶、枕、颈三个部位作为支抗,具有良好的稳定性,适用于联合牵引(或水平牵引)(combination headgear,straight-pull headgear)(图7-4-6),其牵引方向的选择性较大,可作从低位到高位各个方向的口外牵引。复合头帽也适用于较大的口外牵引力。临床上也可将颈带和简单头帽联合在一起使用,但其稳定性不如复合头帽。

图片:ER7-4-1
低位口外牵引

图片:ER7-4-2
高位口外牵引

图片:ER7-4-3
口外弓联合牵引

学习笔记

图片:ER7-4-4
口对称口外弓

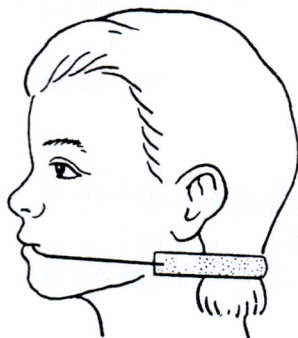

图7-4-4 低位牵引示意图　　图7-4-5 高位牵引示意图　　图7-4-6 联合牵引示意图

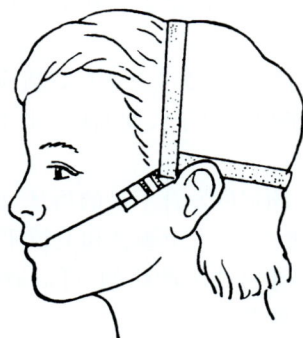

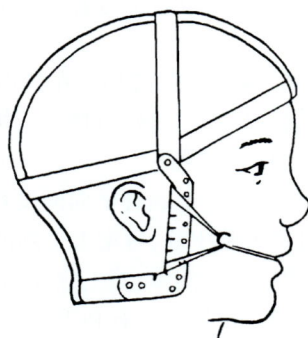

2)口内部分:承受矫形力作用的口内装置。通常这些装置放置在牙齿上,在矫形力的作用下带动牙和牙槽骨移动,改变颌骨的生长量与生长方向。口内部件可使用固定矫治器带环,也可使用活动矫治器或功能矫治器。前者需要选择大小合适带有口外弓颊管的磨牙带环,通过粘接剂粘固在上颌第一磨牙上。后者多需在矫治器上设计足够的固位装置如卡环、颊钩等,也可以根据需要将口外弓与功能矫治器基托连接在一起使用。

3)连接部分:口外弓是连接矫治器口内部分与口外部分的连接部件。用硬质粗不锈钢丝制成,由内弓和外弓组成(图7-4-7)。外弓与口外部件相连,内弓插在磨牙带环颊侧的口外弓管中,或埋入活动矫治器(功能矫治器)的树脂基托中,将向后的作用力传到上颌后牙或牙列上。

①内弓(inner bow):口外唇弓的内弓部分由1.0mm

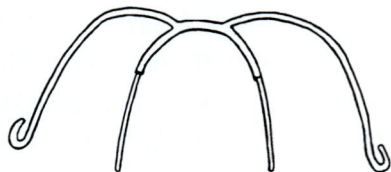

图7-4-7 口外弓示意图

的不锈钢丝弯制成理想牙弓形状,内弓的后部常做 U 形曲,当内弓插入带环的口外弓管时,U 形曲起到阻挡作用,以便将向后的牵引力传至上颌磨牙及整个上颌牙弓。一般 U 形曲的弯曲朝向殆方,以避免与上颌后牙托槽接触,而影响口外弓顺利插入口外弓管。通过调整 U 形曲,可以水平向控制口外唇弓与上颌前牙的距离,也可以垂直向控制口外唇弓与上下唇的关系。

②外弓(outer bow):用直径 1.5mm 以上硬质不锈钢丝制成,外弓部分在前牙处,与内弓焊接相连后,向后延伸于口外,两末端弯成拉钩,通过弹性牵引与头帽或颈带相连。根据外弓臂的长短可分为长、中、短三种外弓;长外弓止于口外面颊部相当于第一恒磨牙远中;短外弓止于该牙的近中;中外弓终止于第一恒磨牙区。一般情况下,内弓与外弓应处于同一平面,但有时为了配合牵引方向,外弓可与内弓形成向上或向下 15°~30°的夹角。临床上常用的是对称口外弓,即内、外弓的长度和方向都是对称的,其传递的作用力大小与方向相同。

4)施力部分:是头帽口外弓的施力来源,位于连接部分与口外部分之间,常见的有橡皮圈、置入颈带和头帽中的牵引弹簧等。施力部分加力后,通过连接部分向口内传导作用力,依靠口外部分承受反作用力。

(2)矫治器的作用:口外唇弓的作用:①作为主要的矫治装置,对处于生长发育期的骨性错殆畸形进行生长改良治疗;②作为其他矫正方法的补充或辅助装置,起到增强磨牙支抗的作用,提高矫治疗效。

1)作为主要矫治装置的作用

①远中移动磨牙:在轻度上颌前突或轻度拥挤的不拔牙病例,或由于上颌第一恒磨牙近中前移造成的牙列间隙不足等情况下,应推上第一磨牙远中移动而获得间隙。在上第二磨牙萌出之前移动上第一磨牙是最佳时期,第二磨牙萌出后,只要患者认真配戴也能取得较好的效果。

在远中移动磨牙方面,口外力较口内力有明显的优势。这是由于口外力直接作用于第一磨牙,而其反作用力被颅骨或颈部的骨骼所承担,不会影响到口内的其他牙齿。如果用口内力推磨牙向远中,则其反作用力会使前磨牙和前牙近中移动。使用头帽口外弓推磨牙向远中时,力量应控制在每侧牵引力 200~300cN 左右,每天戴口外弓 12~14h(图 7-4-8),上颌第一磨牙每个月可平均向后移动 1mm。

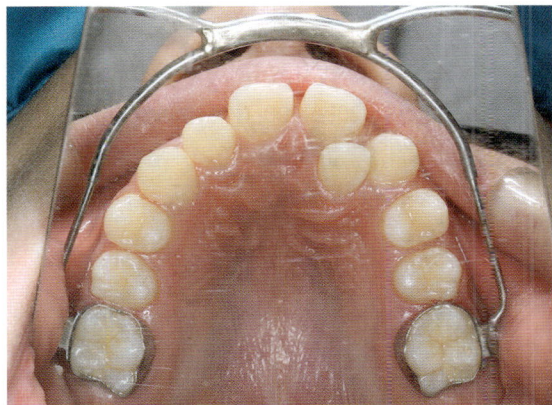

图 7-4-8　口外力远中移动上颌磨牙

上颌第一磨牙远中移动是三维方向上的移动。矢状方向上有三种移动方式:整体移动、冠远中移动和根远中移动。临床上尽可能做到磨牙的整体远中移动,这时的作用力应通过磨牙阻抗中心。垂直方向上的移动也有三种方式:磨牙伸长、压入和不变。口外牵引力线相对于磨牙阻抗中心的位置决定了磨牙在垂直向上的变化。低位牵引(颈牵引)产生向下、向远中的力,向下的分力可能会使上颌磨牙伸长;高位牵引产生向上、向远中上的力,向上的分力可能会压低上颌磨牙;而联合牵引若应用得当,可只产生向远中的力,对上颌磨牙垂直

向的影响最小(图 7-4-9)。宽度方向上的移动也有三种:磨牙间宽度增宽、变窄和保持不变。随着上颌磨牙远中移动,磨牙间宽度应适当增宽以适应下颌牙弓宽度,这可通过调节内弓宽度来控制。

②抑制上颌骨向前生长:对处于生长发育期的上颌前突患者,利用头帽口外弓可以改变上颌骨骨缝的骨沉积方式,进而减小上颌骨向前、向下的生长量,这已被许多研究结果所证明。

口外力通过上颌第一恒磨牙传至上颌骨,从而产生抑制颌骨生长的作用。为了有效地控制生长,口外弓每天至少戴 12~14h,每侧 500~800cN 力。为使上颌骨产生良好的矫形反应,可在上颌牙弓所有牙上均粘托槽并放置弓丝,在上颌弓丝位于磨牙颊面管近中 1mm 处做 Ω 形曲,将 Ω 形曲与上颌磨牙带环拉钩结扎紧,或将唇弓在颊面管后回弯,这样使上颌牙弓成为一个整体。口外弓

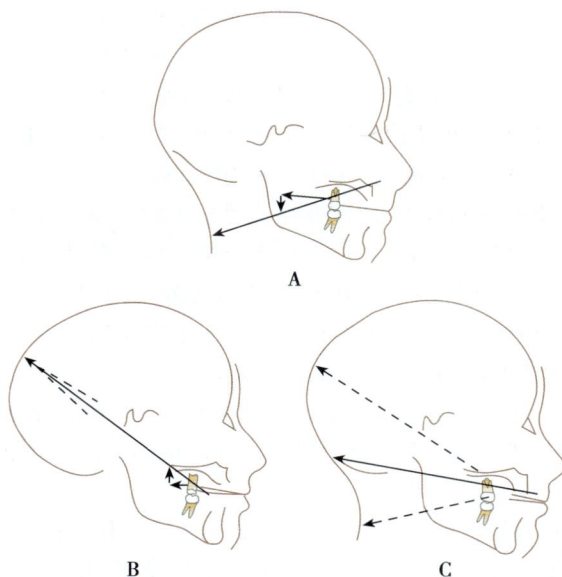

图 7-4-9　口外力不同牵引方向决定磨牙的移动方向和移动方式
A. 低位牵引　B. 高位牵引　C. 联合牵引

作用于第一磨牙的力分配到整个上颌牙弓和上颌骨,从而产生较好的生长抑制作用。此外,要尽可能早期使用口外弓,并有必要长期应用,才会产生良好的矫形效果。

在使用口外力抑制上颌骨向前生长的同时,还要考虑到不同方向的牵引对上颌骨尤其是上颌骨后部垂直向生长的影响。低位牵引(颈牵引)在限制上颌骨向前生长的同时,也促使上颌后部牙槽骨的向下生长,这有利于短面型低角Ⅱ类错殆畸形的矫治,但对生长型表现为下颌骨顺时针旋转(即下颌向下、向后生长)的高角Ⅱ类错殆畸形患者不利。高位牵引在限制上颌骨向前生长的同时,也限制了上颌后部的垂直向生长,因此对于高角病例有益。此时还可使用带上颌牙列殆垫的活动矫治器或功能矫治器,将口外弓埋入树脂基托,使牵引力作用于整个上颌牙弓和上颌骨,在限制上颌向前生长的同时充分发挥口外力控制上颌骨的垂直向生长。

2) 作为辅助装置的作用

①增强支抗:在双颌前突、上颌前突、严重拥挤等情况下,常需拔牙矫治。为减少上颌磨牙的前移,常需用头帽口外弓来保证磨牙的强支抗。每侧口外牵引力为 200~300cN,每天戴 10~12h 左右。

②Ⅲ类牵引情况下对上颌磨牙的控制:在Ⅲ类错殆的矫治中,常用Ⅲ类牵引来矫正前牙反殆。但Ⅲ类牵引常造成上颌磨牙的伸长,为防止上颌磨牙的生长,可用头帽口外弓进行高位牵引来控制上颌磨牙的垂直向位置。

(3) 矫治器的临床应用

1) 牵引方式和适应证的选择　头帽口外弓的不同牵引方式,将决定上颌和上颌磨牙在垂直向和矢状向上的变化,进而会影响到整个颌骨的生长型。口外牵引方式的选择应以能够提供对颌骨、牙槽及牙齿垂直方向上的正确控制为前提。

①高位牵引由简单头帽和口外弓组成,它对上颌后牙产生一个远中向和压低的力,适用于下颌平面角较大的安氏Ⅱ类错殆患者。

②低位牵引,由颈带和口外弓组成,将对上颌及上颌磨牙产生一个远中向及伸长的力,适用于下颌平面角较小的安氏Ⅱ类错殆患者。

③联合牵引(水平牵引),由复合头帽和口外弓组成,也可将颈带和简单头帽联合使用,两者均与口外弓相连,合力的方向将由颈牵引和高位牵引两个分力的大小来决定,当两个牵引力相同时,将对上颌后牙产生一个远中及轻度压低的力,适用于下颌平面角基本正常的安氏Ⅱ类错殆患者。

2) 口外弓外弓的调整:上颌第一磨牙的阻抗中心在颊侧根分歧的龈方 1mm 左右,当远中牵引力方向通过阻抗中心的上方时,将使牙根远中移动;牵引通过阻抗中心时,将使磨牙整体后移;作用力通过阻抗中心下方时,将使牙冠向远中移动。具体而言,磨牙的移动方式与口外弓外弓的长度及位置密切相关。当高位牵引作用于上颌第一磨牙时,为了产生磨牙的整体移动,作用力的方向应通过磨牙的阻抗中心,这将同时使磨牙向远中及向龈方移动。中等长度的外弓向上弯曲或较短的外弓向下弯曲都可以使牵引力通过阻抗中心,而使磨牙整体向后向上移动,但向上或向下弯曲都应适度。当低位牵引作用于上颌第一磨牙时,上颌磨牙将向𬌗方及远中移动。一般来说,低位牵引的外弓要长于高位牵引的外弓,在临床上应选择外弓较长的口外弓使用,并将外弓向上弯与内弓成10°角。当用联合牵引作用于上颌第一磨牙时,合力的方向决定了磨牙的移动,通常应是向远中及轻度向龈方移动。此时应选择外弓为中等长度的口外弓,外弓末端位于上颌第一磨牙附近,同时应将外弓稍向上弯。当将短的外弓插入上颌𬌗板或功能矫治器中,使用高位牵引时,可将上颌牙弓及上颌骨联成一整体。由于上颌骨的阻抗中心位于前磨牙的根方,因此当外弓与功能矫治器在相当于前磨牙区的位置相连时,力的作用方向将容易通过阻抗中心,使上颌骨向上、向后移动。像口外力作用于第一磨牙一样,如果作用力的方向通过上颌骨的阻抗中心的上方或下方,将使上颌骨发生旋转。无论挂与不挂牵引圈,外弓都要离开颊部数毫米,避免压迫颊部。

3)口外弓内弓的调整

①颊舌向:当内弓插入一侧颊面管后,另一侧内弓后部应位于后牙颊管外侧2mm,以此保持上颌后部呈一定的扩弓状态。其目的是防止在改善Ⅱ类磨牙关系过程中,由于下颌的向前或相对向前移动而出现后牙反𬌗趋势。

②垂直向:在加力状态下,口外弓内外弓的焊接处应位于上下唇之间。多数情况可通过调节外弓的长度和垂直向位置来完成。少量的调整也可调整内弓后部U形曲远中部分的倾斜度,使外弓与内弓结合部分应位于上下唇之间,而不压迫上下唇。

③矢状向:调整U形曲,使内弓与外弓的相连部分贴近或离开上颌前牙唇面。

4)戴用顺序指导:使用头帽口外弓矫治器时,应教会患者按顺序戴用。戴用时应先将口外弓的内弓插入口内矫治器的口外弓管内,然后戴好头帽或颈带,一手扶住口外弓内外弓焊接部位,稳定住口外弓,一手将头帽或颈带上的弹性牵引装置与口外弓的外弓相连接,一侧挂好后,换手扶住并稳定口外弓,另一手再将另一侧的外弓与头帽或颈带的弹性装置连接。最后调整头帽和颈带位置,让两侧基本对称。摘下口外弓时要按相反顺序操作。先用一手将口外弓扶住,另一手将弹性牵引与口外弓的外弓分离,换手重复上述操作。最后将口外弓内弓从口内的口外弓管中抽出。叮嘱患者一定要按照顺序戴用和摘除口外弓,以免造成不必要的伤害。

5)合作程度的检查:患者的合作是口外牵引矫治成功的必要条件,因此必须检查合作程度。包括患者每次复诊时说明戴用情况。检查颈带或头帽,如果颈带、头帽很干净且平整,显然不是经常戴。口外弓管内有许多食物积存,显然不是经常戴。经常戴的儿童,可以在不照镜子的情况下戴好口外弓;口外弓内弓可以很顺利地插入磨牙带环的口外弓管中,也可很轻松地从中取出;上第一磨牙会有轻微松动,并常说在早晨起床摘下头帽时,第一磨牙有痛感。对于推磨牙向远中的患者通过观察一段时间内磨牙远中移动的距离也可判断出患者的合作程度。

2.J形钩

(1)矫治器的组成:J形钩矫治器由头帽和J形钩组成。口外部分是头帽,起到支抗作用。连接部分是J形钩,由一根钢丝制成,为避开口角处而弯制成J形(图7-4-10)。口内部分可以是主弓丝也可以是焊接在主弓丝上的牵引钩,施力部分是头帽上的牵引弹簧或橡皮圈。

(2)矫治器的作用:J形钩牵引装置的施力点主要在牙弓的前部,用来远中移动尖牙或内收切牙。通过阻挡曲或螺旋弹簧的传递,牵引力也可作用于磨牙,用以推磨牙向远中或加强磨牙支抗。一般采用简单头帽进行高位牵引,对前牙和牙槽骨产生向后向上的力。在内收前牙时,由于牵引力线位于切牙阻抗中心的唇侧,因而在压低切牙的同时还会使切牙出现冠

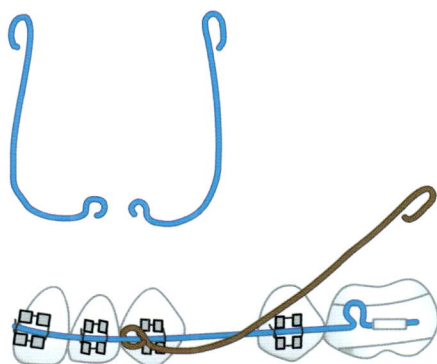

图 7-4-10　J形钩矫治器示意图

学习笔记

视频:ER7-4-5 口外支抗的戴用

图片:ER7-4-6 固定矫治器的主弓丝上弯制牵引环或加入牵引钩

唇向的旋转。当用复合头帽时,牵引力方向基本水平向后,起到远中移动前牙的作用而没有压低前牙的作用。

（3）矫治器的应用:J形钩可以在切牙内收、尖牙远中移动和磨牙远中移动中使用。

利用J形钩进行高位牵引内收前牙时,可以压低上颌前牙,从而改善唇齿关系和笑线。这对有露龈微笑(gummy smile)、上颌切牙垂直向暴露过多、前牙深覆𬌗患者的治疗有利。水平牵引的J形钩可用于前牙明显唇向倾斜患者内收前牙的治疗。

远中移动尖牙时,将J形钩直接挂在尖牙近中的主弓丝上。在内收切牙时,J形钩挂于焊接在侧切牙近中或远中主弓丝的牵引钩上。以上两种牙齿移动中,每侧J形钩牵引力为100~150cN,每天需戴用12h以上。在推磨牙向远中或加强后牙支抗时,J形钩挂于主弓丝前端牵引钩上,此时弓丝在磨牙颊管近中处制作开张曲或阻挡曲,从而向磨牙施加向后的力量。此时施力大小和戴用时间与口外弓推磨牙向远中类似。

3. 头帽颏兜矫治器

（1）矫治器的组成:与其他口外的矫形矫治器比较,头帽颏兜矫治器,不仅其支抗部分在口外,且其承受矫治力的部分也在口外（图7-4-11）。

1）支抗部分:为头枕部,通过与头枕部形态相适应的头帽来实现。头帽上有牵引钩供悬挂牵引皮圈。

2）力的作用部分:受作用的部分是颏部,通过与颏部形态相适应的颏兜来实现的。颏部承受的作用力通过下颌骨体和升支传导到髁突。颏兜上有牵引钩供悬挂牵引皮圈。

3）施力部分:与头帽口外弓类似,通过连接头帽与颏兜上牵引钩的橡皮圈而产生弹力。

图 7-4-11　头帽颏兜矫治器示意图

（2）矫治器的作用

1）抑制下颌骨生长:主要用于下颌骨生长过度及有过度倾向的安氏Ⅲ类病例,力的牵引方向应从颏部直接对着髁突（图7-4-12B）。对有开𬌗倾向的高角患者,牵引力的方向应通过髁突稍上方,从而使下颌向远中、向上旋转（图7-4-12A）,减小开𬌗或开𬌗趋势。

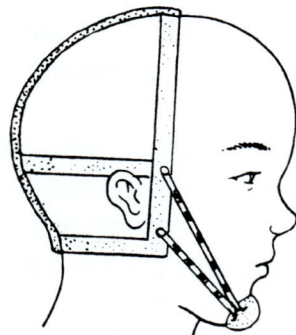

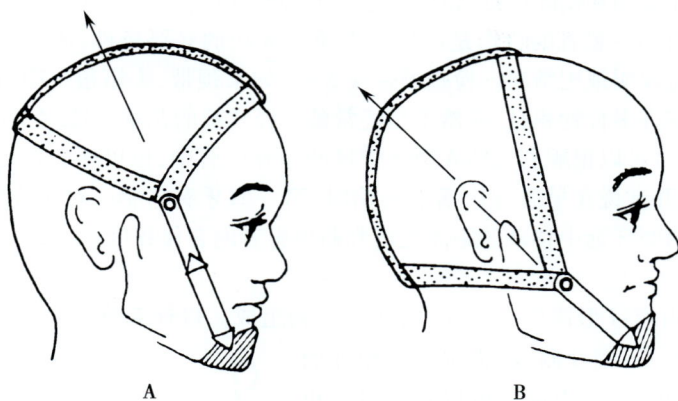

图 7-4-12　头帽颏兜矫治器牵引方向对下颌骨生长的影响
A.牵引方向在髁突上方,抑制下颌骨生长的同时使下颌出现逆时针旋转　B.牵引方向通过髁突,抑制下颌骨生长

多数学者认为头帽颏兜仅能改变下颌生长方向——下颌向下、向后旋转,从而使下颌生长型变得有利,但下颌骨的生长量很难改变。

2）矫正下颌功能性前伸:对于因下颌前伸习惯引起的功能性反𬌗。头帽颏兜可使下颌向后移动,从而达到矫正反𬌗的效果。

3）保持下颌位置关系:头帽颏兜还可以作为下颌发育过度或有过度趋势的前牙反𬌗矫正后的保持手段。特别是在恒牙期前牙反𬌗矫正后,如果尚有下颌生长潜力时,可用其保持。此外,成

图片:ER7-4-7 利用头帽颏兜将下颌向远中牵引

ER7-4-7

学习笔记

人骨性下颌前突在正颌外科手术后,也可用其来保持。

4)舌向倾斜下颌切牙:当颏部受到作用力时,由于颏兜常覆盖至颏唇沟处,因此会引起下颌切牙舌向倾斜移动。对下颌切牙唇倾的前牙反𬌗,这种作用有利。但对大多数患者,舌向倾斜下颌切牙,虽然有利于前牙反𬌗的矫正,但却可能引起下颌切牙的过度舌倾及下颌前牙的拥挤,这必须在使用前加以考虑。

(3)矫治器的应用:由于头帽颏兜在使用中不可避免会出现下颌向下、后方旋转,下颌切牙舌倾,还可能出现颞下颌关节等问题,因此较理想的适应证是:

1)轻度下颌发育过度的安氏Ⅲ类错𬌗;

2)下颌可后退至前牙对刃或接近对刃的前牙反𬌗;

3)前下面高短的低角短面型;

4)下颌切牙位置正常或唇倾;

5)无明显颞下颌关节症状。

对于轻中度的骨性前牙反𬌗患者应早期干预,头帽颏兜的牵引力较大,每侧约500cN以上。使用时间较长,需要患者密切配合。由于对髁突的压力大,因此有造成关节创伤的危险,需密切观察关节的情况。一旦出现关节症状,应停止头帽颏兜治疗。对有功能性下颌前伸的反𬌗患者,使用头帽颏兜时的牵引力较小,一般每侧300~500cN,幼儿为200~300cN,牵引力的方向通过髁状突的下方。使用时间短,一旦前牙反𬌗解除,后牙𬌗关系稳定后,即可停止使用。对于严重的下颌发育过度,即使年龄小,也应等待至成人后做外科手术,头帽颏兜并不能起太大作用。

4. 上颌前方牵引矫治器

(1)矫治器的组成(图7-4-13)

1)口外部分:不论是面罩(face mask)式的前牵引器,还是反向头帽(reverse headgear)式的前牵引器,其口外部分均由额垫、颏兜以及将其连接在一起的牵引架三部件构成,通过额部和颏部提供支抗来进行上颌前方牵引(protraction of the maxilla)。额垫和颏兜要有充分的透气性。其中牵引架的作用是将额垫和颏兜连接,并提供牵引力的支点,牵引架上的牵引钩的高低,将决定牵引力方向。

2)口内部分:承受前方牵引力的部位是上颌牙弓及上颌骨,前牵引器通过口内固位装置对上颌牙弓及上颌骨施加牵引力。口内装置根据牙𬌗发育的不同阶段而有所不同,可以是上颌全牙弓平面式𬌗垫、固定式螺旋扩大器、上颌固定矫治器等。供前方牵引用的拉钩一般位于上颌尖牙处。

3)施力部分:用弹性橡皮圈连接口内装置的拉钩和牵引架上的拉钩,通过弹力发挥作用。

(2)矫治器的作用(图7-4-14)

1)促进上颌骨的生长发育:对上颌发育不足的Ⅲ类错𬌗,最理想的办法是促使上颌骨向前、向下生长。上颌骨的生长主要是靠表面骨的生长和骨缝骨沉积生长两种方式。对上颌骨进行前方牵引,使上颌骨的4个骨缝得以扩展,从而有新骨沉积,同时对上颌骨前部的骨膜牵张,也将促进上颌骨的向前生长。最佳的矫治时机是患儿6~8岁,此阶段是上颌骨生长旺盛的阶段。9岁以后,

学习笔记

ER7-4-8

画廊:ER7-4-8 颏兜与额垫复合支抗组成上颌前牵引装置和复合面具

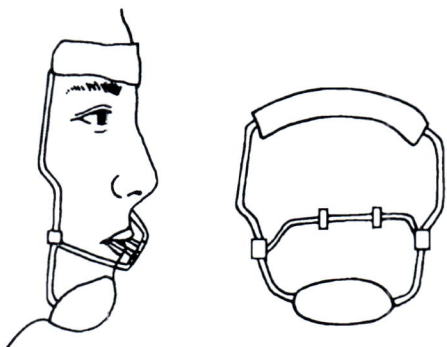

图7-4-13　上颌前方牵引矫治器示意图

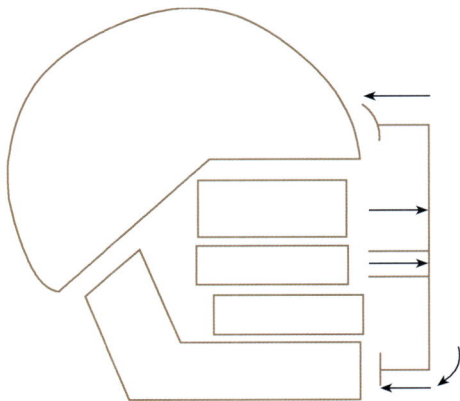

图7-4-14　上颌前方牵引矫治器作用原理示意图

随着年龄增大,上颌骨的反应越来越小,而上颌牙弓前移、上颌前牙唇倾将越来越明显。近年来研究发现,在前方牵引上颌骨的同时使用上颌快速扩弓器,可增加替牙晚期反𬌗患者的上颌骨生长反应,提高矫治效率。

上颌前方牵引的方向不同,也影响着上颌骨的生长移动方向。由于上颌骨四个骨缝的排列方向特点,决定了前方牵引上颌骨的理想方向应是向前、向下牵引,以顺着骨缝的方向,从而产生最好的矫形效果。然而,由于患者生长型的不同,在临床上还需对牵引方向进行针对性的调整。

2)下颌的向下、向后旋转:由于前牵引器是以额部和颏部为支抗部位,因此在促进上颌骨及上颌牙弓向前生长的同时,可使下颌骨向下、向后方呈顺时针旋转,对上颌发育不足的低角或均角型Ⅲ类错𬌗,可使下颌骨的生长方向改变,以改善Ⅲ类骨面型。而对高角的Ⅲ类错𬌗来说,下颌向下、向后旋转将使面型拉长,加重高角趋势。因此,高角型Ⅲ类错𬌗应慎用前方牵引,如果用时,要对颏部进行高位头帽牵引,以防止下颌的顺时针旋转。

3)前移上颌牙列:前方牵引时上颌牙首先受到向前的牵引力,而且随着年龄的增大,上颌牙前移、上颌前牙唇倾的可能性增大。对于上颌骨发育不足的Ⅲ类错𬌗,其矫治目标是希望更多地前移上颌骨,而不希望单纯前移牙齿。为了减小牙列的前移,可用固定矫治器将上颌牙列连接为一个整体,在磨牙颊管近中的弓丝上弯制Ω形曲,并进行末端结扎,使上颌成为一个整体。此外,用方丝在上颌前牙处做冠舌向转矩,也可防止上颌前牙的唇倾。但更重要的是,要尽可能在早期使用前方牵引治疗(8岁以前)。

对于年龄较大,需要上颌牙列或上颌后牙前移的患者,也可使用前方牵引矫治器协助固定矫治器前移上颌牙弓或上颌后牙。

4)下颌前牙舌倾:作用方式同头帽颏兜矫治器。

(3)矫治器的应用:现在,上颌前方牵引矫治器,已不局限于替牙𬌗,在牙𬌗发育的各个阶段,根据其不同的作用特点都可应用。对上颌发育严重不足的患者,除成人外,在综合治疗前,应首先考虑使用前方牵引器,在尽可能改善上颌位置的情况下,再确定进一步的矫治计划,然后用一般的固定矫治器来改善牙𬌗关系,从而取得最佳的治疗效果。但从促进上颌骨的生长发育角度来说,仍有其最佳的适应条件。此外,在牙𬌗发育的不同阶段,针对前方牵引器,也可选用不同的口内装置。

1)最佳适应条件:①6~8岁的上颌发育不足的儿童;②上颌前牙牙轴正常或舌倾;③短面型或均角面型患者。

2)不同牙𬌗阶段的应用

①乳牙期:在乳牙期前方牵引上颌,是希望上颌骨有更多的前移。为避免单纯的牙齿前移,可用平面式𬌗板,将上颌后牙覆盖,使上颌牙弓形成一个整体,为了增加𬌗板的固位,一般采用粘接的方式。也可在第一乳磨牙和第二乳磨牙上放置带环,制作口内固定牵引装置或上颌扩弓器,在乳尖牙处焊接牵引钩。此外,要注意牵引部位和牵引方向。如果牵引力的着力点太偏后,如位于上颌第一磨牙处,在使用前牵后,可能会出现上颌骨逆时针旋转,下颌顺时针旋转,造成前牙反𬌗矫正后前牙覆𬌗过浅,甚至开𬌗。为了减小这种趋势,牵引的着力点应尽可能靠前,通常设计在乳尖牙处,牵引方向朝前、下方。但牵引力的方向与𬌗平面的夹角不应大于30°。

牵引力的大小与下颌的顺时针旋转趋势常是一对矛盾。上颌骨骨缝的打开常需用较大的矫形力,而力愈大,则造成下颌骨顺时针旋转的趋势也愈大,对短面型患者,这种旋转趋势当然有利于Ⅲ类错𬌗的矫正;而对长面型患者来说,这将增大开𬌗的趋势。因此,应根据垂直生长型的不同,选择不同的力。原则上不应使用太大的力。一般每侧牵引力350~500cN左右,每天至少持续戴10h以上。

②替牙期:6~8岁通常是前方牵引的最佳时期,此时会产生较好的颌骨反应。8~11岁也可以产生一定的颌骨效应。由于上颌切牙和上颌第一磨牙已全萌出,因此可根据其他牙齿的不同萌出情况,选择多种口内固位装置。

上颌全牙弓平面式𬌗垫,可使上颌成为一个整体,从而增加上颌骨的移动量,减小上颌前牙的唇倾。如果乳磨牙松动,可用局部的固定矫治器,常设计为上颌第一恒磨牙粘带环,四个上颌切牙粘托槽,弓丝为方丝,通过将磨牙带环拉钩与颊面管近中弓丝上的Ω形曲结扎,而使上颌牙弓成为一个整体,同时切牙段的方丝上加冠舌向转矩,以减小牵引过程中,上颌前牙的唇倾。牵引钩一般焊在相当于上颌尖牙位置处的弓丝上。牵引力方向一般为向前、下方。如果伴有上颌宽度不足,可结合使用固定式的螺旋扩大器。其中第一恒磨牙和第二乳磨牙,或第一恒磨牙与第一前磨牙粘带环。螺旋扩弓器的使用,可增强上颌牙弓的整体性。近些年来,有些学者认为,螺旋扩弓器与前牵引器应同时使用,因为腭中缝的扩大,不但可以解决上颌牙弓宽度不足的问题,而且可以促进上颌后部骨缝的松解,进而促进上颌骨向前的发育。在替牙期可适度增加前方牵引的力值,一般每侧牵引力可在 500cN 以上,每天至少持续配戴 10h 以上。

③恒牙期:前方牵引器常结合口内固定矫治器。一般在上颌牙列排齐整平后,用方丝在前牙段加冠舌向转矩,并将上颌牙弓结扎成一整体,弓丝在尖牙处焊拉钩供前方牵引使用。如有宽度不足时,常配以螺旋扩大器。牵引力每侧为 350~500cN 左右,牵引方向大多向前、下方,如为反覆𬌗深的低角患者,可使牵引方向水平向前。必要时下颌戴用𬌗垫以打开咬合,从而有利于反𬌗的解除。

近期,有学者在上颌骨前部植入钛板种植体作为口内装置进行上颌前方牵引。这种方法虽然创伤较大,但对于年龄偏大并伴有上颌后缩的前牙反𬌗患者确有一定矫形效果。由于前方牵引力通过种植钛板直接传递到上颌骨,没有作用于上颌牙列,因而不会在上颌前方牵引的同时导致上颌牙列前移和上颌前牙唇倾。

3)患者配合和过矫治:上颌前方牵引需要患者的良好配合。为了减少牵引后的复发,一般在前牙反𬌗解除后仍需要持续进行牵引,在前牙建立 2mm 以上覆盖后减少牵引时间直至停止牵引。

(胡 炜)

(三)矫形力矫治器临床应用的典型病例

患儿,男,10 岁,替牙期,上颌生长不足,凹面型。前牙反𬌗、深覆𬌗,磨牙近中关系。下颌不可退至切对切(图 7-4-15)。

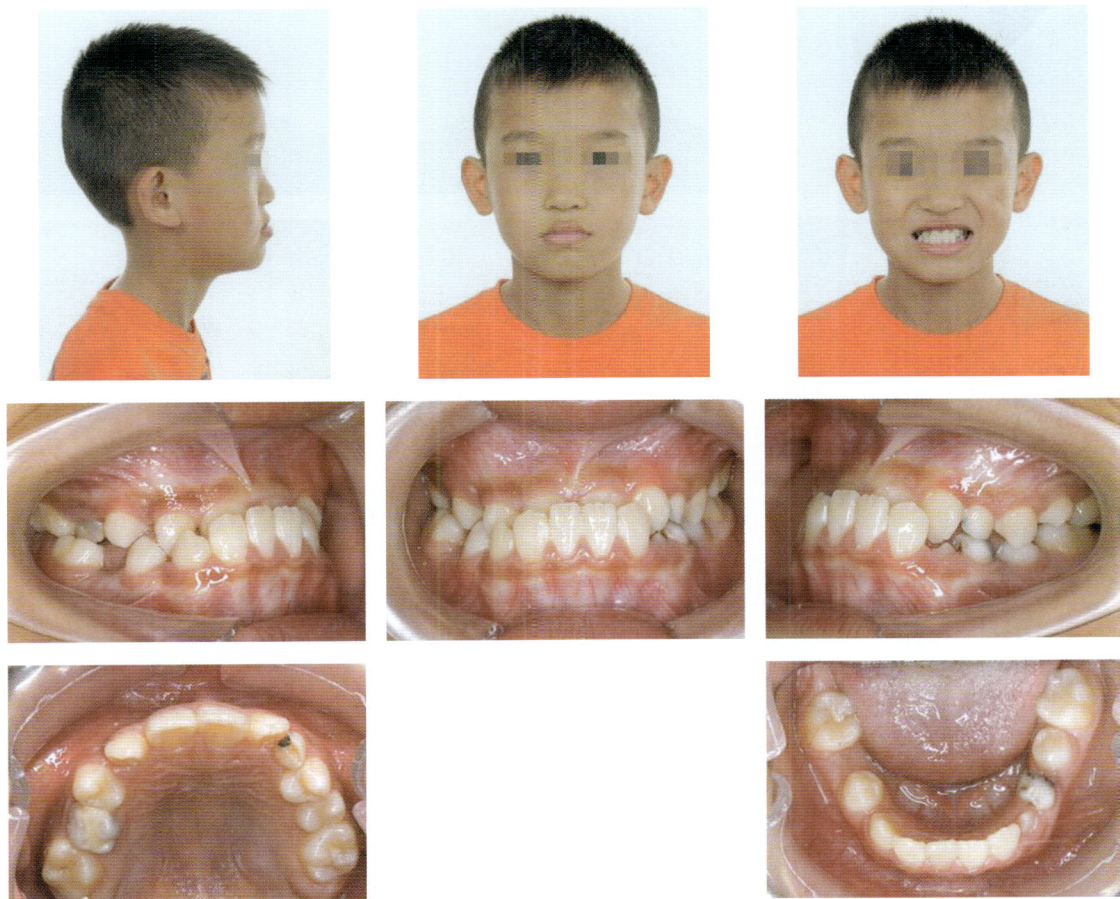

A

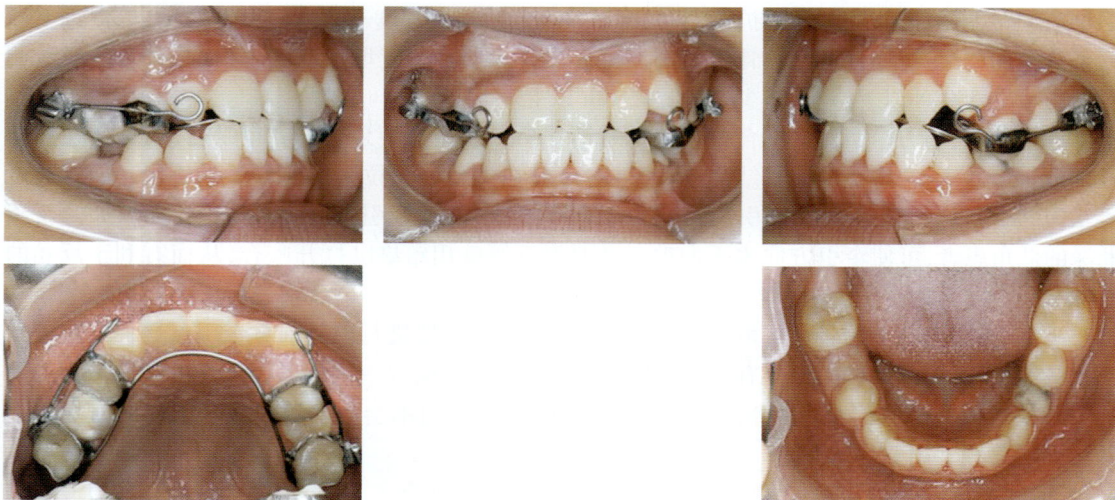

B

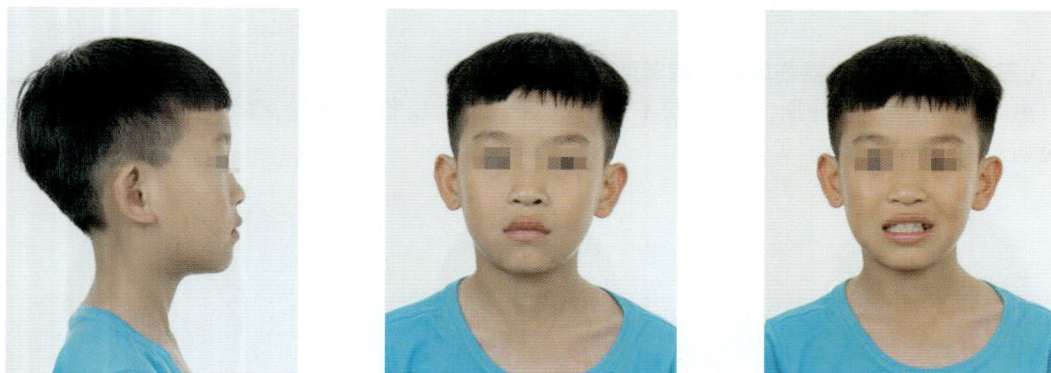

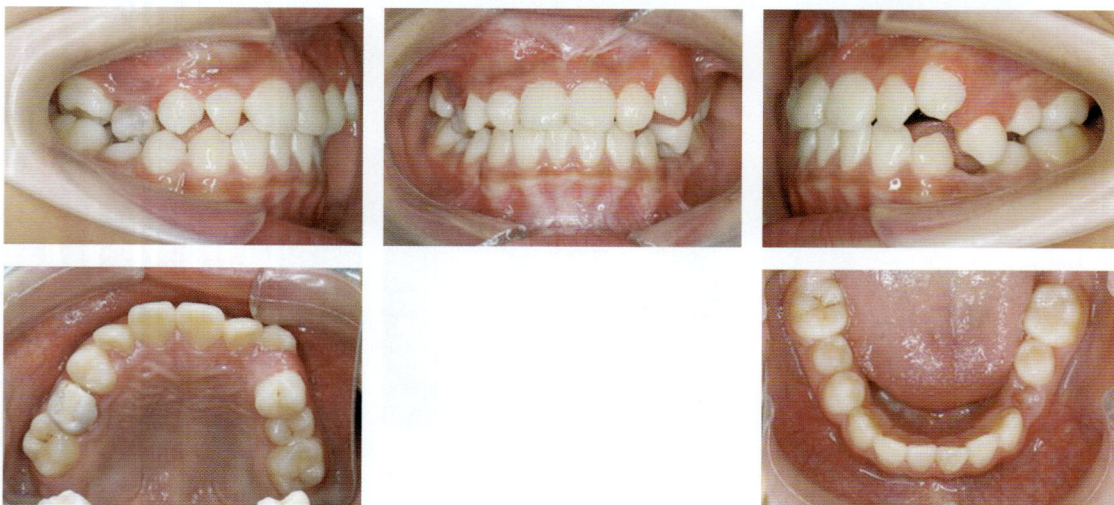

C

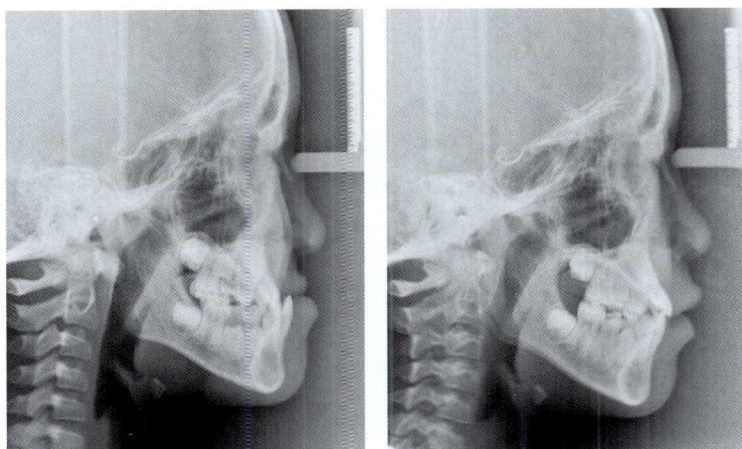

图 7-4-15 矫形力矫治器（前方牵引）矫治骨性Ⅲ类错𬌗
A. 矫治前 B. 矫治中 C. 矫治后 D. 矫治前后头颅侧位片（左：矫治前，右：矫治后）

诊断：安氏Ⅲ类错𬌗（骨性）。

治疗计划：前方牵引装置刺激上颌向前生长，改善牙弓形态及上下颌骨矢状向关系，解除前牙反𬌗。

矫形矫治效果：上颌骨向前生长刺激明显；前牙反𬌗解除，呈正常覆盖关系；磨牙关系改善，面型改善明显。随访观察恒牙替换和颌骨生长。

五、方丝弓矫治器和矫治技术

固定矫治器是正畸矫治器中的一种主要类型。这类矫治器是通过粘接或结扎而固定在牙面上的，具有固位良好、支抗充分、适于施加各种类型的矫治力、有利于多数牙齿的移动、能有效地控制牙齿移动的方向等特点。因而固定矫治器在口腔正畸中得到了广泛地应用。

固定矫治器种类很多，其中唇弓、舌弓矫治器、双丝弓矫治器是较早使用的固定矫治器。目前临床上广泛应用的固定矫治器，是方丝弓矫治器和直丝弓矫治器。

方丝弓矫治器（edgewise appliance）于 1928 年由 Angle 首先提出。Edgewise 原有"沿边""沿切"之意，方形弓丝主要通过其边缘与托槽方型槽沟间的作用而施力。方形矫治弓丝是这类矫治器的一个重要特点，因而把它称为方丝弓矫治器。虽然自 Angle 提出方丝弓矫治器以来，在方丝弓矫治器的组成材料、附件形式、矫治步骤等方面均有发展和变化，但是这些改变仍然没有离开方丝弓矫治器的基本原理。

（一）方丝弓矫治器的主要组成部分

方丝弓矫治器主要由带环、托槽、矫治弓丝、颊管及其他附件所组成。

1. **带环（band）** 方丝弓矫治器常在支抗磨牙粘带环。临床上主要使用不锈钢片或合金金属片的预成成品带环，也可进行个别制作。要求密贴地粘在牙面上，具有良好的固位作用，并不妨碍咬合，对牙龈无刺激。

2. **托槽（bracket）** 是方丝弓矫治器的重要组成部分，弓丝通过托槽对牙施以各种类型的矫治力。托槽在中部设计有容纳弓丝的水平槽沟（slot），槽沟的宽度有两类，一类是宽 0.46mm（0.018 英寸），另一类是宽 0.56mm（0.022 英寸）；不同槽沟的托槽需配合相应规格的方形弓丝应用。托槽的𬌗龈向为固定弓丝所用的结扎丝沟。托槽按其形态可分为单翼托槽和双翼托槽（图 7-5-1）。双翼托槽与弓丝有较大的接触面积，有利于矫治扭转牙。

过去托槽可焊接在带环上，通过带环粘在牙的唇、颊面上。20 世纪 70 年代起，托槽可通过粘接剂直接粘在牙面上，这类托槽具有金属网格的背板，以使粘接剂一侧与牙面黏着，另一侧进入网格而与托槽相连，使托槽牢固地粘接于牙面上（图 7-5-2）。

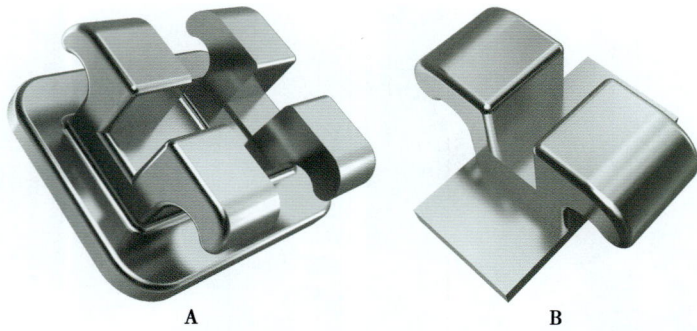

图 7-5-1 方丝弓托槽示意图
A. 双翼托槽 B. 单翼托槽

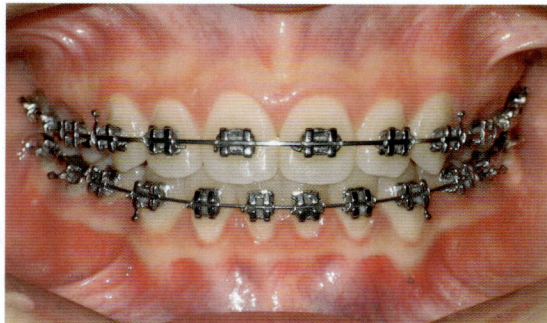

图 7-5-2 托槽直接黏合于牙面

托槽的位置：托槽在牙面的位置必须正确，否则会影响矫治的效果。

高度：托槽位置的高度是指由牙尖或切缘至托槽沟的殆向底面间的距离（图 7-5-3）。

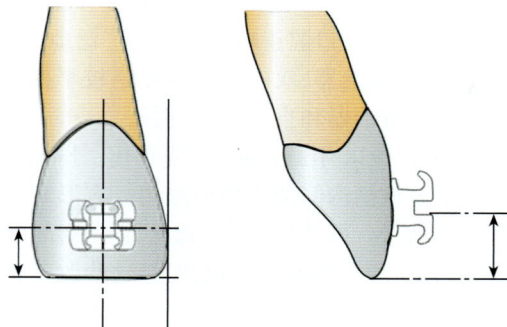

图 7-5-3 托槽应在牙面上的位置示意图

一般常用的高度如下：

$$\frac{65431 \mid 13456}{654321 \mid 123456} \quad 4mm$$

$\frac{2 \mid 2}{} \quad 3.5mm$

近远中位置：托槽的中心线与牙冠的唇、颊面中心线一致。

3. 矫治弓丝 要求具有良好的弹性，一般由不锈钢丝、钛镍合金丝、含铜镍钛丝（有更好的弹性）和含钼镍钛丝（具有可以弯曲的功能）等制成。在方丝弓矫治器应用过程中，在第一阶段排齐牙齿的步骤中常使用圆形弓丝（round wire），第二、第三阶段则多使用方形弓丝（rectangular wire）。所使用的弓丝的规格，一方面取决于使用托槽的槽沟规格，另一方面取决于矫治的目的（表 7-5-1）。

表 7-5-1 常用圆形及方形弓丝的规格种类

弓丝种类	槽沟及弓丝规格	
	0.018 英寸槽沟	0.022 英寸槽沟
圆形弓丝	0.012 英寸	0.014 英寸
	0.014 英寸	0.016 英寸
	0.016 英寸	0.018 英寸
	0.018 英寸	0.020 英寸
方形弓丝	0.016 英寸×0.022 英寸	0.019 英寸×0.025 英寸
	0.017 英寸×0.022 英寸	0.020 英寸×0.025 英寸
	0.017 英寸×0.025 英寸	0.021 英寸×0.025 英寸
	0.018 英寸×0.022 英寸	0.021 5 英寸×0.027 5 英寸
	0.018 英寸×0.025 英寸	0.021 5 英寸×0.028 英寸

注:1 英寸 = 25.4mm。

4. **颊管(buccal tube)** 可以直接粘接于磨牙上以容纳矫治弓丝,若受力较大或临床牙冠较短亦可焊接在带环上。常用颊管形状有方形的单管型颊管,也有附加插入口外唇弓的双管型颊管(方形管插入弓丝,圆形管插入口外弓)(图 7-5-4)。

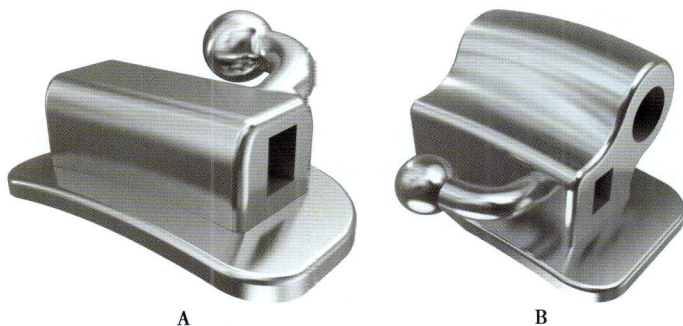

图 7-5-4 颊管示意图
A. 单管型 B. 双管型

5. **其他附件** 拉钩、舌侧牵引钩等。

(二)方丝弓矫治器的特点和基本原理

方丝弓矫治器的特点之一是能有效地控制矫治牙各个方向的移动。正畸治疗主要是通过施力于矫治牙而使其移至需要的位置,从而建立正常的咬合关系。若牙齿的移动过程能够得到有效的控制,则必然缩短治疗时间,并有良好的治疗效果,同时可减少或消除牙周组织的损害。方丝弓矫治器能使牙齿做近远中、唇颊舌向及𬌗龈向等各方向的移动,并且在牙齿移动时能做到控根移动,即牙齿除了能做根冠相反方向移动的倾斜移动外,也能做根冠同一方向移动的整体移动,以及牙冠相对固定而只移动牙根或根尖相对固定而只移动牙冠。其上述作用的原理在于所有牙上均有托槽,方丝弓嵌入槽沟后基本与之吻合。牙做水平向近远中移动时,槽沟沿弓丝滑动。在前牙做唇向移动时,方丝弓沿方形颊管滑动。在牙做𬌗向移动时,弓丝对槽沟壁施以使牙升高的力。在做控根移动时(以上颌前牙舌向移动为例),弓丝前部做适当的牙根舌向转矩后再嵌入槽沟施以转矩力,使牙根舌向移动及牙冠唇向移动;当同时以后牙作支抗施于前牙舌向移动的颌内牵引力时,则产生前牙倾斜移动即冠舌向移动根唇向移动。而当此两种力同时施于牙上,并在两个力的大小间做不同的调节时,即可使牙做整体移动或只是牙根移动,或只是牙冠移动的控根移动。当然控根移动只是相对而言并非绝对,施力于生物体终究不同于机械体,但方丝弓矫治器对于牙齿的控根移动效果是肯定的。

方丝弓矫治器的另一特点是每个牙上都有托槽而弓丝嵌入槽沟后经结扎丝固定,牙弓由弓丝连成一整体,具有较大的支抗力,故能减少支抗牙的移位,在上下颌牙弓分别成一整体的情况下进行颌间牵引,有利于牙弓及颌骨位置关系的矫治。

以上两个特点的呈现,和弓丝及托槽槽沟均为方形、两者能吻合有关。具有 4 个面的方形弓丝以其扁平的体部插入槽沟内,2 个较大的面垂直于牙长轴,弓丝与槽沟间有较大的接触面及较小的可动度,这有别于圆形弓丝的线接触及可旋转滑动,因而能充分发挥矫治力的作用。

方丝弓矫治器使牙齿移动有两个原理:一是使被弯曲矫治弓丝的形变复位。具有良好弹性的矫治弓丝,当被弯曲成各种形态时,便有趋于回复到原来位置的作用。当这种弓丝的原来位置与理想的牙齿移动位置相一致时,亦即将弓丝弯曲成各种形态或弯制成各种弹簧加力单位,将其结扎在矫治牙上;此时,弓丝有回复到原来位置的作用,也就对矫治牙产生矫治力,使其发生所需要的移动。二是应用保持性弓丝作为固定和引导。保持性弓丝是指本身不具有变形能力,而与牙弓形态相一致的弓丝。这类弓丝结扎在支抗牙或需矫治的牙上,对牙齿的移动能起引导和控制作用。这一类弓丝的作用力是要外加的,最常用的是借助于橡皮弹力牵引圈或螺旋弹簧,而使矫治牙移动或改正颌间关系。

(三)方丝弓矫治器矫治弓丝弯制的基本要求和方法

方丝弓矫治器在矫治弓丝的弯制中,有一些常规要求和方法。如有 3 个常规序列弯曲,是按矫治牙做不同方向移动的需要而设计的。

在矫治弓丝弯制前,若取材于非预成的牙弓形态弓丝,则需要使用弓丝弧度形成器,先形成具有一定牙弓形态的弧度,并确定弓丝的中点(即中切牙中缝点),然后调整弓丝弧度使与经统计分析大量牙弓形态而制成的预成图上的弧度完全一致(图 7-5-5)。

1. 第一序列弯曲(first order bend) 是在矫治弓丝上作水平向的一些弯曲,主要有两种基本类型的弯曲。

(1)内收弯(inset):所成弯曲的弧度向内凹。具体弯制方法是用细丝钳夹紧所需作内收弯的部位,在钳子的近中侧将弓丝向舌侧弯,远中侧则向唇、颊侧弯,该部位即呈内收弯。

(2)外展弯(offset):所成弯曲的弧度向外凸。具体的弯制方法是与内收弯的弯制方法相反,即在钳子的近中侧将弓丝向唇、颊侧弯,而远中侧向舌侧弯。

上颌矫治弓丝的第一序列弯曲包括在两侧中切牙与侧切牙间弯制内收弯,及在两侧侧切牙与尖牙间、两侧第二前磨牙与第一恒磨牙间弯制外展弯,并在弓丝末端插入颊管后部位向舌向弯曲(图 7-5-6)。

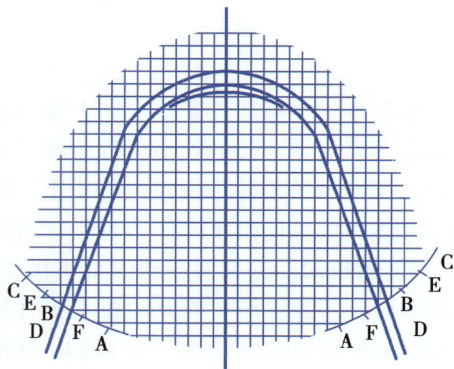

图 7-5-5 预成弓丝形态图

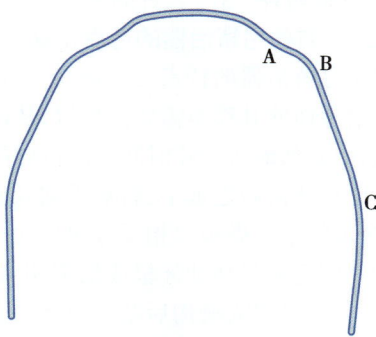

图 7-5-6 上颌弓丝上的第一序列弯曲示意图
A. 侧切牙区的内收弯 B. 尖牙区的外展弯
C. 第二前磨牙与第一恒磨牙间的外展弯

下颌弓丝的第一序列弯曲包括在两侧侧切牙与尖牙间,第一前磨牙近中面后移 0.5mm 处,及第二前磨牙与第一恒磨牙邻接部位后 1mm 处作外展弯,而无内收弯。弓丝末端亦需做向舌侧的弯曲(图 7-5-7)。

下颌弓丝开始弯制时,其前部的基本弧度立与预成弓形图上的前部弧段离开 1mm,以使适应上下颌前牙间存在的正常覆盖关系。这样完成第一序列弯曲后的上下颌弓丝能完全协调一致(图 7-5-8)。

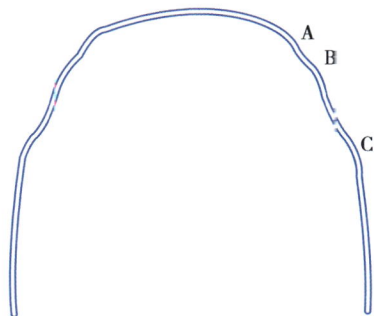

图 7-5-7　下颌弓丝上的第一序列弯曲示意图
A.侧切牙与尖牙间的外展弯　B.第一前磨牙近中的外展弯　C.第二前磨牙与第一磨牙的外展弯

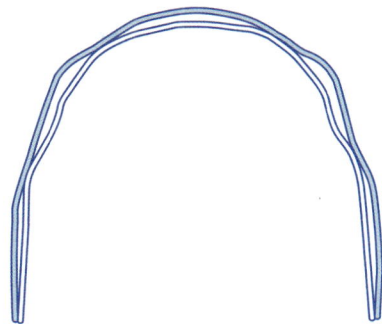

图 7-5-8　上下颌弓丝弯制后的协调与配合示意图

所有第一序列的弯曲均为水平方向的弯曲,因而弯制后的弓丝应完全保持水平,而不应出现任何其他方向的扭曲。

经第一序列弯曲完成后的上下颌弓丝代表正常牙弓形态的自然弧度,矫治弓丝可以利用其弹力对轻度舌、唇、颊向错位及扭转的牙进行矫治,对于较严重错位牙的矫治则需在此弓丝的基础上另外添加各种矫治弹簧曲后才能完成。而弓丝的末端舌向弯,可以防止矫治过程中支抗磨牙的近中舌向扭转。

第一序列弯曲中上颌侧切牙区的内收弯及尖牙第一恒磨牙近中的外展弯以及下颌的尖牙、前磨牙及磨牙的外展弯均使矫治完成后上下颌牙齿的排列具有正常牙弓的生理形态。

2. 第二序列弯曲(second order bend)　是矫治弓丝在垂直向的弯曲,这类弯曲可使牙伸长或压入,亦可使牙前倾或后倾。第二序列弯曲有后倾弯(tip back bend)、末端后倾弯(terminal tip back bend)及前牙轴倾弯(axial positional bend)(图 7-5-9)。

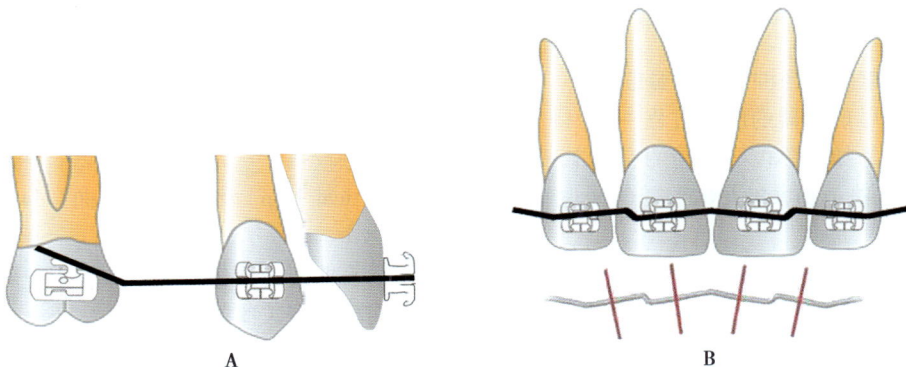

图 7-5-9　第二序列弯曲示意图
A.末端后倾弯　B.前牙轴倾弯

第二序列弯曲中的末端后倾弯,几乎是除前牙开𬌗外所有错𬌗矫治的常规弯曲,此弯放置的部位,常在第一、第二前磨牙及第一恒磨牙的部位。其作用是当此弯完全插入颊管后,其前部弓丝位置将上翘于上颌前牙龈方,当将弓丝于前牙托槽槽沟就位时,则弓丝对前牙有龈向力,有压低前牙的作用。而末端后倾弯同时对磨牙有向后的力,也即增强了磨牙的支抗,可防止磨牙矫治过程中的前移或前倾。在弯有末端后倾弯的弓丝插入颊管时,在前磨牙区的弓丝位置亦在托槽龈方,因此,将弓丝就位于前磨牙托槽槽沟,则可使前磨牙压低,其作用可加深前牙覆𬌗。因此为打开咬合,在第二序列弯曲的前磨牙区要弯制后倾弯曲,使弓丝在弯有末端后倾弯时,前磨牙区的弓丝位置在托槽龈向,这样当弓丝就位于前磨牙托槽槽沟中时,使前磨牙有向抬高作用,与前牙压低结合就能加速咬合的打开和覆𬌗的减小。

第二序列弯曲中,上颌弓丝还包括有切牙区轴倾弯。轴倾弯只在上颌中切牙和侧切牙部位弯制,使矫治过程中切牙保持正常时的轴倾度,以维持切牙排列的美观。

第一、第二序列弯曲,在方丝弓矫治器的应用中,可在圆形弓丝或方形弓丝上弯制。

3. **第三序列弯曲(third order bend)** 只能在方形弓丝上完成。这类弯曲是在方形弓丝上做转矩(torque),产生转矩力。转矩力的应用主要为对矫治牙做控根移动,使牙根作唇颊、舌向的移动,同时,可在拔牙矫治病例中使牙齿移动时保持牙根平行。

转矩可分为根舌向转矩(lingual root torque)及根唇(颊)向转矩(labial root torque)。由于转矩力本身存在一对力偶,故根舌向转矩(图7-5-10)亦即为冠唇向转矩(labial crown torque),而根唇(颊)向转矩亦即为冠舌向转矩(lingual crown torque)。对牙齿施以根舌向转矩力时可使牙根舌向移动及牙冠唇向移动;而对牙施以根唇(颊)向转矩力时,可使牙根唇(颊)向移动及牙冠舌向移动。

转矩弯曲可在弓丝的前牙段、后牙段或局部牙位上进行,转矩的性质要根据牙需要移动的方向而定。

第三序列弯曲即转矩弯是方丝弓矫治器中的一个重要特征,是对牙齿进行控根移动的关键步骤。以控制上颌切牙的根向舌侧移动为例,在矫治弓丝上做了根舌向转矩弯曲后,方形弓丝与托槽的方形槽沟间已从原来方向一致,而被弯制为形成了一定的转矩角,要将弓丝稍作旋转后才能插入槽沟。当弓丝插入托槽后由于弓丝的根舌向转矩力使牙根向舌侧移动,而牙冠唇向移动,这种牙齿移动的转动中心比牙齿倾斜移动时转动中心的位置更靠近牙冠(图7-5-11)。

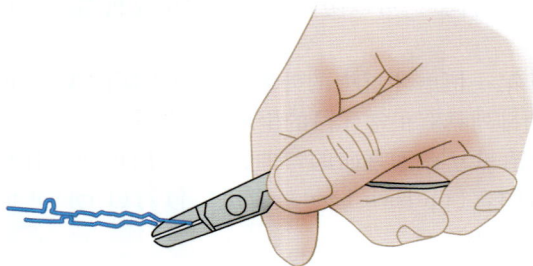

图7-5-10 上颌弓丝前牙区根舌向转矩示意图　　图7-5-11 转矩力的作用示意图

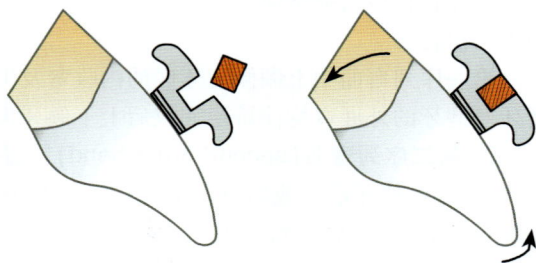

(四) 常用的各种矫治弹簧曲

在方丝弓矫治器的应用过程中,为排齐牙齿及关闭拔牙间隙等,需要在弓丝上弯制各种形状的弹簧曲作为加力单位。常用的有以下一些弹簧曲(图7-5-12)。

1. **垂直曲(vertical loop)** 有开大垂直曲(open vertical loop)及闭合垂直曲(closed vertical loop)两种。

开大垂直曲主要用来开大间隙,特别是在2个开大垂直曲连用而作为1个加力单位时,则具有使牙舌向、唇、颊向、扭转、升高、压低等作用。闭合垂直曲可用来关闭间隙。

2. **带圈垂直曲(vertical helical loop)** 比垂直曲的弹性更好,且矫治力较温和而持久,也分为开大带圈垂直曲(open vertical helical loop)及闭合带圈垂直曲(closed vertical helical loop)。

3. **垂直张力曲(vertical tensile loop)** 主要用来关闭间隙。

4. **水平曲(horizontal loop)** 可用来压低升高及扭正牙齿,单个水平曲常与其加力单位组合共用,对拥挤错位的牙齿进行矫治,并可作为颌间牵引的拉力钩来使用。

5. **带圈水平曲(horizontal helical loop)** 也比水平曲的弹性更好,并也使矫治力较温和而持久。

6. **匣形曲(box loop)** 主要对牙有压低、升高及对牙齿斜轴有矫治作用。

7. **欧米伽曲(omega loop)** 常在弓丝末端作为与颊管末端结扎之用,亦有称之为末端结扎曲。

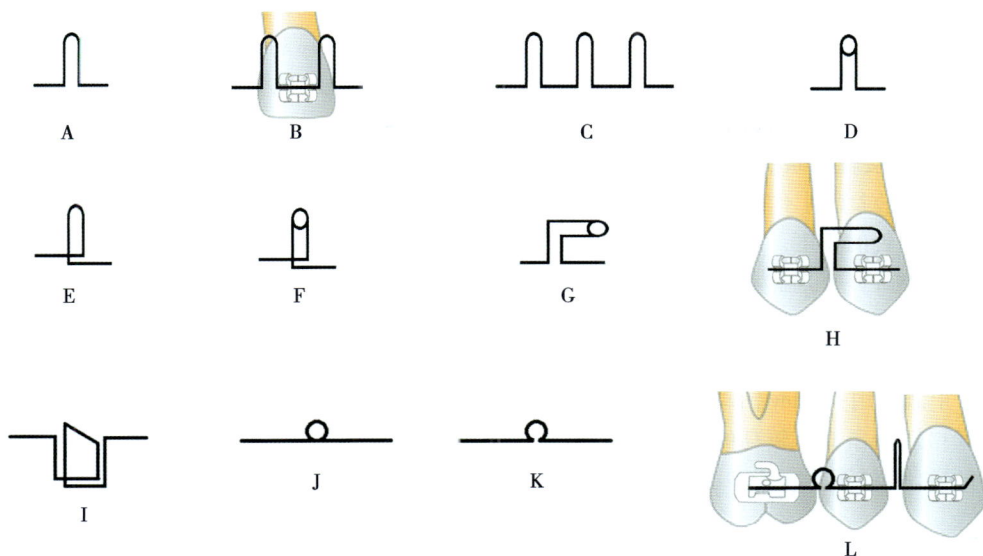

图 7-5-12　各种类型的弯制曲示意图

A.开大垂直曲　B.开大垂直曲组成的加力单位　C.连续开大垂直曲　D.带圈开大垂直曲　E.闭合垂直曲　F.带圈闭合垂直曲　G.带圈水平曲　H.水平曲　I.匣形曲　J.小圈曲　K.欧米伽曲　L.垂直张力曲

8. 小圈曲（helical loop） 一般小圈曲作为牵引钩用。

各类矫治曲可在圆形弓丝上或方形弓丝上来弯制，各种类型的弹簧曲常在一个矫治弓丝上，因牙齿矫治的不同需要而组合应用。

（五）方丝弓矫治器的基本矫治步骤

方丝弓矫治器的矫治方法是极为灵活多变的，并没有固定模式，在矫治材料的选用如托槽和弓丝的规格、弓丝弹力曲的选用组合、矫治设计等方面均可有许多不同。然而在矫治的步骤上存在着一些共同的基本内容。

在所有的矫治病例中，可分为拔牙与不拔牙矫治两类，其矫治目标是一样的。在拔牙矫治的病例中包括有关闭拔牙间隙的步骤。以下以拔牙矫治远中错𬌀病例来说明方丝弓矫治技术的基本矫治步骤。一般分为以下四个步骤。

1. 排齐和整平牙列 这是第一阶段矫治，主要使上下颌牙弓错位的牙齿排列整齐和整平。在这一阶段中，不解决牙弓间错位关系。这一矫治阶段多用弹性良好的圆形镍钛丝作为矫治弓丝。在牙齿轻度错位时，可以把不带弹簧曲的弓丝作第一或第二序列弯曲，结扎在所有托槽中，利用其弹性形变而矫治牙齿的错位。

2. 关闭拔牙间隙及矫治咬合关系 这一阶段可开始使用方形弓丝，弯制成具有第一或第一、第二序列常规弯曲的方形弓丝插入颊管，弓丝嵌入所有托槽并结扎固定。矫治包括拉尖牙向远中，关闭拔牙间隙，矫治前牙深覆盖及上下颌牙弓间关系等内容，这是整个矫治过程中较为关键和困难的步骤。这一阶段矫治中要使用较大的牵引力拉尖牙及关闭拔牙间隙，同时开始使用转矩力对前牙做控根移动。若支抗设计不当，则会出现支抗牙前移，矫治间隙不足等失误，而影响矫治效果，甚至导致失败。

（1）拉尖牙向远中：拉尖牙向远中时，一般多用矫治弓丝外的附加牵引力，可在支抗磨牙与尖牙之间置链状橡皮圈或螺旋弹簧来完成。在这一矫治过程中应注意防止支抗牙的前移及尖牙的倾斜移动。为防止支抗牙的前移可将上颌第二前磨牙、第一恒磨牙的托槽及第二恒磨牙的颊管间连续结扎，同时使用颌外唇弓以口外力推支抗磨牙，以增强支抗来防止拉尖牙往远中过程中支抗牙的前移，也可采用微种植体支抗。

（2）切牙舌向移动关闭间隙矫治深覆盖：在尖牙远中移动至与第二前磨牙靠拢后，应更换矫治弓丝，在侧切牙与尖牙的间隙间弯制垂直张力曲或闭合带圈垂直曲来关闭前牙间隙。为达到切

127

牙控根移动及保持正确的牙齿长轴关系,在方形弓丝的切牙段必须施以根舌向转矩力,与垂直张力曲所施的拉切牙向后的力间组成一个复合的力,而使切牙控根移动。在矫治前牙舌向移动过程的同时,根据磨牙错𬌗的类型及覆𬌗覆盖的程度,适时开始用橡皮弹力圈作Ⅱ类颌间牵引,以使在关闭间隙的同时矫治上下颌牙弓间的关系。

3. **牙位及接触关系的进一步调整**　当牙齿排列整齐,拔牙间隙关闭,并且磨牙关系得到矫治后,下一步骤是对个别牙存在的牙轴、牙位及接触障碍进行调整,以使上下颌牙弓的形态及咬合功能达到较为完善的程度。这一阶段使用的方丝弓具有良好的牙弓形态及各个牙近远中轴倾度的理想形态,故称这一弓丝为理想型弓丝(ideal wire),使牙齿的位置能调整到良好的功能位。

4. **保持**　矫治基本完成后,可先去除上下唇弓,以结扎丝分别将上下颌牙弓由一侧颊管至另一侧颊管,通过所有托槽进行“8”字交叉连续结扎固定3~4周。若牙齿及关系稳定无变化,则改用保持器保持。上颌多用Hawley活动保持器,而下颌选用3┼3,5┼5,或6┼6的舌侧固定弓丝保持器。

方丝弓矫治器具有较高的矫治效能,但由于其结构较为复杂和矫治力较大,因而主要适用于恒牙列的矫治,对于乳牙列和混合牙列的病例则不甚适合。

（蔡　斌）

六、直丝弓矫治器和矫治技术

20世纪60年代,Andrews研究了120名未经正畸治疗的恒牙期正常𬌗,提出了正常𬌗的六关键。在此基础上于20世纪70年代初设计出直丝弓矫治器。新的矫治器源于方丝弓矫治器,但却根据不同牙齿的三维形态位置在托槽内预置了不同的轴倾角、转矩角且有不同的托槽底形态与厚度,使方丝弓这一“通用”矫治器发展成“托槽依牙齿不同而不同”的“个性化”矫治器。直丝弓矫治器消除了在弓丝上弯制三种序列弯曲的必要,一根有基本弓形的平直弓丝插入托槽,就可以完成牙齿三维方向的移动;治疗结束时,完成弓丝也完全平直,所以称为直丝弓矫治器(straight wire appliance,SWA),又被称为预调矫治器(preadjusted appliance)。直丝弓矫治器用托槽定位牙齿,减少了弓丝弯制,不仅简化了临床操作、缩短了就诊时间,而且避免了因弓丝弯制误差造成的牙齿往返移动,使牙齿定位更精确、迅速,疗程也得以缩短。Andrews将𬌗的形态学标准引入矫治器,实现了不同牙齿托槽的个性化,由他发明的直丝弓矫治器是矫治器发展史中的一大突破,对正畸临床产生了深远的影响。

Andrews直丝弓矫治器经过Roth、Bennett、McLaughlin等医师的改进,矫治器由多种系列发展成单一的系统,设计更为简洁合理,矫治技术也日趋成熟,将方丝弓矫治技术支抗控制下在方形弓丝上的牙齿整体移动与Begg矫治技术细丝轻力、组牙滑动有机地结合在一起,形成了独具特色的风格滑动直丝弓矫治器。国内学者经过20多年的应用与研究,发展出适于中国人牙齿特征的直丝弓矫治器。

（一）直丝弓矫治器的理论基础

正常𬌗六关键(six keys to normal occlusion)是𬌗的最佳自然状态,是正常的、静态的、形态学的标准,是直丝弓矫治器的理论基础,也是正畸治疗的目标。

1. **咬合关系**　上颌第一恒磨牙近中颊尖咬合于下颌第一恒磨牙近中颊沟上;同样重要的是上颌第一恒磨牙的远中边缘嵴咬合于下颌第二恒磨牙近中边缘嵴上,上颌第一恒磨牙的近中腭尖咬合于下颌第一恒磨牙的中央窝;上颌第二前磨牙咬合于下颌第二前磨牙与第一恒磨牙之间,上颌第一前磨牙咬合于下颌第一、第二前磨牙之间;上颌尖牙咬合于下颌尖牙和第一前磨牙之间;上颌前牙覆盖下颌前牙的唇面的切1/3(图7-6-1)。

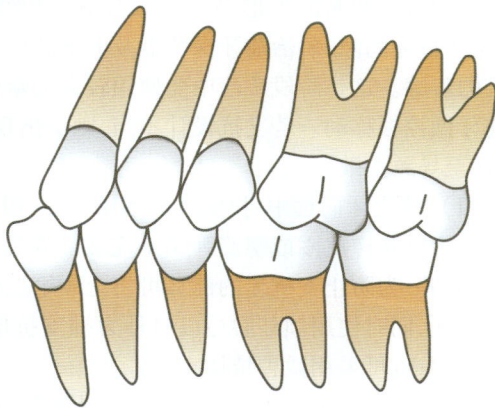

图7-6-1　正常𬌗磨牙与尖牙关系示意图

2. **牙齿近、远中倾斜（冠角、轴倾角）** 牙齿临床冠长轴与殆平面垂线在近、远中平面上所组成的角为冠角或轴倾角（tip），代表牙齿的近、远中倾斜程度（图7-6-2）。临床冠长轴的龈端向远中倾斜时冠角为正值，向近中倾斜时冠角为负值。正常殆的冠角都为正值（图7-6-3）。

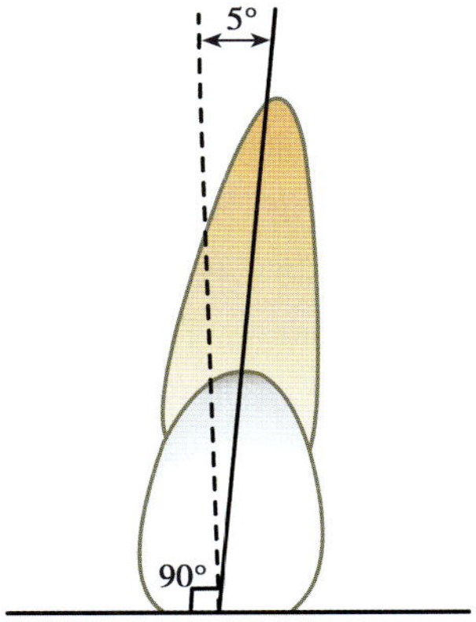

图7-6-2 冠角示意图
牙的近远中倾斜

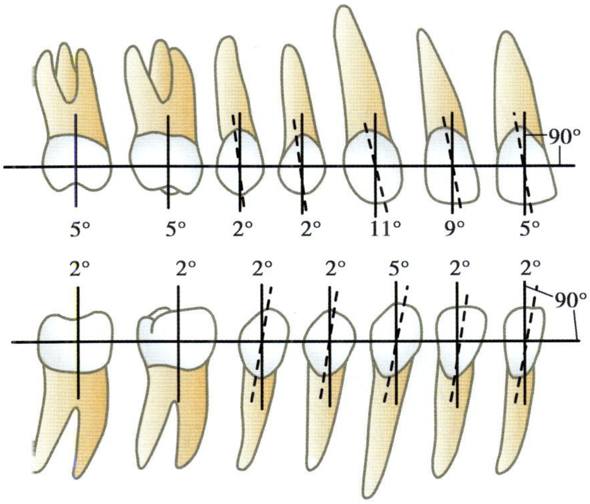

图7-6-3 牙的冠角示意图
正常殆牙的临床冠龈端都向远中倾斜，冠角为正值

3. **牙齿唇（颊）-舌向倾斜（冠转矩）** 牙齿临床冠长轴的唇（颊）舌向倾斜度称为冠倾斜或冠转矩（torque）。不同牙齿有不同的冠转矩：上颌切牙冠向唇侧倾斜，冠转矩为正；下颌切牙冠接近直立（图7-6-4）；从尖牙起，上、下颌后牙牙冠都向舌侧倾斜，冠转矩为负，磨牙比前磨牙更明显，下颌比上颌为甚（图7-6-5）。

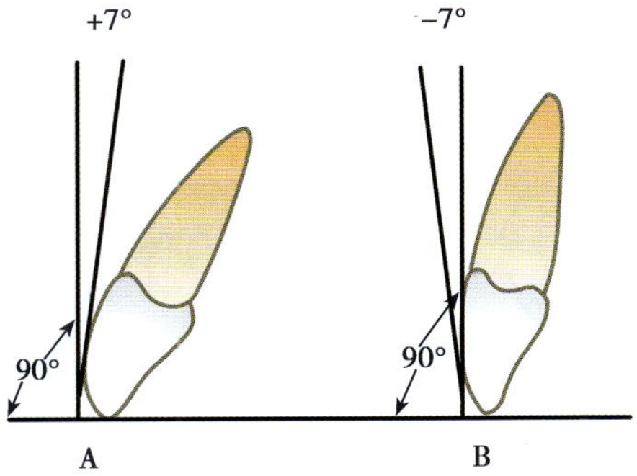

图7-6-4 冠转矩示意图
牙的唇（颊）舌向倾斜

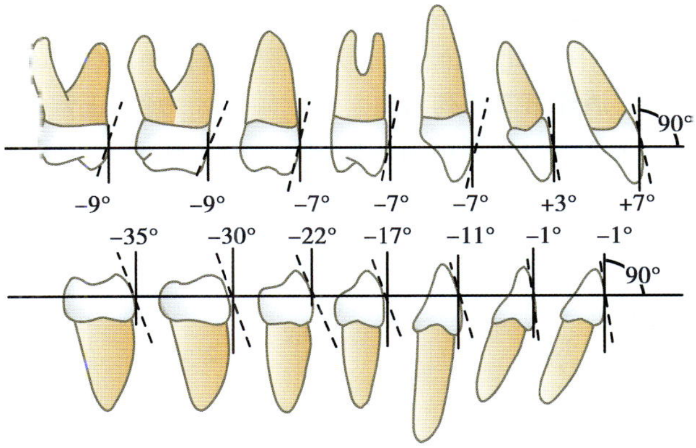

图7-6-5 牙的冠转矩示意图
正值为冠唇（颊）向/根舌向，负值为冠舌向/根唇（颊）向

4. **旋转** 正常殆应当没有不适当的牙齿旋转。后牙旋转后占据更多的近远中间隙；前牙正好相反，旋转后占据更少的近远中间隙。

5. **间隙** 正常殆牙弓中牙齿都保持相互接触，无牙间隙存在。

6. **曲线** 正常殆的纵曲线较为平直，或稍有曲度，Spee曲线深度在0~2mm。Spee曲线较深时，上颌牙齿可利用的面受限，上颌牙弓间隙不足以容纳上颌牙（图7-6-6A）。整平较深的Spee曲线将使下颌牙弓的周径和弓长增加，使下颌牙弓的面能与上颌牙弓建立良好的接触（图7-6-6B）。颠倒的Spee曲线为上颌牙齿提供的殆面过大，上颌牙的间隙过多（图7-6-6C）。

未经正畸治疗的正常殆群体中牙可能存在着某些差异，但却都符合上述六项标准，偏离其中任何一项或几项，即会造成殆关系异常。

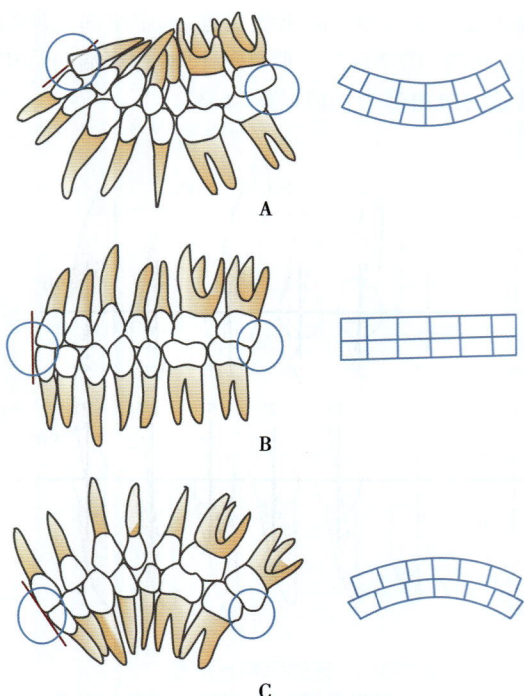

图 7-6-6 曲线示意图

A. Spee 曲线深时,上颌牙弓空间不足以容纳上颌牙　B. 正常 Spee 曲线较平直　C. 颠倒的 Spee 曲线,上颌牙的空间过多

(二)直丝弓矫治器的原理

正畸治疗包括牙弓内(intra-arch)和牙弓之间(inter-arch)的治疗。弓内治疗确定牙齿在牙弓中的正确位置;弓间治疗协调上下颌牙弓之间及其与颅面之间的关系。标准方丝弓矫治器各个牙齿的托槽相同,通过在弓丝上弯制三种序列弯曲定位牙齿、完成弓内治疗。直丝弓矫治器各个牙齿托槽底部厚度不同并与牙齿近远中、𬌗龈向的曲度一致,托槽内预置有不同的轴倾角、转矩角,牙齿的定位由托槽完成,不用在弓丝上弯制三种序列弯曲就能完成弓内治疗。这是 Andrews 直丝弓矫治器的要素,也是 Andrews 之后形形色色的直丝弓矫治器所共有的特征。

1. 消除第一序列弯曲　正常𬌗牙齿在牙弓中的唇(颊)-舌位置有所差别,若以牙齿唇(颊)面的最突点至牙齿接触点连线的距离代表牙冠突度,各个牙齿的冠突度都不相同,这种差别在上颌牙弓较下颌牙弓更明显。例如上颌侧切牙较靠舌侧、冠突度较小;尖牙较靠唇侧,冠突度较大(图 7-6-7)。

标准方丝弓矫治器需要在弓丝上弯制第一系列弯曲使牙齿到位并保持在这一位置;直丝弓矫治器通过调节托槽底的厚度,自动完成这种牙齿移动,使牙齿在牙弓中保持正确的唇(颊)舌位置关系(图 7-6-8)。上颌第一恒磨牙颊侧尖连线与牙齿接触点连线成 10°角;下颌第一恒磨牙近中颊尖与远中颊尖连线与牙齿接触点连线平行(图 7-6-9),以此设计磨牙带环颊管的补偿角度(offset)(图 7-6-10)。

2. 消除第二序列弯曲　以上颌尖牙为例:正常𬌗上颌尖牙牙冠长轴龈端向远中倾斜,冠角为 11°。标准方丝弓矫治器在粘接托槽时将托槽冠方向近中适量倾斜或在弓丝上弯制第二序列弯曲

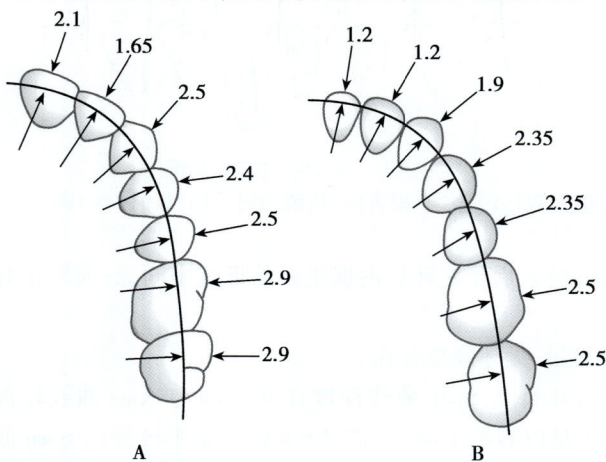

图 7-6-7 牙齿在牙弓中唇(颊)-舌向位置示意图(mm)

A. 上颌牙弓　B. 下颌牙弓

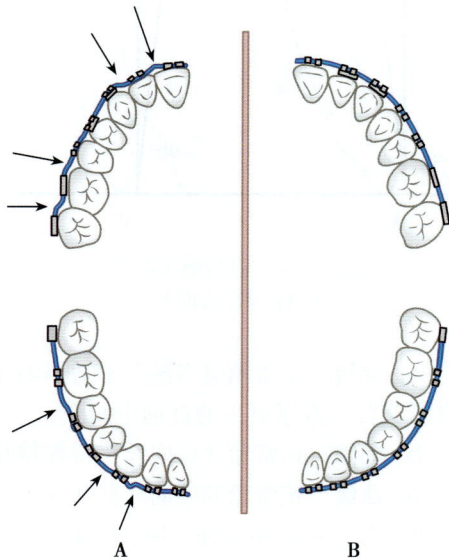

图 7-6-8 牙齿在牙弓中唇(颊)-舌向位置的获得示意图

A. 标准方丝弓用弓丝的第一序列弯曲
B. 直丝弓矫治器用托槽底的厚度

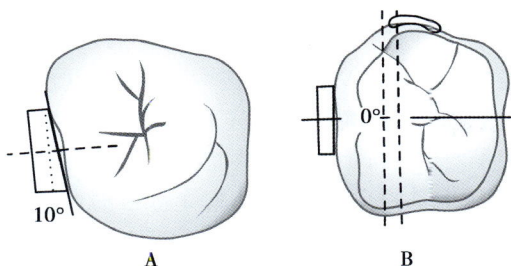

图 7-6-9　磨牙近远中颊尖连线与牙尖触点连线关系示意图
A. 上颌第一恒磨牙　B. 下颌第一恒磨牙

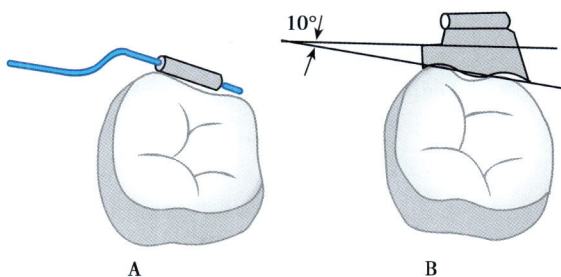

图 7-6-10　磨牙颊管示意图
A. 标准方丝弓矫治器　B. 直丝弓矫治器

来使牙齿达到这种位置。直丝矫治器托槽的槽沟包含11°的角度,弓丝纳入槽内时将自动产生11°的根向远中倾斜的力,当弓丝恢复原来的平直形状时牙齿就完成了所需要的移动,牙冠长轴龈端向远中倾斜11°(图 7-6-11)。

直丝矫治器的托槽,根据不同牙齿的位置,在槽沟上加入了不同的近远中倾斜角度(tip)。注意此角度依据临床冠确定而不是整个牙长轴(图 7-6-11)。

3. 消除第三序列弯曲　正常𬌗上颌尖牙牙冠稍向舌侧倾斜,转矩角-7°。标准方丝弓矫治器在唇弓上弯制第三序列弯曲,加转矩力,当弓丝固定入槽时,牙齿会受力产生控根移动。Andrews直丝弓托槽在托槽底部加入了-7°的转矩角度。当弓丝入槽后,将受扭曲而产生使牙冠舌向倾斜7°的力,直至牙齿达到这一位置时,弓丝恢复直线并不再受扭(图 7-6-12)。不同牙齿托槽上所加的唇(颊)舌向转矩角见图 7-6-5。同样,此角度是依赖临床冠长轴而不是牙根长轴。将转矩置于托槽底部。

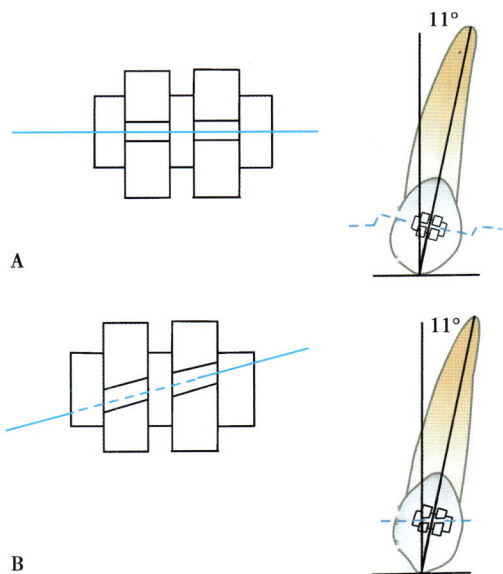

图 7-6-11　尖牙牙冠长轴龈端向远中倾斜11°,为使牙齿达到此位置
A. 标准方丝弓用弓丝的第二序列弯曲　B. 直丝弓矫治器用托槽槽沟的轴倾角

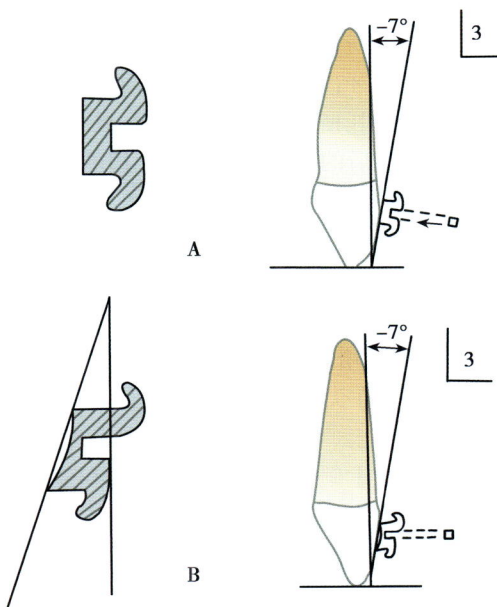

图 7-6-12　尖牙冠向舌侧倾斜7°,为使牙齿达此位置
A. 标准方丝弓用弓丝的第三序列弯曲　B. 直丝弓矫治器用托槽槽沟转矩角

（三）直丝弓矫治器的设计

1. Andrews 直丝弓矫治器　1970年 Andrews 设计出标准直丝弓托槽(standard SWA),用于ANB角小于5°的不拔牙病例,托槽所包含的角度数据源自于他研究过的未治疗的正常𬌗的标准。不久又设计出拔牙病例直丝弓托槽(translation SWA),根据支抗的需要,在托槽上增加了不同的抗

ER7-6-1

文档:ER7-6-1
直丝弓矫治器的设计

倾斜（anti-tip）和抗旋转（offset 或 anti-rotation）成分，以防止拔牙隙两侧牙齿在受牵引移动时发生倾斜、旋转。同时根据 ANB 角的大小设计出三种不同的切牙托槽。

使用 Andrews 直丝弓矫治器时，首先要根据拔牙或不拔牙选择"标准式"或"拔牙式"；其次要根据患者 ANB 角的大小区分使用三种不同类型的切牙托槽；最后对拔牙病例还要根据支抗的大小确定三种不同形式的尖牙与后牙托槽。Andrews 的初衷是使他的矫治器能做到"全程式化"并适合于每一个特定的患者，但结果却事与愿违。十多种不同托槽系列，每一系列中每个牙齿的设计又各不相同，如此繁杂的系统，使得临床很难使用推广。

2. Roth 直丝弓矫治器　Ronald Roth 是正畸功能𬌗理论的倡导者。功能𬌗是下颌功能运动时的状态，是正常𬌗的动态标准，也是正畸治疗的目标。Roth 认为以正常𬌗六关键为目标设计的 Andrews 直丝弓矫正器能够实现正畸功能𬌗的标准，但 Roth 希望以一套托槽解决大多数错𬌗类型，从正畸功能𬌗的要求出发，于 1976 年推出 Roth 数据的 Andrews 直丝弓矫正器。Roth 还建议使用统一的宽圆形弓丝形态。

（1）正中𬌗即最大牙尖交错位时髁突应位于关节凹最上、最前位置。

（2）正中𬌗最大牙尖交错时后牙接触均匀、受力均衡，力尽可能沿牙长轴方向；前牙应稍稍分离，形成后牙对前牙的保护。

（3）前伸𬌗时 6 个上颌前牙与 8 个下颌前牙接触，后牙稍稍分离，形成前牙保护后牙。

（4）侧方𬌗时仅工作侧尖牙接触，其余牙齿分离，即尖牙保护𬌗。

Roth 和 Williams 重视下颌的正确位置，他们将修复学的相关理论和𬌗架-𬌗垫技术引入正畸学，发展出一整套诊断、治疗流程，用于确定下颌位置是否偏移和纠正偏移，最终达到功能𬌗矫治目标。

Roth 根据功能𬌗目标和多年临床应用 Andrews 矫治器的经验，于 1976 年对 Andrews 托槽进行了改良。Roth 改良的直丝弓托槽是一种拔牙托槽，其主要设计思想为：

（1）一种托槽系列适合于大部分患者。

（2）托槽所包含的角度可以完成牙齿三方向的轻度过矫治。

（3）允许牙齿轻微倾斜移动，而不像 Andrews 托槽那样完全整体移动牙齿。

（4）切牙托槽的位置稍靠切缘，以省去弓丝的代偿弯曲。

Roth 改良后的直丝弓矫治器托槽的各种数据很快得到广泛使用并持续至今。

3. 滑动直丝弓矫治器　Bennett 与 McLaughlin 根据自己多年使用直丝弓矫治器的经验，特别是使用他们提出的滑动法关闭拔牙间隙的新的矫治需要，1994 年对直丝弓矫治器的托槽设计进行了改良；在此基础上，1997 年，McLaughlin，Bennett 和 Trevisi 发展出滑动直丝弓矫治器。滑动直丝弓托槽与 Andrews-Roth 托槽主要差别在于：修改了托槽预成的数据，前牙轴倾度采用了原始的数值，切牙和磨牙增加了额外的转矩。滑动直丝弓矫治器推荐使用三种基本弓形，即卵圆形、尖圆型、方圆形。差别在尖牙和前磨牙，磨牙间宽度基本相同。

（1）减小上、下颌前牙特别是尖牙的轴倾角。

（2）增大上颌切牙根舌向转矩角和下颌切牙冠舌向转矩角。

（3）增大上颌磨牙冠舌向转矩角。

（4）减小下颌尖牙和后牙特别是磨牙冠舌向转矩角。

（5）上颌第二前磨牙托槽底厚度减薄。

托槽仍为 0.022″槽沟，但在外形上尖牙和前磨牙托槽不再附有牵引钩。

4. 基于正常中国人牙齿特征的直丝弓矫治器　直丝弓矫治器在 20 世纪 80 年代末被引入国内正畸临床。20 世纪 90 年代初国内学者开发出国产直丝弓矫治器托槽和磨牙颊管。由于种族差异的存在，依据西方人数据设计矫治器并不完全适合于中国人，使用国外数据矫治器对中国患者进行矫治时会影响矫治质量；或者需要在弓丝上加入额外的补偿曲，降低了直丝弓矫治器的效率。国内学者先后对正常𬌗中国人牙齿形态的研究得出冠突度、冠角、冠转矩、临床冠中心高度、临床冠中心龈-𬌗向弧度、近-远中弧度以及弓形等全部基础数据，根据中国人数据设计出矫治器进行临床应用评价、验证并加以改进，发展出基于正常𬌗中国人牙齿特征的直丝弓矫治器。临床多年来的使用结果证明基于正常𬌗中国人牙齿特征的直丝弓矫治器,可以进一步提高矫治质量和矫治效率。

（四）直丝弓矫治器的安放

直丝弓矫治器的安放原则上参照牙齿临床冠,将托槽置于牙齿的临床冠中心（图7-6-13）。正确的托槽位置可以在最大限度减小弓丝弯制的情况下使牙齿的位置和排列更接近正常𬌗六关键,是直丝弓矫治器取得高质量治疗结果的保证。

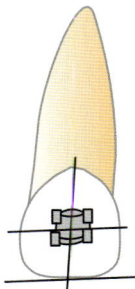

Andrews 用目测法确定牙齿的临床冠中心。这种方法简便易行,但却存在误差。Roth 托槽定位标准略有变化。滑动直丝弓矫治器技术推荐以临床冠中心高度确定托槽的位置,建议使用托槽定位表,并以定位器、光固化粘接剂粘接托槽,这种方法可以精确定位托槽,但却耗时、耗力。应当注意的是牙齿临床冠中心高度存在种族差异。

图 7-6-13　直丝弓托槽置于牙齿临床冠中心示意图

（五）矫治程序

直丝弓矫治器源于方丝弓矫治器,遵循方丝弓矫治技术的治疗原则。经过 40 多年的发展,吸取了 Begg 矫治技术的细丝轻力、组牙滑动的特点,形成了当代直丝弓矫治技术。

1. 强调托槽粘接位置的精确。

2. 整个治疗中使用轻而持续的矫治力。

3. 高弹性弓丝如热激活镍钛丝的广泛应用。弓丝使用顺序遵循"从软到硬、从圆到方、从细到粗"原则。

4. 使用三种弓形,即尖圆形、卵圆形和方圆形。

5. 重视牙弓完全整平,第二磨牙包括于矫治器内。

6. 第一阶段排齐整平牙弓时,为防止前牙唇倾与覆𬌗加深,采取尖牙向后结扎和末端弓丝回弯（图7-6-14,图7-6-15）。

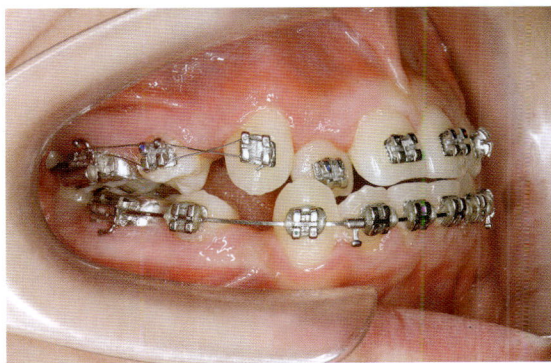

图 7-6-14　尖牙 8 字形向后结扎

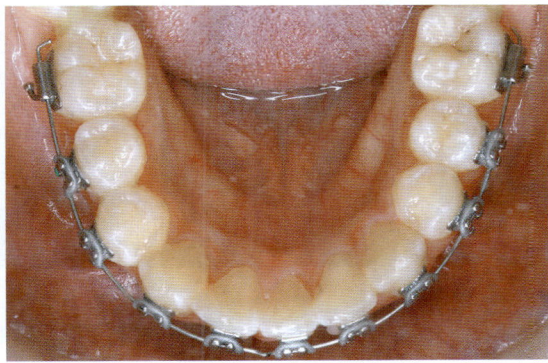

图 7-6-15　弓丝末端回弯（cinch back）

7. 第二阶段使用滑动法关闭拔牙隙。滑动法（sliding mechanic）是指牙弓完全整平后,使用 0.019 英寸×0.025 英寸不锈钢方丝,在尖牙托槽近中弓丝上置牵引钩,以弹性牵引方式、用50~150cN 颌内牵引力,整体完成 6 个前牙的后移（图7-6-16）。在关闭拔牙间隙的同时,通过支抗控制调整磨牙关系。

8. **完成阶段**　对于直丝弓矫治器,一旦第一根弓丝结扎入托槽后,牙齿即向最终位置移动,整个治疗是一个缓缓向完成阶段过渡的过程。若前两个阶段处理良好、治疗过程平稳,结束时仅需要小量的工作。完成阶段的工作主要包括以下 3 个

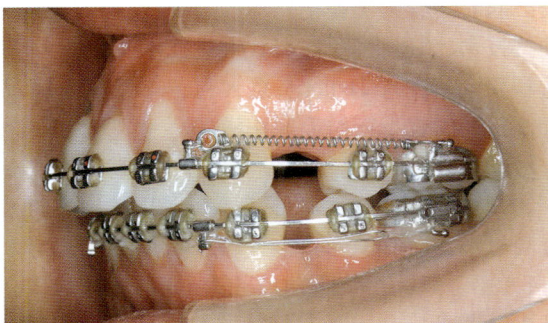

图 7-6-16　滑动法关闭间隙

方面：

（1）矫治治疗过程中因托槽位置、转矩与支抗控制不当等产生的问题。对于个别牙齿位置不齐可以重新粘接托槽或少量弯制弓丝，前牙或后牙转矩恢复可以使用全尺寸的 TMA 方丝或镍钛方丝。

图 7-6-16 中上颌使用的是镍钛螺旋弹簧，下颌使用了弹力结扎圈，注意牵引钩的位置。

（2）必要时过矫治。

（3）去托槽之前，用细圆丝配合垂直三角形牵引，使上下颌牙尖窝关系定位更好。

（谷 岩）

七、舌侧矫治器和矫治技术

（一）舌侧矫治技术的发展

20 世纪 70 年代初，伴随着直丝弓矫治器的应用，在西方国家中要求正畸的人数不断增多，其中成年人所占比例越来越大。由于职业、美观等原因，部分成人不希望所戴用的矫治器被他人察觉。1976 年美国正畸专家 Dr. Craven Kurz 获得舌侧矫治器（lingual orthodontic appliance）专利，1979 年授权工厂正式生产出舌侧托槽。与此同时，日本正畸专家 Kinya Fujita 也发明了舌侧矫治器，并于 1981 年在美国正畸杂志发表相关文章，提出了蘑菇形舌侧弓丝。由于社会公众的关注和正畸医师们的推崇，20 世纪 80 年代初期舌侧正畸在美欧、日本等国风靡一时。

早期上颌前牙区舌侧托槽常因咬合力作用而脱落，后来对前牙区舌侧托槽改进并增加了导板，这一改进不仅大大减小了上颌前牙舌侧托槽所受的剪切力，而且还起到压低下颌切牙、打开咬合的作用（图 7-7-1）。

学习笔记

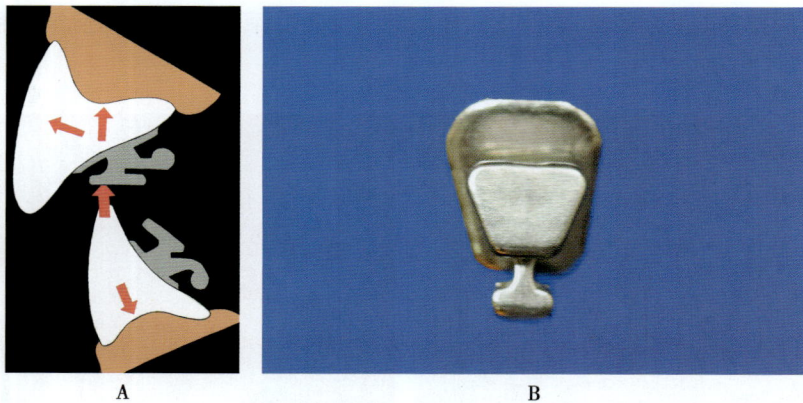

图 7-7-1　带平面导板的上颌前牙舌侧托槽
A. 示意图　B. 实物图

在 20 世纪 80 年代中后期，由于医师缺乏舌侧矫治技术的系统培训，且无配套的技工室间接粘接技术和预成舌侧弓丝，大量病例矫治效果不理想，出现了支抗丧失、后牙开𬌗、牙齿排列不理想等问题。同时随着唇侧陶瓷托槽的出现，使舌侧正畸暂时跌入低谷。直至 1996 年，随着舌侧托槽间接粘接技术、预成舌侧弓丝、数字化技术及生物力学机制研究等的突破和临床经验的积累，舌侧正畸重新繁荣。进入 21 世纪，意大利正畸医师 Dr. Giuseppe Scuzzo 和日本正畸医师 Dr. Kyoto Takemoto 合作开发出更小巧的舌侧托槽，这一类型托槽未直接包含第一序列弯曲，是在完成技工室排牙和确定弓丝形态后，在托槽底板与牙面之间添加树脂底板以达到个性化、直丝化。

2001 年德国正畸医师 Dirk Wiechmann 率先将 CAD/CAM 应用于舌侧矫治器制作，并使用机械手弯制弓丝，这是最早的真正意义上的个性化矫治器。该类型托槽底板大而薄、托槽体小，粘接牢固，患者感觉舒适，而且增加了托槽间距（图 7-7-2A），该系统加工成本较昂贵。意大利学者 Scuzzo 和日本学者 Takemoto 通过托槽结构改良和偏龈向粘接，克服尖牙与前磨牙之间的台阶，实现舌侧矫治弓丝直线化（图 7-7-2B）。

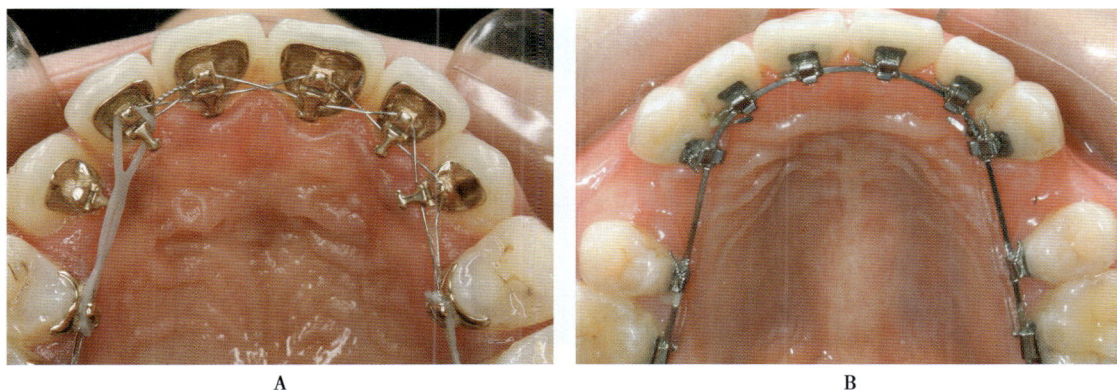

A   B

图 7-7-2 个性化舌侧托槽

随着工业数字化生产水平的提高,各种不同设计理念的舌侧托槽系统也应运而生,舌侧矫治的发展趋势是:舌侧矫治弓丝的直线化,舌侧操作便利化,舌侧托槽舒适度提高,三维个性化定制。

（二）舌侧矫治器和矫治技术

1. **舌侧矫治器的主要组成部分** 舌侧矫治器主要由舌侧托槽、磨牙舌侧管、弓丝等组成。

（1）托槽:舌侧矫治器托槽的种类有以下几种:

1）水平槽沟型:槽沟为水平方向,弓丝水平放入槽沟,易于控制前牙的转矩和倾斜度,但对扭转牙的矫治较困难(图 7-7-3A)。

2）垂直槽沟型:槽沟呈垂直向,弓丝口从𬌗向入槽,临床操作简单,易于扭转牙的矫治,但不易控制前牙转矩和倾斜度(图 7-7-3B)。

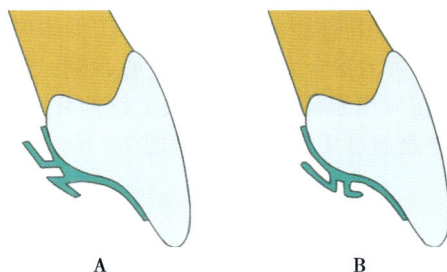

A   B

图 7-7-3 舌侧托槽槽沟示意图
A. 水平槽沟型 B. 垂直槽沟型

（2）磨牙舌侧管:舌侧管近中翼附球形钩(图 7-7-4)。

上颌前牙托槽导板使后牙分开,患者在矫治最初 2 个月咀嚼困难,可以在下颌磨牙面粘接复合树脂建立咬合,治疗过程中逐步磨除树脂。

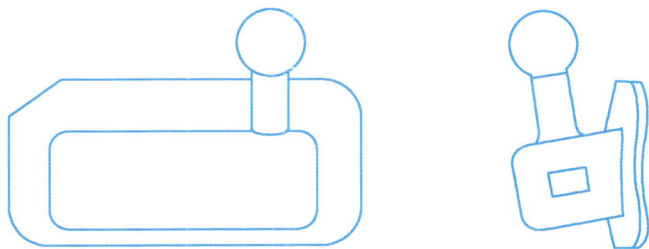

图 7-7-4 磨牙舌侧管示意图

（3）弓丝

1）弓丝的材质:常用铜-镍钛合金丝和镍钼合金丝,铜-镍钛合金丝弹性好,而镍钼合金丝上可以弯制曲。也应用镍钛丝和不锈钢丝。

2）弓丝的形态特点:弓丝呈蘑菇状,尖牙和前磨牙间、前磨牙和磨牙间应弯制第一序列弯曲(图 7-7-5);对于临床牙冠较短的患者,尖牙和前磨牙间应弯制第二序列弯曲或向下的弯曲。

2. **舌侧矫治器的生物力学作用特点** 舌侧矫治器力作用点位于牙冠舌侧,生物力学上与唇侧矫治器存在较大差异。从矢状平面上看,舌侧托槽距阻抗中心的距离远小于唇侧托槽到阻抗中心的距离,因此,单纯的牙齿压入移动更接近整体移动。在垂直平面上,舌侧托槽距阻抗中心的距离大于唇侧托槽距阻抗中心的距离,因而在施以相同矫治力内收前牙的情况下,舌侧矫治器可获得更大的向舌(腭)侧旋转的力矩,加大了前牙内收的过程中控制前牙转矩的难度。间接粘接时,可

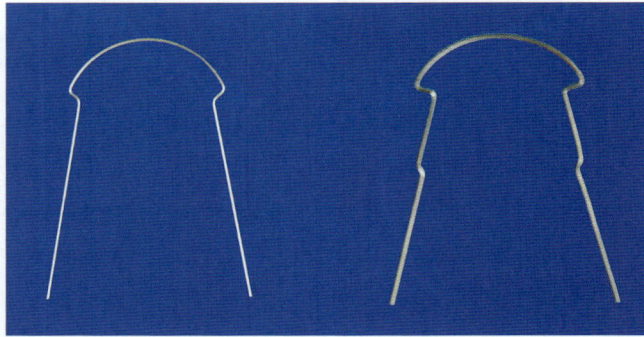

图 7-7-5　弓丝形态

适度增加托槽冠唇向转矩以对抗前牙舌倾。多根牙阻抗中心在根分叉附近往根尖方向 1~2mm 处，上颌磨牙的阻抗中心偏腭侧，舌侧矫治器较唇侧矫治器更加接近阻抗中心，压低上颌磨牙时产生有利的冠舌倾，而唇侧矫治器则正好相反；下颌磨牙的阻抗中心基本位于牙颊舌侧中心，颊舌侧托槽对磨牙转矩作用相同。

　　在使用同样大小的内收力和压低力时，唇侧矫治器合力正好通过阻抗中心产生整体内收，而在舌侧矫治器合力位于阻抗中心舌侧，导致上颌前牙顺时针旋转，过度舌倾，改变上颌牙弓弓形。因此在应用舌侧矫治器内收上颌前牙时，应当减小内收力，相应增大转矩和压入力，改变合力角度，使之通过牙的阻抗中心（图 7-7-6）。

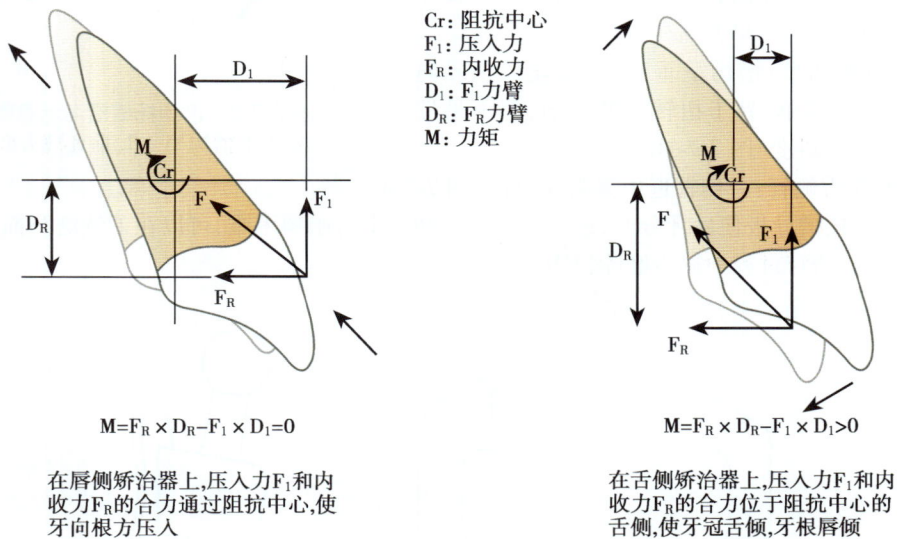

Cr: 阻抗中心
F_1: 压入力
F_R: 内收力
D_1: F_1力臂
D_R: F_R力臂
M: 力矩

$M = F_R \times D_R - F_1 \times D_1 = 0$

在唇侧矫治器上，压入力F_1和内收力F_R的合力通过阻抗中心，使牙向根方压入

$M = F_R \times D_R - F_1 \times D_1 > 0$

在舌侧矫治器上，压入力F_1和内收力F_R的合力位于阻抗中心的舌侧，使牙冠舌倾，牙根唇倾

图 7-7-6　舌侧矫治器和唇侧矫治器前牙作用力的比较示意图

　　在内收前牙、关闭拔牙间隙阶段，由于舌侧矫治器作用于前牙的力通过牙齿旋转中心的舌侧，对前牙产生冠舌向转矩的同时始终对后牙产生远中直立的力量，从而增强了后牙的支抗（图 7-7-7）。

　　关闭间隙过程中颌内牵引力值过大容易出现拱形弯曲效应，即远中最后一颗牙发生扭转，牙弓中段向外突出（图 7-7-8）。可以通过控制矫正力值和弓形加以避免。

　　（三）舌侧矫治器的临床操作和矫治程序

　　1. 临床操作　准确的托槽定位是取得良好矫治效果的关键。与唇侧矫治不同，正畸医师很难通过目测将舌侧托槽直接粘接在正确的位置。因此，舌侧托槽必须采用间接粘接法（indirect bonding）。常规清洁、隔湿、酸蚀、冲洗吹干后，在牙舌面及托槽底面上涂一薄层光固化处理液，在托槽底板涂少量光固化树脂。然后，将每个托盘仔细地放到相应的牙面上（核对托盘上的标号），去除多余的粘接剂（图 7-7-9），光照至少 20s。重复同样的步骤，直到全部托槽粘接完成（图 7-7-10），最后去除树脂托盘（图 7-7-11）。

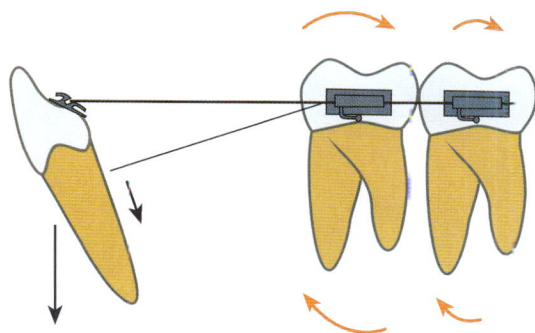

图 7-7-7 舌侧矫治器增强下颌支抗示意图

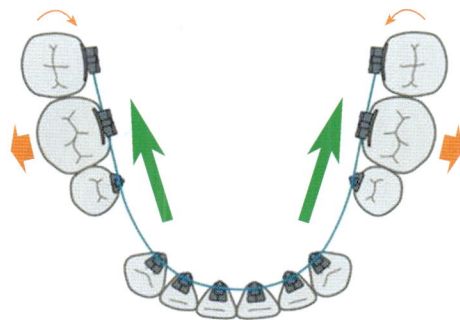

图 7-7-8 关闭间隙过程中的拱形效应示意图

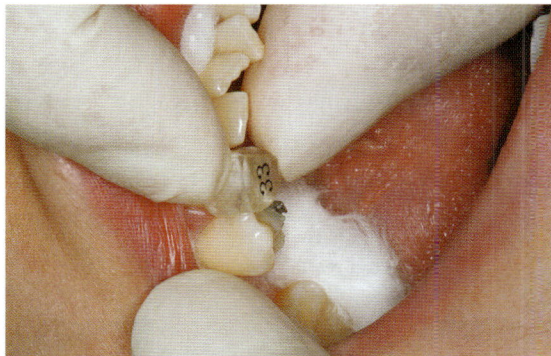

图 7-7-9 放置个别托盘

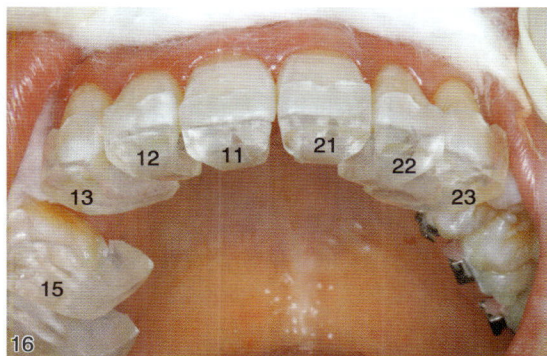

图 7-7-10 全部托槽粘接到位

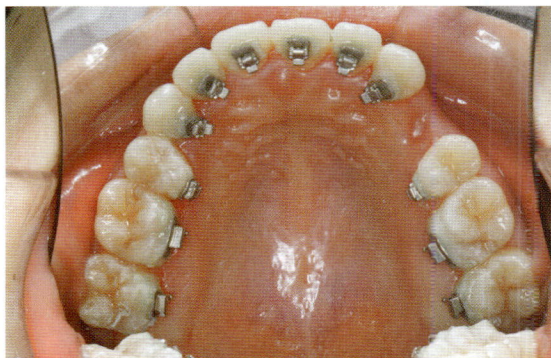

图 7-7-11 取出个别托盘，完成托槽粘接

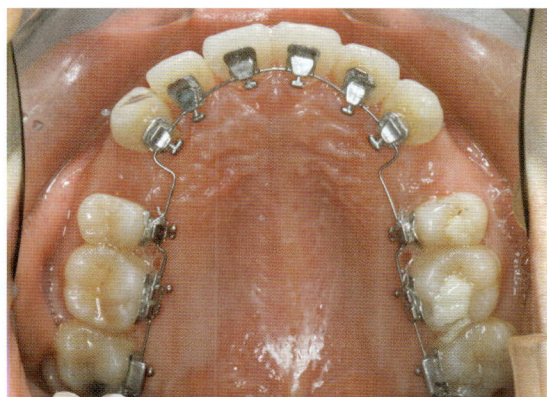

图 7-7-12 前牙排齐整平后

2. 临床治疗程序 以拔除 4 个第一前磨牙为例，矫治程序与唇侧直丝弓矫治技术类似。

（1）排齐整平牙弓：在连续弓丝或片段弓上通过螺旋推簧和拉尖牙向远中可有效解除前牙拥挤。在拉尖牙过程中，一方面应防止侧切牙和尖牙间出现过大的间隙而影响美观，另一方面应避免后牙支抗丢失。由于舌侧托槽槽沟通常为 0.018 英寸，排齐整平用的弓丝依次可采用 0.013 英寸铜镍钛丝、0.016 英寸铜镍钛丝、0.016 英寸 TMA 丝、0.017 英寸×0.017 英寸铜镍钛方丝（图 7-7-12）。

牙弓排齐整平完成后，在整体内收前有必要将 6 个前牙的转矩充分表达。应用 0.0175 英寸×0.0175 英寸 TMA 弓丝和 0.017 英寸×0.025 英寸 TMA 方丝，应使弓丝完全入槽。没有充分表达转矩的前牙移动困难，易导致后牙支抗丧失。

（2）整体内收前牙：舌侧正畸患者对美观要求很高，应尽量避免在前牙区出现大的间隙，因此前牙应整体内收，方法包括关闭曲法和滑动法。

1）关闭曲法关闭间隙：关闭曲法关间隙主要应用在上颌牙弓（图 7-7-13）。关闭曲每 8 周左右加力一次，每次打开 1mm。

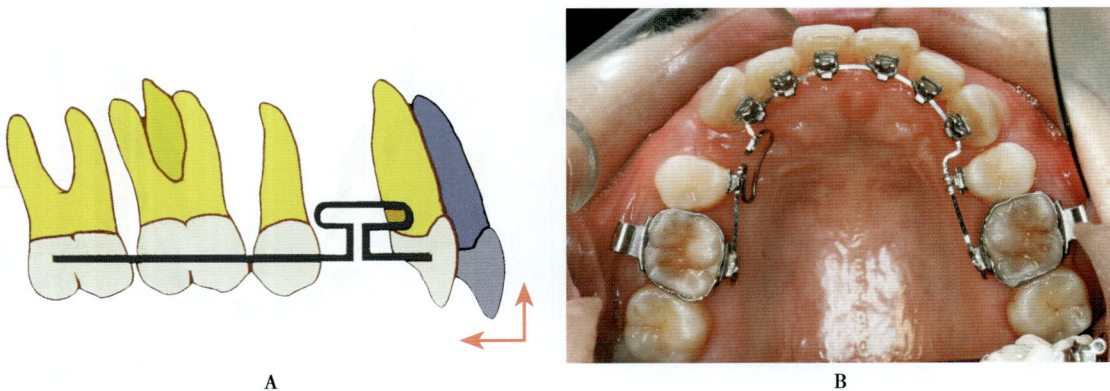

图 7-7-13 T 形曲关闭间隙
A. 示意图 B. 临床照片

2）滑动法关闭间隙：上颌牙弓滑动法关间隙应用 0.017 英寸×0.025 英寸 TMA 弓丝。与关闭曲法一样，要弯制人字曲和补偿曲线增加前牙压入力，防止垂直向弯曲效应。同时，从前磨牙远中渐进性弯制成弧形曲线，使弓丝结扎前在第二磨牙远中比现有牙弓宽一个牙尖，这样可以防止横向弯曲效应。内收时经常在侧切牙到后牙间放置弹力链（图 7-7-14）。下颌牙弓滑动法关间隙应用 0.017 英寸×0.025 英寸不锈钢方丝。

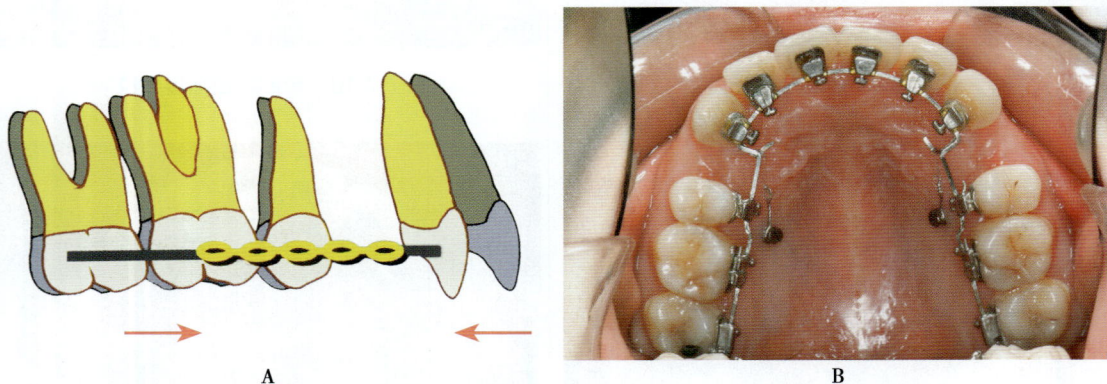

图 7-7-14 滑动法关闭间隙
A. 模式图 B. 临床照片

舌侧关闭间隙需特别关注前牙转矩和后牙支抗控制，控制手段包括：排牙时预置额外的前牙转矩、顺序更换弓丝、关闭间隙时用较粗不锈钢方丝作为主弓丝、弓形弯制过程中合理的备抗、控制力量大小、使用微种植体支抗、上颌使用种植支抗可选用长牵引钩调整力的作用线。

（3）精细调整：前牙整体回收、关闭间隙后，需要通过精细调整获得稳定的牙齿排列及尖窝咬合关系。由于舌侧托槽间距小，即使只有很小的内收外展、阶梯曲或转矩也很难使弓丝完全入槽，建议采用 0.0175 英寸×0.0175 英寸 TMA 弓丝和 0.016 英寸 TMA 弓丝。应将尖牙和第二前磨牙间"8"字结扎、弓丝末端回弯或向后结扎，以防止拔牙间隙复发。必要时可以在弓丝上弯制小的内收外展、阶梯曲完成精细调整，也可以使用无托槽隐形矫治技术辅助精细调整。

（刘月华）

八、无托槽隐形矫治技术

无托槽隐形矫治（clear aligner treatment）技术是根据患者的个体牙列生成数字化牙模，由口腔正畸医师利用专门的软件设计最终排牙目标及牙移动步骤，并由此制作出一系列个性化的透明矫治器，患者通过按时配戴、定期更换完成正畸治疗。

（一）无托槽隐形矫治技术的概念与发展背景

无托槽隐形矫治技术相对于传统的固定矫治技术而言，其矫治器是医用树脂膜片制作的透明矫治器（clear aligner），没有了托槽等固定矫治器装置，且配戴在口内不易被发觉，因而称为无托槽隐形矫治（图7-8-1）。

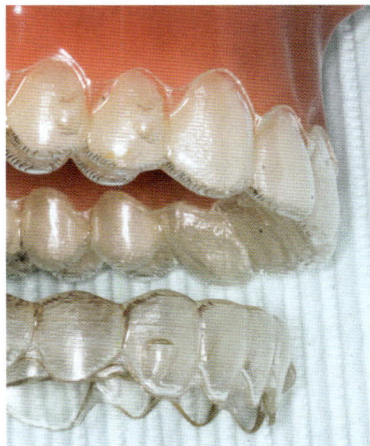

图7-8-1 透明矫治器

最初的无托槽隐形矫治技术是在石膏模型上手工排牙，通过热压膜技术加工透明矫治器，效率低，牙移动精度难以控制，只能矫治简单病例，难以实现矫治器批量加工。现代无托槽隐形矫治技术则是通过数字化扫描技术获取三维数字化牙𬌗模型，通过软件进行模拟矫治设计，再根据每一步牙齿的改变制造出一系列透明矫治器。患者在医师指导下按顺序配戴、更换这一系列矫治器，从而完成错𬌗畸形矫治。

现代无托槽隐形矫治技术最早于1997年在美国出现，此后国产无托槽隐形矫治系统也相继研发成功。该技术是数字化、三维打印、精细制造、医用生物材料等领域先进成果在口腔医学领域应用的成功典范，满足了正畸患者对矫治器美观性、舒适性、方便性的需求以及医患对疗效的可预测性、可视性的要求，为口腔正畸学诊断和治疗技术带来了又一次革新。

（二）无托槽隐形矫治技术的工艺流程

无托槽隐形矫治技术透明矫治器加工的工艺流程主要包括以下几个环节：建立牙𬌗数字化模型、数字化模拟矫治设计、激光快速成型技术加工母模、热压成型技术加工矫治器。

牙𬌗数字化模型是无托槽隐形矫治技术的基础，主要包括层析技术、光栅扫描技术、高精度工业CT扫描技术等。可以通过印模扫描仪扫描硅橡胶印模来获取的数字化牙𬌗模型，也可通过口内扫描仪直接获得数字化牙𬌗模型。

牙𬌗模型的测量与分析对于错𬌗畸形的诊断和治疗设计具有十分重要的作用。数字化模拟矫治设计以数字化牙𬌗模型为基础，在计算机上实现模型的观察、测量、分析和制订矫治方案，并以加工数字模型的形式输出方案（图7-8-2）。数字化牙𬌗模型完成后，临床医师根据矫治目标和矫治方案，在技师的协助下，应用软件模拟矫治过程。矫治过程由一系列牙齿移动步骤组成，每一步骤对应一副透明矫治器，包含一定数量的牙齿按照一定方向和距离进行有序移动。

透明矫治器的制造采用了激光快速成型技术，将上述获得的每一个移动步骤对应的数字模型

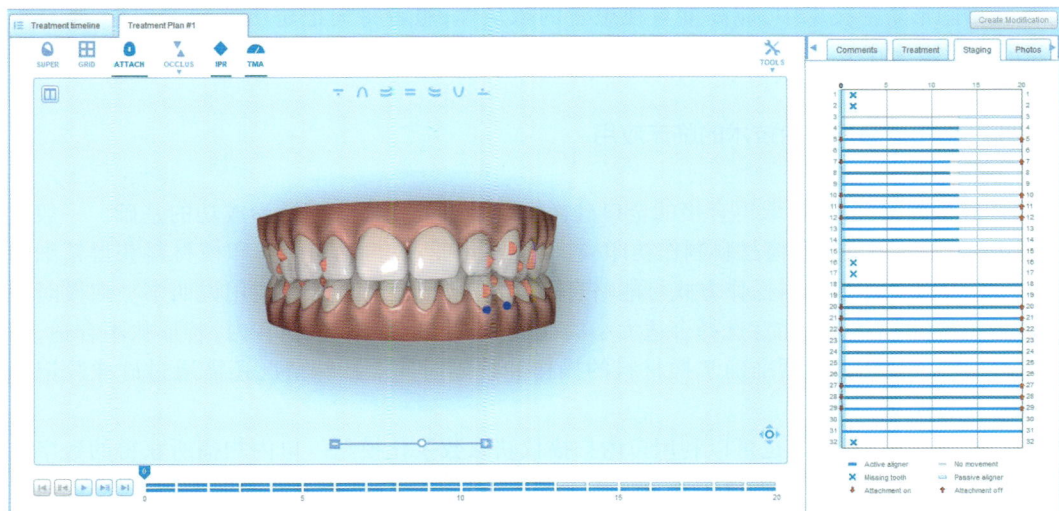

图7-8-2 数字化牙𬌗模型与数字化模拟设计

输入激光快速成型设备,从而批量定制一系列的个性化矫治器母模(图7-8-3)。最后通过高分子树脂膜片热压成型、精密切割后完成透明矫治器的生产制作。

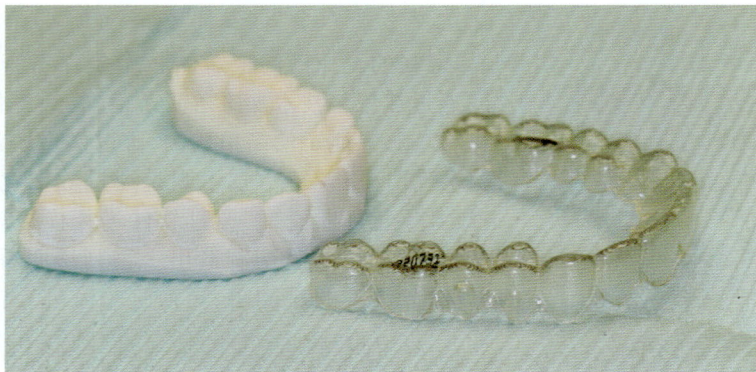

图7-8-3　激光快速成型技术与热压成型技术

(三) 无托槽隐形矫治技术的应用特点

与传统固定矫治技术相比,无托槽隐形矫治技术具有以下优势:①数字化模拟治疗,牙移动精准,结果可视化,过程易监控;②透明矫治器美观、舒适、易于清洁,很少口腔黏膜刺激;③常规复诊医师椅旁操作时间更少,患者复诊间隔可更长。

随着技术的不断进步,无托槽隐形矫治的适应证越来越广,多用于以下情况:①对口腔美观和卫生要求较高者;②牙釉质发育不全、氟牙症和存在修复体等不利于托槽粘接者;③龋病易感者。无托槽隐形矫治技术对于磨牙远移等牙移动形式有独特优势,但对于磨牙近中移动、牙齿伸长及压低移动、重度扭转等牙移动形式控制不足,因此,在目标位设计时往往需要设计不同程度的过矫治,在移动步骤设计时往往需要设计交替牙移动。通过一个完整疗程的治疗后,真实牙移动结果可能与预期的模拟牙移动结果有一定差距,此时往往需要重新生成数字化模型进行重启治疗,直到达成矫治目标。

邻面减径(interproximal reduction,IPR)技术是正畸治疗中的一种获得间隙的方法。邻面减径的适应证为非龋病易感性个体;牙体组织有足够的宽度,且其形态适合邻面减径;解除前后牙区的轻、中度牙列拥挤;预防或改善已有的牙龈三角间隙;纠正上下颌牙齿之间的牙量不调;协调牙弓两侧牙齿的形态。在临床操作中要注意严格掌握适应证,不可将邻面减径作为普遍应用的方法,且在非必要情况下应尽量避免使用;特别注意在有禁忌证的情况下,如在龋易感和牙釉质发育不良的患者中,不应当使用该技术。

无托槽隐形矫治技术中,应高度重视患者的依从性,患者每天把矫治器配戴到位,坚持配戴20~22h,是保障治疗成功的关键,医师不但需要做好充分的术前沟通,还要在整个疗程中监控依从性和必要的患者教育。

(四) 无托槽隐形矫治技术的临床应用

1. 模型制取

(1) 硅橡胶模型制取:取得合格的全口硅橡胶印模是无托槽隐形矫治成功的基础。一般建议使用两步法,先利用重体印模材料制作初印模,即个性化托盘;再利用轻体印模材料获得精细的终印模。不同品牌的印模材料操作方式可能略有不同,需严格遵照厂家的使用说明书。取模时使用有孔树脂托盘(图7-8-4),注意选择合适大小的托盘,确保最后磨牙包括在内,若形状不合适,可加热后进行调整。使用计时器准确掌握材料的操作和硬固时间。特殊情况还需通过硅橡胶记录咬合关系并一起提交。

(2) 数字化模型制取:也可以利用口内扫描仪获取数字化模型。口内扫描所获的数字化模型常可直接传输给透明矫治器制作公司或其他矫治器加工厂进行矫治器的加工制作,因此能大大缩短制作时间。

2. 数字化模拟矫治设计　是无托槽隐形矫治技术的精髓,最大程度决定了椅旁真实治疗的效

学习笔记

ER7-8-1

视频:ER7-8-1
邻面减径技术

ER7-8-2

视频:ER7-8-2
硅橡胶印模的制取

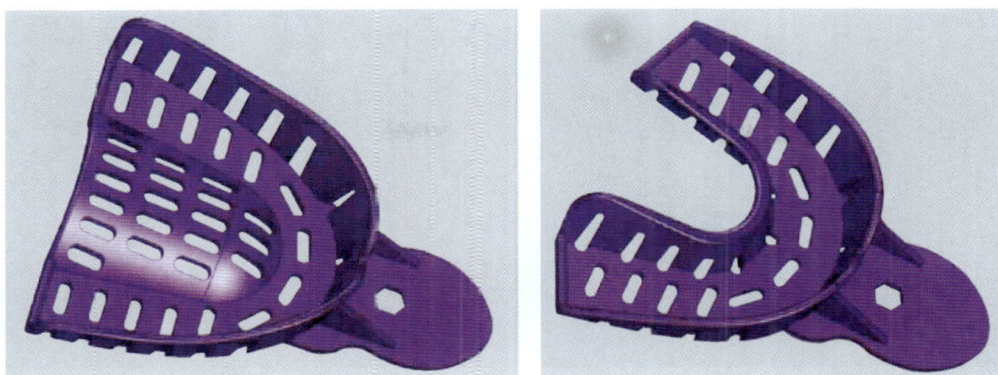

图 7-8-4 硅橡胶印模专用树脂托盘

果。首先,医师应根据诊断分析拟定的治疗目标确定数字化模拟矫治的大体目标,包括切牙、磨牙的定位等,并提交给隐形矫治器厂家的技师。然后,技师根据医师的要求给出初步的目标位、附件设计和牙移动步骤,医师在此基础上进行修改。医师根据矫治标准修改目标位,确定每颗牙的最终位置;对初始位到目标位牙齿移动的方向、距离进行全盘考虑,根据生物力学原理等修改附件及牙移动步骤,必要时还应增加牵引等辅助治疗手段。随着无托槽隐形矫治技术的快速发展,更多大数据和生物力学研究成果在治疗方案设计中得以运用,方便医师更容易设计精准可靠的治疗方案。

3. 附件 是无托槽隐形矫治技术的常规辅助装置,通常指粘接在牙面特定位置、具有特定形状和大小的树脂块,发挥增加矫治器固位、辅助牙齿移动的作用,对于牙移动难度大、临床牙冠短、倒凹不足等情况尤其需要使用。附件的主要功能包括:①辅助固位:用于矫治器固位力不足的牙,如短牙冠;或用于支抗要求更高的牙,如前牙压低时加强矫治器在后牙区的固位。②辅助移动:主要用于辅助伸长移动、正轴移动、扭转移动及牙齿整体移动等。此外,广义的附件除了牙面上的树脂块,还包括矫治器上形成的一些特殊功能结构,如用于辅助纠正深覆𬌗的上颌前牙舌侧平面导板、用于增加转矩控制的加力嵴(power ridge)、用于早期矫治下颌后缩的功能件等(图 7-8-5)。

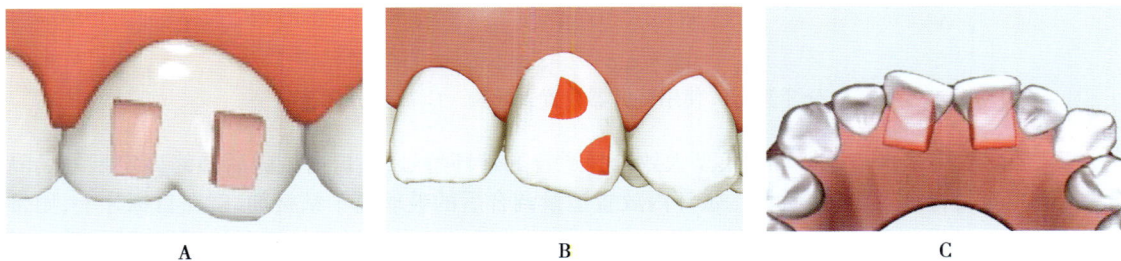

图 7-8-5 不同种类与功能的附件示意图
A. 固位附件 B. 正轴附件 C. 平面导板附件

无托槽隐形矫治作为一种数字化的正畸矫治技术,正在不断进步发展中。随着系统、材料的进一步改良,理论、技巧的进一步完善,其临床应用必将日益增多。

(赵志河)

九、固定矫治器的操作技术

(一)分牙及带环粘接技术

1. 分牙技术 一般情况下,牙齿之间紧密接触无间隙,为了给目标牙安置带环,需先让其与近、远中邻牙产生一定间隙,这一过程称为分牙。分牙的方法通常有以下两种:

(1)分牙圈分牙法(图 7-9-1):利用持针器(或分牙圈钳)将橡皮分牙圈拉伸呈扁圆形,将圈的一侧压入触点龈方进入邻间隙,另一侧留在触点𬌗方。松开钳子,使分牙圈围绕触点放置,利用橡皮圈收缩的力量分开相邻牙。

学习笔记

ER7-8-3

视频:ER7-8-3
附件的粘接技巧

ER7-9-1

视频:ER7-9-1
橡皮圈分牙

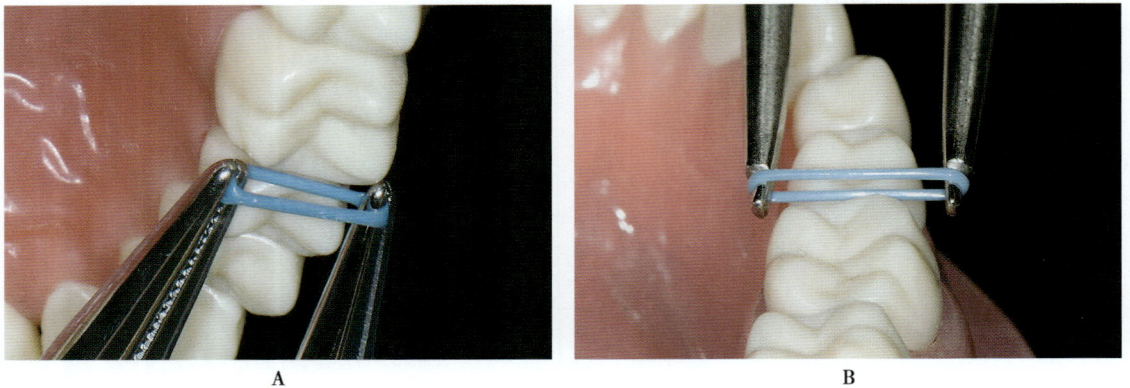

图 7-9-1　分牙圈分牙法
A.使用持针器放置分牙圈　B.使用分牙圈钳放置分牙圈

（2）分牙簧分牙法（图 7-9-2）：分牙簧由直径 0.5mm 左右的不锈钢圆丝弯制而成，包括小圈、短臂和带钩的长臂。用持针器夹住短臂，先将长臂的钩部从舌侧插入邻间隙，再将短臂从颊侧插入邻间隙，利用短臂和长臂合拢的力量分开相邻牙。

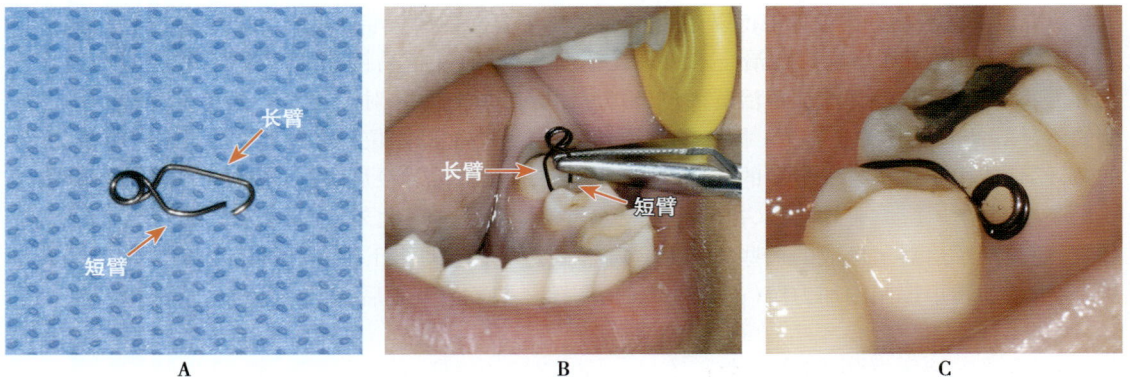

图 7-9-2　分牙簧分牙法
A.分牙簧　B.使用持针器放置分牙簧　C.放置分牙簧后

2. 带环粘接技术　根据石膏模型大致选择适合的带环型号，在口内试戴后最终确定型号。隔湿，乙醇擦拭目标牙及带环，吹干。带环内放置适量调合后的玻璃离子粘接剂，戴在目标牙上，用带环推压器和/或带环就位器帮助就位（图 7-9-3），推压带环时注意用手保护避免推压器滑脱，带环就位后用纱球去除溢出的多余粘接剂，等待其固化。

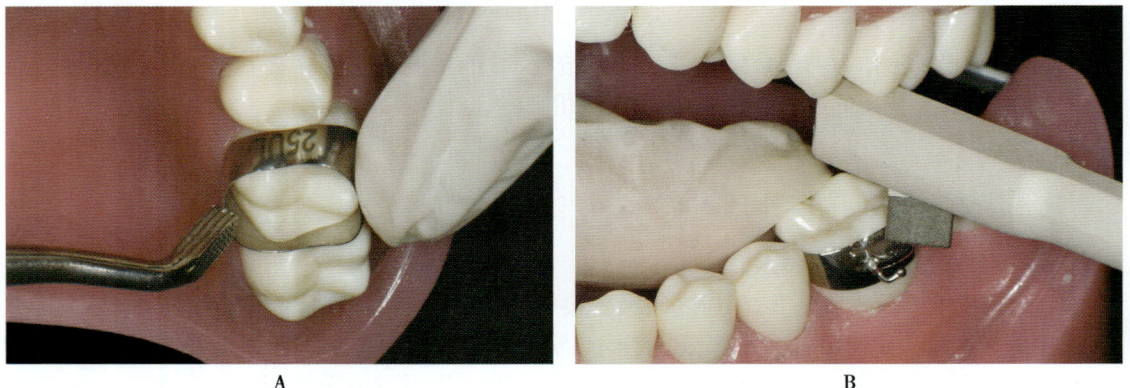

图 7-9-3　带环就位
A.用带环推压器就位　B.用带环就位器就位

学习笔记

（二）正畸附件直接粘接技术

1. **技术原理**　除带环外，固定正畸技术所采用的绝大多数附件，包括托槽、颊面管、舌侧扣等，通常都是通过直接粘接技术粘固于牙表面。其原理是通过酸处理釉质产生多孔蜂窝状结构，粘接材料渗透入其中，凝固后形成大量的树脂突，另一面以同样的原理渗透入正畸附件背板上的金属网格形成机械固位，增大粘接强度。正畸治疗出现的早期是将托槽焊接在带环上，再将带环粘接于牙齿上，直接粘接技术是近代口腔正畸领域中的一项重大成果，促进了正畸技术的发展。

2. **粘接材料**

（1）酸蚀剂：主要成分为一定浓度的磷酸，有溶液型和凝胶型两种，现多用凝胶型。

（2）粘接剂：釉质粘接剂一般包括底液（primer）和粘接糊剂（paste）两种成分，两者接触后发生光固化或化学固化，前者需要特殊光源照射。

3. **操作方法**

（1）清洁牙面：用低速手机安装毛刷清洁牙面，特别是粘接区的软垢。隔湿后乙醇棉球擦拭牙面、吹干，以利酸蚀。

（2）牙面酸蚀处理：将酸蚀剂涂布于牙面，其范围略大于拟粘接区，处理时间一般为 30~60s，氟牙症可适当延长。

（3）冲洗、干燥：酸蚀后用清水彻底冲洗牙面，隔湿、吹干。此时牙面酸蚀区应呈无光泽白垩色，表明酸蚀有效。

（4）粘接正畸附件：以使用光固化粘接剂为例，将底液涂于已酸蚀牙面，用气枪轻吹使其形成一薄层。将适量粘接糊剂涂于正畸附件的金属背板。将正畸附件置于牙面并稍加压，调整至理想位置，去除其周围溢出的粘接糊剂，用光固化灯光照固化。若使用化学固化粘接剂，则无需使用光固化灯。

4. **去除正畸附件**　需取下已粘接的托槽或其他正畸附件时，在用手按压护稳牙齿的基础上，使用去托槽钳或持针器的钳头夹住托槽翼两侧稍用力夹合使其底板变形，托槽即可脱离牙面。附件取下后，可用低速手机安装绿石头磨除牙面残余粘接剂。

（三）弓丝成形、安放和结扎技术

1. **弓丝成形**　直的不锈钢方丝需先通过弓丝成形器（turret）初步弯制弧形（图 7-9-4），再通过细丝钳完成弓形。现有商品化已预成弓形的各种弓丝，则只需选择合适型号并进行一定调整即可。

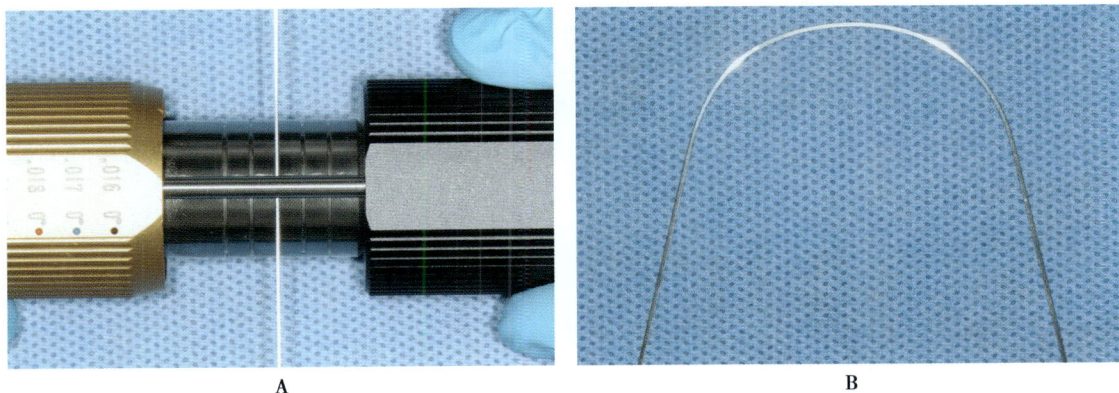

图 7-9-4　用弓丝成形器成形
A. 将直的不锈钢方丝放入弓丝成形器　B. 弓丝初步成形后

2. **弓丝安放**　将合适长度的不锈钢弓丝两端插入两侧磨牙颊面管，弓丝中点正对牙弓中点，完全压入托槽槽沟内，结扎固定后用末端切断钳剪除过长的末端，或进行末端回弯。NiTi 丝则需在插入前先将末端过长部分火烧，消除记忆性，之后才能在口内完成末端回弯。

3. **结扎**　传统托槽需要结扎固定，通常有金属结扎丝和弹性结扎圈两种结扎方式。前者摩擦阻力更小，但其剩余的结扎尾部需压入弓丝下方，以防刺激黏膜。弹性结扎圈操作时间更短，对黏膜刺激小,但摩擦阻力更大,且更易积聚软垢。对于自锁托槽,则一般通过托槽自带的部件固定弓丝即可,无需常规使用结扎丝或结扎圈。

(四)焊接技术

制作矫治器有时需要进行焊接工作,如将金属舌侧扣电点焊于带环上,将横腭弓银焊于带环上等。矫治器的焊接要求是:①焊接物之间有足够的焊接强度;②焊接后钢丝、弹簧等保持原来的物理特性。

1. 焊接设备 常用焊接设备有:①电点焊机:其焊头有点状和线状之分,用于电点焊;②气体焊接器(俗称"焊枪"):能源为丁烷、石油液化气或汽油等,用于银焊。

2. 焊接方式和方法(图7-9-5)

(1)电点焊:主要在电点焊机上进行,不需要焊媒或焊合金,但点焊只能形成较小的焊点或焊线,对于金属片之间有较好的焊接效果,对钢丝间焊接效果较差。方法:将底板为光滑金属面的附件(如舌侧扣)放在带环上所需位置,用持针器夹紧固定后将其放入电点焊机焊接头的上下接触处,调整电流强度后通电焊接。

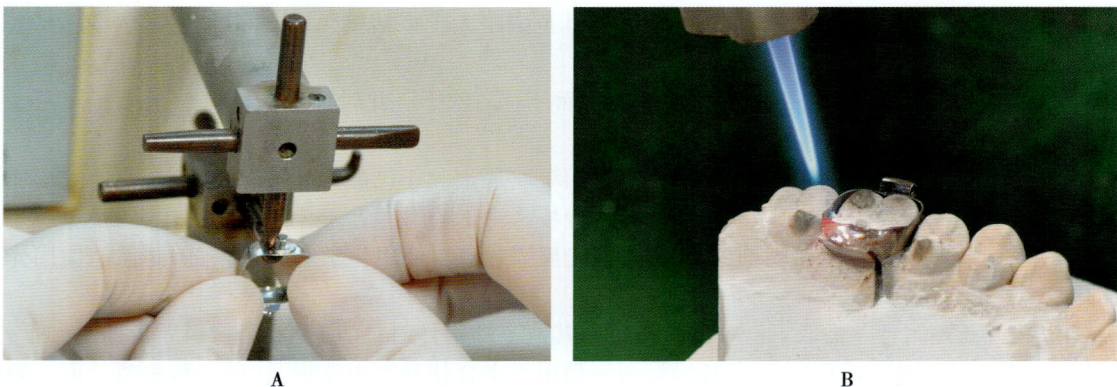

图7-9-5 焊接方式和方法
A.电点焊 B.银焊

(2)银焊:银焊由焊枪完成,需要焊媒和焊合金(焊银),焊接强度较大,常用于Nance弓、固定横腭弓的制作。方法:①清洁焊接面:磨光以去除焊接面的油脂及氧化物。②焊接火焰的预备:在背光处调整火焰,使其高度适当并形成较细的火焰尖,用中层淡蓝色的还原火焰尖端部进行焊接。③焊接:以横腭弓钢丝与带环焊接为例,将两者位置固定,焊接区周围钢丝用石膏包裹隔热;在焊接部位放置焊媒,火焰加温使之溶解以保护焊接面;在焊接部位上加小片焊银,火焰加温使之熔化,浸水冷却;检查焊接质量。为了保证焊接强度,焊银必须完全充满钢丝与带环间隙并包裹钢丝。

思考题

1. 活动矫治器和固定矫治器各有哪些优缺点?
2. 活动矫治器初戴时应考虑的问题?
3. 功能性矫治器可能会从哪些方面发挥矫治作用?
4. 口外矫形力矫治器的主要种类和作用?
5. 方丝弓矫治器的特点和基本原理?
6. 直丝弓矫治器的设计是如何消除第一、第二、第三序列弯曲的?
7. 与唇侧矫治相比,舌侧矫治的生物力学特点有何差异?
8. 无托槽隐形矫治技术有哪些优缺点?
9. 托槽粘接的操作步骤和注意事项?

(李 宇)

参考文献

1. 罗颂椒. 当代实用口腔正畸技术与理论. 北京:科学技术文献出版社,2010.

2. 赵美英,罗颂椒,陈扬熙. 牙颌面畸形功能矫形. 北京:科学技术文献出版社,2016.

3. SUPHANTHAVANICH K., RAUNGPAKA S. Incisors crossbite correction with spring inclined plane appliance: principles and procedures. The Journal of the Dental Association of Thailand, 1990,40(2):59-67.

4. GRABER L W, VANARSDALL R L, VIG K W L. Orthodontics:Current Principles and Techniques. 5th ed. St. Louis:Elsevier Mosby,2014.

5. PROFFIT W R. Contemporary Orthodontics. 5th ed. St. Louis:Elsevier Mosby,2013.

6. MEIKLE M C. Guest editorial:what do prospective randomized clinical trials tell us about the treatment of class Ⅱ malocclusions? A personal viewpoint. Eur J Orthod, 2005,27(2):105-114.

7. O'BRIEN K., WRIGHT J, CONBOY F, et al. Early treatment for Class Ⅱ Division 1 malocclusion with the Twin-block appliance:a multi-center, randomized, controlled trial. Am J Orthod Dentofacial Orthop, 2009,135(5): 573-579.

8. ISHAQ R A, ALHAMMADI M S, FAYED M M, et al. Fixed functional appliances with multibracket appliances have no skeletal effect on the mandible:A systematic review and meta-analysis. American Journal of Orthodontics & Dentofacial Orthopedics, 2016,149(5):612-624.

9. YAQOOB O, DIBIASE A T, FLEMING P S. Use of the Clark Twin Block functional appliance with and without an upper labial bow:a randomized controlled trial. Angle Orthod, 2012,82(2):363-369.

10. CURETON S L, REGENNITTER F J, YANCEY J M. The role of the headgear calendar in headgear compliance. Am J Orthod Dentofacial Orthop, 1993,104(4):387-394.

11. HAAS A. J. Long-term posttreatment evaluation of rapid palatal expansion. Angle Orthod, 1980,50(3):189-217.

12. YUKSEL S, UCEM T T, KEYKUBAT A. Early and late facemask therapy. Eur J Orthod, 2001,23(5):559-568.

13. 严开仁,王邦康. 实用口腔固定正畸学. 北京:人民卫生出版社,1989.

14. 林久祥. 口腔正畸学. 北京:人民卫生出版社,2011.

15. 林久祥,许天民. 现代口腔正畸学. 4 版. 北京:北京大学医学出版社,2011.

16. GERON S, ROMANO R, BROSH T. Vertical forces in labial and lingual orthodontics applied on maxillary incisors-a theoretical approach. Angle Orthod, 2004,74(2):195-201.

17. LIANG W, RONG Q, LIN J, et al. Torque control of the maxillary incisors in lingual and labial orthodontics:a 3-dimensional finite element analysis. Am J Orthod Dentofacial Orthop, 2009,135(3):316-322.

18. ROMANO R. Concepts on control of the anterior teeth using the lingual appliance. Seminars in Orthodontics, 2006,12(3):178-185.

学习笔记

第八章 错𬌗畸形的早期预防和矫治

>> 提要

1. 错𬌗畸形的早期防治主要包括早期预防、早期阻断和早期生长控制三方面。
2. 早期防治利于儿童牙、颌、面及心理的正常发育,但诊断较难并需要儿童及家长配合。
3. 早期防治目标有限,方法应简单,把握时机,因势利导最为重要。
4. 早期预防主要涉及防龋、保持牙弓长度、保障正常萌替以及维护正常肌功能环境。
5. 阻断治疗包括破除各种口腔不良习惯、治疗早期错𬌗(反𬌗、错位等),以重建正常的发育。
6. 对确诊为骨性的牙颌畸形采用功能矫形及矫形力引导治疗是重要而有效的矫治手段。

绝大多数牙颌畸形是儿童在生长发育过程中,受遗传及环境因素影响所导致的发育畸形,早期预防牙颌畸形的发生,及时对已发生的畸形进行早期治疗,阻断其发展,或通过早期控制,引导牙颌面良性发育,从而保障儿童口颌、颅面及身心的健康发育成长,是口腔正畸学重要的学科内容,也是口腔正畸医师的重要任务。对牙颌畸形的早期诊断、早期预防、早期治疗,不仅对儿童口颌系统的正常生长发育、颜面美观和儿童心理的健康成长十分重要,而且可简化治疗方法并缩短疗程。牙颌畸形的早期防治应该通过各种宣传渠道向广大的父母和儿童进行宣传,让他们了解预防牙颌畸形的基本知识。通过医师-患者-家长的配合,共同做好儿童口腔的健康保健和牙颌畸形的早期防治工作。

一、概述

(一)早期防治的概念

早期防治是指在儿童早期生长发育阶段,一般指青春生长发育高峰期及之前的阶段,对已表现出的牙颌畸形、畸形趋势及可导致牙颌畸形的病因进行的预防、阻断、矫治和引导治疗。而对第二恒磨牙已建𬌗完成(牙龄ⅣA阶段),已过生长高峰期儿童的正畸治疗,一般不列入早期正畸治疗的范畴,多归属于恒牙列初期一般正畸治疗的范围。

早期防治的目标是维护和创建口颌系统的正常生长发育环境,阻断造成牙颌畸形的不良干扰因素,建立有利于正常建𬌗的咬合功能运动环境,改善不良的颌骨生长型关系,以促进儿童颅面和心理健康的成长发育。从临床治疗学上,牙颌畸形早期防治可归纳为以下三个方面的内容:

1. 早期预防及预防性矫治 包括母体营养、幼儿健康保健、正常牙弓形态的维持、正常口颌功能刺激的维持及去除可能导致牙颌畸形的因素等。

2. 早期阻断性矫治 对已出现的早期畸形及造成畸形的因素,以及不良习惯等通过矫治器进行阻断治疗及肌功能调整训练治疗。

3. 早期颌骨生长控制和矫形治疗 通过自身肌力、外力刺激或抑制手段,协调和控制上下颌骨在三维(长、宽、高)空间的正常生长发育关系。

(二)早期防治的特点

在儿童生长发育的早期阶段,牙列正处于乳牙列、恒牙列两次建𬌗和乳恒牙列替换变化时期,颅面骨骼正处于快速生长改建期,同时也是儿童智力和心理成长上的快速发育期。在这一阶段进行正畸治疗,既有其有利因素,又有其不利因素。

学习笔记

1. 早期防治的有利及不利因素

（1）有利因素

1）早期防治可充分利用生长发育的潜力,利用细胞代谢活跃、牙周组织及颌骨可塑性大、对矫治力反应好、适应性强等自身优势,有利于畸形的矫治。

2）早期防治可降低某些复杂牙颌畸形的治疗难度,改善骨性畸形的上下颌牙弓及颌骨的不调关系,有利于后期的正畸治疗。

3）早期防治选择的矫治方法和矫治器简单,常仅用较短的时间,即可获得良好的疗效。

4）早期防治及时改善了畸形,减少畸形给儿童造成的颜面畸形、生理和心理伤害,有益于儿童身心健康成长。

（2）不利因素

1）早期防治时,牙颌关系正处于发育调整阶段,畸形特征往往未完全表现出来或表现不充分,常难以正确判断哪些情况应及时治疗,哪些情况属暂时性问题应观察暂不矫治,因而易造成误诊或过度矫治。

2）早期矫治后,儿童仍处于生长发育期,一些骨性畸形或生长型的表达可能会延续到生长发育停止,因此畸形复发的可能性大,矫治期可能延长,很多需要双期矫治。

3）早期防治所涉及的有关生长发育的知识较多,要求医师对这些知识全面掌握和灵活运用。

4）早期防治时,主要依靠患儿及家长的配合,由于患儿年龄小,合作性差,疗效常难保证。

2. 早期防治的特点

（1）矫治时机要适当:错𬌗畸形早期矫治时机的把握非常重要,通常应根据牙龄、骨龄及智龄（合作状态）判断。一般乳牙列的矫治,最好在4岁左右（约3.5~5.5岁）,此时乳牙根已发育完全,且未开始吸收,矫治效果好。如矫治过早,可能造成牙齿松动,且幼儿常不能合作;矫治过晚,乳切牙根已开始吸收,加力时乳切牙容易脱落。混合牙列的矫治,如前牙反𬌗,一般应在恒切牙的牙根基本发育完成时再进行,约在8~9岁,如在牙根发育不全时过早矫治或使用的矫治力过大,常影响恒切牙根的发育造成牙根吸收。颌骨畸形的早期矫形治疗,应根据全身骨龄判断,应在生长高峰期前及生长高峰期进行,一般在青春生长高峰期前1~3年,约在10~12岁前（男性高峰期晚于女性2年左右）进行。如治疗过早,因颌骨尚未进入生长高峰期,会延长疗程。上颌基骨宽度的扩大,应在腭中缝融合前尽早进行,一般不应大于15岁,否则牙弓的扩大主要为后牙的颊向倾斜。

（2）矫治力应适宜:早期矫治的施力应根据治疗的对象（牙或颌骨）不同而异,通常对牙的矫治应采用柔和的轻力,而对颌骨的矫形应施用较重的力。

乳牙及初萌恒牙的移动:应选用轻而柔和的矫治力,特别是移动反𬌗的乳切牙时,如果对乳切牙施力过大,可能造成乳牙根加速吸收过早脱落。此外,施力位置一般应尽量靠近牙颈部,以引导乳牙整体移动。乳牙整体移动可能诱导恒牙胚随之同向移动。

颌骨的功能矫治:主要采用功能性矫治器。由于所利用的主要是肌能力、咬合力,可通过本体感受器自身反馈调整,对施加力大小的设计一般要求不严格,但也要注意在重建咬合中,不能过度移动下颌位置。

颌骨的矫形治疗:应采用较大的力,才能刺激上颌骨生长或抑制下颌生长。例如对后缩上颌骨的前牵引治疗一般每侧力值为500cN。但如用颏兜抑制过突的下颌骨,矫形力一般每侧300~400cN即可,最大不超过500cN。

（3）矫治疗程不宜太长:早期矫治选用的矫治装置应简单,在口内戴用的时间不宜过长,一般不超过6~12个月。由于此期牙列萌替及形成变化很快,过长时间戴用口内矫治器将妨碍牙发育,如果确实需要延长矫治时间,应该适时换用适应牙颌发育的个性化矫治器。临床上,早期矫治多选用活动矫治器、功能性矫治器或局部固定矫治器。

（4）矫治目标有限:早期矫治仅是在牙颌面某一生长阶段进行,可能只是整个治疗计划的一部分。由于生长期变化的个体差异及畸形表现的部位、形式不确定,并不是所有的错𬌗畸形都可以通过早期矫治一次治愈,大多数需到替牙后再进行后期一般正畸治疗。因此,早期矫治有些系尝试性的、有限的,故又称有限矫治（limited orthodontics）。对一些具有严重遗传倾向的错𬌗畸形,例如复杂拥挤、重度骨性错𬌗、深覆𬌗、深覆盖等一时难以确诊的畸形,难免会出现矫治效果不理想。因此在早期矫治过程中,完全可以调整和重新制订治疗方案或暂停治疗。一般而言,判断和评价早期矫治是否成功的标准主要包括:①造成牙颌畸形的病因是否去除或控制;②牙位置是否基本正常,牙弓形态是否协调,不影响颌骨进一步的正常发育;③原有的颌骨异常是否得到控制和改善,并能保持到生长结束。

(三)早期防治的方法

1. 简单矫治器治疗

(1)不良习惯的阻断:对于一些可造成或已造成错𬌗畸形的不良习惯,如吮指、吮颊、吮咬唇、咬物、吐舌等,可以通过戴用简单矫治器,如腭刺、腭屏、唇挡、颊屏等改正。

(2)间隙保持及阻萌:对于替牙期的障碍,如乳牙或恒牙早失、恒牙早萌,为维持正常的牙弓长度及恒牙正常萌出,可能避免或利于下一步矫治的,可通过戴用缺隙保持器、舌腭弓以及阻萌器等简单矫治器维持牙间隙。

(3)牙弓不调的矫治:对于乳牙列及混合牙列期一些影响正常咀嚼功能和颅面正常生长发育,表现为牙位、牙数及牙弓前后、左右和垂直关系不调的错𬌗畸形,如乳前牙反𬌗、单侧后牙反𬌗、上颌牙弓前突、开𬌗等,可通过设计一些简单活动式矫治器,如上颌𬌗垫式舌簧矫治器、上颌扩弓矫治器、上颌平面导板等,以及局部简单粘接托槽的唇、舌弓固定式矫治器改正。

2. 功能性矫治器治疗 功能性矫治器系一类利用肌能力(如肌力及咬合力等)进行牙颌关系调整治疗的矫治装置。矫治器戴入口腔后,通过矫治器上的部件,利用肌的牵张力及咬合力为力源,传递到牙及颌骨,改变颌骨的位置、牵张口周肌及黏膜,或改变咀嚼肌的受力平衡,以达到调整异常的肌动力平衡、阻断不良的唇舌习惯、改变异常的颌骨生长、引导颌面正常生长的目标。功能性矫治器多为活动式,大多在夜间戴用(每天应不少于12h);也有设计为固定式的,如Herbst矫治器等,系全天戴用。

3. 口外矫形装置治疗 口外矫形力装置系利用口腔外的头、枕、颈、额及颏等为支抗,设计的一系列通过矫形力牵引,促进或抑制颌骨生长发育,从而矫治由于颌骨关系不调所致的牙颌面畸形的矫治装置。根据口外力的作用方向和作用部位,常用口外矫形力装置主要有口外前牵引装置和口外后牵引装置两大类(详见第七章中"矫形力矫治器")。临床上常用的矫形力装置有抑制上颌发育的以枕骨及颈为支抗的面弓(face bow)及J形钩(J-hook)等;促进上颌发育的以额、颏为支抗的面框前牵引矫治器(face mask)、改良颏兜(modified chin cap);抑制下颌发育的以枕骨及颈(向后牵引)以及以顶骨(垂直牵引)为支抗的颏兜矫治器(chin cap)等。

4. 肌功能训练 肌功能不平衡是造成牙颌畸形的重要病因之一。特别是对一些口周肌松弛,颏肌亢进的儿童患者,早期配合积极的肌功能训练,有利于矫治畸形,改善面容形貌,以及防止矫治后的复发。但肌功能训练需每天坚持并持续一段时间才可能有效果。

(1)唇肌功能不足的患者可放一纸片在上下唇之间,用唇将纸夹住;也可用弹性线拴一纽扣,将纽扣放置于切牙唇面前庭部,用唇将纽扣含住,进行牵拉训练(图8-1-1)。

(2)对于儿童期下颌习惯性前伸的患儿,可嘱其后退下颌至上下颌前牙切缘对切缘,反复训练。同时可配合矫治器或调𬌗去除𬌗干扰。

(3)扁桃体或咽喉炎症等慢性疼痛,使患儿在吞咽时,通过舌的习惯性前伸来避免吞咽时的疼痛,所形成的伸舌吞咽习惯(tongue thrusting)。其治疗除首先针对咽部疾病外,还需辅以舌肌功能训练,建立正常吞咽动作。嘱患儿在口内含一点水,面对镜子将牙正常咬合,用舌尖抵在上颌切牙腭乳头处,然后将水吞下。此法可在每餐饭后练习10次以上。

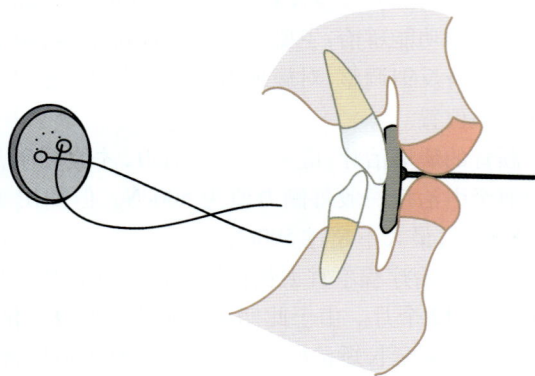

图8-1-1 用纽扣训练唇肌的方法示意图

二、早期预防及预防性矫治

预防性矫治(preventive orthodontics)系指自胚胎第7周(牙板开始发生)至恒牙列(不包括第三磨牙)建殆完成前的这段时期,及时去除影响牙(包括乳牙及恒牙)、牙槽骨、颌骨等正常生长发育变化中的全身及局部不良因素,从而使牙列顺利建殆,颌骨正常发育,颜面协调生长,颌面部各器官功能健全,儿童心理发育健康。预防矫治包括早期预防和预防性矫治两方面的内容。

(一)早期预防

1. 胎儿时期的预防 母体的健康、营养、心理及内外环境对胎儿的早期发育十分重要。在妊娠期的40周中,胎儿在母体逐步完成着各脏器的发育成形。尤其是妊娠初期3个月,异常因素容易导致胎儿相应器官的畸形,而妊娠后期又是神经系统的重要发育期,故母体的健康是优生和避免胎儿发育畸形的关键。

2. 婴儿时期的预防

(1) 正确的喂养方法:提倡母乳喂养,喂养的姿势为约45°角的斜卧位或半卧位(图8-2-1A)。正确的喂养位置和足够的喂养时间(每次约0.5h),是婴儿正常吮吸活动的保障。

婴儿正常吮吸时,唇颊肌及口周肌功能收缩运动,可以刺激面颌部的正常生长发育。如果只能采用人工喂养时,最好使用解剖形的扁形奶嘴使与口唇外形吻合,才不会泄漏空气(图8-2-1B)。此外,奶头孔不宜过大,以使有足够的吮吸功能活动,刺激面颌部的正常生长。重要的是,不论母乳喂养还是人工喂养,婴儿都不能平躺着吮奶,因为长期平躺着吮奶,可能使下颌过度前伸、偏斜,而造成乳牙反殆甚至偏颌。

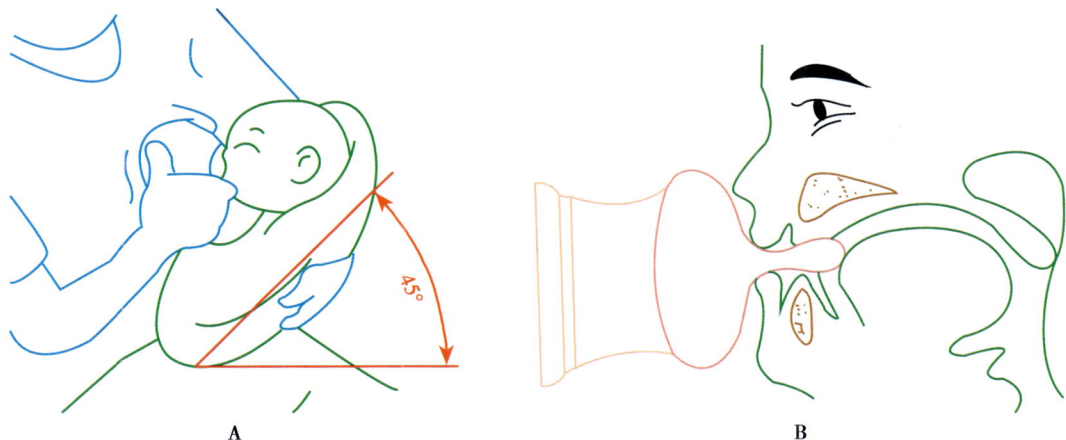

图8-2-1 正确的喂养方法示意图
A.母乳喂养姿势 B.解剖式奶嘴

(2) 正确的睡眠位置:婴儿多数时间是在睡眠和床上活动,应经常更换睡眠的体位与头位,以免因长期处于一种体位与头位,可能使头受压变形而影响面颌的正常生长。

(3) 破除口腔不良习惯:婴儿时期常因吮吸活动不足或缺乏与周围亲人的情感交流,而常有口腔不良习惯,如吮拇、吮指、吮咬唇或咬物等,若3岁以后仍存在这些不良习惯,则应进行干预。

3. 儿童时期的防治

(1) 饮食习惯:儿童时期全身和颅颌面的生长发育很快,应注意食用富含营养和一定硬度的食物,促进和刺激牙颌正常发育。

(2) 防治疾病:对于扁桃体过大、鼻炎、鼻窦炎,应尽早治疗,以维持呼吸道通畅,从而避免口呼吸习惯。长期呼吸功能异常,可造成牙颌畸形,通畅的鼻呼吸才能促使腭部在发育过程中正常下降。此外,一些影响生长发育的急性或慢性病也应尽早治疗,否则将影响牙及颌骨的发育。

(3) 防龋:由于乳牙从3岁建殆直至12岁左右才被恒牙替换完,因此在儿童时期,保持乳牙列的健康完整十分重要。应养成儿童良好的刷牙和口腔卫生习惯,可通过窝沟封闭等预防龋坏的发生。如已发生龋坏,应及时治疗,恢复乳牙冠的正常外形以保持牙弓的长度及正常的咀嚼刺激,进而保障后继恒牙顺利萌出建殆。

（二）预防性矫治

预防性矫治包括:维持正常牙弓长度的保隙、助萌、阻萌,维护正常口腔环境,去除咬合干扰,矫治异常的唇、舌系带,以及刺激牙颌发育的咀嚼训练等。临床需要进行正畸预防性矫治和处置的情况主要有:乳牙或恒牙早失、乳牙滞留、恒牙萌出异常及系带异常。

1. 乳牙或恒牙早失

（1）病因:常见原因为龋齿、外伤、过早拔除。

（2）临床表现:常见有以下四种:

1）下颌乳尖牙早失:可致下颌切牙向远中移动,下颌牙弓前段缩短,使上下颌牙弓大小不协调。

2）乳磨牙早失:第二乳磨牙早失后,第一恒磨牙常前移,以致后继前磨牙萌出位置不足而错位萌出及前方牙列拥挤。多数乳磨牙早失,将明显影响咀嚼功能,造成单侧咀嚼和前伸下颌咀嚼习惯,可能造成单侧后牙反殆或前牙反殆。

3）恒上颌切牙早失:恒切牙早失后,破坏了牙弓的完整性,缺隙两侧的牙向缺隙区移动、倾斜,而使上下颌牙弓的咬合关系紊乱。

4）第一恒磨牙早失:可致邻牙向缺隙倾斜、移位,对颌磨牙伸长（supereruption）,关系紊乱,影响下颌功能运动,咀嚼功能受障碍（图8-2-2）。

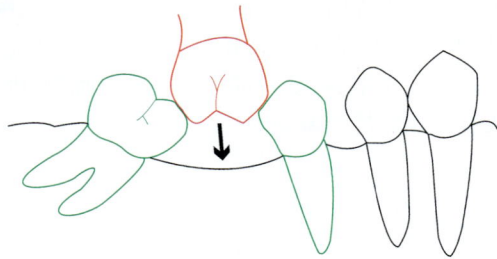

图8-2-2　下颌6早失,下颌7近中倾斜,下颌5远中倾斜,对颌牙伸长

（3）诊断

乳牙早失:主要通过临床检查及X线片,如乳牙提前脱落,X线片显示后继恒牙牙根尚未发育或仅形成不到1/2,牙冠面有较厚的牙槽骨覆盖即可诊断为乳牙早失。

恒牙早失:通过临床病史、口腔检查和X线片可以确诊。

（4）矫治

1）乳牙早失的治疗:为保持牙弓长度,使后继恒牙萌出有足够的位置,临床上酌情考虑采用缺隙保持器。缺隙保持器的适应证及要求如下:

适应证:①乳牙早失,恒牙胚牙根形成不足1/2,牙冠上覆盖有较厚的骨组织;②间隙已缩小或有缩小趋势,影响下一步常规矫治;③一侧或双侧多数乳磨牙早失,影响咀嚼功能。

要求:①能保持牙弓长度;②不妨碍牙及牙槽高度、宽度的发育;③能恢复一定的咀嚼功能。

常用的缺隙保持器有以下几种:

①丝圈式固定缺隙保持器（图8-2-3）:常用于个别后牙早失,注意丝圈应离开牙槽嵴1~2mm,不妨碍牙槽嵴宽度的发育,并与邻牙有良好的接触以保持缺隙的宽度。

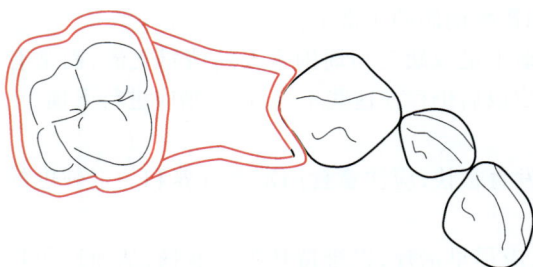

A

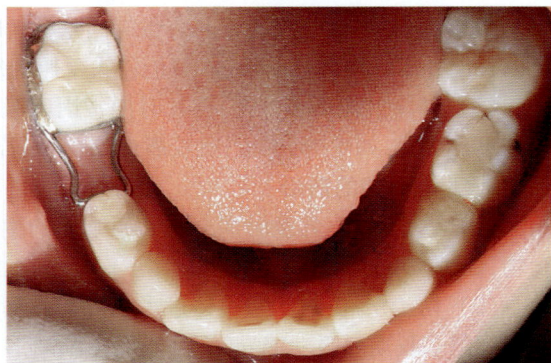

B

图8-2-3　丝圈式固定缺隙保持器

A.示意图　B.临床照片

②固定舌弓(图8-2-4)：常用于下颌乳尖牙早失,在下颌第一磨牙做带环附固定舌弓,以维持下颌牙弓长度,在舌弓上焊阻挡丝维持下颌切牙与第一乳磨牙位置,使之不向缺隙移动。

③可摘义齿式缺隙保持器(图8-2-5)：用于多数乳磨牙早失,可用可摘义齿式缺隙保持器保持缺隙并恢复一定的后牙咀嚼功能。

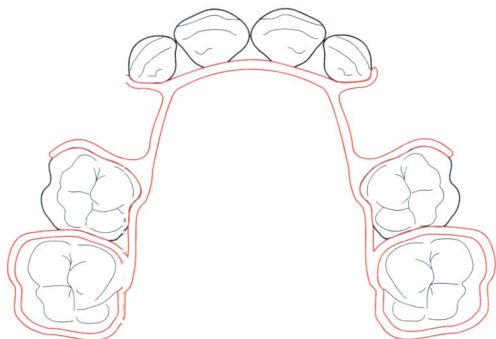

图8-2-4　固定舌弓示意图

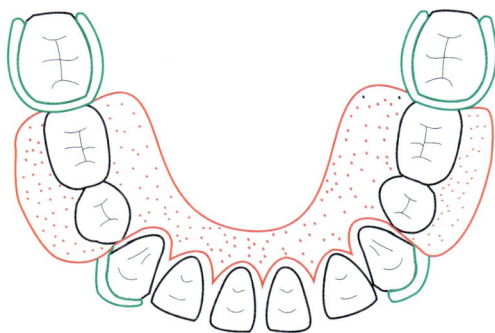

图8-2-5　多数乳磨牙早失义齿式缺隙保持器示意图

④缺隙开大矫治器(图8-2-6)：磨牙已近中移动,缺隙已缩小的患者可设计活动矫治器推磨牙向远中。也可采用固定矫治器,在增加前段牙弓支抗的条件下,用螺旋弹簧开展间隙,推第一磨牙向远中,或戴唇挡推磨牙向远中(图8-2-7)。

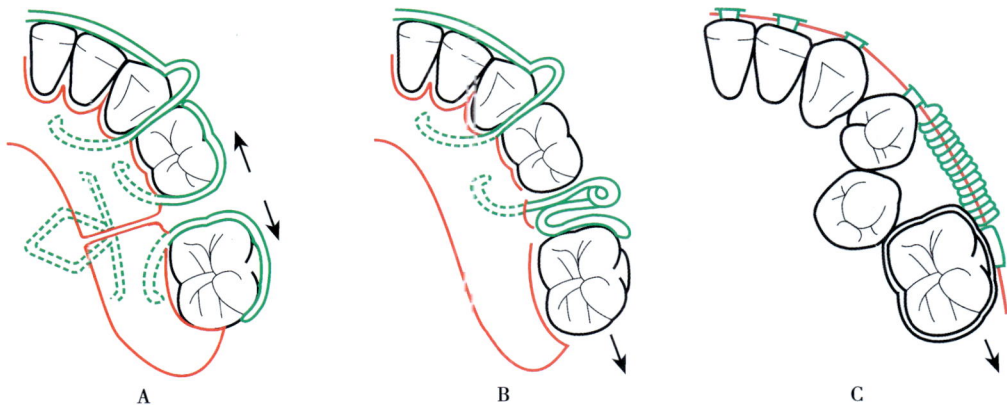

图8-2-6　扩大缺隙的矫治器示意图
A.用分裂簧　B.用双曲簧　C.用开大弹簧

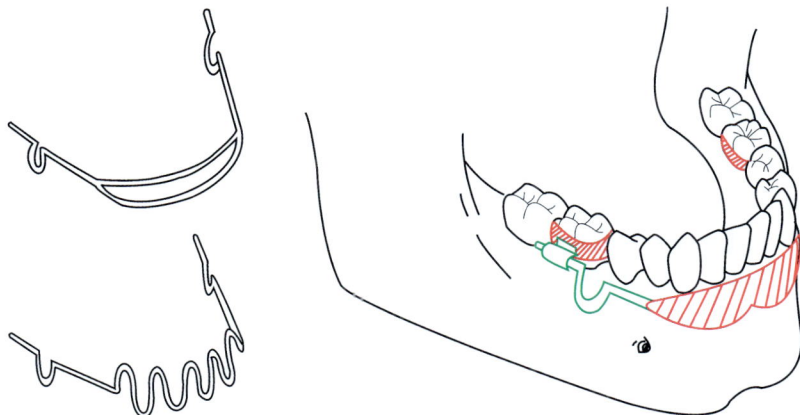

图8-2-7　推磨牙向远中的唇挡示意图

2）恒牙早失的治疗：一般也应酌情考虑是否采用间隙保持器保留间隙,保持缺隙的目的是待以后做义齿修复,即终身需戴义齿。如果判断困难,亦可待牙替换完后再做全面的矫治计划。但正畸临床中,可酌情考虑用邻牙前移的替代疗法代替早失牙。常见的有以下几种：

上颌中切牙早失：可酌情将侧切牙移至中切牙的位置上,并保持中切牙宽度的间隙,并先形成暂时冠,待成年后做全冠修复,恢复中切牙的外形。同时还应顺次让尖牙前移并磨改外形以代替侧切牙,继而让第一前磨牙顺次前移代替尖牙,其余后牙均顺次前移,尽量使上下颌牙列建立良好的尖窝关系(图8-2-8)。

第一磨牙早失：可酌情让第二磨牙前移代替第一磨牙,矫治过程中应注意防止第二磨牙近中移动时牙冠的近中及舌向倾斜,以及牙冠的近中舌向旋转,同时还应防止对颌磨牙伸长形成干扰(图8-2-9)。

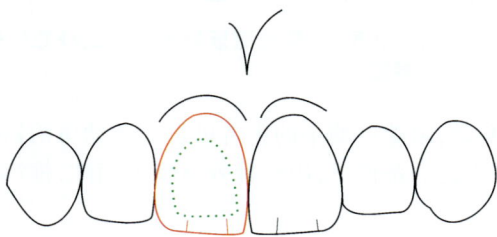

图8-2-8　恒中切牙早失,侧切牙全冠修复成中切牙外形,尖牙牙冠改形成侧切牙外形

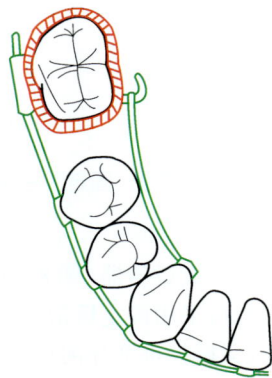

图8-2-9　固定矫治器移第二磨牙向近中,关闭第一磨牙间隙

2. 乳牙滞留

（1）病因：恒牙胚因外伤、异位、萌出道异常,使乳牙根完全或部分未被吸收而滞留。此外,可因乳磨牙严重龋坏致根尖周感染造成乳牙根粘连而滞留。

（2）诊断：主要通过临床检查评估乳牙是否逾期未脱,恒牙是否异位等。常见为下颌切牙和上颌侧切牙舌向萌出,上颌尖牙阻生、唇向或异位萌出而相应的乳牙未换。如果系乳磨牙粘连者,常可见龋损及充填治疗痕迹,主要通过X线片确诊。

（3）矫治：在确定有相应恒牙胚存在时,应尽早地拔除滞留的乳牙,以便于恒牙萌出调整。有的观察数月后,恒牙常可达到正常位置。例如,恒下颌切牙舌向萌出,在拔除滞留乳下颌切牙后,如间隙足够,由于舌的活动,舌向错位的下颌切牙常能向唇侧移动到正常的位置。但是,上颌切牙舌向萌出后与下颌切牙已形成反𬌗关系时,常需要矫治。乳磨牙粘连的患者拔除粘连的乳磨牙后,应密切观察前磨牙的萌出。如果前磨牙根已基本形成但又缺乏自行萌出的能力时,应根据患者的牙龄、上下颌牙列拥挤等情况全面考虑后,再决定是否进行牵引助萌治疗。

3. 恒牙萌出异常

（1）恒牙早萌：在乳恒牙替换期间恒牙过早地萌出,此时恒牙牙根刚开始形成或尚未形成,早萌牙易受外伤或感染而脱落。

1）病因：多系乳牙根尖周感染破坏了牙槽骨及恒牙胚的牙囊,使后继恒牙过早萌出。

2）诊断：恒牙萌出时间过早时,临床检查可发现早萌牙常有轻度松动,X线片显示恒牙根尚未形成或仅有近颈1/3牙根形成。

3）矫治：早萌牙因无牙根或牙根很短易受外伤、感染而脱落。因此应阻止其继续萌出,等待牙根形成适当长度后再让其萌出。临床上可用阻萌器阻止早萌牙萌出。阻萌器是在丝圈式缺隙保持器上加焊一根阻萌丝(图8-2-10)。定期观察牙根发育情况,如牙根已形成1/2以上时,可取下阻萌器让其萌出。

（2）恒牙迟萌、阻生及异位萌出:恒牙在应萌出的年龄不萌而对侧同名牙已萌出时为迟萌。多系恒牙胚位置异常、缺乏萌出力或萌出道间隙不足所致。

1）病因:①乳磨牙早失后第一磨牙近中移位造成间隙不足;②乳磨牙龋坏继发根尖周感染,牙根与牙槽骨粘连,妨碍了后继恒牙的萌出;③额外牙或残根使恒牙萌出道受阻;④囊肿、牙瘤、牙龈纤维组织增生等妨碍了恒牙的萌出;⑤替牙列期上颌尖牙、第二前磨牙萌出较晚,常因牙弓长度不足而阻生及异位萌出。

2）诊断:X线片显示未萌恒牙牙根已形成,位置异常,阻生在牙槽骨中。萌出道异常的恒牙常压迫邻牙牙根,造成牙根吸收。

3）矫治:分析迟萌、阻生原因,尽早拔除迟脱的乳牙、残根、残冠、额外牙,切除囊肿、牙瘤等。如恒牙牙根已形成2/3以上而萌出力不足时,可用外科手术开窗、导萌（图8-2-11）,或牵引助萌（图8-2-12）其阻生或迟萌的恒牙。对已造成邻牙根吸收者,则应根据情况综合考虑选择拔牙或保存措施。

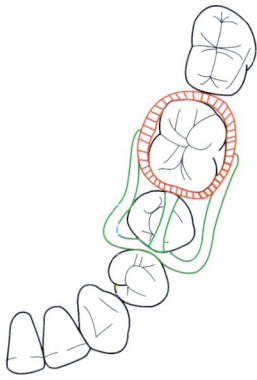

图8-2-10 丝圈式阻萌器示意图

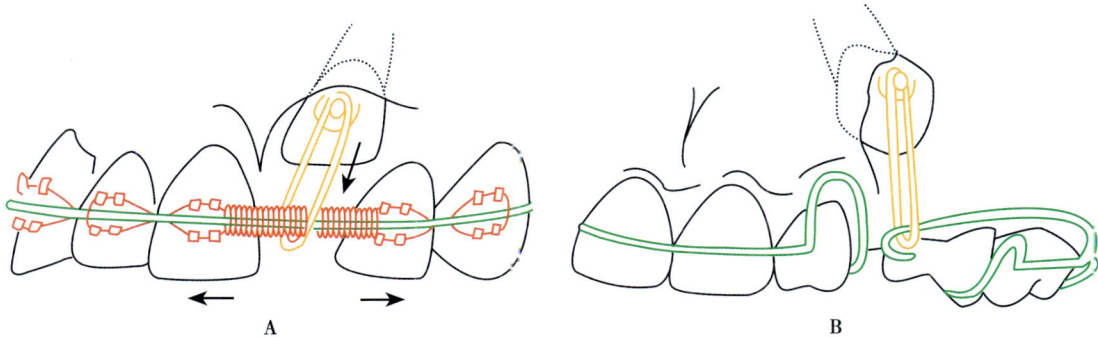

图8-2-11 导萌示意图
A.上颌中切牙导萌 B.尖牙导萌

（3）恒牙萌出顺序异常:恒牙萌出的顺序对正常建𬌗影响较大。如上颌第一磨牙在下颌第一磨牙萌出之前萌出,当乳牙列有散在间隙时,上颌磨牙容易向前移动形成远中错𬌗。上下颌第二磨牙先于尖牙和第二前磨牙萌出时,易前移引起牙弓长度变短,并使尖牙及第二前磨牙萌出时因间隙不足而错位萌出。

1）病因:乳牙根吸收异常、乳牙滞留、乳牙根与牙槽骨粘连、乳牙冠的不良充填、恒牙胚的牙囊未被吸收等,均可引起乳恒牙替换时间紊乱。此外,也可能与遗传因素有关。

2）诊断:临床检查可以确诊。必要时参考全景片。

3）矫治:如第二磨牙先于前磨牙、尖牙萌

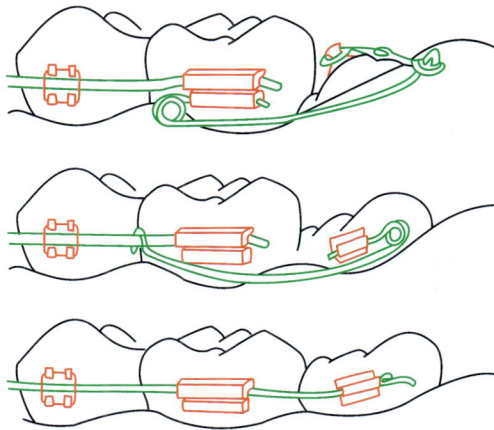

图8-2-12 阻生牙牵引示意图

出,可用第一磨牙前的固定舌弓维持牙弓长度,以便后继尖牙、前磨牙替换后有足够的间隙自行调整、排齐。如上颌第二磨牙已向前移或已形成远中磨牙关系,则需设计唇挡等矫治器将上颌第二磨牙推向远中,以便保持磨牙中性关系。

4.系带异常

（1）上唇系带附着异常:出生时唇系带附着于牙槽嵴顶,唇系带中的纤维组织伸入腭侧龈乳突,随着乳牙萌出和牙槽突的生长,唇系带附着的位置逐渐上移,到恒切牙替换后唇系带一般距龈缘约4~5mm。异常的上唇系带可表现为粗大、宽厚而弹力差的纤维带,位于上颌中切牙之间与腭乳头相连,深嵌入腭中缝。此时,随唇的功能活动,系带牵拉而妨碍了上颌中切牙靠拢,从而形成上颌中切牙间间隙(图8-2-13)。

1)病因:多系遗传因素或先天发育异常所致。

2)诊断:临床检查时可见上颌中切牙间有间隙,其中有粗大的唇系带与腭乳头相连,牵拉上唇时切牙乳头区发白。X线牙片检查时,可见上颌中切牙间腭中缝处的牙槽嵴较宽并有倒V形缺口。应注意与替牙期暂时性中切牙间隙相鉴别,后者X线片可见主要系侧切牙牙胚压迫中切牙牙根所致。

3)矫治:上颌中切牙间隙常用固定矫治器矫治,用关闭曲簧或托槽间橡胶圈牵引,将左右中切牙向中线靠拢关闭间隙。待间隙关闭后,采用外科手术升高唇系带的附着及切除多余纤维组织,以保持间隙关闭后的效果。如果间隙关闭后没有手术矫治异常的唇系带或手术不当保留了部分纤维组织,由于上唇的功能活动,系带纤维的牵拉常使中切牙间重新出现间隙。而如果过早进行切除手术,由于切牙间瘢痕的形成,反而影响正畸关闭间隙。

(2)舌系带过短:舌系带过短(attached lingual frenum)的患者,由于系带短妨碍了舌正常的功能活动,舌尖代偿性活动增加,姿势位时舌处于低位,在下颌牙弓舌侧或上下颌切牙之间,影响发音,易形成吐舌,可导致前牙开𬌗。

1)病因:多系遗传与先天发育异常所致。

2)诊断:临床检查时嘱患者上抬舌或医师用口镜协助上抬舌时,可见舌系带附着于舌的较前端,系带短,舌前伸和上抬活动均受障碍(图8-2-14)。

学习笔记

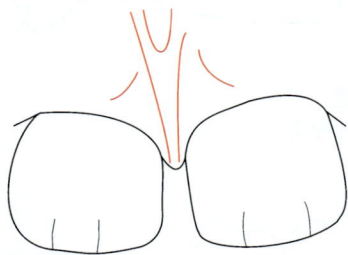

图8-2-13　上唇系带附着异常示意图　　　　图8-2-14　舌系带过短示意图

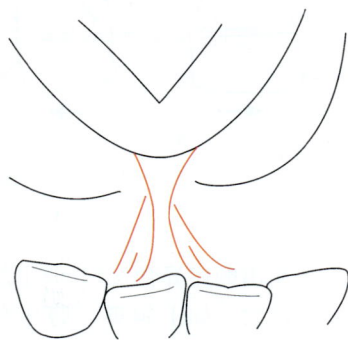

3)矫治:舌系带过短的患者常伴有下颌牙弓过宽、前牙开𬌗,应在矫治错𬌗的同时,做舌系带矫治手术以增长舌系带,使舌恢复正常的功能活动。

三、早期阻断性矫治

阻断性矫治(interceptive orthodontics)是对乳牙列期及替牙列期因遗传、先天或后天因素所导致的,正在发生或已初步表现出的牙、牙列、咬合关系及骨发育异常等,采用简单的矫治方法进行治疗,或采用矫形的方法引导其正常生长。其目的是阻断畸形发展的过程,使之自行调整,建立正常的牙颌面关系。在正畸治疗中,预防矫治和阻断矫治两者间,只有时间上以及是否已有畸形表现的区别。预防矫治是"防患于未然",阻断矫治则是消除早期的"星星之火",防其"烽火燎原"。

(一)口腔不良习惯的矫治

口腔不良习惯可因疲倦、饥饿、不安全感、扁桃体肥大、鼻气道阻塞等复杂的生理、心理因素所引起,系一种儿童无意识行为。由于不良习惯可导致口颌系统在生长发育过程中受到异常的压力,破坏了正常肌力、咬合力的平衡、协调,从而造成牙弓、牙槽骨及颌骨发育及形态异常。口腔不良习惯持续的时间越长,错𬌗发生的可能性和严重程度就越大。因此,尽早破除不良的口腔习惯、阻断畸形的发展十分必要。常见的口腔不良习惯有:

1. **吮咬（sucking and biting）习惯**　常发生在婴儿时期，由于吮吸活动不足、过早断奶、无意识动作或缺乏与家人的情感交流，常在哺乳时间之外或睡眠时吮吸手指、吮颊、吮唇等，多数儿童可随年龄的增大，被其他活动所取代而消失，一般不会产生不良作用。但这种吮咬活动如果持续到3岁以后并加重，则应属于口腔的不良习惯。临床上可因吮咬习惯的不同表现，导致不同的错𬌗畸形。

(1) 临床表现：常见吮咬习惯有以下五种，可形成不同的错𬌗畸形。

1) 吮拇指（thumb sucking）：由于拇指放在上下颌前牙之间可造成上颌切牙前突、下颌切牙内倾、前牙开𬌗，同时因吮拇时唇颊肌收缩，颊肌的压力增大可使上颌牙弓缩窄、腭穹隆高拱、后牙伸长，下颌向下、后旋转。

2) 吮其他指（finger sucking）：与拇指不同，其他手指的放置多将下颌引导向前而使下颌过度前伸，造成对刃或反𬌗。

3) 吮咬唇（lip sucking and biting）：如咬上唇，下颌常前伸，上颌前牙区唇肌张力过大，妨碍了上颌牙弓前段的发育，易形成前牙反𬌗；如吮咬下唇，常造成上颌前牙舌侧压力过大而使上颌前牙前突，同时下颌切牙唇侧压力过大而使下颌切牙内倾，妨碍下颌牙弓前段的发育，下颌后缩，临床上较为常见。

4) 吮咬颊（cheek sucking and biting）：由于吮咬颊部，牙弓颊侧的压力过大，妨碍了牙弓宽度的发育，可使上下颌牙弓狭窄，或形成后牙开𬌗。

5) 咬物（biting）：如咬铅笔、咬袖、啃指甲等，在咬物的位置上常呈局部小开𬌗。

(2) 防治方法：婴儿期吮咬习惯患者，除注意改进喂养方法，可采用在口中放入奶嘴形橡皮乳头（这种方法所造成的损害较吮吸习惯小，可持续到儿童自发停止使用为止），也可将手指戴上指套以阻断其习惯（图8-3-1）。儿童期，则应通过讲清道理，调动儿童自身的积极性，自行改正口腔的不良习惯。决不能采用责备和打骂的方法，因为这样做会增加患儿的不安全感和孤独感，不仅达不到效果，反而对患儿的心理健康发育不利。如果不良的吮咬习惯改正十分困难，可制作破除不良习惯的矫治器如腭网、唇挡丝（图8-3-2）、唇挡（图8-3-3）、颊屏（图8-3-4）等。

2. **异常吞咽及吐舌习惯**

(1) 临床表现

1) 异常吞咽：婴儿不仅通过吮奶吸取生长必需的营养物质，而且充分的吮吸活动还能刺激口颌系统的发育。婴儿型吞咽（infantile swallow）是乳牙萌出前的吞咽方式，即舌放在上下颌龈垫之间，唇、颊收缩形成唧筒状吸奶并进行吞咽。牙萌出后，正常的吞咽为提下颌肌收缩，使上下颌牙接触、唇闭合、舌背与腭穹隆接触，舌尖接触硬腭前份上颌切牙乳头并向上、后推动使食物进入咽部，再到食管。一些保留了婴儿型吞咽的患者，或因慢性咽喉炎刺激而舌位前伸的患儿，吞咽时舌伸入上下颌前牙之间，并在吞咽时面部表情肌和唇肌活动明显。伸舌吞咽可表现出两种不同的错𬌗畸形，对于水平生长型的患儿常表现为双牙弓前突，垂直生长型者常表现为前牙开𬌗。

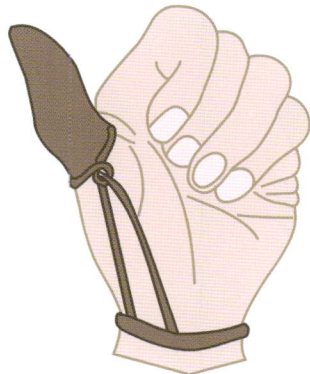

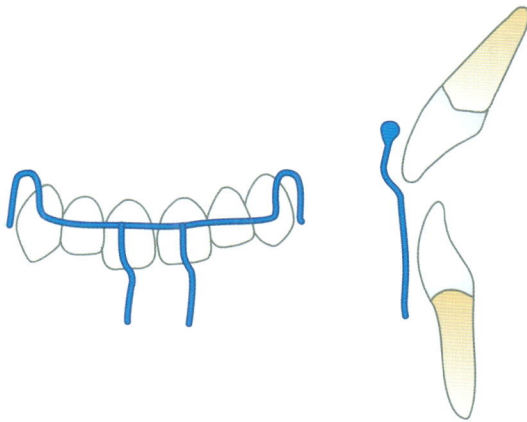

图 8-3-1　指套示意图　　　　　图 8-3-2　唇挡丝破除咬唇不良习惯示意图

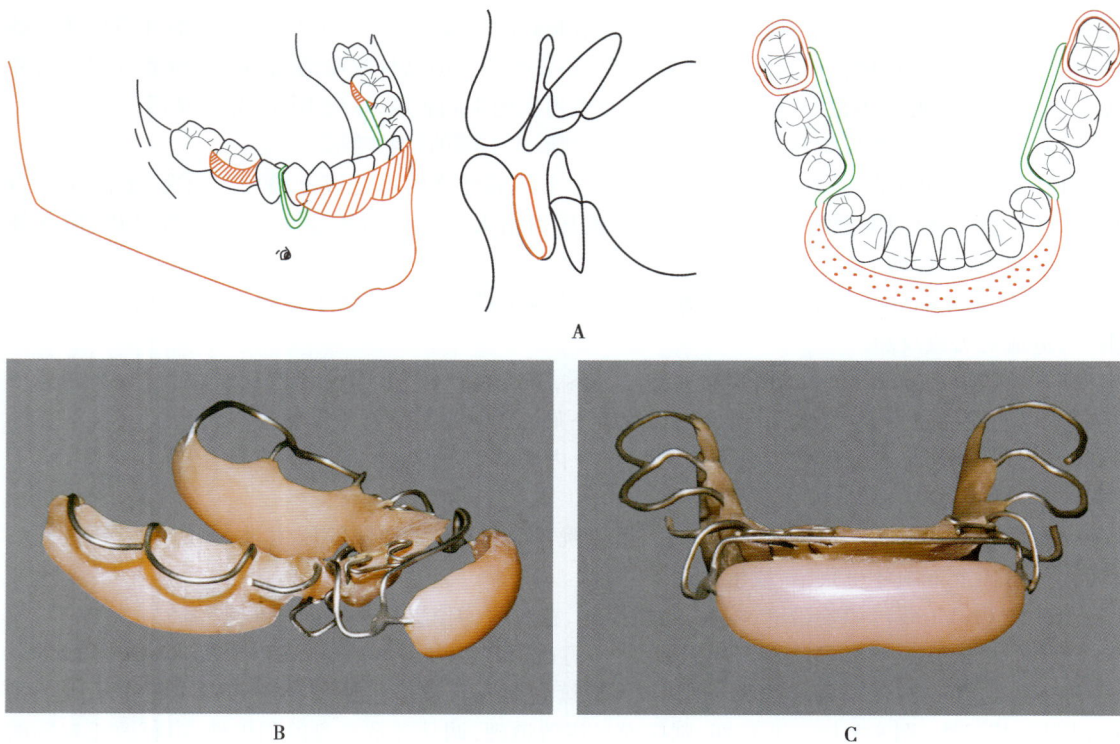

图 8-3-3　唇挡矫治器
A. 固定唇挡示意图　B、C. 活动唇挡

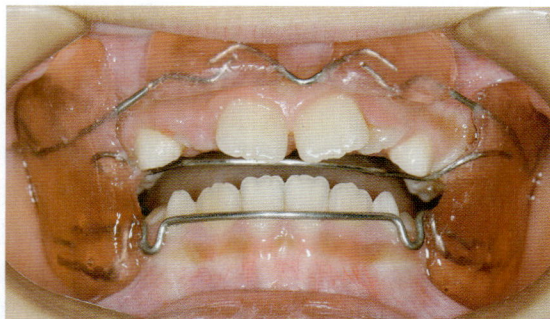

图 8-3-4　破除吮颊习惯的颊屏

2）吐舌（tongue thrusting）习惯：最常见为患儿常将舌头放在上下颌前牙之间形成开𬌗，因此，前牙开𬌗间隙多呈与舌外形一致的楔形间隙。由于舌经常放在上下颌牙之间，颊肌张力增大，可导致上颌牙弓缩窄。由于后牙咬合打开使后牙继续萌出常导致下颌向下、向后旋转生长。吐舌习惯的部位也可为牙弓侧方，则表现为相应的侧方开𬌗。

（2）防治方法：从病因学上，吐舌可以是原发性的或继发性的。治疗方法包括教育儿童改正不良吞咽和吐舌习惯，教导患儿正常的吞咽方法；治疗扁桃体过大、慢性扁桃体炎、佝偻病等相关疾病；必要时可做腭刺、腭网或腭屏（图 8-3-5）破除伸舌吞咽和吐舌习惯，同时训练正常的吞咽动作。

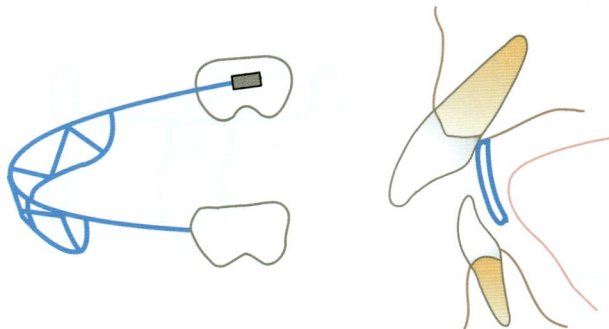

图 8-3-5　破除吐吞习惯的腭屏示意图

学习笔记

3. **口呼吸(mouth breathing)习惯**　即常因慢性鼻炎、鼻窦炎、鼻甲肥大、腭扁桃体或咽扁桃体肥大等鼻咽部疾病，使鼻呼吸道阻塞而长期习惯于部分或全部用口呼吸。

（1）临床表现：这类患者由于长期习惯于张口呼吸使下颌及舌下降，唇肌松弛、开唇露齿、唇外翻、上颌前牙前突、上颌牙弓狭窄；由于气道从口腔通过妨碍了硬腭的正常下降，腭穹窿高拱；下颌向下、向后旋转，形成Ⅱ类高角畸形。

（2）临床诊断：检查时应了解鼻及咽呼吸道是否通畅。最简单的鼻气道检查方法是让患者闭口，做深吸气、呼气，正常时外鼻翼会扩张，即鼻孔的大小及形态随呼吸而变化。若用少许棉花放在鼻孔前，呼吸时可明显见到棉花飘动。此外，也可用一块双面镜平放在患者鼻孔与口裂之间，1～2min后观察镜子的口面和鼻面的镜面是否有雾气，以判断是否有口呼吸。

（3）防治方法：首先应治疗慢性或急性鼻呼吸道疾病，必要时切除过大的扁桃体，待鼻呼吸道完全通畅后，再酌情进行矫治；年幼的儿童，畸形尚不严重时，除教育其不用口呼吸外，可用前庭盾改正口呼吸习惯。前庭盾置于口腔前庭部分，双侧延至第一磨牙，前份与前突的上颌切牙接触，双侧后份离开后牙2～3mm，以促进切牙压入，后牙弓扩大（图8-3-6）。

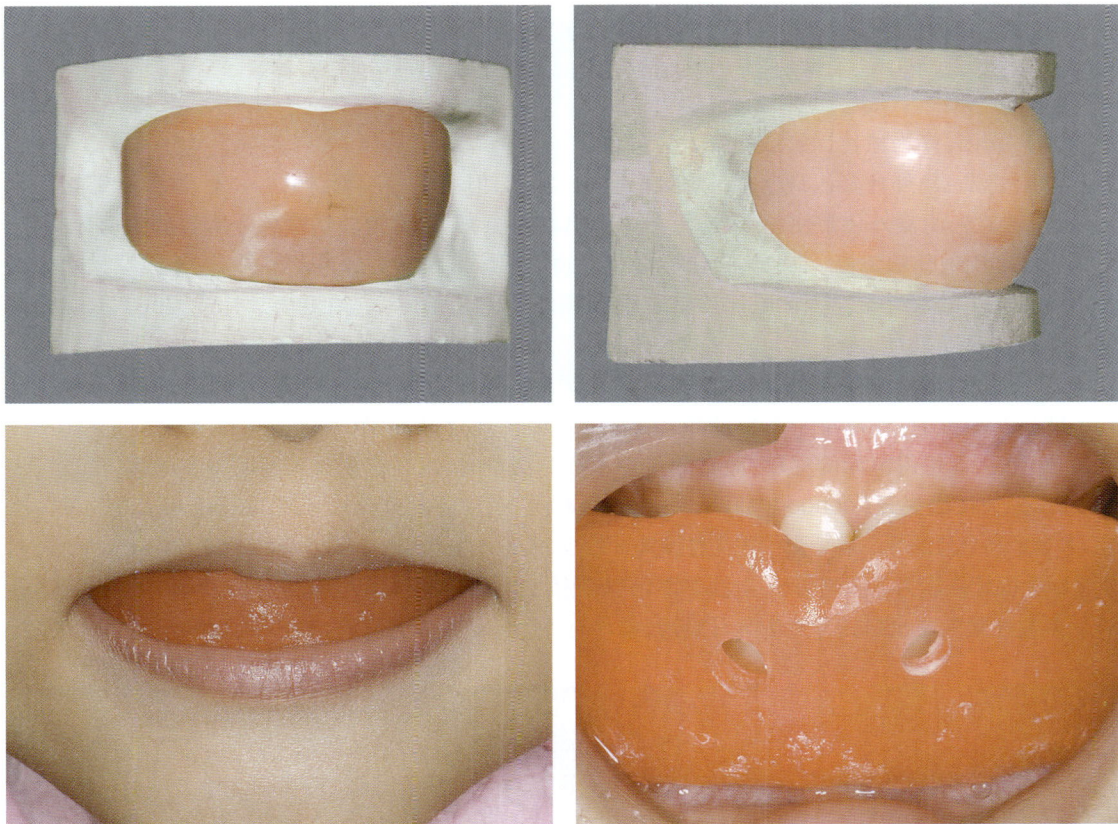

图8-3-6　前庭盾

4. **偏侧咀嚼(unilateral chewing)习惯**　常因一侧后牙龋坏疼痛或一侧牙为残根、残冠而用单侧咀嚼，长期单侧咀嚼习惯可使下颌的功能侧发育过度、废用侧发育不足，功能侧咀嚼肌、翼内肌发达，废用侧肌张力不足。

（1）临床表现：面颊部左右侧不对称，咬合时下颌偏向一侧，颏点及中线偏斜，甚至形成单侧反殆，双侧磨牙关系不一致，长期单侧咀嚼可形成偏颌畸形。

（2）防治方法：尽早治疗乳牙列的龋齿，拔除残冠、残根，去除干扰，修复缺失牙，并嘱患者注意训练用双侧咀嚼。对已形成错殆者，应根据错殆的情况，尽早进行以恢复正常咬合运动轨迹及生理刺激的一般性矫治。

（二）牙数目异常的早期治疗

1. 额外牙（supernumerary tooth）　牙胚在发育过程中发生异常而形成一个或数个额外牙,其牙冠萌出方向一般向𬌗方,但在中切牙区有的冠根倒置而冠向鼻底。额外牙的发病率约为 0.3%～3.8%,其形态多为圆锥形、钉形,偶尔也与相邻恒牙相似。由于牙弓中存在额外牙,常使正常的恒牙迟萌或错位萌出(图 8-3-7)。

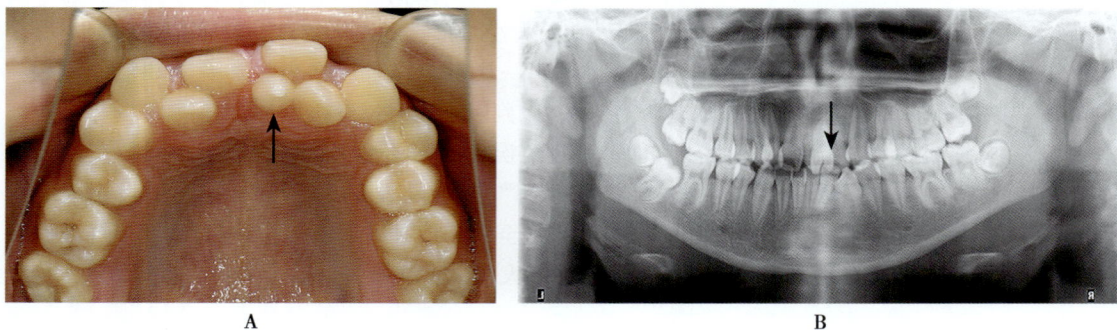

图 8-3-7　额外牙
A. 上颌口内像𬌗面观　B. 全景片(箭头示额外牙)

（1）病因:多为遗传因素或先天发育异常。

（2）诊断:额外牙多出现于上颌,形状可同正常牙,但更多为畸形牙、过小牙,常伴有邻接恒牙错位、扭转。未萌额外牙常使恒牙分开,牙弓中出现间隙,最常见为埋伏额外牙所致的中切牙间隙,X 线片可准确地作出诊断。有时,临床检查在上颌中切牙区仅有一颗已萌额外牙,X 线片显示牙槽骨中还有阻生的额外牙。因此临床检查发现有额外牙的儿童,均应拍摄全景片或 CBCT 以确诊其系一个或多个额外牙。

（3）矫治:尽早拔除额外牙,观察恒牙自动调整。对严重恒牙错位、扭转、间隙,或已形成反𬌗且不能自行调整时,可尽早用简单的矫治器矫治恒牙错位。如果阻生牙冠根倒置及位置高、不压迫恒牙牙根、不妨碍恒牙的移动,而且外科手术拔除困难时,可以定期观察暂时不予处理。

2. 先天性缺失牙（congenitally missing tooth）　是牙胚发育异常所致,临床上可表现为缺一个牙、多个牙和全口缺牙。乳牙列中先天性缺失牙较少,多见于恒牙列中。其患病率为 2.3%~6.0%。较常发生缺失的牙依次为下颌侧切牙、上颌侧切牙、下颌第二前磨牙、上颌第二前磨牙以及第三磨牙(图 8-3-8)。多数牙缺失或全口缺牙称为无牙畸形,常伴有外胚叶组织发育异常,如缺少汗腺、毛发、指甲等。

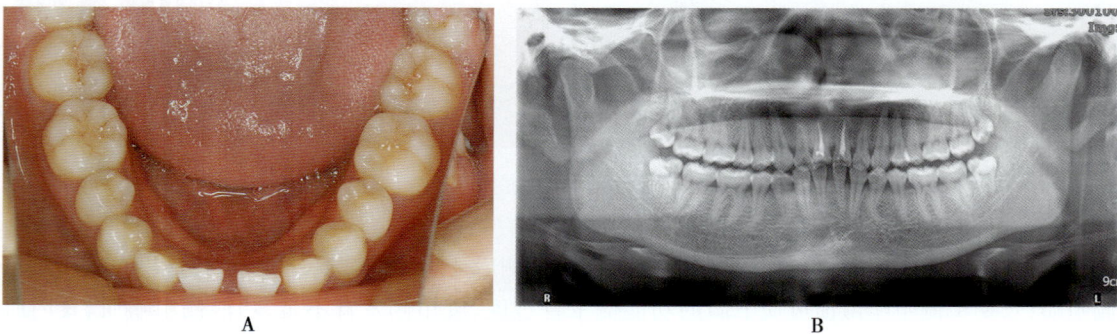

图 8-3-8　先天性缺失牙（先天缺失下颌侧切牙）
A. 下颌口内像𬌗面观　B. 全景片

（1）病因:多为遗传因素,先天发育异常,外胚叶发育异常患者常有明显的家族遗传史。

（2）诊断:口腔及模型检查有缺失牙,无拔牙史,全景片未见其恒牙胚。

（3）矫治:先天性缺牙与恒牙早失的处理类似。在替牙列期可以观察其自行调整,待恒牙列

学习笔记

期后,再根据错殆情况酌情处理。原则上对个别牙缺失的患者,尽量选用后牙前移的替代疗法,而多数牙缺失的患者只能用义齿修复的方法恢复牙列或咬合,以恢复其咀嚼功能。

(三) 个别牙错位的早期矫治

个别牙错位可形成咬合障碍,造成牙弓间隙缩小,妨碍牙、牙弓与下颌位置的正常调整,早期矫治个别牙错位并去除干扰,可阻断畸形的发展,引导牙、颌、面正常生长。

1. 上颌中切牙旋转、外翻、错位的矫治　上颌中切牙萌出后旋转、外翻、错位,常可致侧切牙萌出时近中移动,旋转的上颌切牙舌侧边缘嵴可妨碍下颌向前调整,也可能使下颌切牙舌向或唇向错位。当 X 线片显示上颌中切牙根已发育 2/3 以上或基本发育完成时,应根据情况矫治扭转或外翻的上颌中切牙,使之回到牙弓中正确的位置上。

矫治方法:可在上颌中切牙唇面粘接正畸托槽,在局部间隙开拓足够后,用局部或整体弓丝逐渐加力改正旋转(图 8-3-9)。也可设计唇弓式活动矫治器,利用牵引力偶改正。

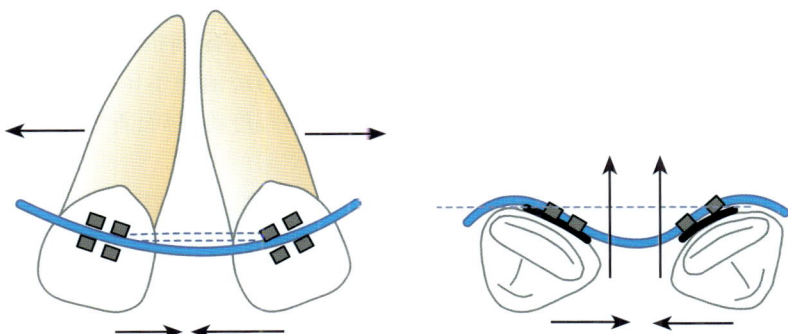

图 8-3-9　中切牙近中旋转示意图

2. 上颌中切牙间隙的矫治　替牙列期上颌中切牙间隙可以是生理性的,即可因待萌的侧切牙的牙胚压迫中切牙牙根所致。随着侧切牙萌出,此间隙可自行关闭。但也可以是病理性的,常系中切牙间额外牙或异常的上唇系带所致。

矫治方法:可采用在中切牙唇面粘接托槽,并设计局部弓或弹簧关闭间隙。但切不可直接用橡胶圈套入两牙外缘关闭间隙,由于此期两中切牙牙冠远中倾斜多呈楔形,这将导致橡胶圈迅速滑入龈下,而被误认为橡胶圈已脱失,导致其不断向根尖区滑入,造成不可逆的牙槽骨吸收,最后导致中切牙伸长而脱落或不得不拔除。

3. 第一恒磨牙近中移动的矫治　第一恒磨牙近中移动的原因多系第二乳磨牙因龋坏早失所致。此时第一恒磨牙萌出后失去与第二乳磨牙的正常接触关系,而向近中移动占据第二前磨牙的位置。为了让第二前磨牙萌出时有足够的间隙,早期治疗的目标应是将近中移动的第一恒磨牙推向远中以恢复间隙并等待第二前磨牙萌出。

矫治方法:①用活动矫治器附第一恒磨牙近中的分裂簧,或摆式矫治器,推其向远中;②在第一恒磨牙带环颊管上用唇挡(白天)及面弓(夜晚)推第一磨牙向远中;③采用固定矫治器,以前段牙弓和对侧牙弓作为支抗,用螺旋弹簧推第一恒磨牙向远中。

(四) 牙列拥挤的早期矫治

乳牙列期牙列拥挤极少见,主要为替牙期牙列拥挤。替牙期牙列拥挤很多系暂时性的,为此,首先应鉴别该拥挤是暂时性的还是永久性的。如为暂时性畸形应进行观察,替牙过程中常可自行调整;如为永久性畸形则应分析其拥挤程度属轻度、中度、重度,再根据情况酌情处理。

替牙期暂时性牙列拥挤的鉴别诊断主要采用模型计测分析法,如果通过模型分析显示现有牙弓长度等于或大于后继恒牙的牙冠总宽度,则恒牙列不会出现拥挤现象。此时如下颌切牙牙冠舌侧萌出且拥挤不齐,应属暂时现象,多系乳切牙迟脱所致,下颌切牙常可随舌功能活动压力自行向唇侧及向远中调整排齐,故称为暂时性牙列拥挤,而不必急于矫治。

临床上,如诊断为暂时性拥挤,应定期观察暂不作处理。如果通过模型分析显示现有牙弓长度小于后继恒牙的牙冠总宽度,可诊断为牙列拥挤,一般将其分为轻度、中度、重度,再根据情况酌情处理。

1. 轻度牙列拥挤的矫治　拥挤量不足 4mm 的轻度牙列拥挤患者,应定期观察(一般每 6~12 个月复诊),随着恒牙的萌出、颌骨及牙弓的长度与宽度的发育,可能自行生长调整为个别正常𬌗。但如发现有唇肌、颊肌张力过大,妨碍了牙弓前段发育时,应用唇挡消除异常的肌张力,以便切牙向唇侧自行调整。如果第二乳磨牙有龋坏及第一恒磨牙有近中移动倾向,可做固定舌弓维持前段牙弓长度,以阻止第一恒磨牙前移。

2. 中度牙列拥挤的矫治　混合牙列期拥挤量为 4~8mm 的中度牙列拥挤患者,由于很难预计生长调整变化,一般也不进行早期矫治,除了与上述轻度牙列拥挤相同的间隙调控、片切乳磨牙邻面外,可以定期观察至恒牙列期,再酌情按牙列拥挤矫治法矫治(见牙列拥挤的矫治)。但对一些伴有个别恒牙反𬌗、阻碍咬合及颌骨发育调整的错位牙,可在此期设计简单矫治器矫治,以保障正常的建𬌗过程及颌骨位置的生长调整。

3. 严重牙列拥挤的矫治　对拥挤量大于 8mm 确诊为严重牙列拥挤及有家族史拥挤倾向的患儿,可酌情考虑采用"序列拔牙法"治疗。但采用该矫治法应十分慎重,因为疗程长达 3~4 年,患者必须合作,且必须在有丰富临床经验的正畸医师监控下进行。应定期拍摄全景片,取牙模型,观察牙生长发育情况。目前用现代固定矫治器技术对牙列拥挤的矫治并不困难,如果医师经验不足,患者不能坚持定期复诊时,宁可观察,等待恒牙替换完,拥挤程度确定后,再进行矫治。

(五) 反𬌗的早期矫治

早期乳牙反𬌗或个别恒前牙反𬌗多为牙性及功能性反𬌗,如果不进行治疗,其颌骨可因长期生长受障碍而形成Ⅲ类骨性反𬌗,原表现为凹面的颜面畸形将越来越严重,治疗也越来越困难。因此,应尽早矫治以阻断畸形的发展。

1. 乳前牙反𬌗的矫治　乳前牙反𬌗是乳牙列期常见的错𬌗畸形,应尽早矫治。一般在 4 岁左右进行。如果矫治的时间太早,患儿难配合治疗;太晚,乳恒切牙替换期,乳牙根已吸收,受力后可能松脱。

矫治方法如下:

(1) 反覆𬌗浅者:可采用调磨法矫治,即调磨下颌切牙切缘的舌侧部分、上颌切牙切缘的唇侧部分,使上下颌前牙解除反𬌗锁结关系。特别应注意调改未磨耗的乳尖牙,以便下颌闭合运动时无咬合干扰而回到正常的位置。如果反𬌗系后牙龋坏失牙后习惯性前伸下颌咀嚼所致,则应治疗龋齿,暂时修复后牙区失牙以恢复后牙咀嚼,同时应训练患儿克服前伸下颌的习惯。

(2) 反覆𬌗中度者:可选用上颌𬌗垫式双曲舌簧矫治器推上颌前牙向唇侧,一般采用在下颌后退位制作解剖式𬌗垫,𬌗垫的高度以脱离前牙反𬌗的锁结关系为宜,注意双曲舌簧的弹簧平面应与上颌切牙长轴垂直,用轻微的矫治力则可引导上颌前牙向唇侧(图 8-3-10)。当反𬌗解除后,应及时磨低𬌗垫以免𬌗垫长期压低后牙,同时有利于治疗效果稳定。矫治器通常 7~14 天复诊加力一次,每次打开舌簧 1mm,嘱吃饭时必须配戴矫治器,反𬌗解除后,应注意调改上下乳前牙的咬合早接触点,特别是过高的下颌乳尖牙牙尖,一般在 3~6 个月内完成矫治。

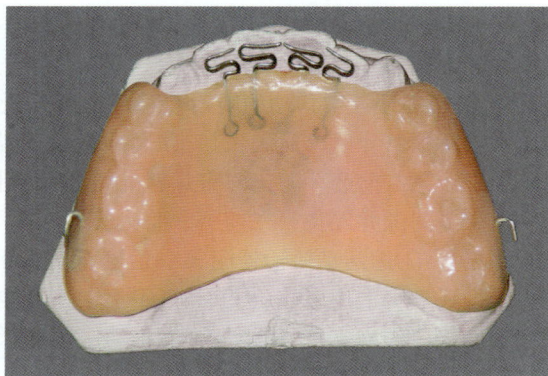

图 8-3-10　上颌𬌗垫式双曲舌簧矫治器

(3) 覆𬌗深者:可设计下颌联冠式斜面导板或下颌𬌗垫式联冠斜面导板,斜面与上颌切牙长轴成 45°角以引导上颌切牙向唇侧。如斜面太平,则垂直压入分力过大,不仅压低了切牙可能导致前牙开𬌗,也无引导上颌切牙向唇侧的力;斜面过陡,上颌切牙受力过大,不利于上颌切牙调整(图 8-3-11)。如果需移动 4 个上乳切牙向唇侧,下颌 6 个前牙联冠支抗不够时,可以将舌侧基托向后牙舌侧延伸至下颌第二乳磨牙舌侧以增加下颌的支抗。由于吃饭时必须配戴矫治器,因此,下颌联冠式斜面导板不适于上颌切牙参差不齐严重、反覆𬌗浅以及反覆盖过大不能后退至对刃的患儿,否则可因下颌后退有限,致使斜面的舌面压迫舌倾上颌切牙唇面而造成反𬌗加重。

学习笔记

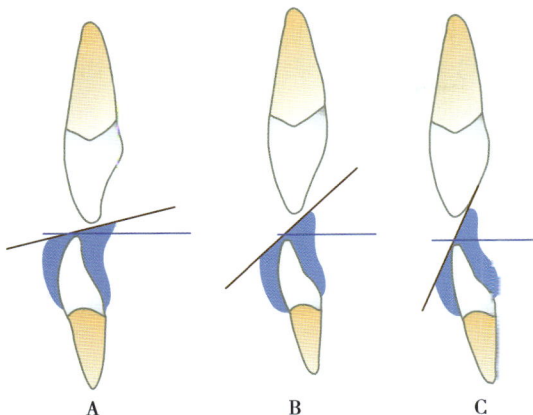

图 8-3-11　联冠式斜面导板的斜面设计示意图
A. 过平　B. 合适　C. 过陡

（4）反覆盖过大者：多由咬上唇、吐舌等不良习惯造成，在排除上述问题的前提下应该考虑骨性反𬌗，可根据畸形机制选择矫形治疗：如系下颌过长，可先戴颏兜，抑制下颌骨的生长；如系上颌不足，可用面框前牵引上颌，待反覆盖减小后再视反覆𬌗的深度选择上述口内矫治器进行矫治。

2. 替牙期个别恒切牙反𬌗的矫治　多系乳牙迟脱，恒上颌切牙舌向错位与下颌切牙呈反𬌗关系，或下颌切牙唇向错位与上颌切牙呈反𬌗关系。

矫治方法如下：

（1）上颌切牙舌向错位所致个别恒牙反𬌗：反覆𬌗浅或上恒切牙正萌者可用咬撬法（图 8-3-12A）。反覆𬌗中度者可用上颌切牙斜面导冠（图 8-3-12B）或用上颌𬌗垫式活动矫治器。

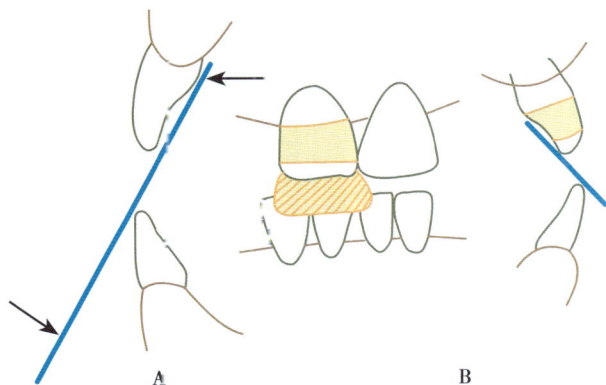

图 8-3-12　个别牙反𬌗的矫治示意图
A. 咬撬法　B. 斜面导冠

（2）下颌切牙唇向错位伴间隙所致恒切牙反𬌗：一般可将矫治器做在下颌，即下颌活动矫治器附后牙𬌗垫以脱离反𬌗切牙的锁结，如同时伴有上颌切牙舌移者，还可附加导斜面，然后用双曲唇弓内收移唇向错位的下颌切牙向舌侧，每次复诊通过磨减下颌切牙区基托舌面及唇弓加力，逐渐关闭间隙并改正反𬌗（图 8-3-13）。

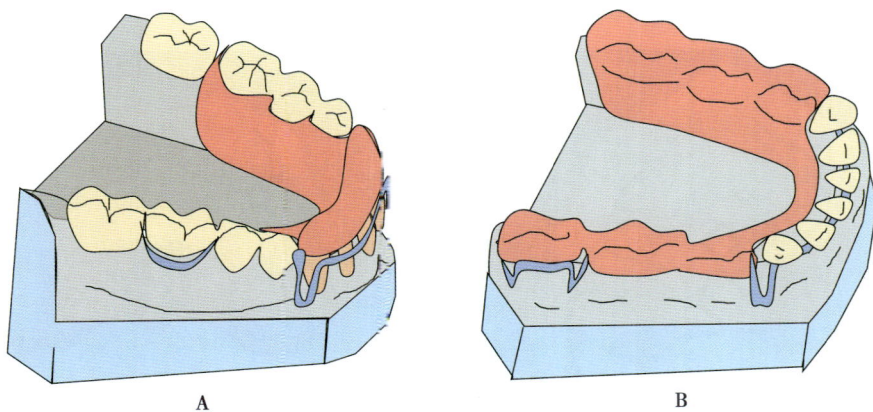

图 8-3-13　下颌𬌗垫式矫治器矫治反𬌗示意图
A. 加斜面　B. 加𬌗垫

（3）伴拥挤的个别恒前牙反𬌗：常见为上颌侧切牙舌向错位呈反𬌗并前牙拥挤，如果经模型计测分析为牙弓内间隙不足、前牙槽发育不足且前牙不显前突，可采用𬌗垫式舌簧活动矫治器或简单固定矫治器（如 2×4 技术），通过向唇侧扩大排齐牙弓解除个别前牙反𬌗。而对诊断尚难确定的伴拥挤的恒前牙反𬌗，一般应观察等待至替牙完成后再进行治疗。

3. 后牙反𬌗的早期矫治

（1）单侧后牙反𬌗：多系干扰而使下颌偏斜向一侧，其原因可能是一侧乳磨牙龋坏而长期单侧咀嚼所致。

矫治方法如下：

1）调𬌗：仔细调改尖牙及乳磨牙咬合的早接触点以便下颌尽早地回到正常的闭合道位置。

2）及时治疗后牙区龋齿，改正单侧咀嚼习惯。

3）单侧𬌗垫式活动矫治器，在健侧做𬌗垫升高咬合，双曲舌簧移舌向错位的后牙向颊侧。特别是上颌第一恒磨牙舌侧萌出后的反𬌗，应尽早矫治到位，以利于前牙的正常建𬌗（图8-3-14）。

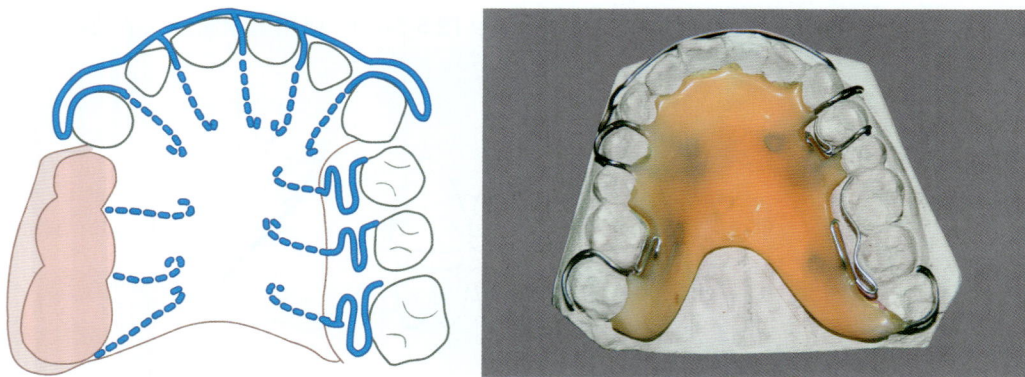

图 8-3-14　矫正单侧后牙反𬌗的矫治器

（2）双侧后牙反𬌗的矫治：乳牙列期双侧后牙反𬌗比较少见，可因咬合干扰、舌习惯、乳后牙早失、前伸咀嚼、腭裂修复术后上颌牙弓狭窄所致。

矫治方法如下：

1）仔细调𬌗，去除𬌗干扰，使之不妨碍下颌功能运动，观察牙弓的调整。

2）如果第一恒磨牙萌出后仍为反𬌗时则应进行矫治。如系上颌牙弓狭窄，可以扩大上颌牙弓以改正后牙反𬌗。可选用以下矫治器：①活动式扩弓矫治器：附双侧上颌后牙平面𬌗垫，腭侧用分裂弹簧或扩大螺旋以扩大上颌牙弓，改正后牙反𬌗（图8-3-15）。②固定式扩弓矫治器：可采用 W 形簧或四眼圈簧扩弓矫治器扩大上颌牙弓，纠正双侧后牙反𬌗（图8-3-16）。

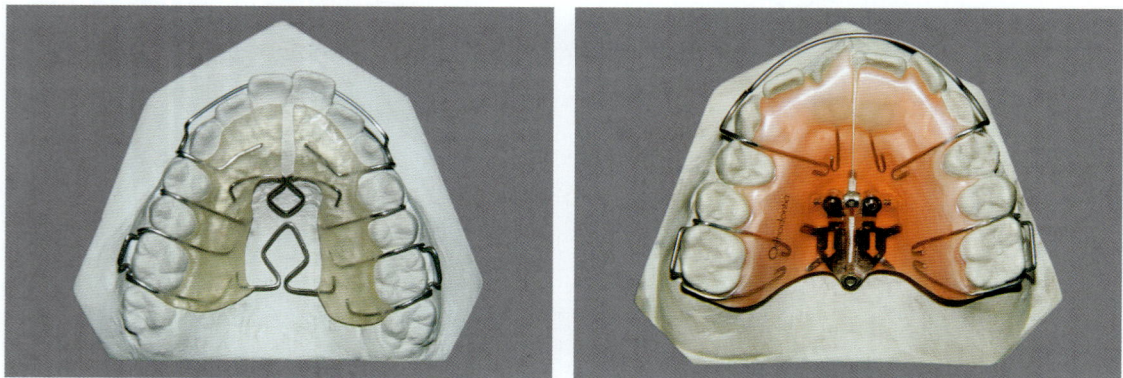

图 8-3-15　扩大牙弓矫治器（活动式）

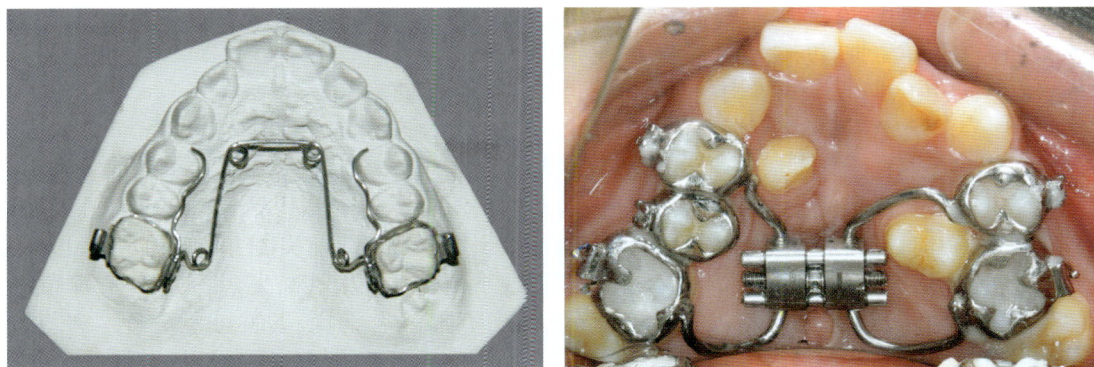

图 8-3-16 扩大牙弓矫治器（固定式）

4. 典型病例（图 8-3-17）

患儿,男,11 岁,替牙𬌗。磨牙近中关系,多数牙反𬌗,下颌偏斜。

诊断:安氏Ⅲ类,骨性Ⅰ类,反𬌗、下颌偏斜。

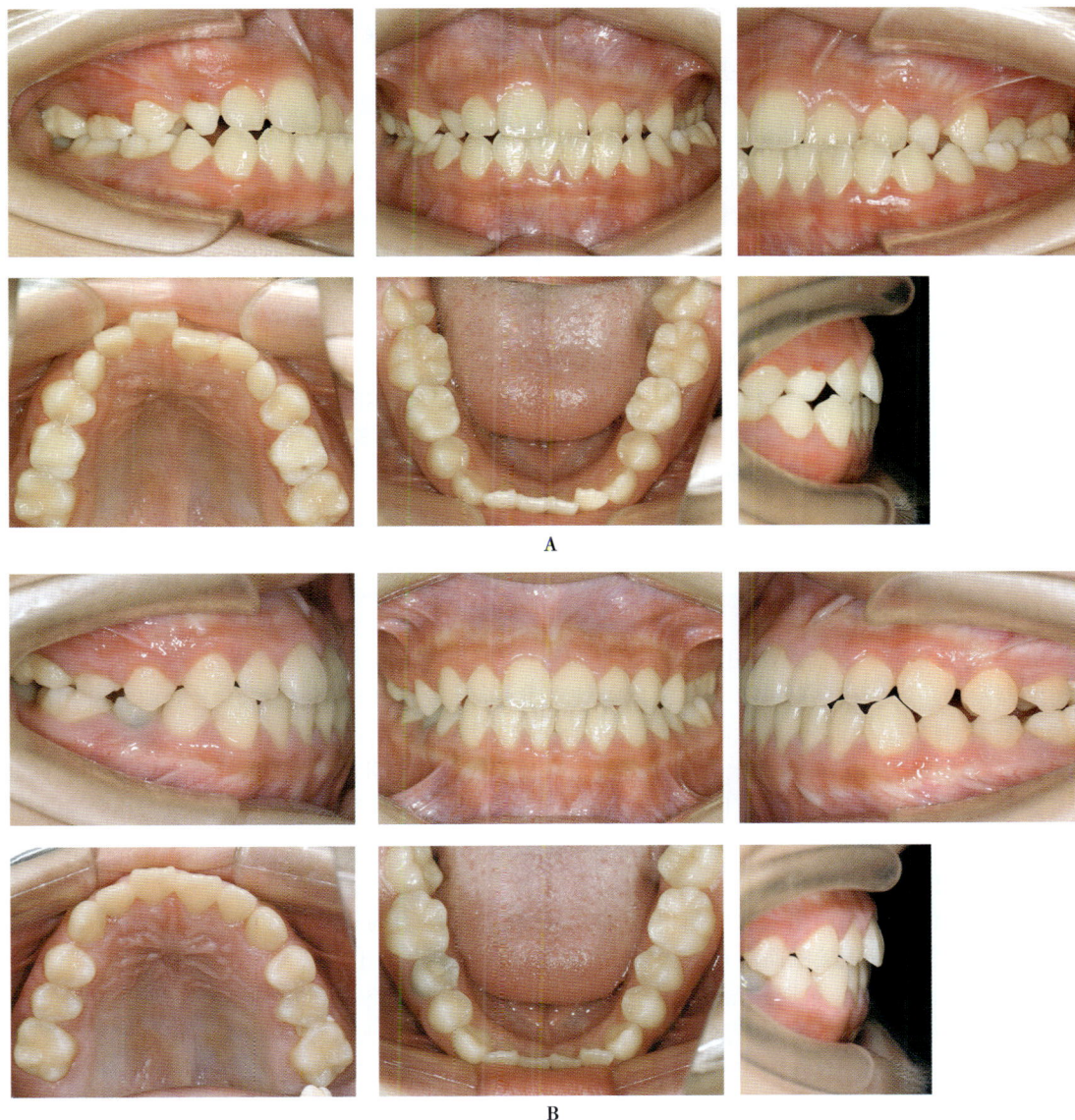

A

B

图 8-3-17 安氏Ⅲ类错𬌗,第一期矫治前后口内像
A.治疗前 B.第一期治疗后

学习笔记

治疗计划:双期矫治。第一期:上颌𬌗垫式活动矫治器+螺旋快速扩弓器+13牙、21牙、22牙、23牙双曲舌簧。第二期:拔牙、直丝弓矫治。

治疗时间:第一期治疗10个月,反𬌗解除,建立正常覆𬌗覆盖,腭中缝扩开。

(六) 深覆𬌗及深覆盖的早期矫治

对乳牙列及混合牙列早期的前牙深覆𬌗,首先应该鉴别是暂时性的,还是病理性的,暂时性的深覆𬌗可随牙列建𬌗的完成而自行纠正,而病理性的深覆𬌗应该尽早矫治。病理性的深覆𬌗多数是牙性、功能性的,磨牙多为安氏Ⅱ类关系,可表现为上颌切牙前突、上颌切牙间隙、上颌切牙间额外牙、侧切牙舌向错位、上颌前牙牙弓狭窄,或下颌切牙先天性缺失,并大多伴有深覆𬌗、下颌后缩等。问诊及检查时多可发现有吮指、咬下唇习惯、咬合干扰、下颌切牙先天性缺失、下颌前牙融合牙以及不良的唇位置(即静止及吞咽时下唇常置于上颌切牙舌面),后者常可致吞咽时吮吸压力的刺激而进一步加重畸形。过度前突的上颌前牙不仅影响美观,易造成前牙外伤,而且不良的唇习惯及唇齿位可进一步影响正常建𬌗及上下颌骨的生长发育,因此应当早期矫治。

除上述牙性及功能性前牙深覆𬌗外,在混合牙列期也可能存在因颌骨发育畸形所致的骨性前牙深覆盖,即可因上颌前突或发育过度、下颌后缩或发育不足或两者共同引起。其早期诊断较困难,通常需要结合家族史、面型分析、模型测量及头影测量辅助进行判断。这类骨性畸形也可合并有牙错位、咬合干扰及功能异常。因此,对于伴有严重颌骨发育异常的患儿,一般应常规进行牙及功能调整治疗,此外,还应采用早期矫形力导引颌骨的生长。

矫治方法:对于因异常功能刺激及牙位置异常所致的前牙深覆𬌗及深覆盖,早期矫治的方法主要为阻断病因和咬合诱导调整:

1. **破除不良习惯**　对患儿除应进行说服教育外,常需辅以破除不良习惯的矫治装置,如在双曲唇弓上焊向下的唇挡丝、戴下唇挡(见图8-3-2,见图8-3-3)、前庭盾(见图8-3-6)等;同时早期可进行肌功能训练,如上唇肌张力训练(见图8-1-1),通过矫治异常的肌位、肌力,可为恢复正常的肌功能创造条件。

2. **去除咬合障碍**　正中𬌗位的早接触、干扰,如上颌侧切牙舌侧错位、上颌切牙畸形舌侧尖、上颌前牙牙弓狭窄等,常导致下颌闭合运动时向远中滑动,形成前牙深覆盖。因此,早期治疗应注意去除这些干扰因素,通过扩大牙弓、调磨畸形舌侧尖、尽早矫治错位上颌切牙等改正。对下颌切牙融合或先天性缺失的,一般应观察至恒牙列初期再决定治疗方案。

3. **功能性矫治器**　因咬合障碍及不良唇习惯所致的深覆盖,常表现为上颌切牙前突、下颌后缩,可采用功能性矫治器矫治。最常用的功能性矫治器为肌激动器,在其腭基托上可附分裂簧,利用其分裂簧加力及唇弓内收改善上颌牙弓形态,并通过其侧翼前导下颌达到最终改正前牙深覆盖的目的。此外,前导下颌的功能性矫治器可促进髁突生长改建,适用于因下颌后缩或下颌发育不良的骨性深覆盖患儿使用。

4. **固定矫治器**　对替牙期恒上颌前牙舌向错位、不齐、前突、间隙的深覆盖,也可考虑采用固定矫治器治疗。一般在已萌的第一恒磨牙上粘颊管,前牙上粘托槽,采用弓丝上的曲或利用颌内及颌间牵引,排齐上颌前牙、解除咬合干扰、矫治深覆盖并改善咬合关系。

5. **口外矫形力**　对确诊为上颌骨前突或发育过度所致的前牙深覆盖,在进行上述治疗的同时应考虑早期口外矫形力的应用,即以头、枕或颈部作为支抗,使用头帽口外弓向后牵引抑制上颌生长。

(七) 开𬌗的早期矫治

当乳牙或恒牙正在萌出或已经萌出时,因牙-牙槽骨的垂直向萌长及发育受干扰,在牙尖交错位时不能与对𬌗牙发生接触而出现间隙者,称为开𬌗。开𬌗出现于前牙区,称为前牙开𬌗,出现于后牙区,称为后牙开𬌗。早期开𬌗可分为牙性及骨性两类。在乳牙列期和混合牙列初期,由于不良习惯引起的牙萌出及牙槽骨发育障碍所致的牙性开𬌗最常见,多见于有吮拇指习惯、咬物习惯、吐舌习惯的患儿,此外,也存在因遗传、先天因素、疾病(如佝偻病)等所致的骨性开𬌗。但后者相对较少,且矫治困难。因此临床上,幼儿期开𬌗早期矫治的对象,主要是针对由于牙-牙槽骨垂直生长受干扰所致的开𬌗畸形。

矫治方法:矫治开始之前,必须根据检查结果,仔细地分析其病因及机制。通常,病因的诊断,

学习笔记

如吮拇指、咬物、吐舌习惯等的发现并不困难,但同时应仔细地分析其发病机制,是仅为牙-牙槽高度发育不足,还是由骨骼发育异常造成,以便确定相应的治疗方案。

乳牙列期和混合牙列期之初,观察开殆隙的形态和位置常可辅助诊断,如果开殆系由于吮拇指及咬物(如咬铅笔杆)习惯所致,常在相应的咬合接触区出现同形局部小开殆。而对于有吐舌及伸舌习惯的患儿,开殆隙则与舌刺入的相应前牙受压区的大小和形态相应,多呈梭形(图8-3-18)。通常对这类开殆畸形只要能早期及时应用舌刺、腭网、指套等装置,破除口腔不良习惯,开殆畸形一般能得到自行纠正,但至成年后则需常规正畸治疗才能矫治。

口腔不良习惯如果延续过久未得到改正,如吐舌从混合牙列初期到混合牙列晚期,甚至延续到恒牙列期,不但阻止了切牙

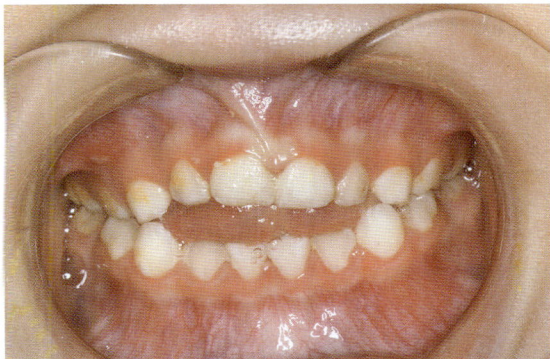

图 8-3-18　口腔不良习惯引起的开殆

牙槽的垂直向生长,而且由于后牙长期脱离咬合接触而又受颊肌压力使后段牙弓缩窄,后牙不断伸长,还可能加重前牙开殆。此时的矫治则是既要使受限区切牙伸出移动,又要抑制过度萌出的双侧后牙,常用高殆垫式活动矫治器配合头帽垂直牵引并应注意纠正不良习惯。

在正畸治疗中,并不是所有的错殆畸形都可以通过早期阻断矫治得到治愈,阻断矫治对牙颌的矫治是有一定限度的,大多数都需到替牙后再进行常规正畸治疗。此外,对一些具有严重遗传倾向的错殆,例如复杂拥挤、重度骨性反殆、开殆、深覆殆、深覆盖等诊断一时难以确定的畸形,可观察至替牙结束后再开始治疗。而对一些有明显颌骨发育异常的患儿,可采用颌骨生长控制的方法进行早期功能矫形治疗。

四、早期生长控制和颌骨矫形治疗

对处于生长期因遗传因素或先天、后天环境因素有严重颌骨发育异常和肌功能性畸形表现的儿童患者,在早期(生长发育高峰期)可采用牙颌面生长导引和颌骨矫形治疗的方法,即用重力促进或抑制颌骨的生长,改变其生长方向、空间位置和比例关系,引导颅颌面正常生长。根据作用力的类型,早期生长控制和颌骨矫形治疗可以分为两类:①由肌能力(如肌力和咬合力)作为力源的功能矫形治疗;②以口外力(如头、颈、额为支抗的牵引力)作为力源的口外力矫形治疗。

功能矫形治疗:系利用肌功能力对颌骨生长的矫形治疗,即通过口内戴入功能性矫治器进行咬合重建,改变下颌的位置并牵张咀嚼肌、口周肌和黏骨膜,借助于被牵张肌及相应软组织收缩的力量,通过矫治器部件传递到牙、牙槽基骨和颌骨,导引并刺激其协调生长,达到矫治异常的颌骨生长的目的。这类装置还可以调整异常的肌功能压力,同时矫治一些不良口腔习惯、唇舌肌异常活动以及矫治错位牙。因此,适于因功能异常及有早期骨骼生长异常的Ⅱ类及Ⅲ类错殆,如早期Ⅱ类下颌后缩畸形的下颌前导、Ⅲ类骨性及功能性反殆的咬合诱导治疗等。

口外力矫形治疗:即对颌骨生长的早期重力控制治疗,则是通过口外装置,以头、额、颏、颈作支抗,配合口内矫治器传力于上、下颌骨等结构,通过施以较大的力,刺激或抑制髁突或骨缝的生长改建,调控颌骨的生长方向,以矫治畸形。根据口外力的作用方向和作用部位,常用的口外力矫形装置有:①口外前牵引装置,主要有面框和改良颏兜两种类型,用于对上颌骨的前方牵引,适用于治疗上颌发育不足或伴有下颌发育过度的骨性反殆;②口外后牵引装置,常用的有面弓、J形钩及头帽、颏兜,主要用于对上颌骨或下颌骨的后方牵引,适用于矫治上颌前突或下颌前突;③口外垂直牵引装置,常用的有头帽、颏兜,主要用于骨性开殆的早期矫治(图8-4-1)。

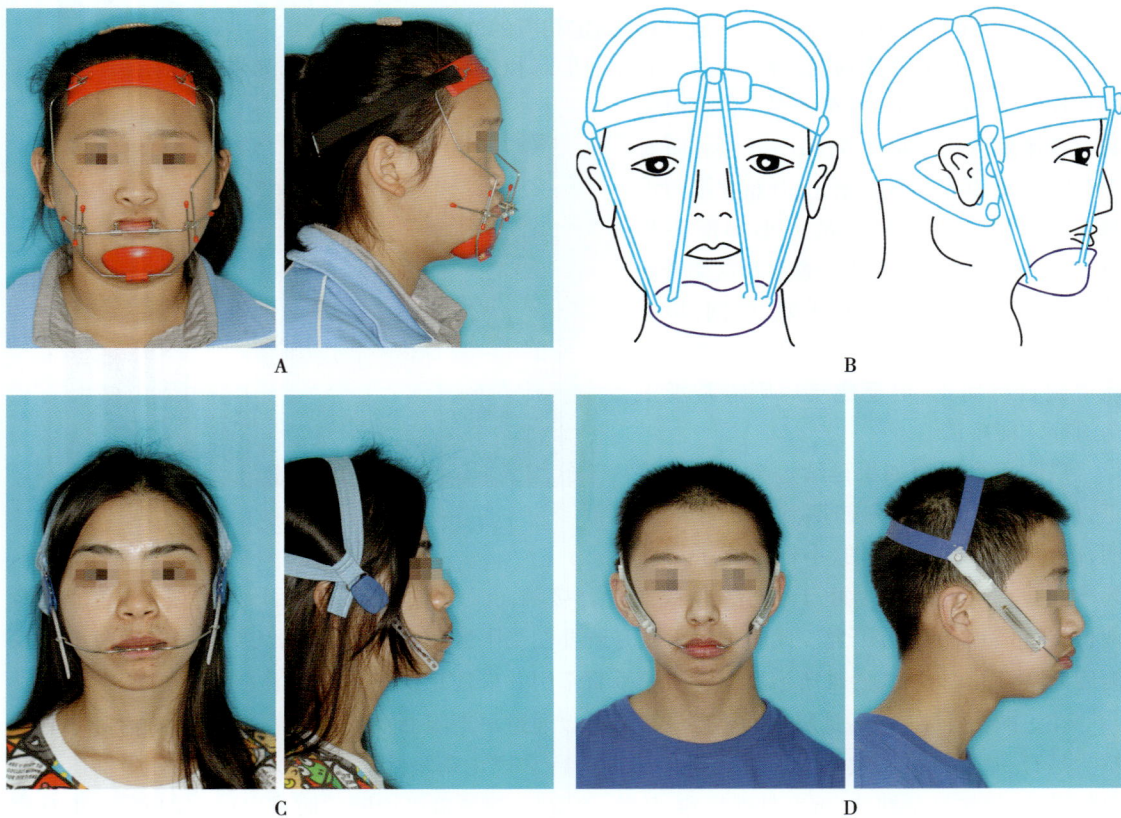

图 8-4-1 常用口外力矫形装置

A. 前牵引装置 B. 垂直牵引装置 C. 口外弓牵引装置 D. J钩牵引装置

（一）骨性（或功能性）Ⅱ类错𬌗的早期矫形治疗

1. 下颌后缩 是儿童早期常见的牙颌畸形，可因功能性因素，如上颌切牙内倾、错位，上颌牙弓狭窄和吮下唇等不良习惯所致的下颌位置后移，以及骨性因素，如下颌骨过短、发育不足、位置后移等所致，并可同时伴有上颌牙-牙槽骨或上颌前突畸形。下颌后缩不仅影响牙弓的正常发育及建𬌗，而且严重影响面下 1/3 的发育及美观。为了尽早调整上下颌矢状向关系不调，纠正下颌后缩，刺激下颌的生长并抑制上颌及上颌牙弓的生长，应进行早期矫治。

功能性及骨性下颌后缩的诊断及鉴别诊断主要通过面型分析、比较牙尖交错位与下颌姿势位的面型差异、检查有无咬合干扰以及 X 线头影测量分析等进行，确诊并不困难。

治疗方法：下颌后缩畸形的早期治疗，多使用功能矫形治疗方法，除纠正不良习惯、去除咬合干扰、扩大狭窄的上颌牙弓外，功能性矫治器的主要作用是前导下颌，刺激下颌髁突的生长，并调整颌骨位置。一般常用的功能性矫治器有肌激动器（activator）、功能调节器（functional regulator，FR）、双𬌗垫矫治器（Twin-Block）和 Herbst 咬合前导矫治器等。矫治器的戴入时机，以骨龄显示在青春生长发育高峰期前为佳。通常戴用 6~12 个月后，下颌前移，可明显改善矢状向关系不调及侧貌美观。

2. 上颌前突 是临床常见的骨性Ⅱ类错𬌗畸形，一般指表现为上颌骨前移及上颌牙-牙槽骨向前发育过度的骨性Ⅱ类错𬌗，多系遗传或长期不良习惯所致。大多数上颌前突的上颌前牙唇向倾斜，前牙可有拥挤或间隙，但也可排列整齐而基骨前突。由于骨性Ⅱ类关系，其上颌前突而下颌相对后移或伴后缩，必然导致前牙深覆盖，同时其下颌切牙区下颌牙-牙槽常代偿性过长，Spee 曲线过大，故严重者多合并有前牙深覆𬌗及腭黏膜咬伤。此外，该类患儿上唇多短而松弛、外翻，开唇露齿，十分影响美观及功能，应尽早进行矫治。

上颌前突的诊断主要应与下颌后缩相鉴别，尽管都表现为前牙深覆盖、深覆𬌗，但前者主要系上颌前突而后者则是下颌后缩所致。主要应通过侧貌分析、X 线头影测量分析确诊。上颌前突多采用口外力矫形治疗,早期矫治的目的是抑制上颌的矢状向及垂直向发育,协调上下颌牙弓的关系。

治疗方法如下:

(1) 不良习惯:对由于有咬下唇、吮颊及不良吞咽习惯而致的上颌牙弓狭窄、上颌牙-牙槽弓前突者,可用矫治器破除不良习惯,恢复牙弓的形态、矫治过度前突的上颌前牙。

(2) 上颌发育过度:早期可选用头帽-口外弓矫治器,以头部为支抗向后牵引抑制上颌生长,牵引力一般为单侧400~500cN,并注意力的牵引方向正确施力。

(3) 上颌前突合并下颌后缩:可选用附口外牵引弓的头帽式肌激动器(headgear-activator),通过口外力抑制上颌、上牙槽突、上颌磨牙,而口内矫治器前导下颌(图8-4-2)。在口内肌激活器上还可附扩大簧,以矫治狭窄的上颌牙弓使与下颌牙弓协调。

3. 典型病例(图8-4-3)

患儿,男,12岁,恒牙列初期。磨牙远中关系。前牙深覆𬌗、深覆盖,下颌后缩,开唇露齿。

诊断:安氏Ⅱ类Ⅰ分类,骨性Ⅱ类。

治疗计划:双期矫治。第一期:activator

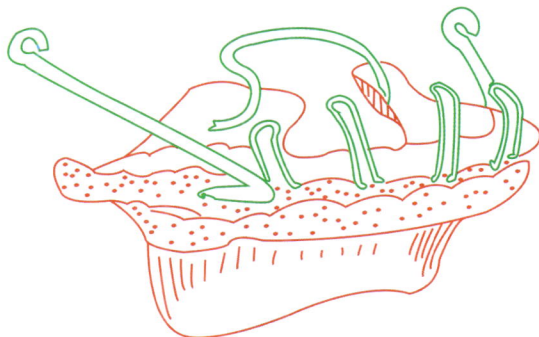

图8-4-2　头帽式肌激活器示意图

功能性矫治器,刺激下颌生长,抑制上颌生长,改善上下颌矢状向不调。第二期:拔牙、直丝弓矫治。

治疗时间:30个月。第一期治疗13个月。第二期治疗17个月,拔除4颗第一前磨牙,直丝弓矫治,上下颌牙列排齐,前牙覆𬌗、覆盖正常,磨牙达到中性关系,面型改善。1年后复查,牙及面型正常,疗效稳定。

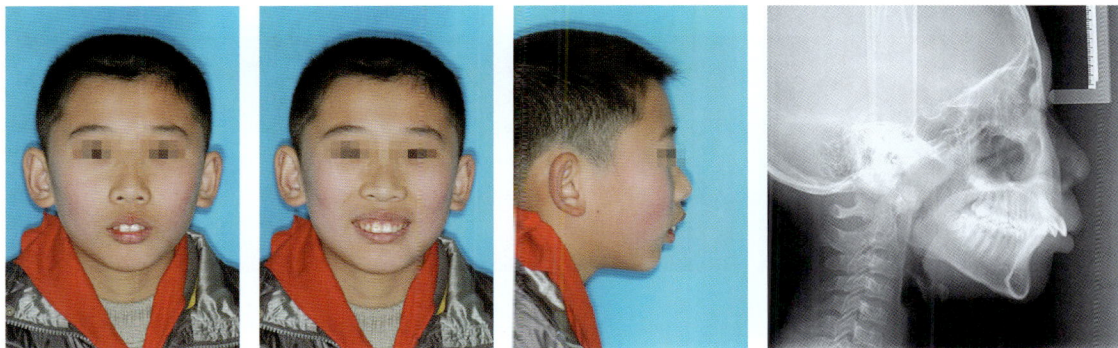

A

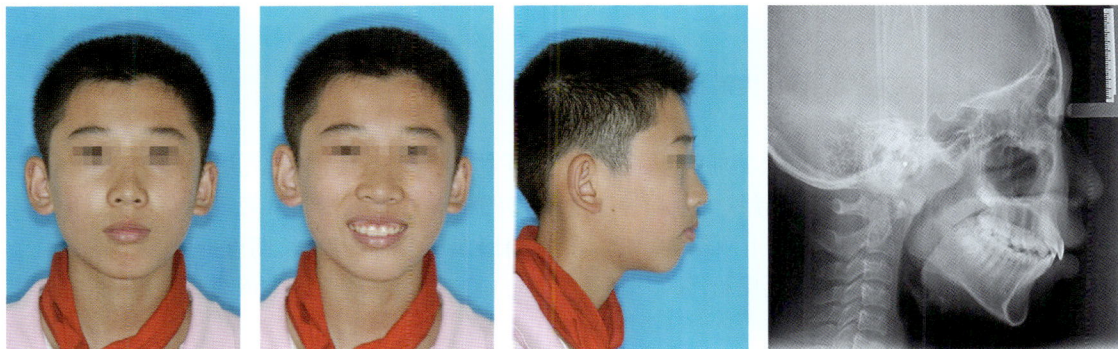

B

167

C

D

E

F

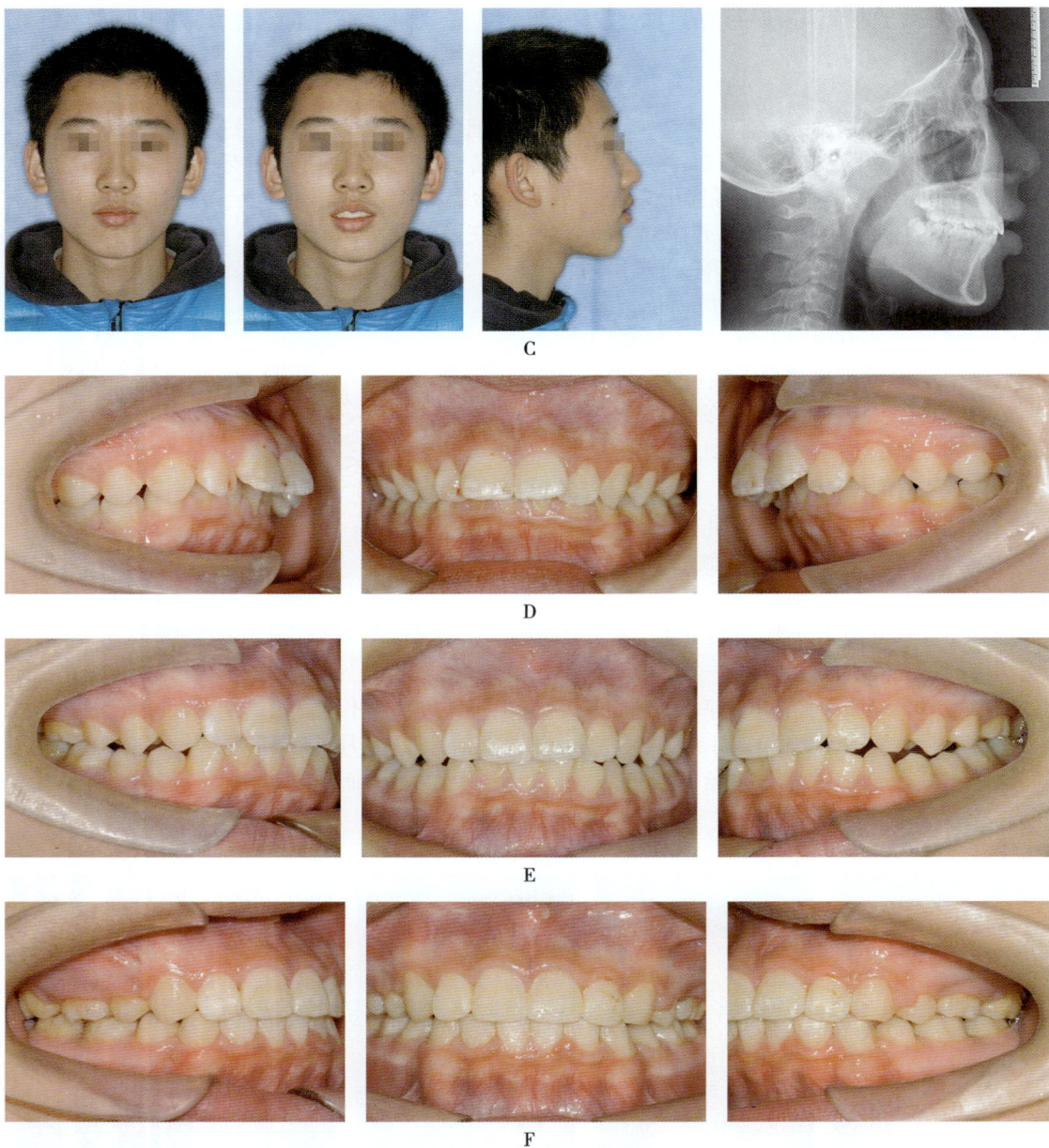

图 8-4-3　安氏Ⅱ类 1 分类，下颌后缩，矫治前后面𬌗像

A.治疗前面像　B.第一期治疗结束面像　C.第二期治疗结束面像　D.治疗前𬌗像　E.第一期治疗结束𬌗像　F.第二期治疗结束𬌗像

（二）骨性（或功能性）Ⅲ类错𬌗的矫形治疗

1. 下颌前突

（1）功能性下颌前突：Ⅲ类功能性下颌前突，多系幼儿早期不良习惯、乳后牙早失、替牙障碍及乳、替牙期咬合干扰等原因，导致下颌前伸咀嚼所致的畸形。此类错𬌗可表现为前牙反𬌗、全牙反𬌗或一侧反𬌗，后者还表现为下颌偏斜。此类错𬌗畸形如不及时矫治，长期可抑制上颌发育及造成下颌发育过度，从而导致骨性反𬌗，偏颌畸形，不仅影响咬合而且严重影响面容美观，因此应尽早进行治疗。

功能性下颌前突的诊断主要通过临床检查、功能分析及 X 线头影测量分析进行，常可发现典型的咬合干扰（如下尖牙磨耗不足）、不良习惯（如咬上唇、吮指、偏侧咀嚼）、多数后牙龋坏、髁突前移（幼儿颞颌关节窝平，髁突活动度大，易移位）等，诱导下颌后退时前牙多可达正常及切对切位置关系。

矫治方法:功能性下颌前突的治疗,除首先应破除不良习惯、通过治疗龋齿及修复后牙缺失以恢复正常咬合等对因治疗外,主要采用功能性矫治器矫治,常见的功能性矫治器有:斜面导板、肌激动器、功能调节器Ⅲ型(FR-Ⅲ)等。功能性矫治器戴用的最佳治疗时机,应是幼儿合作且牙列变化最大的时期,即替牙列中、后期。由于此类错拾发现时,常已伴有不同程度的牙错位及颌骨异常,因此,大多在反拾解除后,还需观察至恒牙列初期,再进行二期治疗。

(2) 骨性下颌前突:是下颌骨发育过度或下颌位置前移所致上下颌骨大小不调所致的上下颌矢状向关系异常。其病因常为:①遗传性下颌前突,发育过长;②舌体过大或位置过低;③垂体功能亢进等。

矫治方法:骨性下颌前突多采用口外力矫形治疗。

乳牙列期患者:戴头帽、颏兜沿颏联合至髁突连线的生长方向牵引下颌向后,抑制下颌骨的生长,牵引力不宜过大(小于400cN),以免损伤颞下颌关节或造成下颌角切迹过深,影响面型美观。

替牙列期患者:伴上颌骨后缩发育不足者,可用长拉钩改良颏兜抑制下颌生长的同时,前牵引上颌以刺激上颌的生长(图8-4-4)。口内设计后牙平面拾垫,用卡环或邻间钩固位,可设计前牙箭头卡环以增强固位,基托包绕上颌后结节,尖牙远中放置牵引钩。采用橡皮圈以一侧300~500cN的重力前牵引,牵引方向为向前、下,与拾平面成向下约30°角。

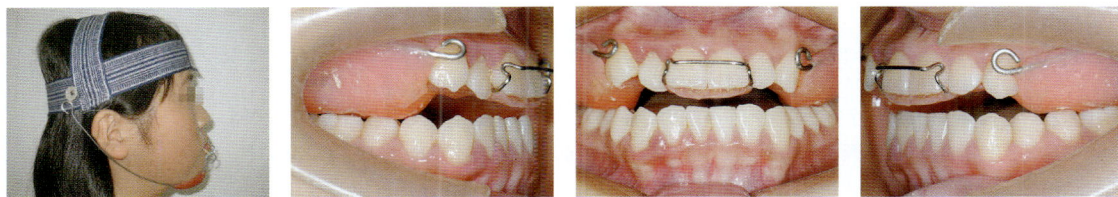

图 8-4-4 改良颏兜前牵引

2. 上颌后缩 骨性上颌后缩的机制可为上颌骨发育不足或上颌位置后移,是临床多见的骨性Ⅲ类畸形。其病因多为遗传或环境因素,如先天性唇腭裂等。

矫治方法:可选用面框前牵引矫治器(图8-4-5),口内矫治器设计为:①后牙平面拾垫式活动矫治器,用卡环或邻间钩固位,可设计前牙箭头卡环以增强固位,基托包及上颌后结节,尖牙远中放置牵引钩;②固定式唇舌弓装置,唇弓末端作后倾弯,尖牙区设计牵引钩,采用橡皮圈以一侧300~500cN的重力开始做前牵引,牵引方向为向前、向下与拾平面成向下约30°角。

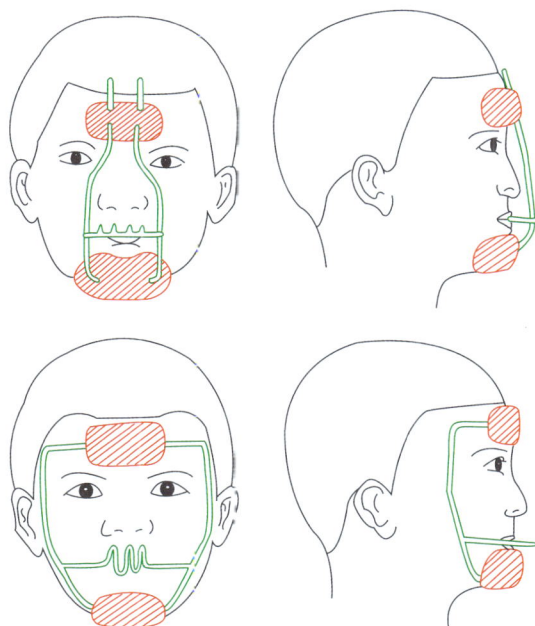

图 8-4-5 面框前牵引矫治器示意图

（三）骨性开𬌗的矫形治疗

骨性开𬌗可因遗传或后天因素所致。对于后天原因造成下颌向下后旋转生长,从而导致的前牙骨性开𬌗,不但可引起后牙牙槽特别是上颌后牙牙槽的过度垂直向生长,而且前牙也因代偿性生长而垂直高度增加。此类患儿应尽早地在替牙期进行早期矫治。

矫治方法:可使用口外力支抗矫治器,除口内用𬌗垫压低过度萌出的后牙-牙槽外,同时,采用颏兜进行口外垂直向上重力牵引,此种大而间歇的矫形力可以改变下颌骨的生长方向,从而达到矫治开𬌗,降低面下部高度的目的。

思考题

1. 早期矫治内容、特点是什么? 方法有哪些?
2. 预防性矫治的内容是什么?
3. 早期阻断性矫治包含哪些任务?
4. 早期生长控制和颌骨矫形治疗的内容是什么?

（赵志河）

参考文献

1. 赵志河, 白丁. 正畸治疗方案设计——基础、临床及实例. 北京:人民卫生出版社,2008.
2. 赵美英, 罗颂椒, 陈扬熙. 牙颌面畸形功能矫形. 北京:科学技术文献出版社,2016.
3. 邹静. 儿童期咬合紊乱早期矫治. 中国实用口腔科杂志, 2011,04(1):7-10.
4. 王明锋, 刘琳, 蒋彤. 伴有上颌多数牙齿缺失的骨性Ⅲ类错𬌗的早期矫治. 口腔正畸学,2008,15(03):127-129.
5. 丁寅, 杨金虎, 梁红瑛, 等. 用新型组合式矫治装置早期矫治安氏Ⅱ类1分类错𬌗. 临床口腔医学杂志,2005,21(6):343-345.
6. 马文盛, 刘健敏, 卢海燕, 等. Twin-block 矫治器早期矫治安氏Ⅱ类1分类错𬌗的临床效果. 华西口腔医学杂志, 2005,23(4):295-298.
7. PROFFIT W R. Contemporary Orthodontics. 5th ed. St. Louis:Elsevier Mosby,2013.
8. GRABER L W, VANARSDALL R L, VIG K W L. Orthodontics:Current Principles and Techniques. 5th ed. St. Louis:Elsevier Mosby,2014.

>> 提要

1. 牙列拥挤的矫治手段包括牙弓扩展、邻面减径和减数拔牙。

2. 正畸拔牙的决定要考虑牙列拥挤度、前牙突度、Spee 曲线、支抗磨牙前移、垂直骨面型、矢状骨面型、软组织侧貌等因素。

3. 前牙反殆对口腔功能和颜面美观有较明显影响,并可随生长发育加重,一般主张早期矫治。

4. 前牙反殆诊断中要区分牙性、功能性和骨性。了解正畸与正畸-正颌联合治疗的适应证。

5. 替牙期是前牙反殆矫治的关键时期,治疗目的是解除反殆,促进颌骨向正常方向生长。

6. 前牙深覆盖通常是牙齿错位造成,如上颌前牙唇倾、或下颌前牙舌倾;也可因牙弓矢状关系不调引起,如上颌牙弓前突、下颌牙弓后缩;还可由颌骨矢状向关系异常引起,如上颌骨发育过度或下颌骨发育不足。

7. 前牙深覆盖时磨牙关系多为远中,并常伴有前牙深覆殆,是典型的安氏 II 类 1 分类错殆。

8. 后牙反殆可发生于单侧,也可发生于双侧。其原因有牙性、功能性和骨性三大类。

9. 后牙锁殆可分为正锁殆和反锁殆,正确的三维诊断是确定矫治方法的基础。

10. 深覆殆矫治的原则是通过调整前后段牙及牙槽的垂直高度打开咬合,纠正前牙轴倾度,协调颌骨间的矢状位置关系。

11. 开殆形成机制为前段牙、牙槽或颌骨高度发育不足,后段牙、牙槽或颌骨高度发育过度,或两者兼有。

一、牙列拥挤

牙量相对大于骨量,主要症状表现为牙列拥挤。牙列拥挤是最常见的错殆畸形,它可单独存在,也可伴随其他错殆畸形,前者被称为单纯拥挤,后者被称为复杂拥挤。单纯拥挤因牙弓内间隙不足而表现为不同程度的牙唇(颊)舌向错位或扭转,一般不伴有上下颌骨及牙弓间关系不调,多为安氏 I 类错殆畸形。复杂拥挤除了因牙量骨量不调(tooth size-jaw size discrepancy)造成的牙列拥挤外,还伴随有上下颌骨及牙弓间关系不调,磨牙关系为近中或远中,软组织侧面型多有异常。因此,在诊断和制订矫治计划时,均应区别对待单纯拥挤与复杂拥挤。本章重点介绍单纯牙列拥挤。

（一）病因

牙列拥挤的直接原因为牙量骨量不调,即牙量相对大,而骨量相对小。牙量骨量不调受多因素的影响,总体可归纳为遗传因素与环境因素两大方面。

1. **遗传因素**　一方面,在人类演化过程中由于生活环境的变迁和食物结构的精细化,咀嚼器官功能表现出逐步退化减弱的趋势,而且各咀嚼器官之间退化不平衡,肌肉退化最快,颌骨次之,牙齿退化最慢,导致现代人类牙量骨量不调,也构成了人类牙列拥挤的种族演化背景。另一方面,

ER9-1-1

画廊:ER9-1-1
牙列拥挤

牙齿及颌骨的形态、大小也受遗传的影响。

2. 环境因素　乳恒牙在替换过程中出现牙齿脱落或萌出的时间、顺序异常,可导致牙列拥挤。某些口腔不良习惯,比如长期咬下唇,可造成下颌前牙舌倾、拥挤。某些功能因素异常,比如咀嚼功能不足,长期食用精细柔软的食物可使颌骨发育受到影响,导致牙量骨量不调。

(二) 临床表现

牙列拥挤表现为个别牙或多个牙在各个方向的错位,如唇(颊)舌向错位、近远中向错位、高位、低位、扭转等。牙列拥挤可能影响牙弓形态或上下颌牙弓关系,可表现为牙弓形态不规则或不对称,前牙覆𬌗覆盖异常,后牙区拥挤并伴后牙反𬌗、锁𬌗。前牙拥挤不同程度地影响美观。少数患者因牙列拥挤导致上下颌牙弓关系紊乱而影响咀嚼功能,甚至引起颞下颌关节紊乱病。另外,牙列拥挤可能妨碍清洁而好发龋齿、牙周病。

(三) 诊断

1. 牙列拥挤度分级　牙量大于骨量的差值即为拥挤量,根据拥挤量将拥挤程度分为以下几种:

轻度拥挤(Ⅰ度拥挤):拥挤量≤4mm。

中度拥挤(Ⅱ度拥挤):4mm<拥挤量≤8mm。

重度拥挤(Ⅲ度拥挤):拥挤量>8mm。

2. 牙列拥挤的诊断　对单纯拥挤的诊断主要依据牙𬌗模型的牙弓拥挤量分析,即测量并计算应有牙弓弧形长度(arch length required,又称牙量)与可用牙弓弧形长度(arch length available,又称骨量)之差值。常用的牙弓测量分析一般针对第一恒磨牙之前的牙弓拥挤度,但后段牙弓常常因间隙不足发生第三磨牙阻生、第二磨牙错位、后牙反𬌗或锁𬌗,后段牙弓拥挤还影响正畸疗效的稳定性。因此,临床上也应重视后段牙弓拥挤量的分析。

牙弓拥挤量是制订矫治方案的重要依据,但同时须对牙弓 Spee 曲线曲度、切牙突度、支抗磨牙前移程度、上下颌牙量大小比例(Bolton 指数)、上下颌牙弓宽度与基骨弓宽度的协调性、垂直骨面型、矢状骨面型、面部软组织侧貌以及唇齿关系等进行测量分析后,才能综合考虑制订矫治方案。

(四) 矫治

牙列拥挤矫治的基本原则是:应用各种正畸手段增加骨量或/和减少牙量,使牙量与骨量趋于协调,同时兼顾牙、颌、面三者之间的协调性、稳定性及颜面美观。增加骨量的方法包括扩展牙弓的长度与宽度,比如通过功能性矫治器刺激颌骨及牙槽骨生长,通过骨牵张成骨术等外科手段使牙槽骨生长延长,通过开大腭中缝扩展上颌骨的宽度等。减少牙量的方法包括通过拔牙减少牙的数量或通过邻面减径减小牙的近远中宽度。

在制订治疗方案时,应对患者的牙颌面临床检查、模型分析及 X 线检查结果进行全面分析,并应结合患者的主诉。治疗方案可能是增加骨量或减少牙量,也可能是两者兼有之。在决定治疗方案时需考虑下列几个因素:①牙量骨量不调的发生机制:可能是单纯牙量过大,或者单纯骨量过小,也可能两者同时存在。②牙列拥挤严重程度:牙列拥挤越严重,越倾向于拔牙矫治。③合并的错𫌀畸形类型:同样的牙列拥挤量,伴随不同类型的错𫌀畸形可能采取不同的治疗方案。例如,同样上颌前牙拥挤,在安氏Ⅰ类错𫌀可能采取减数治疗,而在安氏Ⅱ类 2 分类错𫌀则往往采用上颌前牙唇向开展,再配合上下颌骨及牙弓关系的调整建立正常上下颌牙弓矢状向关系。④牙体健康状况:如有额外牙、严重畸形牙或严重龋坏牙时,则先考虑拔以上牙。⑤颌面部生长发育状态:常规的快速扩弓及刺激颌骨生长的方法适宜在生长发育阶段实施。以下介绍临床上常用的矫治方法。

1. 牙弓扩展(arch expansion)　包括牙弓长度扩展和宽度扩展,是增加骨量的主要措施(图 9-1-1)。

牙弓长度扩展主要包括推磨牙向远中、切牙唇向移动等;牙弓宽度扩展主要有腭中缝扩展、正畸牙弓扩展及牙弓-牙槽骨功能性扩展。

(1) 牙弓长度扩展

1) 推磨牙向远中(molar distalization):即通过各种矫治装置向远中整体移动或直立恒磨牙

画廊:ER9-1-2
轻度拥挤与重度拥挤

学习笔记

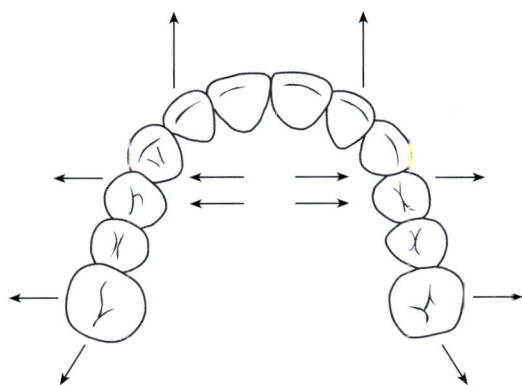

图 9-1-1　牙弓扩展示意图

以获得牙弓间隙,同时矫治磨牙关系,一般上颌牙弓每侧可以获得 3~6mm 的间隙,具体可获得间隙的量需要通过 CBCT 进行估计。

适应证:适用于轻度牙列拥挤病例;部分中度牙列拥挤病例,必要时配合其他牙弓扩展方法;磨牙呈远中尖对尖关系;推上颌第一磨牙向远中最好在第二磨牙未萌或初萌尚未建𬌗,且无第三磨牙的情况使用。

除了远中移动上颌磨牙外,直立或远中移动下颌磨牙也可扩展下颌牙弓长度或调整近中磨牙关系。

高角或开𬌗趋势的患者,应慎用推磨牙向远中,在推磨牙向远中的过程中,需特别注意垂直向的控制。

矫治装置:临床上可选择多种矫治装置完成推磨牙向远中移动,常用的有以下几种:

①口外弓(facebow):由内弓和外弓组成。内弓与牙弓形态基本一致,推磨牙向远中时内弓前部应离开切牙唇面。内弓可有几种作用形式:在内弓的两端相当于磨牙颊管的近中管口处弯成倒 U 形曲或内收弯作为阻止点,内弓就位于颊管后,前牙不与内弓接触(图 9-1-2);或在内弓相当于前磨牙处焊一阻止点,然后在阻止点与颊管近中端之间放置螺旋弹簧,内弓在牵引力状态下借助螺旋弹簧弹性推磨牙向远中(图 9-1-3)。

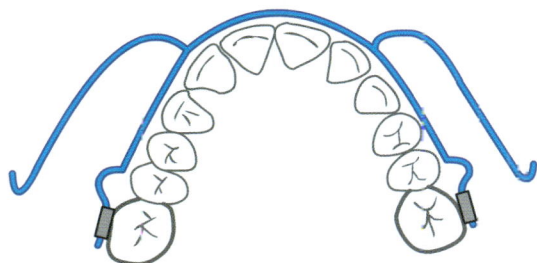

图 9-1-2　口外弓推上颌磨牙向远中示意图

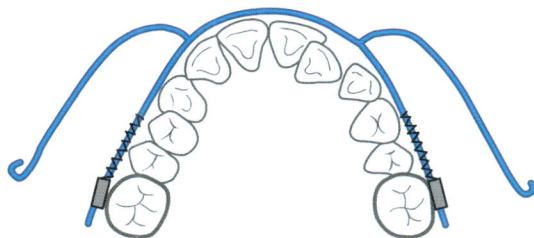

图 9-1-3　口外弓(含螺簧)推上颌磨牙向远中示意图

使用口外弓推上颌磨牙向远中时,每侧牵引力约 300~500cN,每天戴用至少 12h,戴用时间越长效果越好。

②活动矫治器:牙弓轻度拥挤时,可采用活动矫治器推磨牙向远中,该矫治器由腭基托、改良箭头卡环和指簧(finger springs)构成(图 9-1-4),一般可获得约 3mm 的间隙。每次指簧加力 100~125cN,形变范围约为 1.5 个磨牙牙尖宽度,由于该指簧不能形成力偶,磨牙呈向远中倾斜移动。为了减小磨牙远中移动阻力,可以在前牙腭侧增加一薄层平面导板,使后牙脱离咬合约 1mm。嘱患者全天戴用该矫治器。

③腭侧固定矫治器:最常用的是由 Hilgers 最先设计的摆式矫治器(pendulum)。其用来推磨牙向远中的弹簧曲由直径为 0.8mm 的 TMA 丝弯制而成,并用改良的腭部 Nance 弓增加支抗,不需要口外唇弓。0.8~1.0mm 直径的不锈钢丝由腭部 Nance 弓的基托内向前磨牙𬌗面延伸形成 4 个支托,矫治器就位后用粘结剂将支托固定在前磨牙𬌗面(图 9-1-5)。

④微螺钉种植体推磨牙向远中:在上颌第二前磨牙与第一恒磨牙之间、或第一恒磨牙与第二恒磨牙之间植入微螺钉种植体可少量推牙向远中(图 9-1-6);下颌也可采用同样的方法少量推磨牙向远中。如果要较大量的整体推牙列向远中,上颌微螺钉种植体应该植入颧牙槽嵴部位,下颌微螺钉种植体应该植入磨牙区外斜线部位。

⑤下颌舌弓:在下颌牙弓舌侧放置直径为 0.8~0.9mm 的可摘式舌弓,舌弓在第一磨牙近中弯

图片:ER9-1-3
口外弓推磨牙向远中

图片:ER9-1-4
pendulum 摆式矫治器推上颌磨牙向远中

图片:ER9-1-5
微螺钉种植体推磨牙向远中

制成可调的 U 形曲,舌弓前部与下颌前牙舌侧颈 1/3 接触,开大 U 形曲并借助下颌前牙支抗可直立磨牙或少量向远中移动磨牙(图 9-1-7)。

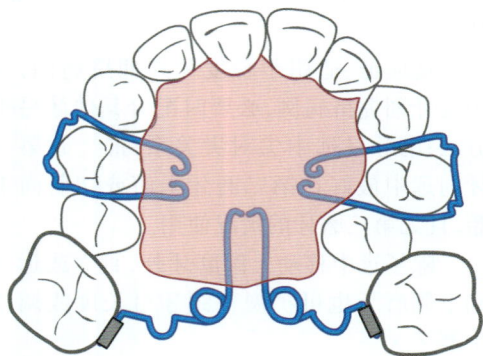

图 9-1-4　活动矫治器推上颌磨牙向远中示意图

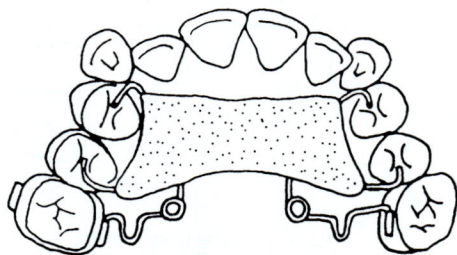

图 9-1-5　"pendulum"摆式矫治器推上颌磨牙向远中示意图

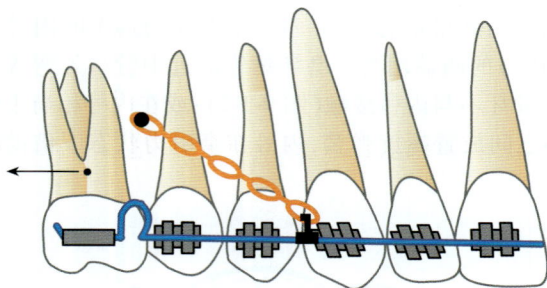

图 9-1-6　微螺钉种植体拉磨牙向远中示意图

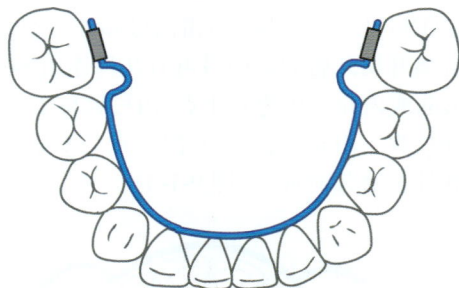

图 9-1-7　下颌舌弓矫治器直立下颌磨牙示意图

⑥下颌唇挡:在下颌牙弓唇颊侧可放置固定式或可摘式唇挡,焊接于或欧米伽末端穿过下颌磨牙带环颊侧,唇肌的力量可通过唇挡传导到磨牙上,使磨牙直立。同时下颌切牙因来自唇肌的压力缓解而趋于直立或唇向倾斜(图 9-1-8)。

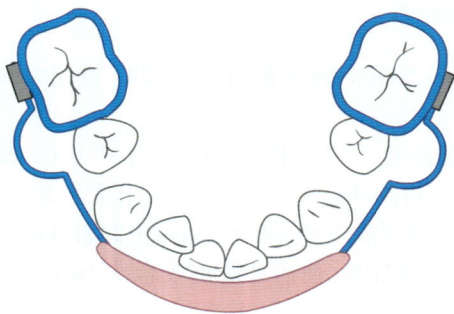

图 9-1-8　下颌牙弓唇挡直立下颌磨牙示意图

⑦透明矫治器:近年来出现的无托槽隐形矫治技术在推磨牙向远中方面具有较好的效果,但一般需要使用颌间牵引或微螺钉种植体支抗控制前牙的唇倾。

2)切牙唇向移动:适用于切牙较为直立或舌倾的牙列拥挤,单独使用适用于解除轻度牙列拥挤,若与推磨牙向远中等方法结合,则可用于解除中度拥挤。可以在固定矫治器上以垂直曲加力,唇向开展前牙(图 9-1-9),或在磨牙颊管近中弯制欧米伽曲并使弓丝前部未入槽时与前牙唇面离开 1mm 左右间隙,将弓丝结扎入托槽后,每次加力逐渐打开欧米伽曲,即对切牙施以唇向倾斜的力(图 9-1-10)。

(2)牙弓宽度扩展:牙列拥挤患者可表现为不同程度的牙弓狭窄,牙弓狭窄的判断可以通过模型分析和 CBCT 进行。该畸形可能是牙性的,即牙舌倾所造成,也可能是骨性的,即基骨宽度不足,或者两者同时存在。使用扩大牙弓和基骨宽度的方法可获得牙弓间隙、解除拥挤。牙弓宽度扩展有三种方式:矫形扩展、正畸扩展和功能性扩展。

1)矫形扩展(orthopaedic expansion):即扩展上颌腭中缝,刺激骨缝内新骨沉积。对大多数患者来说,在 15 岁以前扩展腭中缝都是有效的,但个体反应程度不一,且随着年龄的增长,腭中缝骨

图片:ER9-1-6 垂直加力单位唇倾切牙

图片:ER9-1-7 带欧米伽曲弓丝唇倾切牙

学习笔记

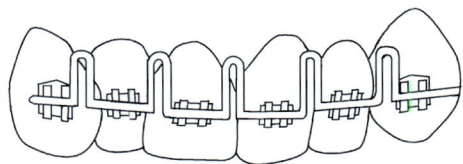

图 9-1-9　垂直加力唇倾切牙

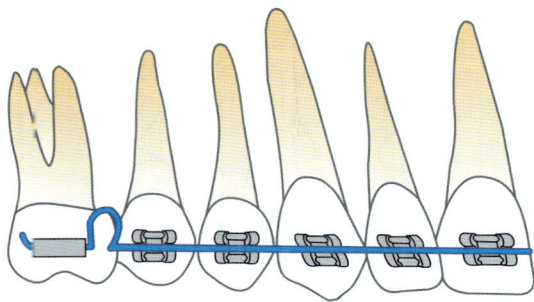

图 9-1-10　带欧米伽曲弓丝唇倾切牙示意图

融合更加致密,扩开腭中缝变得更困难。

矫形扩展的适应证:①年龄:一般情况下,小于 15 岁的患者均适合矫形扩展,少数患者直到 18 岁仍有腭中缝扩展效果;②拥挤度:主要用于因骨性牙弓狭窄造成的中重度牙列拥挤或者伴有后牙反𬌗的病例;③牙列拥挤合并骨性矢状向不调:对于上颌发育不足进行前方牵引的骨性Ⅲ类错𬌗患者和上颌宽度发育不足戴用功能性矫治器治疗的骨性Ⅱ类错𬌗患者,可以合并使用腭中缝扩展以协调上下颌牙弓宽度;④下颌平面角正常或偏低,无开𬌗趋势。

矫形扩展的速度:按照腭中缝扩展速度,可分为快速腭中缝扩展(rapid palatal expansion,RPE)和慢速腭中缝扩展(slow palatal expansion,SPE)。扩展速度越快,对组织施加的力越大,腭中缝扩展均为较重的力。

快速腭中缝扩展每日将螺旋开大至少 0.5mm,即每日旋转至少 2 次,每次 1/4 圈(0.25mm),连续 2~3 周,可使腭中缝迅速扩开 10mm 左右。随着腭中缝扩开,上颌中切牙间出现间隙,上颌骨及上颌后牙均轻微向颊侧倾斜,上颌磨牙舌尖与下颌磨牙形成干扰,前牙区形成暂时性开𬌗,当上颌磨牙舌尖与下颌磨牙颊尖舌斜面咬合时停止扩展,然后将螺旋开大器结扎固定约 3~6 个月,使新骨在扩开的中缝处沉积。此后,拆除固定螺旋扩弓器,换用基托式活动保持器保持或继续用固定矫治器治疗。

慢速腭中缝扩展每周仅将螺旋打开 1mm,或 2 天旋转 1 次,每次旋转 1/4 圈(0.25mm),在 2~3 个月内渐使腭中缝有一定开,牙弓扩展 10mm。与快速扩展一样,慢速扩展结束后将螺旋开大器结扎固定约 3~6 个月。

近年来,微螺钉种植体支抗的广泛使用为牙弓宽度的矫形扩展提供了新的支抗方式的选择。

牙弓扩展过程中由于后牙一定程度地向颊侧倾斜,可使咬合升高,尤其对高角型患者,可能引起前牙开𬌗及不利的下颌向后下旋转。在扩展过程中可以通过在后牙区戴𬌗垫限制后牙伸长(图 9-1-11)。

2)正畸扩展(orthodontic expansion):是指当腭中缝骨改建效应缺乏时,扩弓器主要使两侧后牙向颊侧倾斜而扩大牙弓,每侧可得到 1~2mm 的间隙。正畸扩展虽然没有腭中缝效应,但后牙的颊向移动可能在某种程度上能刺激该区域牙槽骨的生长,因此,正畸扩展的长期效果也是稳定的。常用的上颌牙弓正畸扩展矫治器有螺旋扩弓分裂基托活动矫治器(图 9-1-12)及四眼圈簧扩弓矫治器(图 9-1-13),也可以采用方丝弓矫治器主弓丝扩展,或配合扩弓辅弓(骑师弓)(图 9-1-14)。

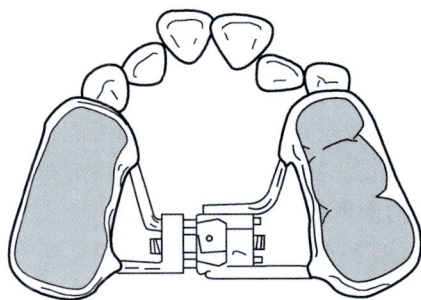

图 9-1-11　后牙区𬌗垫扩弓矫治器示意图

为了与上颌牙弓匹配,通常在上颌腭中缝扩展之前或同时对下颌牙弓进行正畸扩展。值得提醒的是,在进行正畸扩展前,应对后牙转矩、牙冠牙根与牙槽骨的横向位置关系进行正确分

学习笔记

ER9-1-8
图片:ER9-1-8
后牙区𬌗垫扩弓矫治器

ER9-1-9
画廊:ER9-1-9
常用的上颌牙弓正畸扩展矫治器

ER9-1-10
图片:ER9-1-10
固定矫治器配合扩弓辅弓

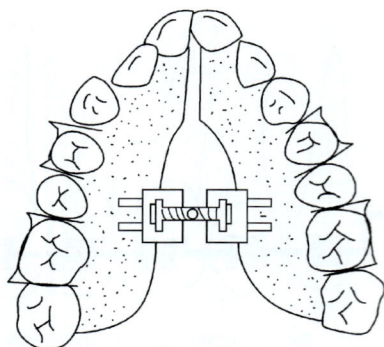

图 9-1-12　螺旋扩弓分裂基托活动矫治器示意图

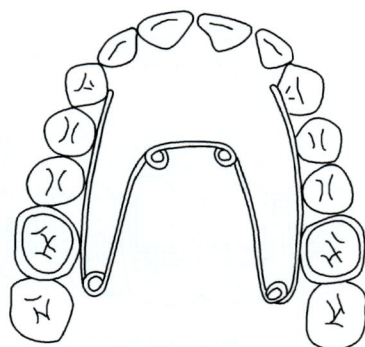

图 9-1-13　四眼圈簧扩弓矫治器示意图

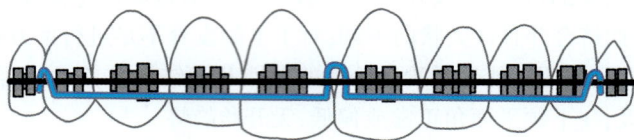

图 9-1-14　固定矫治器配合扩弓辅弓示意图

析,避免因过度扩展导致后牙颊向倾斜、颊侧牙槽嵴高度降低、牙根颊侧牙槽骨过薄甚至穿孔等发生。

3）功能性扩展(functional expansion):牙弓内外的唇颊肌及舌肌功能影响牙弓的生长发育及形态大小。功能调节器由于其颊屏去除了颊肌对牙弓的压力,在舌体的作用下颌牙弓宽度得以扩大,牙弓宽度增加可达4mm。

2. 邻面减径(proximal reduction)　作为非拔牙矫治方法之一,可单独使用,也可以与其他矫治措施如牙弓扩展、拔牙矫治联合应用。(邻面减径具体内容详见第七章,八、无托槽隐形矫治技术)

3. 拔牙矫治(extraction treatment)　是通过减少牙数达到牙量与骨量相协调的目的。

单纯拥挤时,错𬌗畸形仅仅涉及牙及牙槽骨,拔牙的目的主要是解除拥挤,拔牙与否主要依据拥挤度。一般来说,轻度拥挤采用牙弓扩展或邻面减径的方法,重度拥挤则采用拔牙矫治,中度拥挤者多为可拔牙也可不拔牙的边缘病例,此时应结合患者的牙颌面硬软组织形态,经全面测量分析后再决定治疗方案。

牙列拥挤伴随其他错𬌗畸形时,拔牙的目的除解除牙列拥挤外,还需改善上下颌牙弓之间矢状向、横向及垂直向不调,以掩饰可能存在的颌骨畸形,在诊断时应对牙𬌗模型、头颅定位X线片和面部软组织侧貌进行全面的测量分析(制订拔牙方案需要考虑的因素和制订原则,详见“第五章错𬌗畸形的检查诊断”)。

(五)典型病例(图 9-1-15)

患儿,12岁,上下颌牙弓拥挤,双侧磨牙中性关系,前牙覆𬌗覆盖正常,直面型、均角型。

诊断:安氏Ⅰ类、骨性Ⅰ类错𬌗,上颌牙弓重度拥挤,下颌牙弓中度拥挤。

治疗计划:拔牙矫治,拔除四个第一前磨牙,直丝弓矫治技术。

治疗时间:16个月。

学习笔记

文档:ER9-1-11
牙列拥挤扩弓治疗

A

B

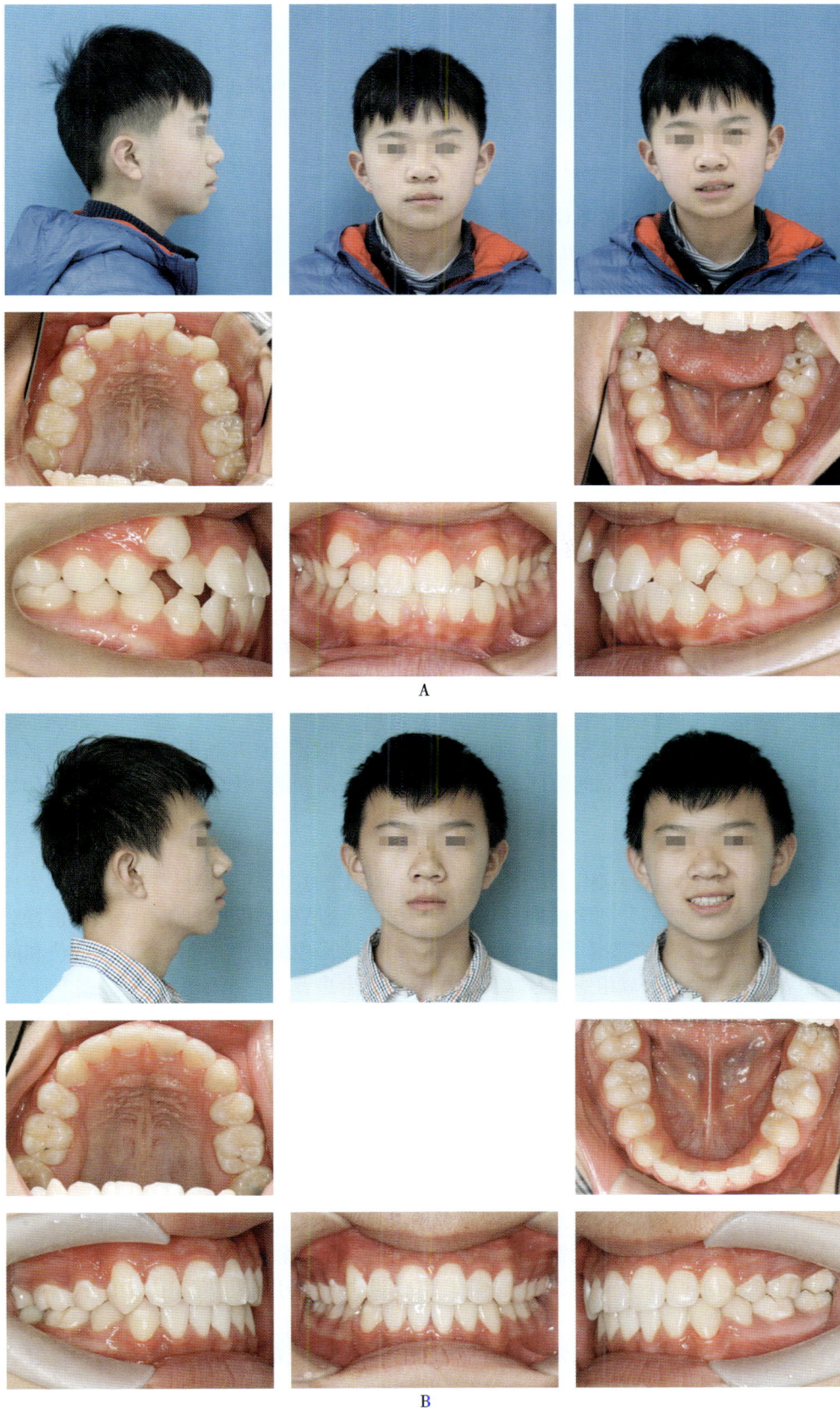

图 9-1-15　牙列拥挤拔牙治疗
A. 牙列拥挤拔牙治疗前　B. 牙列拥挤拔牙治疗后

（陈文静）

ER9-2-1

图片：ER9-2-1
牙列间隙

ER9-2-2

画廊：ER9-2-2
牙列间隙的先
天因素

学
习
笔
记

二、牙列间隙

牙量相对小于骨量，主要症状表现为牙列间隙（spacing）。牙列间隙可单独存在，也可伴随牙齿缺失或一些遗传综合征存在。单纯牙列间隙多为安氏I类错殆畸形，以牙和牙之间有间隙为特征。本章重点介绍单纯牙列间隙。

（一）病因

牙列间隙的直接原因为牙量相对小于骨量。牙量骨量不调的影响因素可分为遗传因素和环境因素两大类，环境因素可分为先天因素和后天因素。

1. 先天因素 上颌侧切牙、下颌切牙、前磨牙是常见的先天缺牙的牙位，先天性缺牙会导致牙列间隙的发生。上颌侧切牙也是常发生形态变异的牙位，锥形过小的上颌侧切牙会导致局部间隙。巨舌症患者肥大的舌体，会导致牙列向唇颊侧扩展，使牙弓内出现散在间隙。上唇系带附丽过低会使上颌中切牙间出现间隙。埋伏额外牙和/或阻生牙的存在也会使局部表现为牙列间隙的存在。

2. 后天因素 一些全身性疾病，比如肢端肥大症，会导致颌骨发育过度，形成牙列间隙。因龋病、外伤、牙周病等导致的牙齿早失，邻牙移位，也会出现牙列间隙。吮指习惯、伸舌习惯、咬唇习惯等口腔不良习惯易出现前牙唇倾及散在间隙。牙周病所导致的前牙扇形展开也会导致牙列间隙。不良的发音习惯，如说话时舌的位置放在上下颌前牙之间，也可能导致前牙间隙。

（二）临床表现

牙列间隙表现为牙和牙之间有间隙。根据牙列间隙的病因不同，伴有相应的临床表现，比如颌骨过大，牙齿数量少或形态小，X线检查显示埋伏牙的存在，舌体过大或功能异常，唇系带异常，牙周病，口腔不良习惯，发音时舌在上下颌前牙之间等。

（三）诊断

牙列存在间隙，依据牙殆模型的牙弓拥挤度测量，当可用牙弓弧形长度大于应有牙弓弧形长度时，即诊断为牙列间隙。对牙列间隙的诊断应注意对病因的判断，以便合理地制订矫治计划和判断预后。

（四）矫治

矫治原则是发现并去除病因，关闭间隙或集中间隙用于修复，注意保持，预防复发。发现并去除病因，有利于高效地完成牙列间隙的矫正，也有利于矫治结果的保持。矫治设计是选择关闭间隙还是选择集中间隙修复需要考虑多方面因素，比如间隙形成的原因，间隙所在的部位和间隙量的大小，患者的牙颌颅面硬软组织形态以及殆关系，并结合患者的主诉要求。

1. 去除病因

（1）唇系带异常导致的牙列间隙，需配合系带修整术，切除粗壮的牙间纤维组织，行嵴上韧带环切术或嵴间韧带切断术。常见上唇系带纤维组织粗壮并过多嵌入切牙间，从而导致中切牙出现间隙。考虑到手术后瘢痕的形成会阻碍间隙的关闭，如果中切牙之间的间隙较小，建议间隙关闭后行系带修整术；若间隙较大，建议正畸治疗关闭部分间隙后，行系带修正术，术后立即进行剩余间隙的关闭。

（2）舌体过大导致的牙列间隙，必要时可考虑做舌部分切除术，否则需要永久保持。

（3）埋伏牙导致的局部间隙，需酌情行埋伏牙牵引术或拔除术。

（4）破除吮指习惯、舌习惯、咬唇习惯等口腔不良习惯，以引导患者自主纠正为主，必要时使用破除不良习惯矫治器。

（5）牙周病导致的牙列散隙，需先行牙周治疗，待牙周病稳定期可进行正畸治疗并关闭间隙，在正畸治疗过程中需定期进行牙周维护。

（6）不良发音习惯导致的前牙间隙，让患者进行发音训练、舌肌训练，必要时采用腭刺等矫治器进行纠正。

2. 关闭间隙 中切牙之间的间隙关闭可以采用交互支抗法，可在托槽间使用弹簧关闭法、片段弓加橡皮圈牵引滑动关闭法等。需要注意的是，千万不能简单地在存在间隙的中切牙上直接套橡皮筋关闭间隙,否则橡皮筋顺着牙冠滑向牙根尖,引起牙周组织病变而导致牙齿松动脱落。

存在牙列间隙,又需要缩短牙弓的患者,可以使用活动矫治器的双曲唇弓内收前牙关闭间隙,也可以使用固定矫治器通过关闭曲法或滑动法关闭间隙。内收前牙关闭间隙时,应注意覆拾的控制,必要时需要压低前牙或升高后牙打开咬合,同时应注意前牙转矩的控制。

3. 集中间隙修复 形态变异的过小牙导致的散隙,如锥形上颌侧切牙,可以使用固定矫治器将间隙集中于变异牙近远中,冠修复牙齿至正常形态,有利于美观和咬合关系的稳定。

先天性缺牙、后天因故拔牙未及时修复者,往往容易出现邻牙倾斜移位、对拾牙伸长等问题,可以通过固定矫治器竖直邻牙、压低伸长的对拾牙、集中间隙用于义齿修复。

(五) 典型病例(图9-2-1)

患者,27岁,全牙列间隙,双侧磨牙中性关系,前牙覆拾覆盖正常,直面型,均角型。舌习惯。

诊断:安氏Ⅰ类、骨性Ⅰ类错拾,上下颌牙弓间隙。

治疗计划:直丝弓矫治技术关闭间隙。舌肌训练。

治疗时间:14个月。

画廊:ER9-2-3 交互支抗法关闭上颌中切牙间隙

图片:ER9-2-4 医源性中切牙伸长

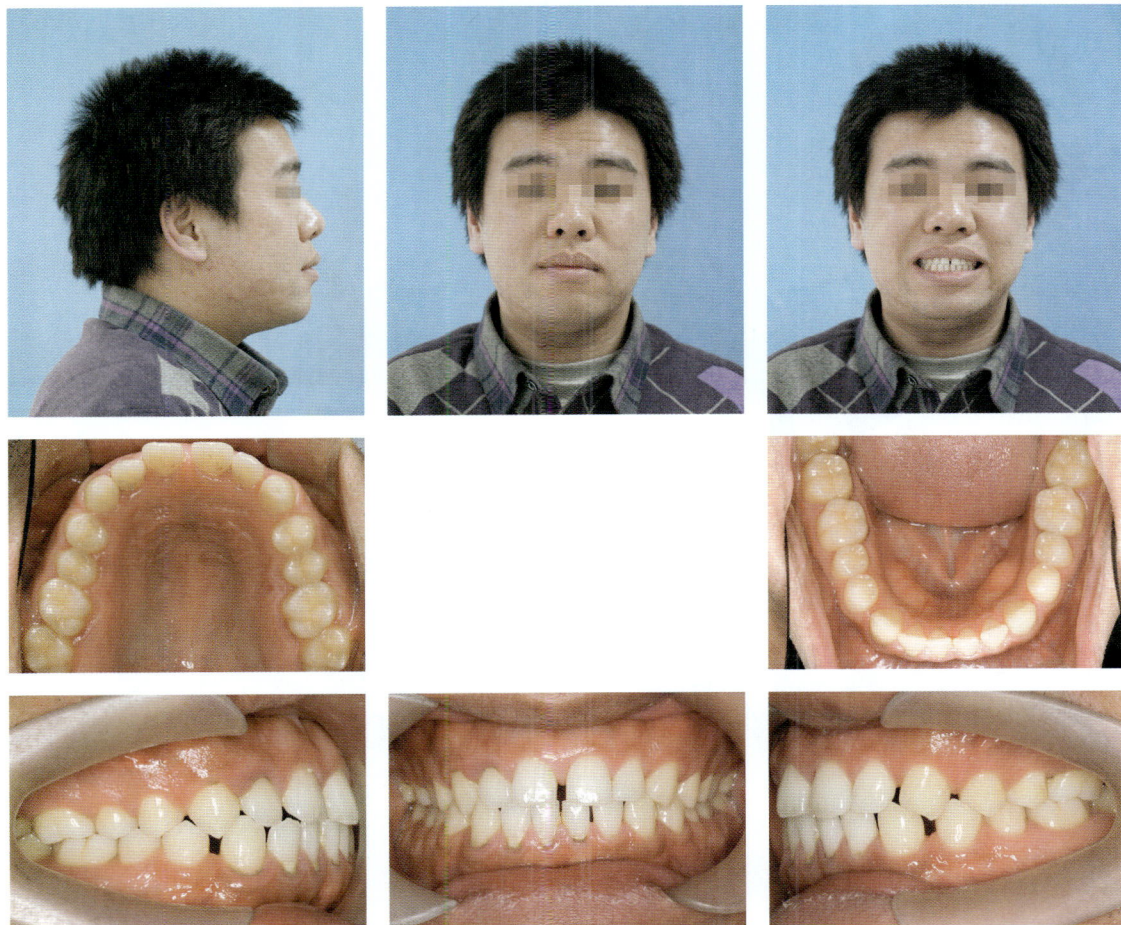

A

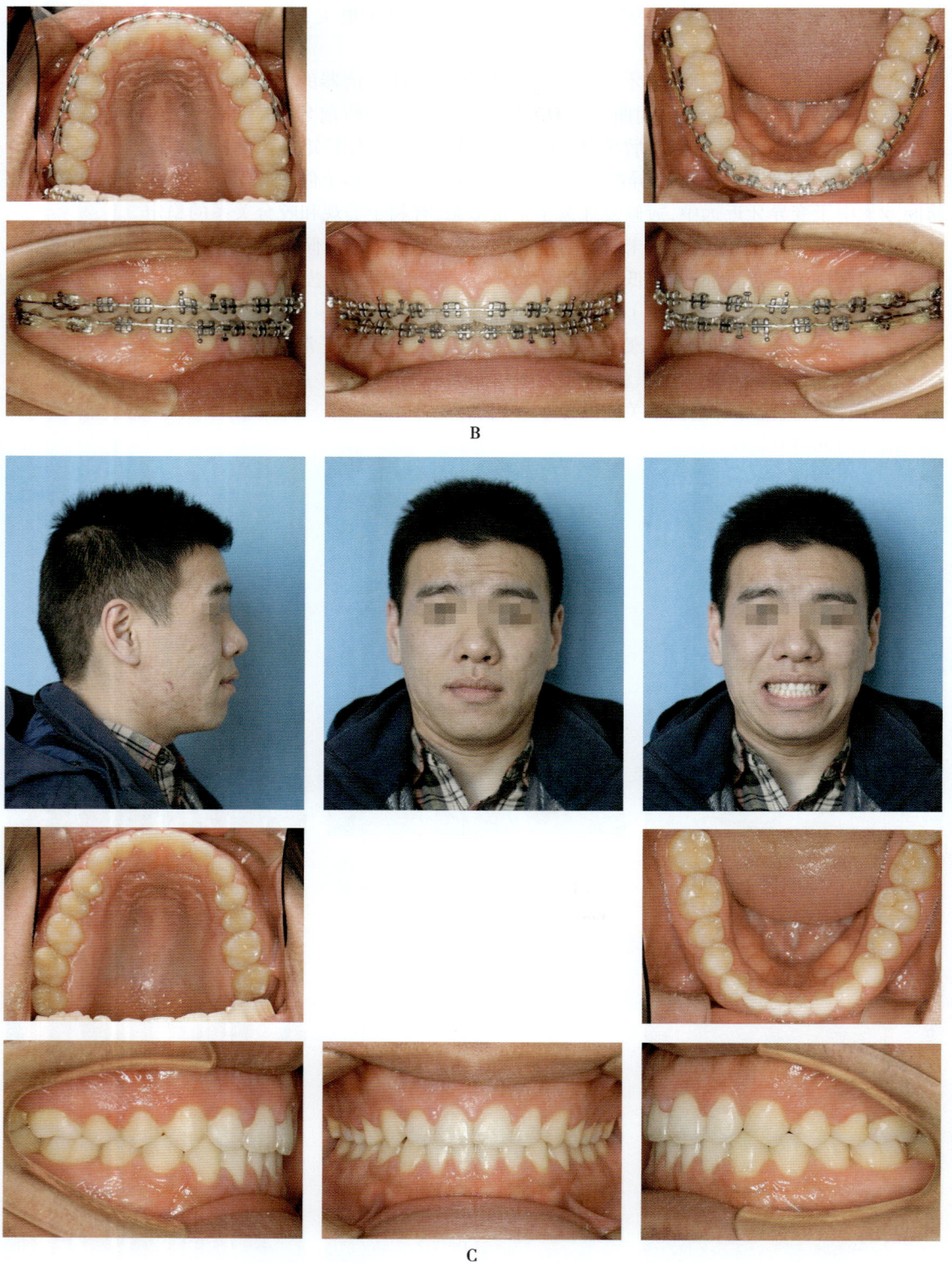

图 9-2-1　牙列间隙治疗
A. 牙列间隙治疗前　B. 牙列间隙治疗中　C. 牙列间隙治疗后

（陈文静）

三、双颌前突

双颌前突（bimaxillary protrusion）指上下颌前牙均前突，可同时伴有上下颌骨前突的错𬌗畸形。上下颌骨正常，仅上下颌前牙前突的双颌前突，亦可称为双牙弓前突（bimaxillary dentoalveolar protrusion），以强调其为单纯牙性错𬌗而非骨性错𬌗。

双颌前突往往咬合功能基本正常，但前牙前突造成唇突，对容貌，尤其侧貌美观影响较大。此外，过度唇倾的前牙也会增加牙周𬌗创伤的风险，影响健康。双颌前突有明显的种族倾向，如黑种人和黄种人患病率较高，白种人患病率较低；亦有地域差异，如我国南方人较北方人患病率高。

（一）病因

由于遗传、口腔不良习惯、替牙障碍、舌体过大等原因，使上下颌骨矢状向生长发育过度或上下颌牙列整体前移。

（二）临床表现

1. **颜貌检查**　上下唇前突，闭合不全；颏部紧张，形态往往不明显。

2. **口内检查**　上下颌牙弓矢状向关系正常，双侧磨牙基本中性关系，前牙覆𬌗覆盖基本正常，没有或仅有少量拥挤。

3. **X线头影测量分析**　反映上、下颌骨矢状向位置的SNA角、SNB角增大，亦可基本正常（单纯双牙弓前突）；ANB角正常或轻度增大，表明为骨性Ⅰ类或轻度骨性Ⅱ类。反映上、下颌切牙突度的UI-NP突距、LI-NP突距增大；反映上、下颌切牙倾斜度的UI-SN角、LI-MP角多增大，而上下颌切牙夹角（UI-LI角）多减小。反映上、下唇突度的UL-E线距、LL-E线距增大。

需要说明的是，一些安氏Ⅱ类错𬌗的患者，上、下颌前牙也可表现为前突，但其磨牙关系为远中，即存在上下颌牙弓、颌骨的矢状向不调，其形成机制与双颌前突不同，不属于本部分讨论的范畴。

（三）诊断

根据颜貌检查、口内检查和X线头影测量分析不难诊断。其诊断要点包括：上下唇前突、磨牙中性关系、前牙覆𬌗覆盖基本正常、无明显拥挤等。若SNA角、SNB角增大，则双颌前突存在骨性因素；若SNA角、SNB角正常，则双颌前突仅为牙性前突，即双牙弓前突。

（四）治疗

1. **一般性矫治**　对于不存在，或仅存在轻、中度骨性因素的双颌前突，通常采用一般性矫治。正畸治疗的主要目标是减小上下颌前牙的突度，从而减小唇突度，改善侧貌美观和唇闭合功能。由于改善前突往往需上下颌前牙较多内收，所需间隙量较大，因此常采用拔牙方案。多选择拔除4颗第一前磨牙，以较粗的不锈钢方丝作为工作丝内收前牙关闭间隙。为获得较大的前牙内收量，常需加强支抗，尤其是上颌，可以使用口外弓、Nance弓、种植体支抗等。但由于前牙内收量大，内收过程中尤其需要注意上颌切牙转矩控制，防止其牙冠过度舌倾甚至牙根唇向移动。上颌切牙一旦发生转矩丢失，即变得过于直立甚至舌倾，侧貌很可能会变得更差。对于治疗前上颌切牙倾斜度基本正常的情况，内收时须进行上颌切牙的整体移动或舌向控根移动，比原本唇倾的上颌切牙内收时"有控制的倾斜移动"（controlled tipping）要困难得多。采用"双尺寸技术"（bidimensional technique），即4颗上颌切牙采用槽沟宽度为0.018英寸的托槽，其余牙采用槽沟宽度为0.022英寸的常规托槽，以0.018英寸×0.025英寸的不锈钢方丝为主弓丝关闭间隙，可消除上颌切牙区的"余隙角"，有利于双颌前突拔牙矫治前牙内收时上颌切牙的转矩控制。此外，上颌切牙可使用预设了较大冠唇向转矩的"高转矩"托槽。另一方面，上颌切牙区弓丝上添加冠唇向转矩。如需上颌切牙舌向控根移动，当常规方法作用不明显时，还可使用门形辅弓（gate spring）等辅助工具。

若双颌前突程度较轻，则应考虑拔除第二前磨牙，无需额外支抗，以免过度内收前牙；对于拒绝拔除前磨牙者，在确定第二磨牙远中有牙槽骨的前提下，也可选择拔除4颗第三磨牙，利用种植体作为支抗整体远移上下颌牙列，达到内收前牙、减小唇突的目的。

双颌前突正畸治疗通常疗程较长，切牙牙根吸收的可能性较大，程度也可能较重；此外，前牙大量内收可能造成舌位后移，需密切关注气道改变。

2. **正畸-正颌联合治疗**　对于存在较严重骨性因素的双颌前突，需要采用正畸-正颌联合治疗，通过外科手术后退颌骨或牙槽骨。

在确立双颌前突的矫治目标时，应充分考虑患者的人种特点和个性化审美，并没有绝对通用的侧貌标准。此外，还应考虑颅颌面的生长发育规律，其普遍趋势是随年龄增长颏部逐渐变突，前牙逐渐直立,唇部后移。因此,对于较年轻的双颌前突患者,不要追求过多内收前牙,以免造成唇部相对于其实际年龄显得过于后缩。

（五）典型病例（图9-3-1）

患者,女,23岁,要求矫治"嘴突"。

检查:侧貌唇突。磨牙中性关系;前牙覆𬌗、覆盖正常;牙排列整齐。ANB角正常,上下颌前牙唇倾。

诊断:安氏Ⅰ类;骨性Ⅰ类、低角;双颌前突（双牙弓前突）。

治疗计划:拔除14、24、34、44,利用4颗微种植钉内收上下颌前牙,利用门形辅弓为上颌中切牙施加根舌向转矩。

治疗时间:28个月。

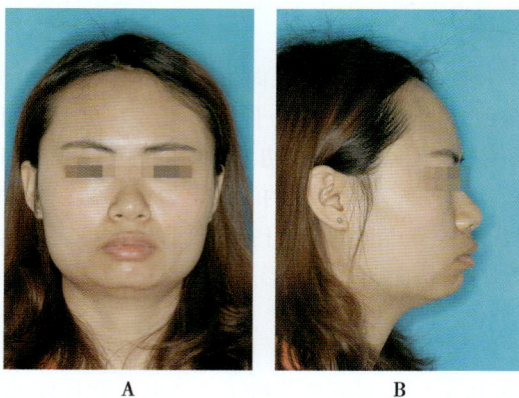

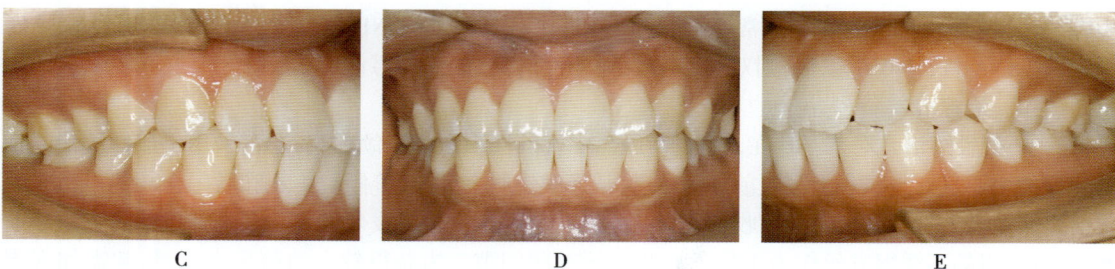

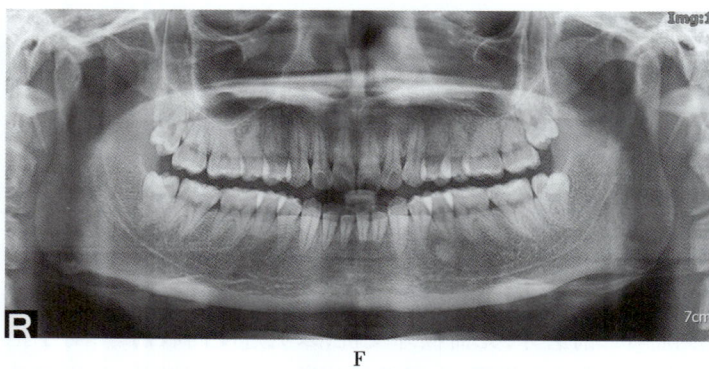

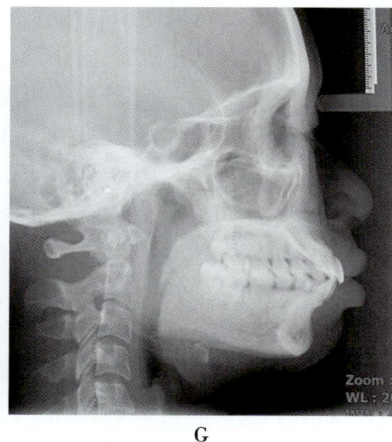

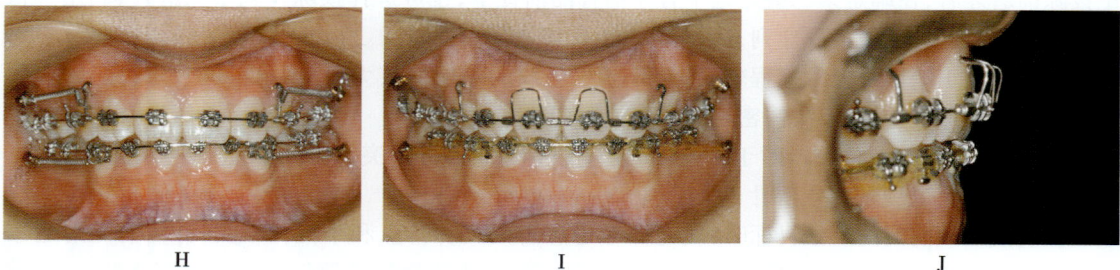

A　　　　　B

C　　　　　D　　　　　E

F　　　　　G

H　　　　　I　　　　　J

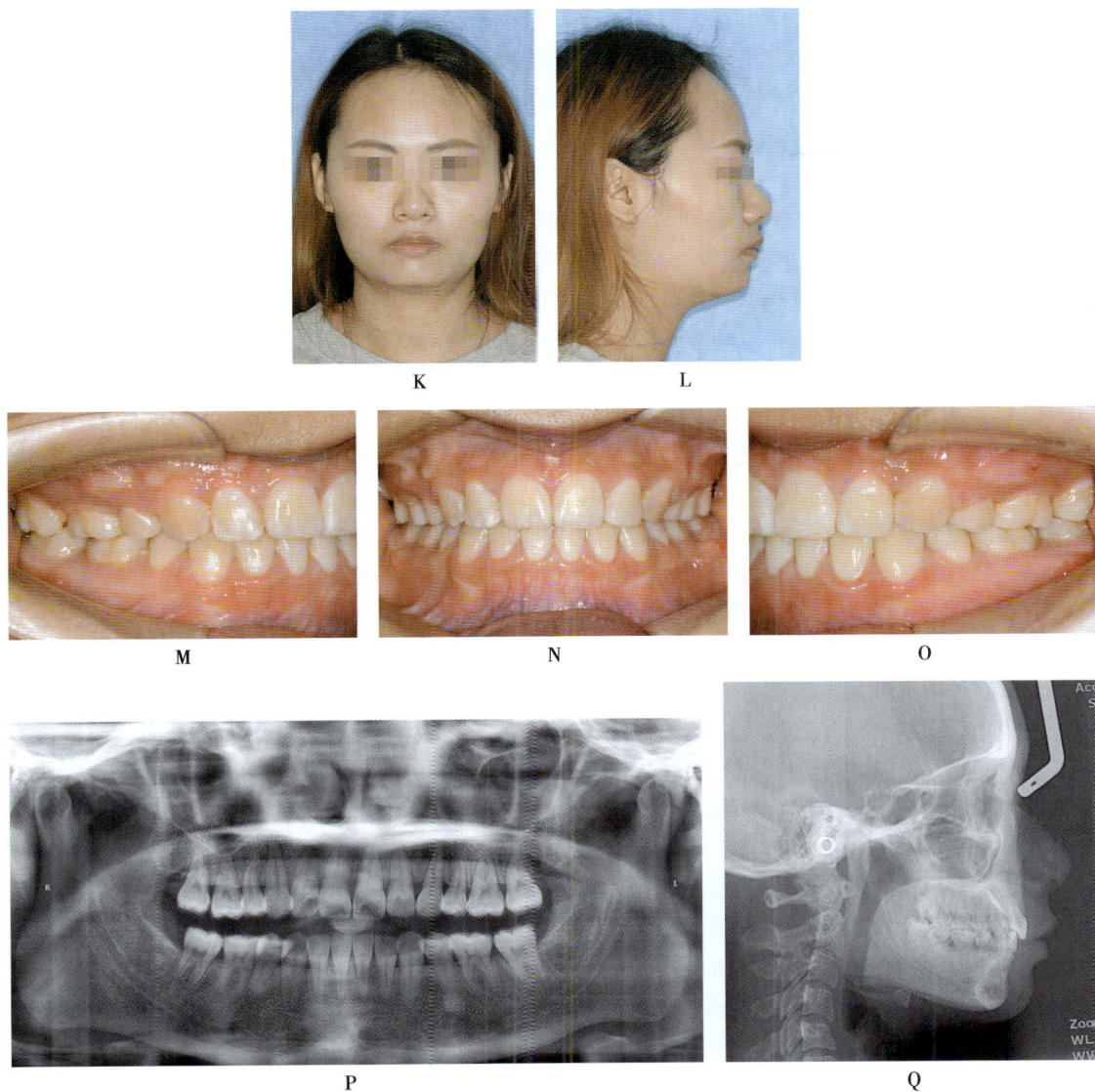

图 9-3-1　双颌前突治疗

A~G. 正畸前面像、牙𬌗像及 X 线片　　H. 利用种植体支抗内收上下颌前牙　　I、J. 利用门形辅弓对上颌中切牙施加根舌向转矩　　K~Q. 正畸后面像、牙𬌗像及 X 线片

（李　宇）

四、前牙反𬌗

前牙反𬌗(anterior crossbite)可有个别前牙反𬌗及多数前牙反𬌗。多数前牙反𬌗指三个以上的上颌前牙与对颌牙呈反𬌗关系,是一种错𬌗类型。本节所讨论的"前牙反𬌗"指多数前牙反𬌗。前牙反𬌗时,磨牙关系多数为近中,称为安氏Ⅲ类错𬌗。

前牙反𬌗是我国儿童中常见的一种错𬌗畸形,流行病学调查结果显示乳牙期、替牙期和恒牙期的患病率分别为 14.94%、9.65% 和 14.98%。前牙反𬌗对口腔功能、颜面美观和心理健康有较严重的影响,并且随患者的生长增龄症状逐渐加重。

（一）病因

1. 遗传因素　前牙反𬌗有明显的家族倾向,但临床上不能通过简单地询问家族史来区别患者反𬌗的类型及估计预后。作为一种多基因遗传病,前牙反𬌗不论是"骨骼性"还是"功能性"均受到遗传和环境的双重影响,家族史阳性的患者骨骼畸形并不一定比家族史阴性者更严重,也并没有更多的概率发展成为严重骨性前牙反𬌗。只有仔细地分析亲属,特别是父母的𬌗型、骨型,家族资料才能提供有价值的参考。

一些单基因的遗传综合征会影响到颌骨和牙齿的发育,前牙反𬌗可以是该综合征的表征之一。这样的遗传综合征主要有:21-三体综合征(唐氏综合征,Down's syndrome)、颅骨-锁骨发育不全综合征、Crouzon 综合征、虹膜-牙齿发育不全综合征等。

2. 环境因素

(1)先天因素:先天性唇腭裂是前牙反𬌗的重要病因之一。由于唇腭裂影响骨缝增生和骨的表面增生,同时手术瘢痕组织对颌骨发育有一定限制,唇腭裂伴有的错𬌗畸形中,最多见的是因上颌骨发育不足造成的前牙反𬌗或全牙弓反𬌗。反𬌗的发生率、出现部位及严重程度与唇腭裂的类型有关,一般来说,骨缺损越多,反𬌗的发生率越高,反𬌗涉及双侧牙的可能性越大,畸形也越严重。上颌恒牙先天性缺失也常伴有前牙反𬌗。

(2)后天因素

1)全身性疾病:垂体功能亢进产生过量的生长激素,如持续到骨骺融合之后,或者在骨骺融合之后发病,可表现为肢端肥大、下颌前突、前牙或全牙弓反𬌗。佝偻病由于维生素 D 缺乏,影响钙磷代谢而使骨代谢紊乱,可因下颌骨发育畸形表现出前牙反𬌗、开𬌗。

2)呼吸道疾病:慢性扁桃腺炎,腺样体增生、肿大,为保持呼吸道通畅和减小压迫刺激,舌体常向前伸并带动下颌向前,形成前牙反𬌗、下颌前突。

3)乳牙及替牙期局部障碍:乳牙龋病及其引起的乳牙及替牙期的局部障碍是前牙反𬌗形成的一个重要的后天原因。

乳磨牙邻面龋导致牙冠近远中径减小,牙齿的位置发生改变,形成早接触和𬌗干扰。乳牙期关系不稳定,颞下颌关节形态未发育完成、可动范围大,神经肌肉反射也易于改变,任何原因造成的早接触和𬌗干扰都很容易诱发下颌关闭路径向前,或者向前侧方改变,形成前牙反𬌗,或者前牙及一侧后牙反𬌗。

乳牙早失对𬌗的发育影响较大。上颌乳前牙早失时因缺少功能刺激,该部位牙槽骨的发育将受影响,恒侧切牙萌出时位置常偏向舌而与对颌牙产生早接触,诱发下颌关闭时向前移位,形成前牙反𬌗;多数乳磨牙早失因被迫用前牙进行咀嚼,下颌逐渐向前移位,日久形成下颌前突、前牙反𬌗。上颌乳切牙滞留,恒切牙常被迫腭侧萌出,与对颌牙形成反𬌗关系。乳尖牙磨耗不足时,相对的尖牙形成早接触可导致前牙反𬌗或前牙及一侧后牙反𬌗。

4)口腔不良习惯:伸舌、吮指、咬上唇、下颌前伸习惯及不正确人工喂养等都可造成前牙反𬌗、下颌前突。

(二)临床表现

1. 牙关系异常 多数情况下反𬌗涉及 6 个上颌前牙,有时可为 4 个切牙。牙性前牙反𬌗表现为上颌前牙舌倾,下颌前牙唇倾。骨性前牙反𬌗则相反,表现为上颌前牙唇倾、下颌前牙舌倾,以代偿骨性不调。前牙反𬌗病例(除外唇腭裂)合并双侧后牙反𬌗者约占 7%。下颌牙弓的长度和宽度较上颌牙弓发育得大,特别是在长度方向上。上颌前牙常有不同程度的拥挤,下颌前牙较少拥挤,即使有程度也较轻。磨牙关系多数为近中,也可为中性。

2. 颌骨发育与颅面关系异常

(1)下颌:下颌生长过度,不仅下颌综合长度增加,而且下颌体长度也比正常者大。下颌整体位置前移,下颌关节、升支、下颌角、颏部都靠前。常可伴有下颌发育不对称、面部偏斜。

(2)上颌与面中部:上颌向前发育不足,造成上颌长度减小,位置靠后,面中部可后缩。

(3)上、下颌间关系异常,Ⅲ类骨面型。

(4)后颅底相对于前颅底向前向下倾斜。颅底位置异常促进了下颌前突。

(5)骨性下颌前突常合并骨性下颌偏斜。

3. 口颌系统功能异常

(1)咀嚼肌活动不协调:有关研究表明,与正常相比前牙反𬌗患者正中位时颞肌后束低电压,正中最大咬合时颞肌后束以及咬肌活动均减小,前牙反𬌗患者咀嚼活动的不协调还表现在咀嚼期中静止期和放电期的节律变动较大,从而造成了咀嚼节律的紊乱。

（2）咀嚼效能减低:根据有关研究结果,前牙反殆患者的咀嚼效率约为正常者的1/2。此外,食物咽下之前的咀嚼次数和咀嚼时间也比正常者多。

（3）颞下颌关节紊乱:前牙反殆患者中伴有颞下颌关节紊乱病者并不多见。一些患者关节X线片上虽表现出髁突前移,但临床症状却不明显。值得注意的是,下颌前突但前牙不反,而呈浅覆盖的患者,由于浅覆盖关系限制了下颌向前发育的强烈趋势,髁突位置被迫后移,容易造成颞下颌关节紊乱病。

（三）诊断

1. 安氏分类（图9-4-1） Angle根据磨牙关系将磨牙关系中性的前牙反殆列为Ⅰ类错殆,将磨牙关系近中的前牙反殆列为Ⅲ类错殆。

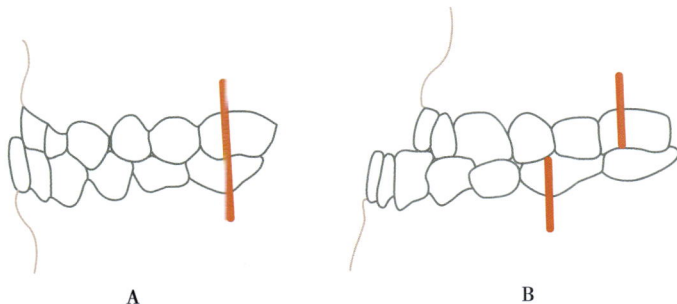

图9-4-1 前牙反殆的牙性分类示意图
A. 安氏Ⅰ类,毛氏Ⅱ³ B. 安氏Ⅲ类,毛氏Ⅱ¹

2. 毛氏分类 在毛燮均错殆分类法中,前牙反殆列为两类,即后牙近中、前牙反殆（Ⅱ¹）和后牙中性、前牙反殆（Ⅱ³）。

安氏和毛氏分类都是根据上下颌牙列的牙关系,而不涉及颌骨-颅面位置关系。

3. 按致病机制分类

（1）牙性:由于牙齿萌出、替换过程中的障碍,上下颌切牙的位置异常,造成单纯前牙反殆。这种前牙反殆,磨牙关系多为中性,上颌前牙舌倾、下颌前牙唇倾;骨性Ⅰ类（0°≤ANB角≤5°）。矫治一般较容易,预后良好。

（2）骨性:由于上、下颌骨生长不均衡造成的颌间关系异常,表现为下颌发育过度（mandibular excess）、上颌发育不足（maxillary deficiency）、骨性Ⅲ类（ANB角<0°）、下颌不能后退;磨牙近中关系、上颌前牙唇倾、下颌前牙舌倾。骨性前牙反殆又称为真性Ⅲ类错殆,矫治难度较大,严重者需要配合正颌手术。

（3）功能性:根据Moyers,凡后天获得、神经-肌肉参与、下颌向前移位所形成的安氏Ⅲ类错殆,称为功能性Ⅲ类错殆或假性Ⅲ类错殆,其所伴有的下颌前突症状称为功能性或假性下颌前突。咬合干扰和早接触是诱发功能性前牙反殆的主要原因。此外,由口腔不良习惯、不正确哺乳、扁桃腺肥大等引起的下颌位置前伸形成的前牙反殆和下颌前突也多属于此种功能性错殆之列。功能性前牙反殆,磨牙关系多为轻度近中,一般反覆盖较小,反覆殆较深,下颌骨大小、形态基本正常,但位置前移,显示出轻度的下颌前突和Ⅲ类骨面型。功能性前牙反殆的典型特征为下颌可以后退至上下颌前牙对刃关系,下颌后退或处于姿势位时,ANB角明显增大、侧貌也较牙尖交错位时明显改善。单纯功能性前牙反殆的治疗反应较好,预后较佳。

功能性反殆患者常可以伴有不同程度的骨骼异常,骨骼性反殆病例也可以表现出一些功能因素。由于这两种因素常常同时存在,此时往往无法绝对区分功能性反殆或骨性反殆。所谓"功能性"或"骨性"的诊断一般是指反殆以某种因素为主要特征。

4. 鉴别诊断

（1）骨性前牙反殆与功能性前牙反殆的鉴别诊断

1）有无家族史:骨性前牙反殆一般都有家族史,但并非所有骨性前牙反殆都有家族史。

2）临床检查

①检查下颌闭合道：功能性前牙反殆常有下颌的功能性移位，下颌闭合道不规则，由下颌姿势位到牙尖交错位下颌前伸。牙尖交错位时前牙为反殆关系，面型为凹面型，下颌姿势位下颌可以后退至前牙切对切，面型明显改善，改为直面型。

骨性前牙反殆往往没有下颌的功能性移位，下颌闭合道为规则的圆滑弧形，下颌难以后退至切对切。也有一些骨性患者下颌可以少许后退，但面型不会因此而改变。

②检查咬合关系：功能性前牙反殆在牙尖交错位时磨牙关系为近中关系、前牙反覆盖比较小，反覆殆比较深；下颌姿势位时磨牙关系可能为中性甚至为远中关系。

骨性前牙反殆磨牙关系为近中，尖牙关系也多为近中关系。反覆盖多较大，多超过3mm，反覆殆一般较小，甚至为开殆或开殆趋势。

③检查牙性的代偿（dental compensation）：骨性前牙反殆有前牙的代偿，上颌前牙唇向倾斜，下颌前牙舌向倾斜。

3）颌骨特征

①矢状类型：前牙反殆的上、下颌骨矢状关系可分为以下六类（图9-4-2）：上颌正常下颌前突型、上颌后缩下颌正常型、上下颌均正常型、上颌后缩下颌前突型、上下颌前突型和上下颌后缩型。

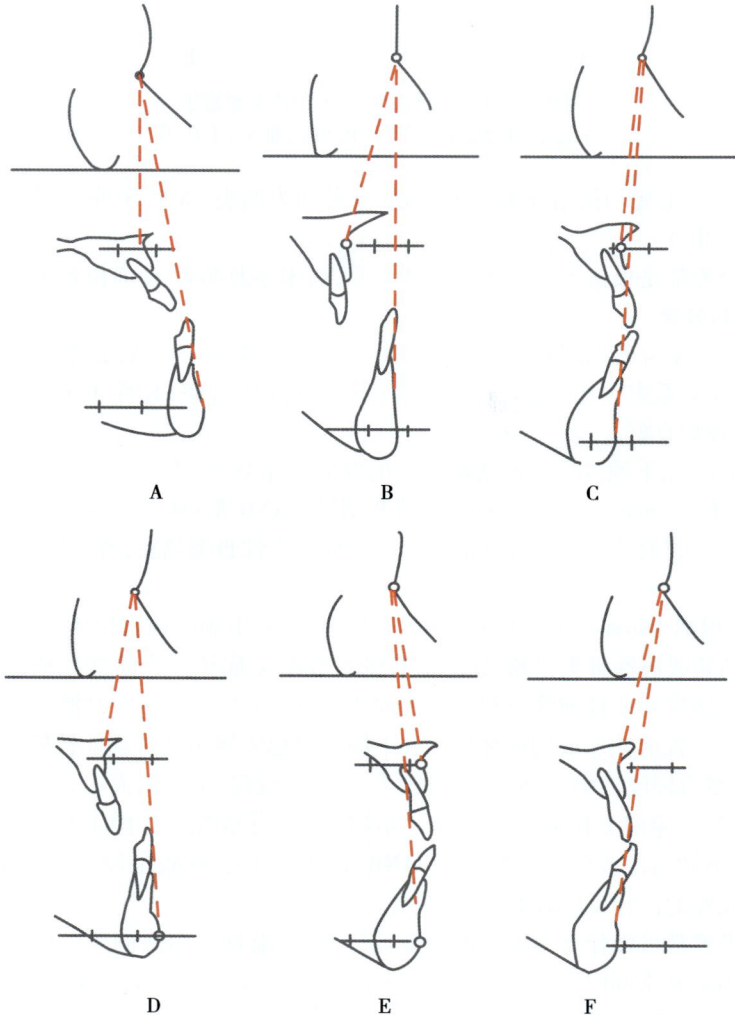

图9-4-2 骨性前牙反殆的类型示意图（矢状方向）
A.上颌正常下颌前突 B.上颌后缩下颌正常 C.上下颌正常 D.上颌后缩下颌前突 E.上下颌前突 F.上下颌后缩

　　功能性前牙反殆上颌多为正常,下颌在牙尖交错位时可表现为前突,ANB 角偏小或<0°;骨性前牙反殆上颌多为后缩,下颌多为前突,ANB 角偏小或<0°。有调查显示:75%的 Ⅲ 类错殆为骨源性,其中下颌过大、位置前突约占 47%,上颌发育不足、位置后缩约占 19%、上下颌同时异常约占 9%。

　　②垂直类型:前牙反殆的垂直骨面型可分为均角型、高角型和低角型。功能性前牙反殆的下颌平面角一般较为平坦,为低角型或均角型;骨性畸形的下颌平面角较为陡峭,为高角型或均角型(图 9-4-3)。

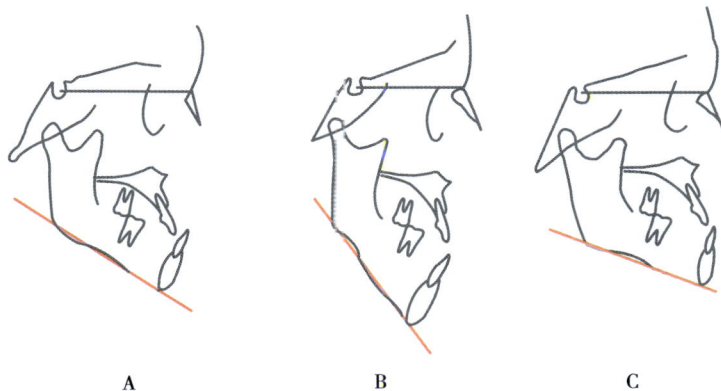

图 9-4-3　骨性前牙反殆的类型示意图（垂直方向）
A.均角型　B.高角型　C.低角型

　　(2) 正畸代偿治疗(orthodontic camouflage)与正畸-正颌联合治疗适应证的鉴别

　　1)畸形的严重程度:ANB 角 0°～2°为轻度,−2°～−4°为中度,<−4°为重度骨性畸形。一般轻度和中度骨性反殆可考虑正畸代偿治疗,中度以上可考虑正畸-正颌联合治疗。当然随着种植支抗、引导性组织再生术(GTR)、牙周辅助加速成骨(PAOO)等技术的不断创新和完善,使得正畸代偿治疗的范围越来越大。

　　2)从三维角度分析畸形类型:若 Ⅲ 类骨性畸形除了涉及矢状向还合并垂直向错殆畸形,如合并开殆患者,则正畸代偿治疗的难度显著增加,更倾向于采用正畸-正颌联合治疗。若 Ⅲ 类骨性畸形还合并水平向错殆畸形,如伴有偏颌畸形,则也更倾向于正畸-正颌联合治疗。

　　3)牙周情况:牙周情况差、骨质吸收、牙齿松动、前牙去牙槽骨骨质薄等情况,会增加正畸代偿的治疗风险,应该尽量少移动牙齿,也倾向于正畸-正颌联合治疗。

　　4)治疗前牙齿代偿情况:治疗前,前牙代偿若已经较为严重,即上颌前牙较为唇倾,下颌前牙较为舌倾,正畸代偿治疗会加重前牙的倾斜,易造成殆创伤、骨开窗、骨开裂,等情况。

　　5)X 线头影测量:ANB 角<−4°、LI-MP 角<82°、SNP 角>83°、颏角 IDP-MP<69°、联合变量 CV<201°是外科治疗的参考指征。

　　6)软组织侧貌:Ⅲ 类患者若颏部太突,则正畸代偿治疗往往难以改善侧貌,反而常导致下颌前牙舌倾,更倾向于采用正畸-正颌联合治疗。

　　(四) 颅面生长和预后估计

　　1. **颅面生长**　前牙反殆的有些颅面结构异常出现较早,且随生长发育加重(如上颌长度不足、下颌位置前突、Ⅲ 类骨面型),它们对前牙反殆的形成和发展都起到重要作用;有的虽然出现较早,但却并不随生长发育而加重(后颅底前倾、上颌位置靠后、下颌体长度增大、面部生长靠前),它们只对前牙反殆的形成起重要作用;另外一些颅面结构异常,在生长发育过程中出现较晚(如下颌角开大)。

　　前牙反殆颅面生长发育仍是一个研究中的问题。对于一个年龄较小的反殆患者,如何预测其牙面畸形的发展、最终的严重程度以及可能采取的对策,目前仍然主要靠医生经验推定。

　　2. **疗效与预后估计**　前牙反殆的预后可以根据病史、临床检查、X 线头影测量进行估计。

学习笔记

		预后较好	预后较差
病史	就诊年龄	小	大
	发病时期	替牙期	乳牙期
	家族史	无	有
临床检查	磨牙关系	中性、轻度近中	完全近中
	上颌前牙	舌倾或较直立	唇倾
	下颌前牙	唇倾、有散隙	舌倾
	反覆盖	较小	较大
	反覆𬌗	较深	开或开倾向
	牙齿拥挤	以下颌牙弓为主	上颌牙弓严重拥挤
	后牙反𬌗	无	有
	下颌偏斜	无	常伴有
	下颌后退	可以退至前牙对刃	不能
头影测量	ANB 角	≥0°	<0°
	下颌角	正常	开大
	颌骨长度	正常	下颌过大，上颌过小
	颌关节位置	正常	靠前
	颏部前后径	正常	较小
	颏角 IDP-MP	正常	较小

关于发育期Ⅲ类患者正畸疗效预测的系统文献研究结果发现，下颌位置前突、升支短、下颌体较长、下颌角大预后较差；然而，除下颌角被较多文献报道外，其他指标变化很大。这提示临床上评价Ⅲ类的疗效与预后要综合考虑。

（五）治疗

由于前牙反𬌗有随生长逐渐加重的趋势，早期矫治尤为重要。早期矫治方法相对简单，且有利于颌面部向正常方向发育。有的前牙反𬌗病例矫治较易，而更多病例可伴有牙列拥挤、牙弓宽度和高度不调以及颜面不对称等，矫治难度较大。前牙反𬌗特别是骨性前牙反𬌗病例，反𬌗矫治后随生长发育有复发的可能，因此不少病例要分阶段治疗，矫治的时间比较长。前牙反𬌗的矫治器包括上颌𬌗垫矫治器、下颌前牙树脂联冠式斜面导板矫治器、功能调节器Ⅲ型（FR-Ⅲ）、口外上颌前方牵引器、头帽颏兜、固定矫治器等。

1. 矫治方案　在制订矫治方案时要根据各方面收集到的资料分析患者的现状，估计治疗的难易程度，预测将来的发展。不同发育时期的患者治疗目的和处置方法各不相同。

（1）乳牙期：乳前牙反𬌗病例中，牙性和功能性反𬌗的病例比较常见，颌骨畸形一般不明显。此期的治疗目的在于：恢复下颌正常咬合位置，改善骨面型；解除前牙反𬌗，促进上颌发育、抑制下颌过度发育。

乳牙期改变牙位和移动下颌的可能性都很大。对于以牙齿因素为主的患者，简单的活动矫治器如上颌双曲舌簧𬌗垫式矫治器可以完成上述两个目的；而对于功能因素较明显的患者，功能性矫治器如下颌联冠式斜面导板矫治器、FR-Ⅲ都能收到很好的效果。最佳矫治时间在4~5岁，疗程一般为3~5个月。部分合并伸舌不良习惯的病例，反覆盖可能较大，甚至前牙开𬌗，但伴随不良习惯的纠正，反覆盖及开𬌗逐渐消除。少数骨骼畸形比较明显的病例治疗比较复杂，需要配合使用头帽颏兜等口外装置，疗程也长一些。

一般认为，乳牙反𬌗矫治后，如果没有遗传因素，恒牙发生反𬌗的可能性减小，如果有遗传因素，乳牙反𬌗的矫治也对恒牙正常建𬌗有利，而且早期改正乳牙反𬌗有利于缓解家长焦虑。

（2）替牙期：此期前牙反𬌗可能为功能性与骨性的混合，因此要区别患者现有错𬌗类型并预估反𬌗的发展趋势。替牙期反𬌗的治疗复杂而多变，是前牙反𬌗治疗的关键期。

1）无论是哪种类型的反𬌗，首先要通过上、下颌前牙的移动解除前牙反𬌗关系以利于上、下颌骨的生长趋向正常，防止骨性前牙反𬌗的发生或发展。前牙反𬌗矫治之后要观察替牙过程，防止反

学习笔记

殆的复发和拥挤的发生。

2）反殆的类型不同，矫治过程有所差别，观察期的处理也不尽相同。

对于牙性反殆，通过唇倾上颌前牙、舌倾下颌前牙矫正。

对于功能性反殆，主要是消除功能因素，如通过压低前牙减小反覆殆，并引导下颌退回到正常位置。

对于骨性反殆，要区分问题是在上颌或者下颌。上颌发育不足多进行前方牵引，牵引前可快速扩开腭中缝有利于牵引的效果。观察期中可使用功能性调节器保持；下颌生长过度时治疗难度较大，因为很难抑制下颌向前生长。此类患者反殆的解除主要通过上、下颌前牙的代偿，必要时可以稍向前牵引上颌。观察期中使用颏兜抑制下颌过度向前生长。

3）替牙期前牙反殆伴有拥挤病例的矫治一般遵从以下原则：只要拥挤不影响反殆的矫治，不要急于减数，特别是上颌减数。

替牙期反殆的矫治可能涉及各种矫治器，包括活动矫治器、功能矫治器、固定矫治器等。

（3）恒牙早期：恒牙早期颌骨和牙的发育大部已完成，很难通过改变生长来调整颌骨关系，移动颌骨的可能性也不大，正畸治疗的目的是通过牙齿位置的改变建立适当的覆殆覆盖关系，掩饰已存在的骨性畸形。

恒牙早期上颌发育不足、伴上颌牙弓拥挤的反殆患者，为维护面型拔牙应当谨慎。对于仍有一定生长潜力的病例，可尝试前方牵引促进上颌向前生长。可采用传统牙支持式或微钛板种植体辅助骨支持式前牵引。高角型病例扩大上颌牙弓有可能造成前牙开殆，此时可以考虑拔牙。患者生长完成、上颌牙弓拥挤严重，也应考虑拔牙矫治。

以下颌前突为主要特征的恒牙早期前牙反殆患者，正畸治疗常需要减数拔牙。根据下颌前牙需要舌倾移动的量，决定拔除下颌第一或第二前磨牙关闭间隙，或者拔除下颌第二或第三磨牙，并利用种植钉作为支抗整体远中移动下颌牙列（图9-4-4）。对于伴有前牙开殆或开殆倾向的高角型病例，首选拔除下颌第二或第三磨牙，后移并压低后牙，可同时解决矢状不调和垂直不调。

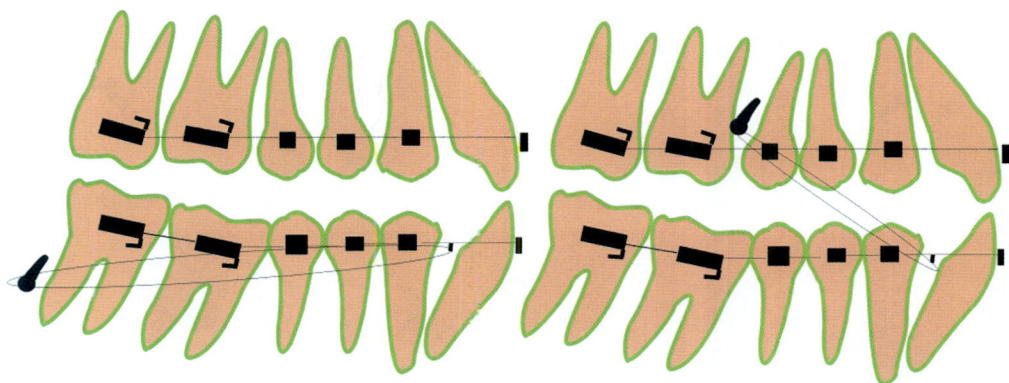

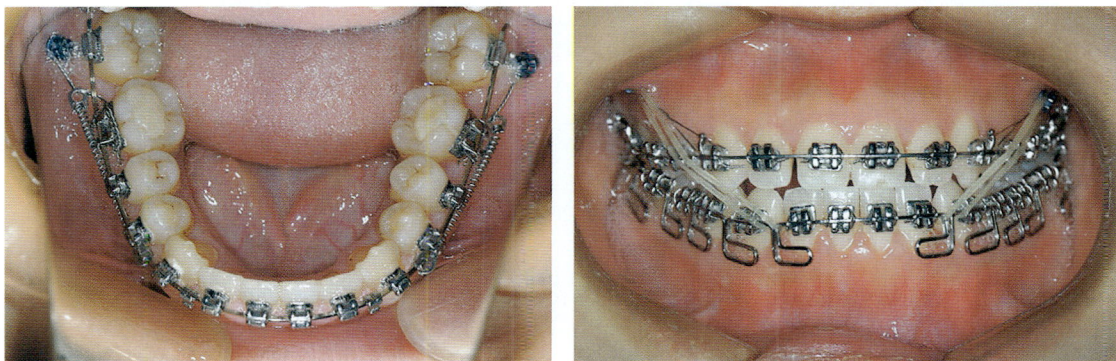

图9-4-4　种植支抗辅助纠正反殆

需要强调的是,在确定是否拔牙和拔牙模式时要注意正畸的限度,防止超限矫治造成下颌前牙过度舌倾和上颌前牙过度唇倾,过度倾斜的切牙对牙周健康、功能、面型美观和治疗稳定性都不利。对于骨性Ⅲ类前牙反𬌗,需综合考虑骨性畸形严重程度、生长发育预测、患者主观要求,谨慎选择正畸代偿治疗或是留待成年后正畸-正颌联合治疗。

2. 保持　牙性前牙反𬌗矫治后常规保持即可。骨性前牙反𬌗虽经矫治,在生长发育完成之前反𬌗仍有复发的可能,前牙反𬌗矫治后是否复发主要与患者下颌的生长有关,与𬌗保持与否关系不大。尽管如此,一般主张替牙期有骨性反𬌗倾向的患者矫治后要定期复查,观察颌骨生长与𬌗的发育,处理出现的牙弓拥挤,并酌情配合矫形力控制生长。

3. 典型病例（图 9-4-5）

患儿,女,12 岁,恒牙初期。近中关系,前牙反𬌗,上颌牙列重度拥挤,下颌牙列轻度拥挤。

诊断:安氏Ⅲ类错𬌗,骨性Ⅲ类错𬌗。

治疗计划:拔除 15、25、34、44,直丝弓矫治技术。

治疗时间:24 个月。

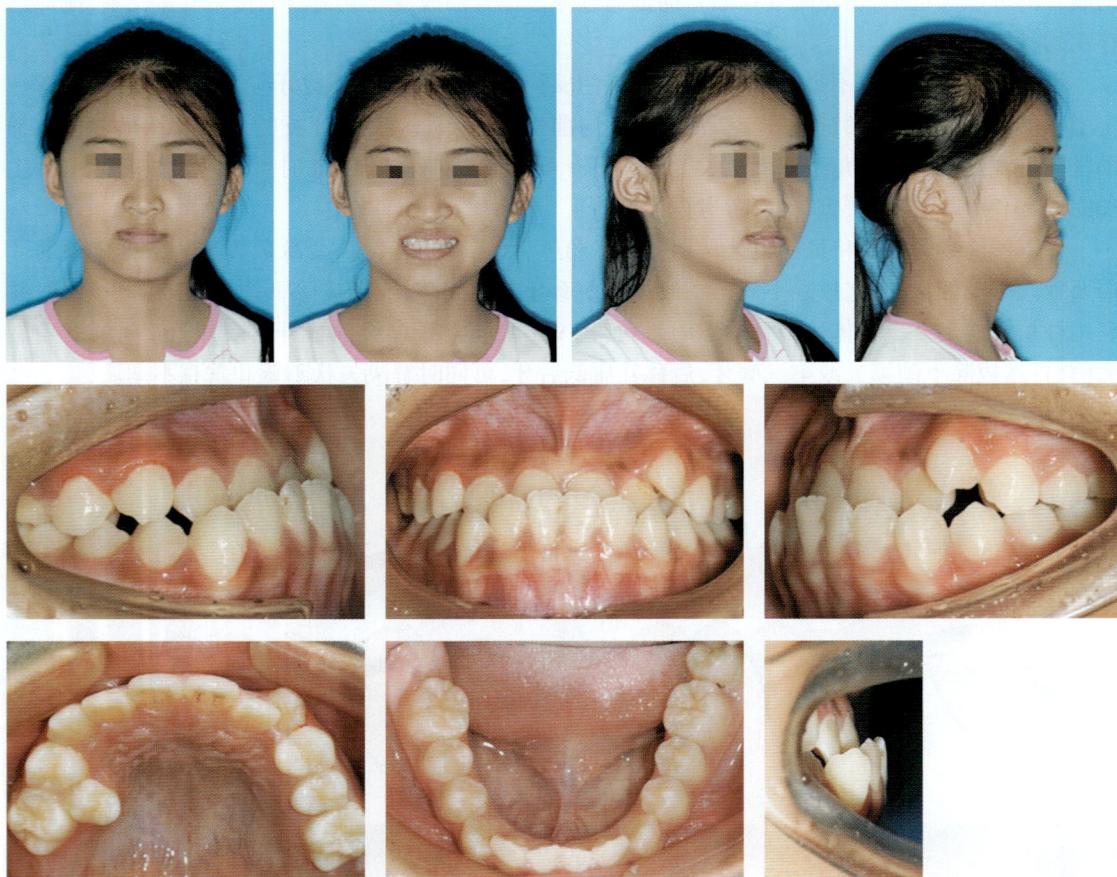

A

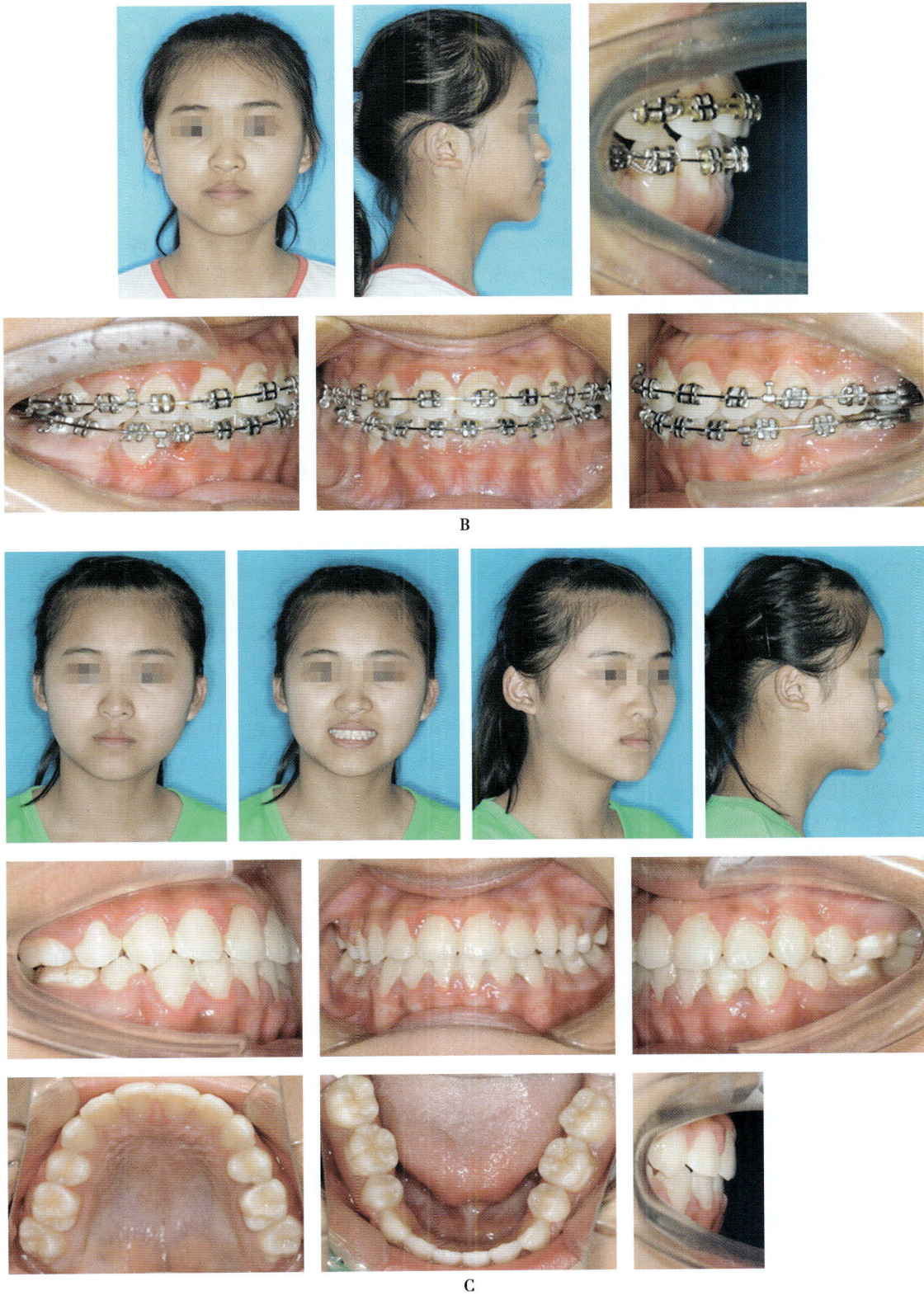

图 9-4-5 安氏Ⅲ类恒牙列前牙反殆矫治前后
A.矫治前 B.矫治中 C.矫治后

（赵志河）

五、前牙深覆盖

覆盖(overjet)是指上下颌切牙切端间的水平距离。前牙深覆盖,即覆盖过大,是一种常见的错𬌗畸形,表现为上下颌(牙弓)矢状关系不调,其患病率仅次于牙列拥挤。此类畸形的磨牙关系多为远中𬌗,并常伴有前牙深覆𬌗,是典型的安氏Ⅱ类1分类错𬌗。另外,上颌前牙唇向错位、下颌前牙舌向错位或者下颌前牙先天缺失的安氏Ⅰ类错𬌗也会出现前牙深覆盖。此类错𬌗畸形影响面部美观,严重者还会影响正常的口腔生理功能。

(一)病因

造成前牙深覆盖的原因是上下颌前牙的矢状向关系异常,如上颌前牙唇向倾斜、下颌前牙舌向倾斜;或者上下颌牙弓矢状关系不调,上颌牙弓前突、下颌牙弓后缩;或者上下颌骨矢状向关系异常,如上颌骨发育过度或者下颌骨发育不足等。上下颌骨或者上下颌牙弓关系不调受遗传与环境两方面的影响。

1. 遗传因素 研究表明,Ⅱ类错𬌗上颌牙量相对于下颌牙量偏大。另外,受遗传因素调控的上颌前牙区的额外牙、下颌切牙先天性缺失以及恒牙萌出顺序的异常,如上颌第一恒磨牙早于下颌第一恒磨牙萌出,或者上颌第二恒磨牙早于下颌第二恒磨牙或上颌尖牙萌出均可致前牙深覆盖。严重的骨骼畸形,如下颌发育过小、上颌发育过大也受遗传因素的控制。

2. 环境因素

(1)全身因素:全身疾病如钙磷代谢障碍、佝偻病等,由于肌及韧带张力减弱,引起上颌牙弓狭窄,上颌前牙前突和磨牙远中关系。

(2)局部因素:鼻咽部疾患,例如慢性鼻炎、腺样体肥大等造成上气道狭窄而以口呼吸代之,逐渐形成口呼吸习惯。长期的口呼吸可形成上颌牙弓狭窄、前突、腭盖高拱,最终表现出前牙深覆盖和磨牙远中关系。此外,口腔不良习惯、替牙障碍和下唇局部瘢痕也可导致前牙深覆盖。长期吮拇指、咬下唇等可造成上颌前牙唇倾、下颌前牙舌倾、拥挤,前牙深覆盖,下颌位置靠后;深覆盖继发的咬下唇习惯可加重畸形的发展。替牙障碍,如上颌第二乳磨牙大面积邻面龋或早失,上颌第一恒磨牙异位萌出等因素,均可导致上颌磨牙前移形成远中关系,而使前牙呈深覆盖。下唇局部的瘢痕组织压迫下颌前牙舌倾,出现前牙深覆盖,严重者还会造成下颌后缩畸形。

(二)临床表现

前牙深覆盖的临床表现为牙和颌骨的畸形。牙表现为上下颌前牙切端前后向的水平距离超过3mm,磨牙多数表现为远中关系,少数情况也可以是中性关系。上下颌骨关系可以表现为上颌骨前突,或者下颌骨后缩,或者上颌骨前突合并下颌骨后缩。多数情况下,前牙深覆盖患者的上颌牙弓宽度较下颌牙弓宽度窄,而且上颌牙列牙量大于下颌牙列牙量。前牙深覆盖可以根据距离大小进行分度。

前牙深覆盖的分度:

Ⅰ度:3mm<覆盖≤5mm。

Ⅱ度:5mm<覆盖≤8mm。

Ⅲ度:覆盖>8mm。

(三)诊断

前牙深覆盖根据临床表现及X线头影测量结果来诊断。按照前牙深覆盖的病因机制,可以分为牙性、功能性和骨性。

1. 牙性 前牙深覆盖主要是因为上下颌前牙位置或牙的数目异常造成,如上颌前牙唇向、下颌前牙舌向错位;或上颌前部额外牙或下颌切牙先天性缺失,口腔不良习惯等。此种局部原因造成的前牙深覆盖,一般没有上下颌骨之间以及颅颌面关系的明显不调。

2. 功能性 由于神经肌肉反射引起的下颌功能性后退;也可以由牙因素所致。例如当上颌牙弓尖牙和后牙段宽度不足时,下颌在咬合时被迫处于后退的位置,形成磨牙远中关系、前牙深覆盖。功能性下颌后缩,上颌位置一般正常,当下颌前伸至中性磨牙关系时,上下颌牙弓矢状关系基本协调,面型明显改善。

3. 骨性　由于颌骨发育异常导致上下颌处于远中关系。ANB 角通常大于 5°。上下颌前牙可出现明显的代偿，体现在上颌前牙直立，下颌切牙唇倾。典型表现为安氏Ⅱ类 1 分类错𬌗。

对于骨性前牙深覆盖错𬌗患者，其颅面骨骼类型可分为三类：①上颌正常，下颌后缩；②下颌正常，上颌前突；③上颌前突，下颌后缩。

临床研究表明，在形成安氏Ⅱ类 1 分类错𬌗的骨骼因素中，下颌后缩是主要因素。多数患者都表现为下颌后缩，有些患者则表现为下颌后缩伴有上颌前突。这提示对处于生长发育期的患者，通常可以采用生长改良治疗，如使用功能性矫治器以促进下颌发育，以达到矫治前牙深覆盖的目的。当然有些患者也可以使用口外弓以抑制上颌发育，同时可以有利于下颌骨的向前生长。

（四）矫治

1. 早期矫治　一般在替牙期到恒牙早期进行，多采用矫形力矫治器或功能矫治器对颌骨畸形进行生长改良。

（1）去除病因：破除各种口腔不良习惯，治疗鼻咽部疾患等。

（2）及时处理替牙期出现的问题：

1）拔除上颌前牙区域的额外牙，关闭上颌前牙间隙，减小前牙覆盖。

2）及时治疗乳牙龋病，第二乳磨牙早失后及时安装间隙保持器。

3）若上颌第一恒磨牙已经前移，可用摆式矫治器或口外弓推磨牙向后，矫正磨牙远中关系，恢复前磨牙的萌出间隙。

（3）当上颌牙弓宽度轻中度不足时，可使用活动或固定扩弓矫治器扩弓。当上颌牙弓严重狭窄时，可以采用腭中缝开展增加上颌牙弓宽度。在纠正上颌牙弓狭窄的同时可以创造间隙，利于上颌前牙向后移动，进而减小前牙深覆盖。

（4）对于下颌前牙舌向倾斜的患者：可以采用下颌唇挡，撑开下唇，从而打破下颌前牙的内外力量平衡，舌肌力量促使下颌前牙唇向移动，进而减小深覆盖（图 9-5-1）。

（5）生长改良治疗：对于存在上下颌骨关系不调的功能性或骨性前牙深覆盖患者可以进行生长改良治疗。最佳治疗时间在青春生长迸发期开始时，即生长发育高峰期曲线的上升阶段。在恒牙早期，下颌仍保留一定的生长潜力，下颌长度与相对于颅底的突度仍有一定程度的增大。因此，对于恒牙早期病例的治疗应充分利用患儿的生长发育潜力，使用生长改良矫正上下颌骨在

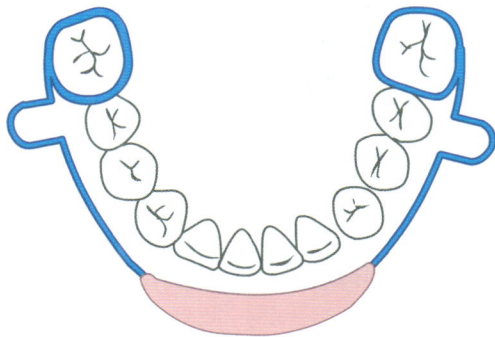

图 9-5-1　下颌唇挡示意图

三维方向上的不调，而不宜过早进行拔牙矫治。待早期矫治完成后，重新评估牙颌面畸形程度，再决定是否拔牙。大多数患者需要在恒牙期进行二期综合性矫治。

1）充分利用下颌向前生长的潜力：从替牙期到恒牙期，下颌骨经历了快速生长期，在此期间下颌的总长度（Ar-pg）和下颌相对于颅底的突度（SNB 角）均有明显的增大。前牙深覆盖多由下颌后缩造成，因此利用快速生长发育期下颌骨的向前生长是矫正前牙深覆盖、远中磨牙关系和增进面部和谐与平衡的有效方法。此阶段可采用功能矫治器（如肌激动器、双𬌗垫矫治器或 Herbst 矫治器等），使磨牙关系由Ⅱ类变为Ⅰ类，减小前牙深覆盖和深覆𬌗，以利于二期治疗。这种方法对于下颌平面角较小的低角病例特别适合。在使用功能性矫治器的治疗中也会出现后部牙槽高度增加、下颌前牙唇倾度增大的情况。对以下颌后缩为主、下颌平面角较大的Ⅱ类高角病例，临床上常将高位牵引口外弓与带有上颌后牙𬌗垫的肌激动器联合使用。

2）远中移动上颌与控制上颌向前生长：由于大多数前牙深覆盖病例的上颌位置相对正常，真正的上颌前突并不多见。而且即使使用口外弓远中移动上颌，上颌突度（SNA 角）的减小也极其有限。因此，正畸临床上将上颌骨远中移动的必要性和可能性均很小。真正的骨骼畸形通常需要采用外科手术。

临床上常做的是控制上颌向前的发育。对于有上颌前突或前突倾向的病例,在生长发育早期使用口外弓,限制上颌向前生长,与此同时,下颌能向前发育追上上颌,最终建立正常的上下颌矢状关系。同时,口外弓有推上颌牙弓整体后移或推上颌磨牙向后的作用,这也有利于改善磨牙远中关系。

在使用口外弓对上颌骨或上颌牙弓施加矫形力的时候需要注意,施加牵引力的方向不同会使上颌后部牙槽高度产生不同的改变。颈牵引,即低位牵引有使上颌后部牙-牙槽高度增加,下颌向后向下旋转,下颌平面角增大的趋势,这对低角病例的治疗有利。高位牵引有使后部牙-牙槽高度减小的趋势,能减少正畸治疗中上颌后牙垂直向高度的增加,这对高角病例的治疗有利。

2. 一般矫治 一般在恒牙期开始。

除了单纯牙性畸形外,多数前牙深覆盖会伴有不同程度的颌骨及颅面关系不调。轻度或中度骨骼关系不调时,正畸治疗常需要减数拔牙。在间隙关闭过程中,通过上下颌牙齿、前后牙齿的不同移动,代偿或掩饰颌骨的发育异常。

(1) 牙性错殆:应根据牙列拥挤度、前牙唇倾度等因素决定矫治方案。

对于上下颌牙列无拥挤或者轻度拥挤,上颌前牙唇倾,上颌后牙有足够间隙的患者,多采用不拔牙矫治,推上颌磨牙向远中的方法,缓解前牙拥挤,矫治Ⅱ类磨牙关系。如上颌牙弓相对下颌牙弓狭窄,需配合上颌扩弓以协调牙弓宽度。如上颌牙列牙量较大,则需要在上颌牙列做适度的邻面减径以协调上下颌牙量关系。如上颌后牙间隙不足,可考虑拔除上颌两个第二前磨牙来减小前牙深覆盖。

推上颌磨牙向远中矫治的最佳时机应该在第二恒磨牙未萌前,此时向远中移动上颌第一恒磨牙,每侧可以得到2~4mm的间隙。如果矫治时第二恒磨牙已萌出,而且其远中的骨量足够上颌磨牙后移,只要患者配合,也能使用口外力推磨牙向远中。

推磨牙向远中可以采用口外弓、口内固定矫治器或两者兼用、种植体支抗配合固定矫治器。近年出现的透明矫治器也可推磨牙向远中,并取得较好疗效。

1) 口外弓:内弓的前部应离开切牙2~3mm,使用口外弓推上颌磨牙向远中时,每侧牵引力为200~300cN,每天戴用10h以上,并且应根据患者的面部垂直发育调整牵引力的方向。

2) 口内矫治器:目前经常使用的是摆式矫治器,其后移磨牙的弹簧曲由β钛丝制成,并用改良的Nance弓增加支抗。一般不需要使用口外弓。此外,也可以使用改良Nance弓和螺旋推簧推上颌磨牙向远中。由于该方法使用上颌前磨牙和前牙以及硬腭前部为支抗,因此,在推上颌磨牙向远中的同时会导致支抗牙的前移。此外,该方法还会导致上颌后牙伸长,因此不适合于前牙覆殆较浅的病例。

3) 种植体支抗:使用种植体支抗配合固定矫治器远中移动上颌牙列有两种方式。其一是在上颌双侧颧牙槽嵴植入种植支抗钉,利用种植体支抗整体远中移动上颌牙列,改善磨牙远中关系,减小前牙覆盖。其二是先在上颌第一磨牙与第二前磨牙之间植入种植支抗钉,使用间接支抗稳定上颌前磨牙,同时利用螺旋推簧推上颌磨牙向远中。当上颌磨牙远中移动到位后,在上颌第一和第二磨牙之间再次植入种植支抗钉,利用种植体支抗远中移动上颌前磨牙和上颌前牙,此时还需要拆除在上颌第一磨牙与第二前磨牙之间的种植支抗钉。对于下颌前牙舌倾患者,则可以唇向移动下颌前牙,以减小前牙覆盖。必要时采用Ⅱ类颌间牵引,利于下颌前牙唇向移动,并利于磨牙关系向中性关系调整。

对于上下颌前牙均有唇倾,伴或不伴有拥挤,通常采用拔牙的方法进行矫治。一般会拔除上颌第一前磨牙,合并拔除下颌第一或者第二前磨牙进行矫治。这样不仅利于前牙覆殆覆盖关系的纠正,还利于上下颌磨牙关系的调整,以达到中性的磨牙和尖牙关系。

对于下颌前牙先天缺失造成的前牙深覆盖,若上颌牙弓正常,下颌牙弓前部发育不足。可采用固定矫治器扩展缺失的下颌前牙间隙,改善前牙覆盖,日后修复牙列缺损。若上颌前牙较唇倾,下颌位置正常,则可以上颌单颌拔除第一前磨牙,利用拔牙间隙内收上颌前牙,矫正前牙深覆盖。

(2) 骨性错殆

正畸治疗:这类错殆治疗的目标是:①解除可能存在的牙列拥挤,排齐牙列;②减小前牙的深覆

学习笔记

盖;③减小前牙的深覆殆;④矫正磨牙远中关系。为达到这一矫治目标,需要拔牙提供间隙。常用的拔牙模式是减数上颌第一前磨牙和下颌第二前磨牙,对于生长发育潜力较大的患者,也可考虑减数上下颌第一前磨牙。需要注意的是,患者的磨牙远中关系越严重,前牙覆盖越大,下颌越后缩,减数的选择应为上颌第一前磨牙和下颌第二前磨牙(图9-5-2)。

上颌牙弓拔牙间隙主要用于上颌牙列排齐、上颌前牙后移、减小覆盖;下颌牙弓拔牙间隙主要用于下颌牙列排齐整平、下颌后牙前移、矫正磨牙关系。

正畸治疗过程:恒牙期拔除4颗前磨牙的前牙深覆盖患者,多采用固定矫治器治疗。矫治过程分为三个阶段:①排齐和整平牙弓;②关闭拔牙间隙,矫治前牙深覆盖与远中磨牙关系;③殆关系的精细调整。上述三个阶段治疗中第二阶段为整个矫治过程的重点,以直丝弓矫治器为例简介如下:

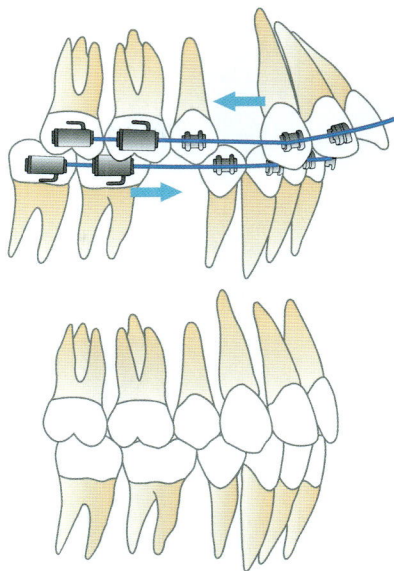

图9-5-2　前牙深覆盖拔牙矫治示意图

①排齐整平上下颌牙列:可颌内牵引远中移动上颌尖牙,使上下颌尖牙成为中性关系。如果希望上颌前牙最大限度的内收,此时可配合使用口外弓或在上颌后牙区植入种植支抗钉,以加强上颌磨牙支抗。下颌尖牙一般不需要单独向远中移动。

②内收切牙、减小覆盖:关闭拔牙间隙和内收上颌前牙是矫正前牙深覆盖的主要方法,此阶段应当使用方丝,多采用滑动法内收上颌前牙。应注意对上颌切牙进行转矩控制,在内收的同时进行根舌向/冠唇向控制。若使用圆丝,上颌切牙的移动将为不可控的倾斜移动,间隙关闭后上颌切牙将会过于直立,甚至舌向倾斜,这不仅影响切牙的功能、美观,而且会造成磨牙远中关系不能完全矫正。

上颌前牙内收时,由于"钟摆效应",前牙的覆殆将会加深,使原本在第一阶段得以控制或矫正的深覆殆重新出现。为此,需使用摇椅弓丝,在内收的同时,继续整平牙列。

内收上颌前牙时也应当进行支抗控制,对于需要较多后移上颌切牙的病例,可以同时使用Ⅱ类颌间牵引,并配合口外弓,或使用种植体支抗协助内收上颌前牙。

③磨牙关系矫正:在内收切牙时常常配合使用Ⅱ类颌间牵引,起到保护上颌磨牙支抗,消耗下颌磨牙支抗的作用,有利于磨牙关系的矫正。治疗中若使用口外弓或种植体支抗,上颌磨牙的前移会得到更有效的控制,此时不一定需要使用Ⅱ类颌间牵引。通过这些共同作用,使前后牙段发生不同比例的近远中移动,最终前牙达到正常的覆盖关系,磨牙建立中性殆关系。

应指出的是,磨牙关系中性是正畸治疗追求的目标,但并非每一个患者能够达到,特别是年龄较大的患者。例如,当上颌牙弓前突而下颌牙弓基本正常时,可以仅拔除两个上颌第一前磨牙,内收上颌前牙减小覆盖,使尖牙达到Ⅰ类关系,而磨牙为完全远中关系,仍可以得到良好的形态和功能。

3. 正畸-正颌联合治疗　成人患者严重的上颌前突和/或下颌后缩畸形可进行正颌外科手术治疗。术前多需要拔除下颌第一前磨牙,解除下颌前牙过度唇倾,进一步增大前牙覆盖。上颌牙列也可能需要配合拔除上颌一对前磨牙,以排齐上颌牙列,解除上颌前牙的过度唇倾。

上颌作Le FortⅠ型截骨术或上颌前部截骨术,调整上颌骨和上颌牙弓的形状和位置。下颌作升支矢状劈开截骨术,使下颌前徙至正确的位置。通过上、下颌截骨后的调位,可使前、后牙建立正常关系,并协调牙颌面关系,极大地改进口腔功能和颜面美观。

(五)　典型病例(图9-5-3)

患儿,女,12岁。凸面型,上颌前突,下颌后缩,磨牙和尖牙完全远中关系,前牙深覆殆、深覆盖。上下颌牙列轻度拥挤。

诊断:安氏Ⅱ¹类;毛氏Ⅱ²+Ⅳ¹+Ⅰ¹;骨性Ⅱ类。

治疗计划:早期矫治,上颌快速扩弓,使用肌激动器导下颌向前,1年后使用直丝弓矫治器治疗。

195

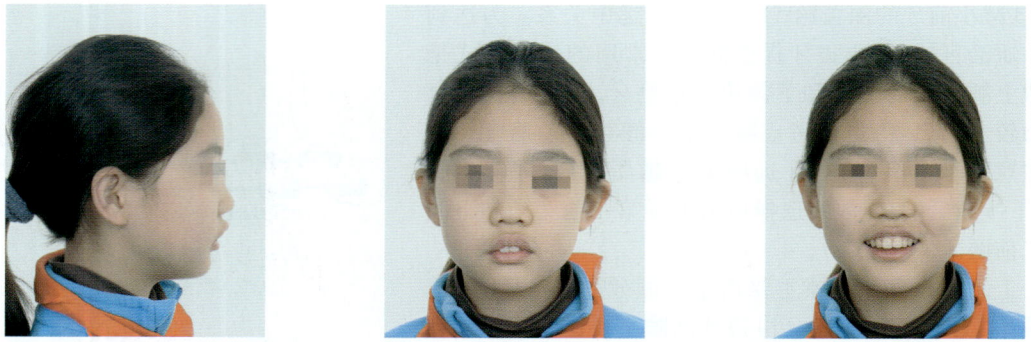

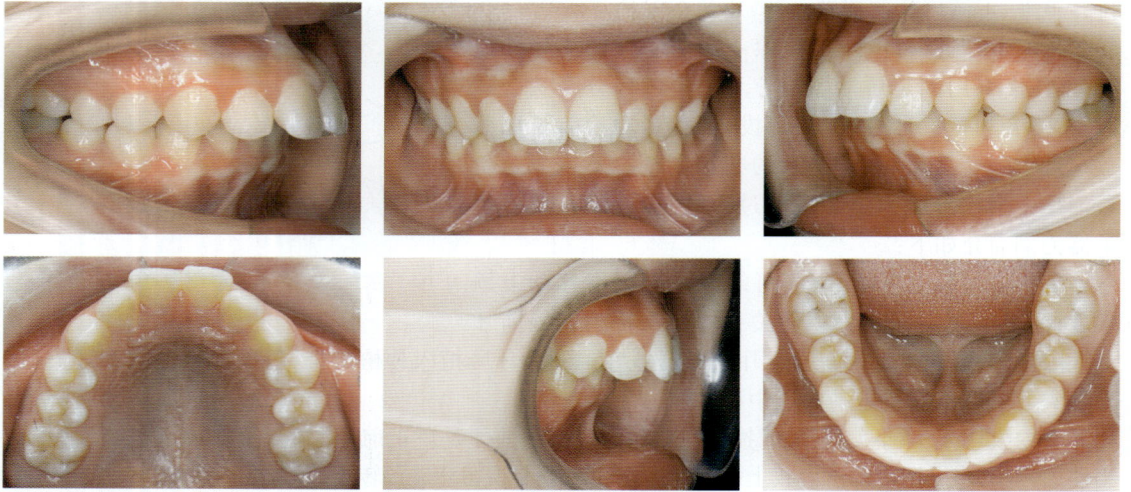

A

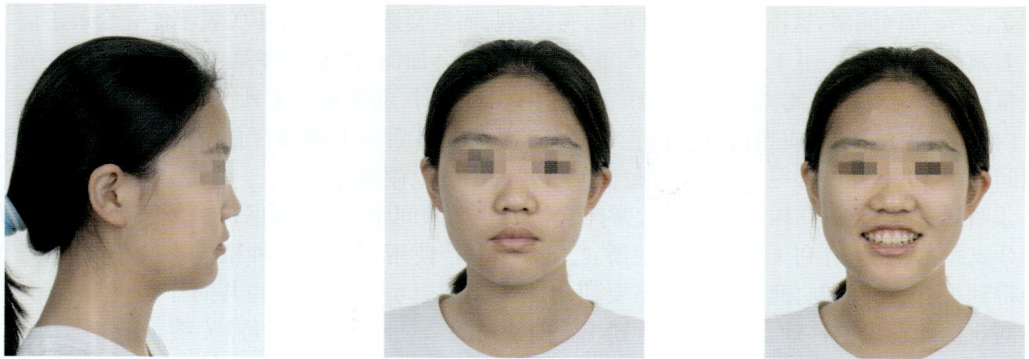

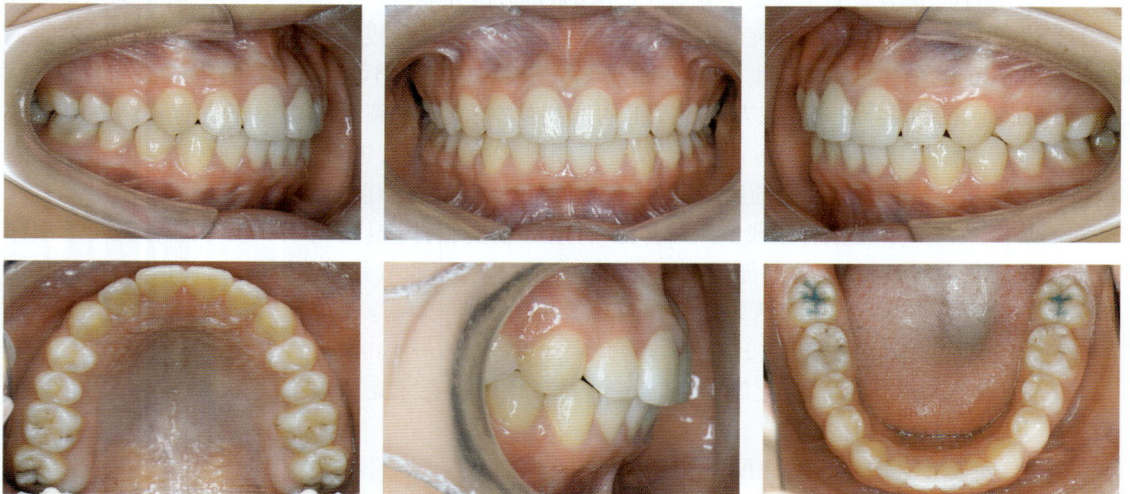

B

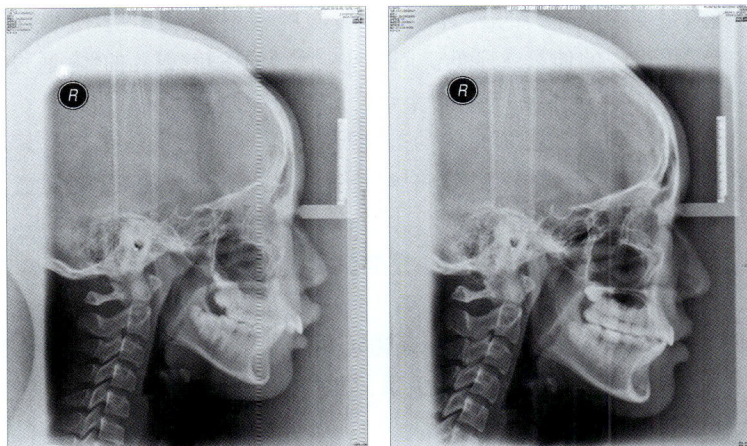

图 9-5-3　矫治前后面殆像和 X 线片
A. 矫治前面殆像　B. 矫治后面殆像　C. 矫治前后 X 线片(左:矫治前,右:矫治后)

（胡　炜）

六、后牙反殆

后牙反殆(posterior crossbite)可见于乳牙列、替牙列和恒牙列。它往往因上颌牙弓狭窄或上颌后牙舌侧倾斜所造成,也有小部分患者是由下颌牙弓过宽或下颌后牙颊侧倾斜引起。临床上,后牙反殆可发生在单侧,也可发生在双侧;可表现为个别后牙反殆,也可以是多数后牙反殆。

（一）病因

1. 牙性因素(dental factors)　乳磨牙早失或滞留引起替牙后上颌后牙舌向错位或下颌后牙颊向错位,可导致个别后牙反殆;上颌牙列后牙区的拥挤可导致上颌牙列个别牙舌侧移位,而造成个别后牙反殆。

2. 功能性因素(functional factors)

（1）一侧多数牙龋坏,只能用另一侧咀嚼,日久可导致该侧多数后牙反殆。

（2）对一侧下颌的不正常压力,如长期一侧托腮的习惯,可使下颌逐渐偏向另一侧,引起另一侧多数后牙反殆。

（3）替牙期由于咬合干扰引起下颌偏斜,也常引起单侧后牙反殆。

3. 骨性因素(skeletal factors)

（1）口呼吸患者舌处于低位,颊肌压力相对增大,上颌牙弓逐渐变窄,可引起双侧多数后牙反殆。

（2）唇腭裂患者,由于上颌牙弓宽度发育不足或手术后瘢痕的影响,常表现为双侧后牙反殆。

（3）巨舌症导致下颌牙弓过宽,也可引起后牙反殆。

（4）髁突良性肥大,容易引起下颌偏斜,导致单侧后牙反殆。

（二）临床表现

后牙反殆的解剖学表征为下颌后牙的颊尖及其舌斜面位于相应上颌后牙颊尖及颊斜面的颊侧。后牙反殆可发生于单侧后牙段,也可发生于双侧后牙段。后牙反殆大多伴有殆干扰和上下颌牙列咬合接触后发生的下颌骨功能性移位(functional shift)。严重的后牙反殆还可伴有颞下颌关节的症状以及颜面畸形。

（三）诊断

和其他错殆畸形的诊断相似,后牙反殆的诊断也需要在矢状向、水平向以及垂直向上辨明牙性和骨性畸形的部位及严重程度,从而为后牙反殆的诊断和矫治奠定基础。

首先,需要明确的是上下颌牙列的排列有无颊舌向的错位,上下颌牙列的牙冠有无颊舌向的倾斜,上下颌牙列有无垂直向的伸长或压低。同时应观察上下颌的横殆曲线,通过横殆曲线的检查可以提示牙冠倾斜的问题主要是存在于上颌牙列还是下颌牙列。

其次,应检查上下颌牙列咬合接触时的动态情况,以了解干扰是否存在及其严重程度。例如单侧后牙反殆患者常在上下颌牙列接触之前并无下颌牙列及下颌骨的偏斜,但在上下颌牙列接触后,由于殆干扰而导致下颌骨的功能性移位。

同时,对上下颌骨及牙列基骨的诊断也很重要,以明确上下颌骨及牙列基骨在颊舌向以及垂直向的不调情况。

对于一些比较复杂的后牙反殆病例,可能还需运用殆架辅助诊断,在明确髁突位置的前提下,更准确地诊断上下颌牙列基骨和牙列的位置关系,同时明确殆干扰的存在位置。

(四) 矫治

1. 牙性后牙反殆的矫治

(1) 上颌后牙舌向倾斜引起的后牙反殆:①采用上颌扩弓矫治装置,颊向移动上颌后牙,纠正牙齿颊舌向的倾斜度,使后牙反殆得以矫治。常见的上颌扩弓装置为分裂基托扩弓装置、四眼圈簧扩弓簧、W形扩弓装置、上颌螺旋扩弓装置等(图9-6-1);②对于单侧后牙反殆,可使用单侧放置双曲舌簧的上颌单侧殆垫矫治装置、单侧翼上颌活动扩弓矫治装置等,注意在健侧增强支抗,防止健侧牙齿过多颊向倾斜;③采用固定矫治装置,利用上下颌后牙间的交互牵引来矫治舌向倾斜的上颌后牙,需要注意的是,在进行交互牵引时,下颌牙弓应换用较粗弓丝,以避免上下颌后牙间交互牵引时的反作用力破坏下颌后牙的正常颊舌向倾斜度。

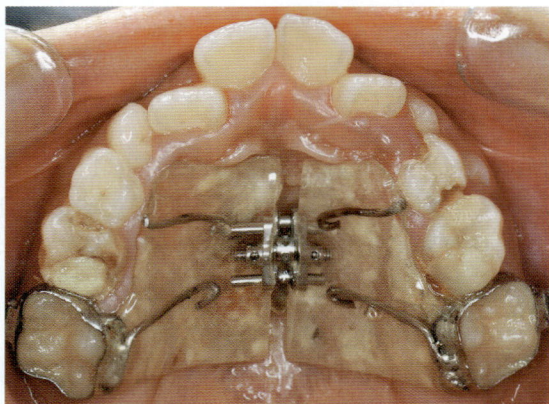

图9-6-1　上颌螺旋扩弓装置

(2) 下颌后牙颊向倾斜引起的后牙反殆:多采用上下颌后牙间的交互牵引来矫治。此时,上颌牙弓应换用较粗的弓丝,避免交互牵引时的反作用力破坏上颌后牙的正常颊舌向倾斜度。

(3) 后牙拥挤导致的个别牙反殆:多通过减数或其他方法创造间隙,利用固定矫治装置的弓丝作用,或者配合上下颌后牙间的交互牵引使其得到矫治。

2. 骨性后牙反殆的矫治

(1) 上颌牙弓狭窄引起的后牙反殆:腭中缝闭合以前,多采用上颌扩弓矫治装置,如上颌螺旋扩大装置,快速扩弓以开展腭中缝,同时配合上颌后牙的颊向移动,使后牙反殆得到矫治;腭中缝闭合后,对于轻度上颌牙弓狭窄的患者,仍可使用上颌扩弓矫治装置,多为慢速扩弓治疗,通过上颌后牙的代偿性颊向移动矫治后牙反殆;严重上颌牙弓狭窄引起的后牙反殆,单纯的扩弓治疗难以打开腭中缝时,可以通过种植体或者手术辅助的上颌快速腭开展或正颌外科手术来矫治。

(2) 下颌牙弓过宽引起的后牙反殆:对于轻中度下颌牙弓过宽引起的后牙反殆,可通过上下颌后牙间的交互牵引,使下颌后牙代偿性舌向移动来加以矫治,或者通过扩大上颌牙弓,使之适应过宽的下颌牙弓,达到矫治后牙反殆的目的;对于重度下颌牙弓过宽引起的后牙反殆,通过单纯正畸的方法缩窄下颌牙弓比较困难时,通常只能采用正颌外科手术缩窄过宽的下颌牙弓,矫治后牙反殆。

在后牙反殆的矫治过程中,可配合牙尖的适当调磨,以利于建立正常的咬合关系。骨性后牙反殆,在生长发育期间矫治效果较好,反殆矫治后可以配合咬肌、颞肌的训练,以巩固矫治效果及建立平衡。另外,后牙反殆的患者常常伴有牙弓矢状关系的不调,矢状不调的矫治可以改善横向关系的不调,也可以加重横向关系不调的程度,在制订治疗计划时应充分考虑这一点。

(五) 典型病例(图9-6-2)

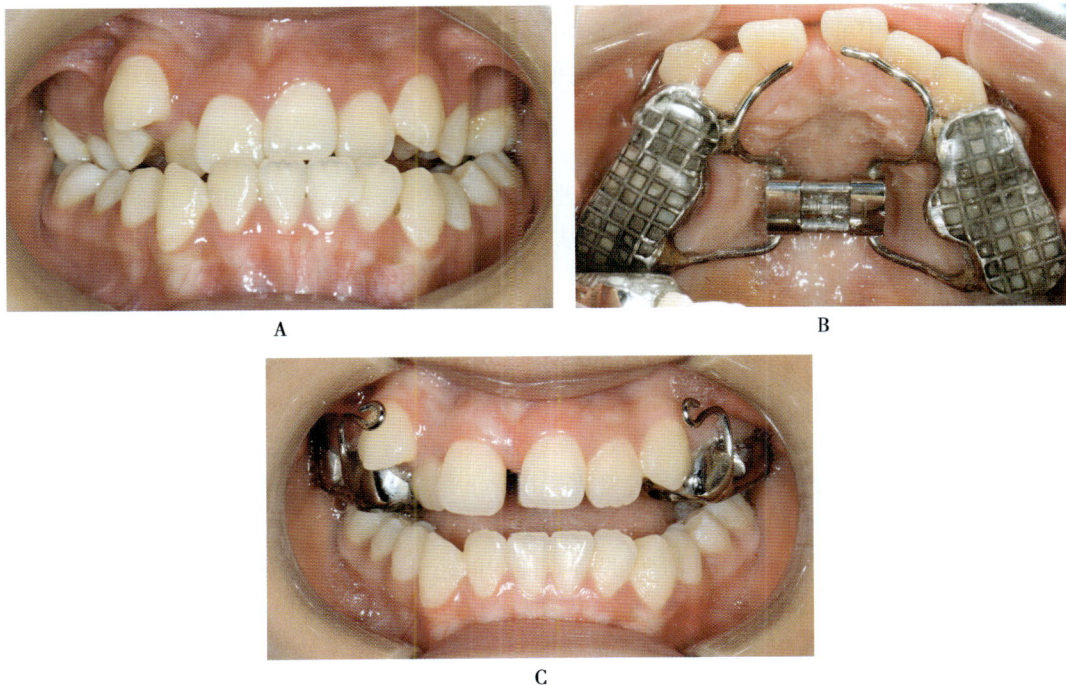

图9-6-2 后牙反殆的矫治

A.治疗前　B.治疗后,上颌螺旋扩弓装置　C.治疗后,上颌中切牙之间由于快速扩弓产生间隙

(赵志河)

七、后牙锁殆

锁殆(scissors bite),也称为跨殆,根据上下颌后牙的颊舌向位置关系,锁殆在临床上可分为正锁殆和反锁殆。

(一) 病因

1. 牙性因素　个别牙锁殆,可因个别乳磨牙早失、滞留或恒牙胚位置异常以致恒牙错位萌出而造成,常发生于第一前磨牙区。后牙段的拥挤也可能导致后牙锁殆的发生,多见于上下第二恒磨牙的正锁殆。

2. 功能性因素　多因一侧多数乳磨牙重度龋损或早失,不得不用对侧后牙单侧咀嚼,长期废用侧逐渐形成深覆盖,进一步发展而成为多数后牙正锁殆。

3. 骨性因素　常由于上颌基骨水平向过宽和/或下颌基骨过窄导致,同时还可伴有上下颌骨的矢状向不调。

(二) 临床表现

后牙正锁殆的主要殆学表征是上颌后牙的舌尖及其舌斜面咬合于下颌后牙颊尖及其颊斜面的颊侧,相应上下颌后牙殆面无接触;后牙反锁殆的主要殆学表征是上颌后牙的颊尖及其颊斜面咬合于下颌后牙舌尖及其舌斜面的舌侧,相应上下颌后牙殆面无接触。后牙锁殆可以发生于单侧后牙段,也可发生于双侧后牙段。后牙锁殆可伴有不同程度的殆干扰和上下颌牙列咬合接触后发生的下颌骨移位。同时,后牙锁殆可能伴有不同程度的颞下颌关节紊乱症状,较严重的单侧后牙锁殆者还可能伴有明显的颜面不对称。

（三）诊断

后牙锁殆的诊断内容和后牙反殆的诊断内容相似,主要是在矢状向、水平向以及垂直向上明确牙性和骨性畸形的部位及严重程度(详见"后牙反殆"的相关内容)。值得指出的是,后牙锁殆尤其是磨牙区的锁殆通常在矫治前就伴有不同程度的上颌牙、下颌牙或者两者并存的垂直向牙伸长,这个问题在矫治过程中可能会随着牙倾斜度的纠正而逐渐显露出来,成为矫治中比较棘手的问题,因此,对于后牙锁殆的诊断,一定要注意垂直向的问题。同时,也需要注意对后牙锁殆患者的后牙段拥挤情况的诊断。

（四）矫治

锁殆对咀嚼功能、颌面发育及咀嚼器官的健康影响较大,应及早矫治。锁殆的临床表现不同,矫治时需要根据具体情况,采取适当的矫治方法。

1. 正锁殆的矫治

（1）前磨牙区个别牙正锁殆:多见于上颌个别后牙颊向错位,同时伴或不伴下颌个别牙舌向错位。这类后牙锁殆的矫治一般可以通过常规的固定矫治器所产生的颌内牙移动或者配合上下颌牙列间的交互牵引来完成。

（2）个别的第二磨牙正锁殆:临床上较多见,且以上颌磨牙颊向错位为主,下颌磨牙位置大体正常或轻微舌向错位。此类病例的矫治通常需要拔除上颌第三磨牙,以便为上颌第二磨牙的矫治创造间隙,矫治方法同个别牙正锁殆,但在此过程中应尤其注意对上下颌牙列的垂直向控制,以防在矫治了上下颌牙列水平向问题的同时引发垂直向的问题。近年来,微螺钉种植体支抗的应用为后牙锁殆的矫治提供了一种新的方法。种植体支抗的应用,一方面可以有效地矫治锁殆,另一方面,也可以防止矫治后锁殆牙的伸长。对于第二磨牙正锁殆错位情况较重、很难用常规方法有效矫治者,可拍摄全景片或CBCT观察相应上颌第三磨牙的形态、位置及其萌出情况。如果相应的上颌第三磨牙即将萌出且形态正常,并确认有较大可能自行调整至正常位置,可考虑将该侧上颌第二磨牙拔除,以便上颌第三磨牙自行调整至已拔除的上颌第二磨牙位置萌出,从而与相应下颌第二磨牙建立正常关系。

（3）单侧或双侧多数后牙正锁殆:常见于下颌牙弓狭窄者,锁殆侧下颌后牙舌向错位严重,但上颌后牙颊向错位不明显。此类病例的矫治较为复杂,通常应在三维方向准确诊断的同时,联合固定矫治器、颌间牵引装置、殆垫、修复学治疗方法,甚至正颌手术等多种治疗方法,达到矫治目标。值得指出的是,在治疗前和治疗中应关注颞下颌关节的健康和髁突功能位置问题,以保证矫治效果及稳定性。

2. 反锁殆的矫治　后牙反锁殆的矫治原则、方法与后牙正锁殆相同,只是在矫治力学设计上正好上下相反。

3. 锁殆矫治注意事项

（1）由于锁殆牙无殆面接触关系,牙尖缺乏生理性磨耗,矫治后,通常会出现个别牙的早接触。随着生理性磨耗的进行,早接触通常会自行消失;如果早接触在矫治结束后一段时间内持续存在,则需要进行少量的调殆。

（2）矫治个别后牙正锁殆或多数后牙锁殆,都要注意间隙问题。如果间隙不足,需先开拓间隙,如严重拥挤则需配合减数。

（五）典型病例（图9-7-1）

患者,女,30岁,因咬合不佳就诊。

诊断:凸面型,下颌后缩,右侧后牙正锁殆,殆平面偏斜,上下中线不齐,深覆殆、深覆盖。

治疗过程:①殆垫解除上下锁结,种植钉辅助竖直舌倾后牙;②整平殆平面,匹配上下颌弓形;③种植钉辅助上下颌牙列整体后移,改善前牙凸度、改善面型。

学习笔记

A

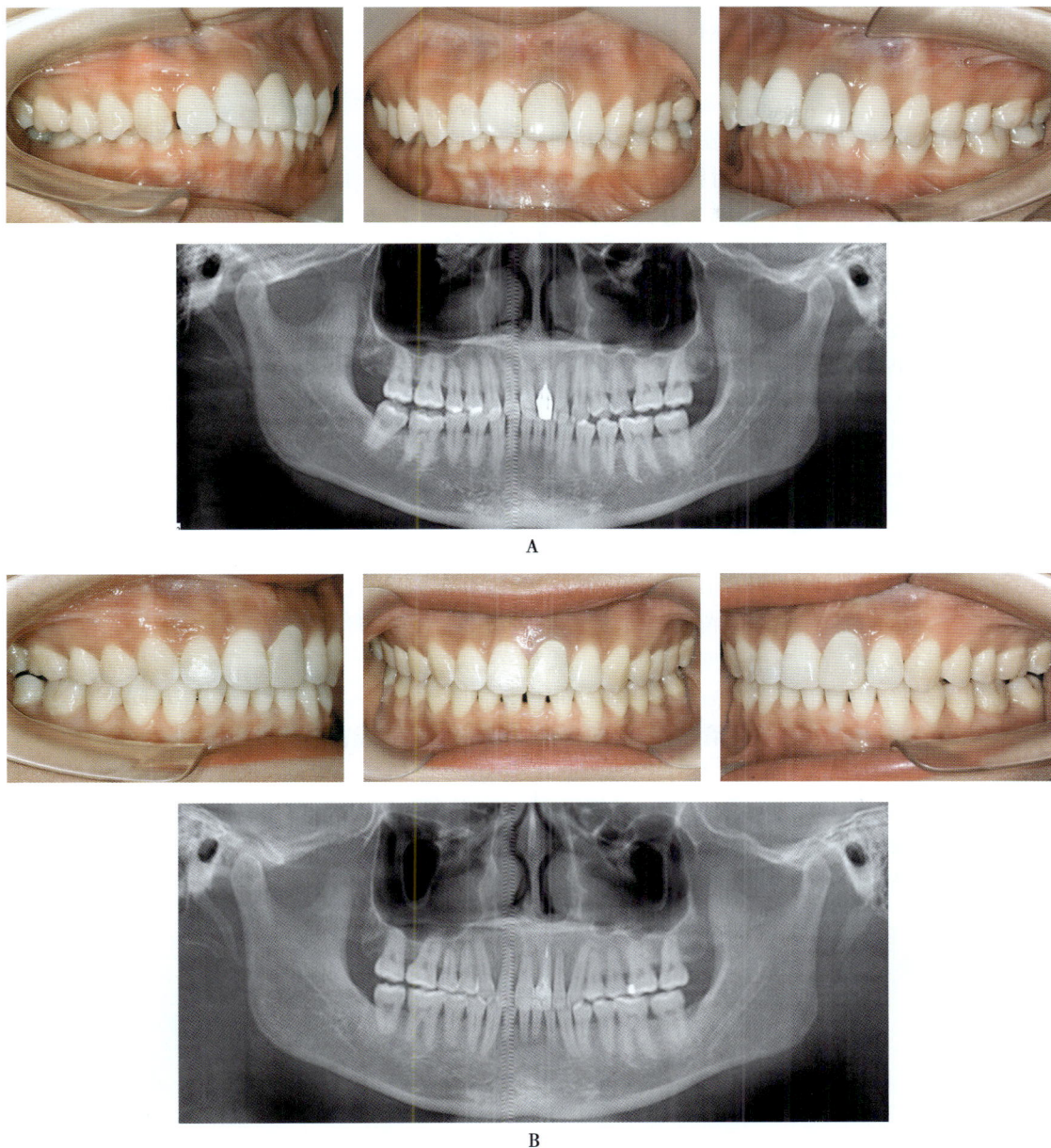

B

图 9-7-1 单侧后牙锁殆矫治前后
A.单侧后牙锁殆矫治前 B.单侧后牙锁殆矫治后

（贺 红）

八、深覆殆

深覆殆(deep overbite)是上下颌牙弓和/或上下颌骨垂直向发育异常所致的错殆畸形，即前牙区牙及牙槽高度发育相对或绝对过度，和/或后牙区牙及牙槽高度发育相对或绝对不足。根据深覆殆的形成机制，可将其分为牙性深覆殆和骨性深覆殆。临床上表现为上颌前牙牙冠覆盖下颌前牙牙冠唇面 1/3 以上；或下颌前牙切缘咬合于上颌前牙牙冠舌面切 1/3 以上。

牙、颌、面是一个整体，其在垂直向、矢状向及水平向三维空间内的生长发育是相互联系、相互制约的。这在深覆殆病例中表现得尤为突出，很少出现单纯性深覆殆，临床上常表现为深覆殆合并深覆盖。这是因为在安氏Ⅱ类 1 分类病例中，由于下颌后缩或者上颌发育过度，下颌长度绝对或相对发育不足，形成了深覆盖，使下颌切牙脱离与上颌切牙的接触，下颌切牙及其前段牙槽骨在垂直方向失去制约而生长过度,导致深覆殆。在安氏Ⅱ类2分类病例中,由于上颌前牙内倾,使下颌前牙舌倾,改变其生长方向,形成深覆殆。

（一）病因

1. 遗传因素　咀嚼器官以退化性性状的遗传占优势,上下颌骨间大小形态发育不调可导致深覆殆。常见上颌发育过度,下颌发育绝对或相对不足而形成深覆盖,导致深覆殆;或下颌支发育过长,下颌平面角较小,下颌呈逆时针旋转生长型,导致深覆殆;或由于遗传因素决定的牙大小形态异常所致的上颌前牙相对于下颌前牙过大而导致深覆殆。

2. 环境因素

（1）先天因素:牙胚发生过程中的异常环境因素可导致额外牙的发生,引起深覆盖,下颌前牙失去垂直方向的咬合限制而伸长,导致深覆殆。

（2）后天因素

1）全身因素:儿童时期全身慢性疾病等致颌骨发育不良,后牙牙槽高度过低、后牙萌出不足,导致下颌逆时针旋转,而前牙继续萌出,前牙槽高度发育过度。

2）局部因素

①功能因素:下颌功能性后缩使得下颌前牙脱离咬合而过度萌出,后牙区因较大的咬合力抑制了后牙牙槽的生长,使后牙牙槽高度过低,Spee曲线加深。

②口腔不良习惯:咬下唇习惯,对下颌前牙舌向压力会造成下颌牙弓以及下颌向前发育障碍,形成下颌前牙区的拥挤、前牙深覆殆、下颌后缩等畸形。紧咬牙习惯者,在牙尖交错位时,咬肌、颞肌等肌张力过大,使后牙牙槽高度被压低。

③乳牙期及替牙期的局部障碍:上下颌同时多数乳磨牙或第一恒磨牙早失,牙弓间失去支持,颌间距离减小,致使面下1/3发育不足,前牙覆殆加深,造成闭锁殆;或先天性缺失恒下颌切牙或乳尖牙早失,下颌切牙向远中移位,使下颌牙弓前段缩短,下颌切牙与对颌牙无接触,导致下颌切牙伸长。双侧多数磨牙颊、舌向错位严重,后牙过度磨耗,使颌间距离降低,导致前牙深覆殆。

（二）临床表现（图9-8-1）

以安氏Ⅱ类2分类为例。

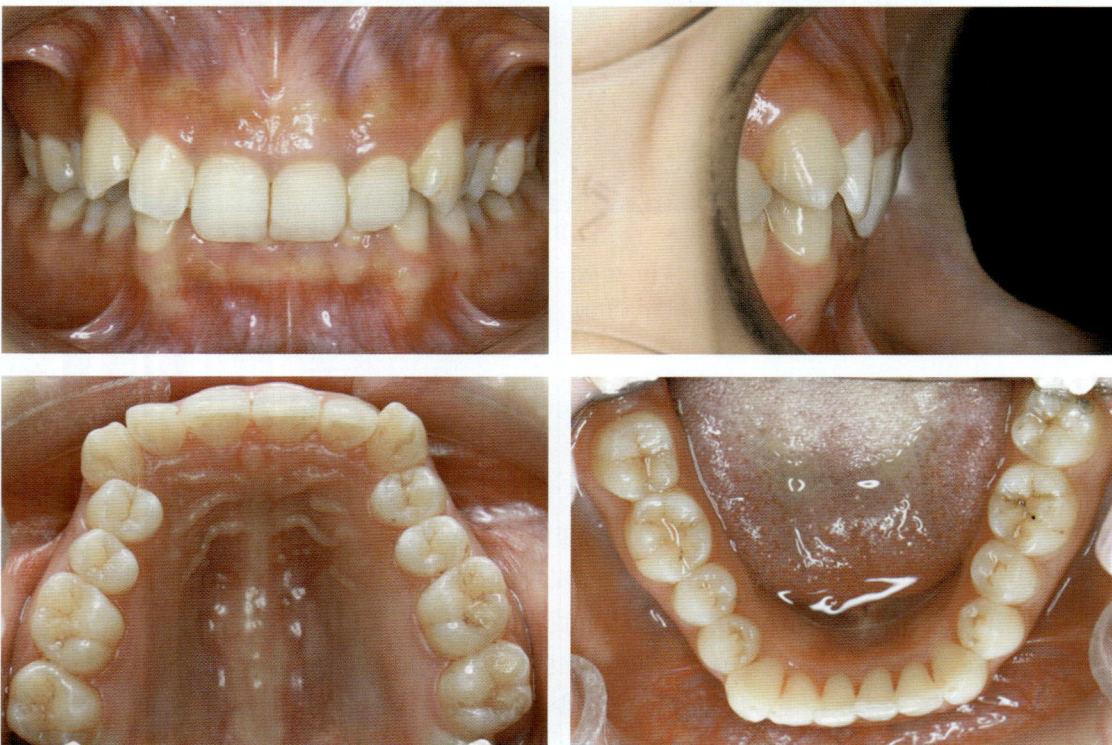

图9-8-1　深覆殆的临床表现

1. **牙** 前牙区表现为上颌切牙垂直或内倾,上颌尖牙唇向错位,典型病例为上颌中切牙内倾,上颌侧切牙唇向错位,上颌牙列拥挤,下颌牙列内倾拥挤;在磨牙区,由于下颌被迫处于远中位,常呈远中关系;但如仅为牙弓前段不调,磨牙可能呈中性关系。

2. **牙弓** 上下颌牙弓呈方形,上颌切牙内倾导致上颌牙弓长度变短。下颌 Spee 曲线过大;上颌牙弓因切牙内倾纵𬌗曲线常呈反向曲线。

3. **颌骨** 上下颌骨一般发育较好,由于闭锁𬌗,下颌处于远中位,下颌前伸及侧向运动受阻,只能作开闭口铰链式运动。下颌角小,或下颌叉过长,下颌平面角小。

4. **肌** 唇肌张力过大,颏唇沟深。下唇常覆盖在上颌切牙牙冠唇面 1/2 以上,咬肌粗壮,常呈方面型。在牙尖交错位(ICP)紧咬时,各肌电位均增大,颞肌后份功能亢进。

5. **关节** 下颌运动长期受限的一些患者,下颌髁突向后移位,关节后间隙减小,出现张口受限等颞下颌关节紊乱症状,也可能伴有咬肌、颞肌、翼内肌压痛症状。

6. **咬合** 前牙呈深覆𬌗,覆盖常小于 3mm,甚至为 0~1mm,上颌切牙舌面与下颌切牙唇面接触,呈严重的闭锁。

7. **牙周** 由于上下颌切牙呈严重闭锁𬌗,可能引起创伤性龈炎,急性或慢性牙周炎,严重的成人患者会有牙槽骨吸收、牙松动现象。

8. **面型** 一般呈短面型,面下 1/3 高度较短,下颌角小,咬肌发育好,下颌角区丰满。

(三)诊断

临床上将深覆𬌗分为以下三度(图 9-8-2):

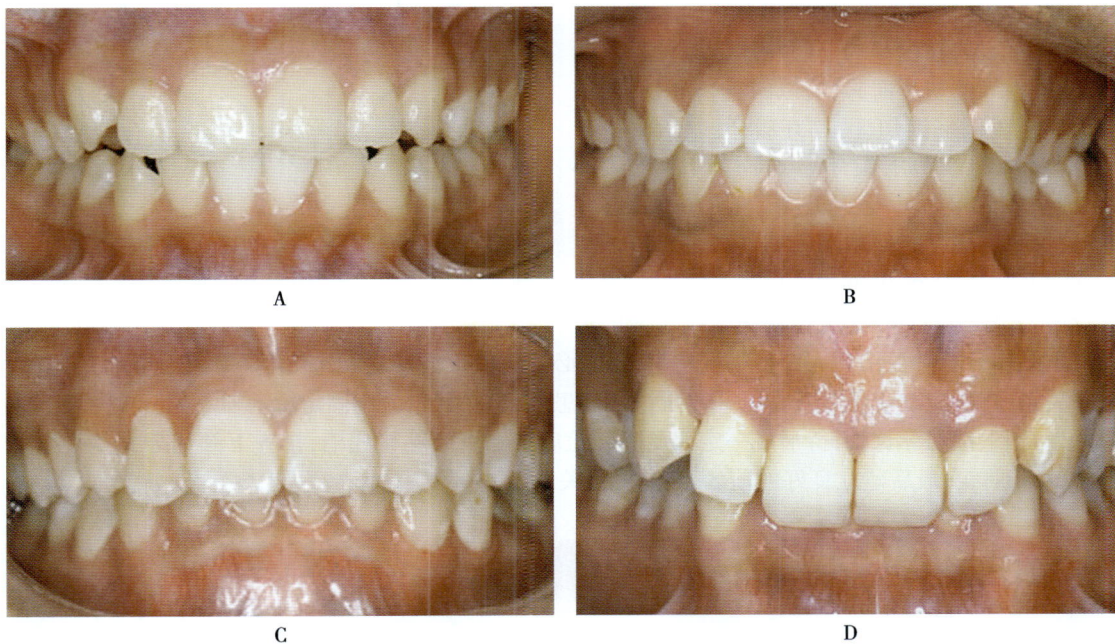

图 9-8-2 深覆𬌗分度
A. 正常覆𬌗 B. Ⅰ度深覆𬌗 C. Ⅱ度深覆𬌗 D. Ⅲ度深覆𬌗

Ⅰ度:上颌前牙牙冠覆盖下颌前牙牙冠唇面 1/3~1/2,或下颌前牙切缘咬合于上颌前牙舌面切端 1/3 以上至 1/2 处。

Ⅱ度:上颌前牙牙冠覆盖下颌前牙牙冠唇面 1/2~2/3,或下颌前牙切缘咬合于上颌前牙舌面切端 1/2~2/3 之间或舌隆突处。

Ⅲ度:上颌前牙牙冠覆盖下颌前牙牙冠唇面 2/3 以上,甚至咬在下颌前牙唇侧龈组织处,或下颌前牙切缘咬合于上颌前牙舌侧龈组织或硬腭黏膜上,导致创伤性龈炎、牙周炎。

为了更好地分析错𬌗形成的机制,制订恰当的治疗方案,将深覆𬌗分为牙性和骨性两类。

1. **牙性** 此型主要由牙或牙槽垂直向发育异常引起,常表现上下颌前牙及牙槽高度过高和/或后牙及后牙牙槽高度过低。另外,可表现为上颌前牙牙轴垂直或内倾,下颌前牙有先天性缺牙或下颌牙弓-前段牙列拥挤致下颌牙弓前段缩短;磨牙关系多数为中性,也有少数为轻度远中或远中;面下 1/3 短;X 线头影测量显示主要为牙轴及牙槽的问题。上下颌骨的形态、大小及在矢状方向上的相互关系基本正常,面部畸形不明显。

2. 骨性 不仅有上下颌前牙内倾、前牙及前牙区牙槽发育过度、后牙及后牙槽高度发育不足的牙及牙槽问题,同时伴有上下颌骨间位置的失调,磨牙关系多呈远中关系。X 线头影测量显示 ANB 角大,后、前面高的比例(S-Go/N-Me)超过 65%,PP、OP、MP 三平面离散度小,甚至接近平行,下颌平面角小,下颌支过长,下颌前面高短,下颌呈逆时针旋转生长型,U1-NA、L1-NB 距均小于正常,U6-PP、L6-MP 高度不足。

(四) 矫治

深覆殆的矫治主要是根据前后牙和牙槽的情况,压低前牙和牙槽和/或升高后牙和牙槽的高度以打开咬合,纠正前牙轴倾度,协调上下颌骨之间的矢状位置关系,矫治深覆殆、深覆盖。对于安氏 Ⅱ 类 2 分类病例,首先改变上下颌前牙长轴,再进行进一步的矫治。对此类病例采取拔牙矫治要慎重。深覆殆矫治后,复发趋势较明显,因此,常需过矫治。

1. 生长期儿童

(1) 牙性深覆殆

1) 矫治原则:改正切牙长轴,抑制上下颌切牙的生长,促进后牙及后牙牙槽的生长。

2) 矫治方法:常采用两种方法矫治:①对于替牙期或恒牙初期患者,先使用上颌附舌簧的平面导板矫治器,在内倾的上颌前牙舌侧设计双曲舌簧,推内倾的切牙向唇侧,以纠正切牙长轴,用平面导板压低下颌切牙,打开后牙区咬合,使后牙升高,从而改善下颌牙弓 Spee 曲线(图 9-8-3);或采用"2×4"矫治器改变上颌前牙的唇倾度,视情况考虑是否使用上颌平面导板矫治器或 Fränkel Ⅱ 型矫治器、Twin-Block 等功能性矫治器进行矫治(图 9-8-4)。先天性缺失下颌切牙的患

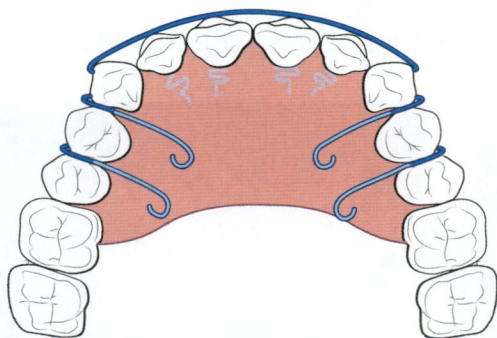

图 9-8-3 上颌附舌簧的平面导板矫治器示意图

者视下颌切牙长轴矫治后间隙的情况酌情处理,必要时做义齿修复以保持上下颌切牙正常的覆殆、覆盖关系,同时应改正不良习惯。②对于恒牙期患者,可一开始就用固定矫治器。先唇向开展上颌前牙,纠正上颌切牙长轴,待形成一定程度的覆盖后再在下颌粘接托槽,排齐下颌切牙并整平下颌牙弓 Spee 曲线,最后建立良好的前牙覆殆、覆盖关系。

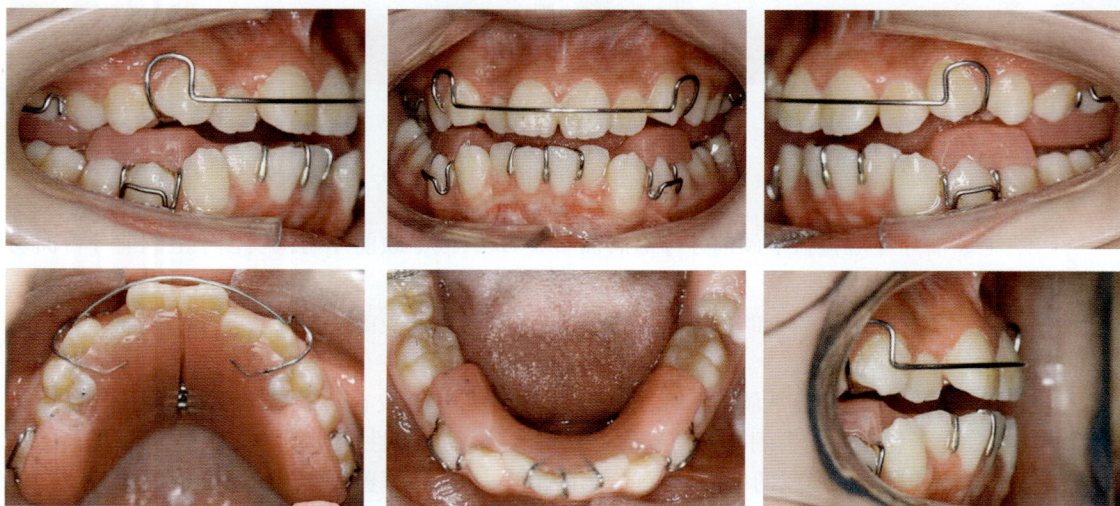

图 9-8-4 Twin-Block 矫治器

（2）骨性深覆殆

1）矫治原则：唇向开展上颌前牙，解除闭锁殆，消除下颌骨向前发育的障碍，协调上下颌骨间关系，并抑制前牙及前牙槽高度的生长，刺激后牙及后牙槽高度的生长。

2）矫治方法：①对于替牙期或恒牙初期患者：可先用上述附舌簧的平面导板矫治器，纠正上颌切牙长轴，升高后牙区高度，改善下颌 Spee 曲线。对于上下颌骨矢状向严重不调的患者，可采用导下颌向前的功能性矫治器，如斜面导板、肌激动器（图 9-8-5）、Twin-Block 等，以促进下颌向前生长，待上下颌骨关系基本纠正后，再用固定矫治器行二期矫治。②对于恒牙期患者，先用固定矫治器纠正上颌切牙轴倾度，此时可考虑同时配合使用前牙区平面导板以压低下颌前牙，升高后牙。上颌前牙牙轴纠正后，如果覆盖较大、磨牙关系呈明显远中关系，可使用导下颌向前的功能性矫治器或固定前伸下颌装置进行下颌位置的调整；如果覆盖较浅，且磨牙关系已自行调整至中性，则直接用固定矫治器进一步排齐、整平。

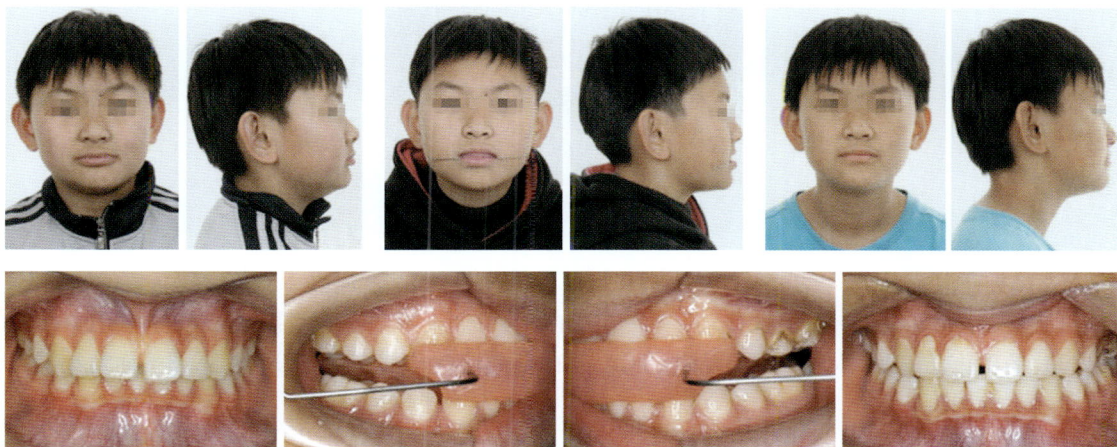

图 9-8-5　肌激动器

2. **生长后期及成年人**　因为生长发育已基本结束，应重点矫治牙及牙槽的异常，例如用固定矫治器打开咬合，整平 Spee 曲线，必要时可以运用种植体支抗帮助压低前牙，矫治深覆殆。对于Ⅲ度深覆殆并咬伤牙龈的成年患者，必要时可行正颌外科手术治疗，以降低前牙牙槽高度，矫治深覆殆。

（1）牙性深覆殆

1）由于前牙牙槽高度过高导致的深覆殆。

①矫治原则：压低上下颌前牙，整平 Spee 曲线。

②矫治方法：可用固定矫治器，先矫治内倾的上颌切牙以解除其对下颌的锁结，然后使用多用途弓压低上下颌前牙，整平 Spee 曲线，矫治深覆殆（图 9-8-6）。

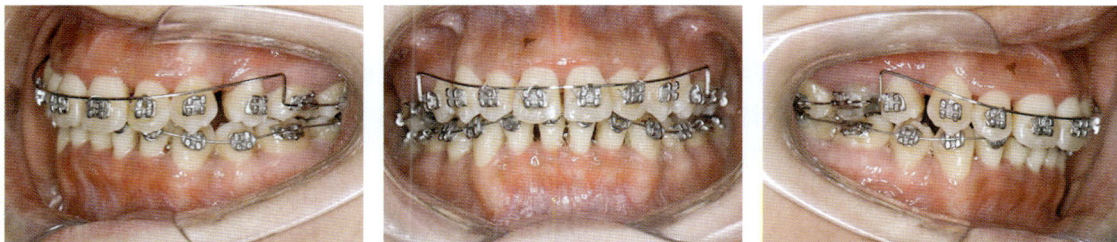

图 9-8-6　多用途弓

2）由于后牙牙槽高度过低导致的深覆殆或前牙牙槽高度过高、后牙牙槽高度过低导致的深覆殆。

①矫治原则:压低上下颌前牙,升高后牙,整平 Spee 曲线。

②矫治方法:可用固定矫治器,先矫治内倾的上颌切牙以解除对下颌的锁结,然后使用摇椅形弓丝(尤其是摇椅形方弓丝)配合Ⅱ类颌间牵引,必要时加前牙区的小平面导板,以压低上下颌前牙,升高后牙,整平 Spee 曲线,矫治深覆殆(图 9-8-7)。

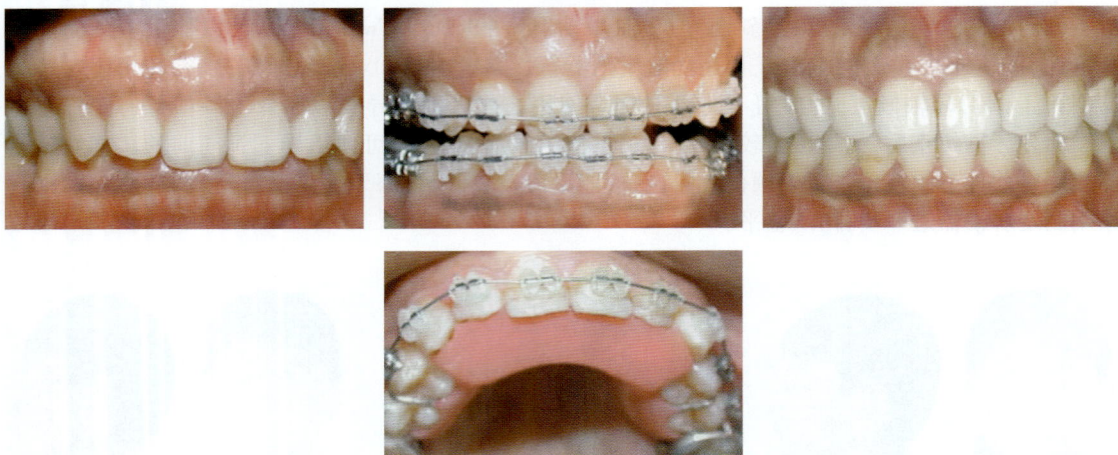

图 9-8-7　小平面导板

(2) 骨性深覆殆

1) 矫治原则:纠正上颌前牙牙轴,整平 Spee 曲线,协调上下颌骨间关系。

2) 矫治方法:成年人骨性深覆殆,特别是后、前面高比例过大、下颌支过长、下颌平面角小的患者,治疗十分困难。

轻度骨性畸形患者可采用正畸治疗。一般用固定矫治器,先矫治上颌以矫治内倾的切牙长轴,并附上颌舌侧小平面导板打开后牙咬合,使后牙伸长以改正深覆殆。待上颌切牙向唇侧移动后再矫治下颌,排齐下颌牙列并改正曲线,必要时上颌可用 J 形钩或微种植体牵引以压低上颌切牙,后牙垂直牵引以刺激后牙槽生长。随着微种植体支抗的发展和应用,对于成年人骨性深覆殆患者,可以在上下颌种植微种植体支抗以压低上下颌前牙,打开咬合(图 9-8-8)。

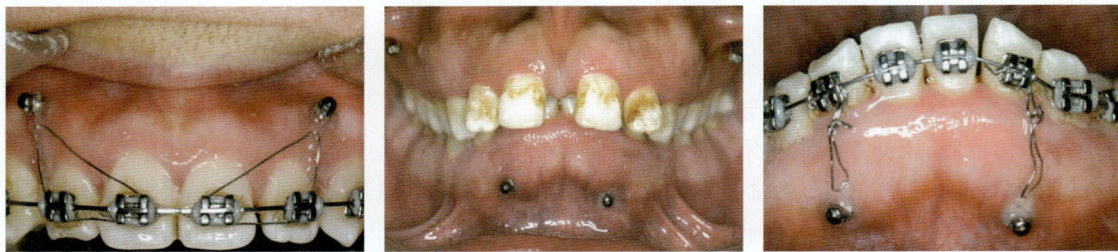

图 9-8-8　种植体支抗压低前牙

严重的骨性深覆殆患者打开咬合、改正深覆殆难度很大,必要时可以采用正颌外科治疗,即先正畸治疗改正上下颌切牙长轴,排齐上下颌牙列,再酌情采用外科手术行前牙区根尖截骨术,压入前段牙及牙槽以矫治过高的上颌或下颌前牙及牙槽。

对一些年龄较大、后牙磨耗过多、垂直高度不足的患者,上下颌牙列排齐后如覆殆仍深,无法用正畸方法矫治时,可配合修复治疗,必要时后牙做殆垫或高嵌体升高咬合,以便使上下颌切牙获得正常的覆殆、覆盖关系,并恢复面部下 1/3 的高度。

(五) 典型病例 (图 9-8-9)

患者,女,23 岁。上下颌前牙舌倾,Ⅲ度深覆殆,尖牙、磨牙远中殆关系。

诊断:安氏Ⅱ类错殆,毛氏Ⅳ[1]。

治疗计划：直丝弓矫治技术。拔牙矫治，拔除 14、24、35、45。

矫治效果：上下颌前牙轴倾度改善，覆𬌗覆盖正常，Spee 曲线平坦。尖牙、磨牙纠正为中性𬌗关系。

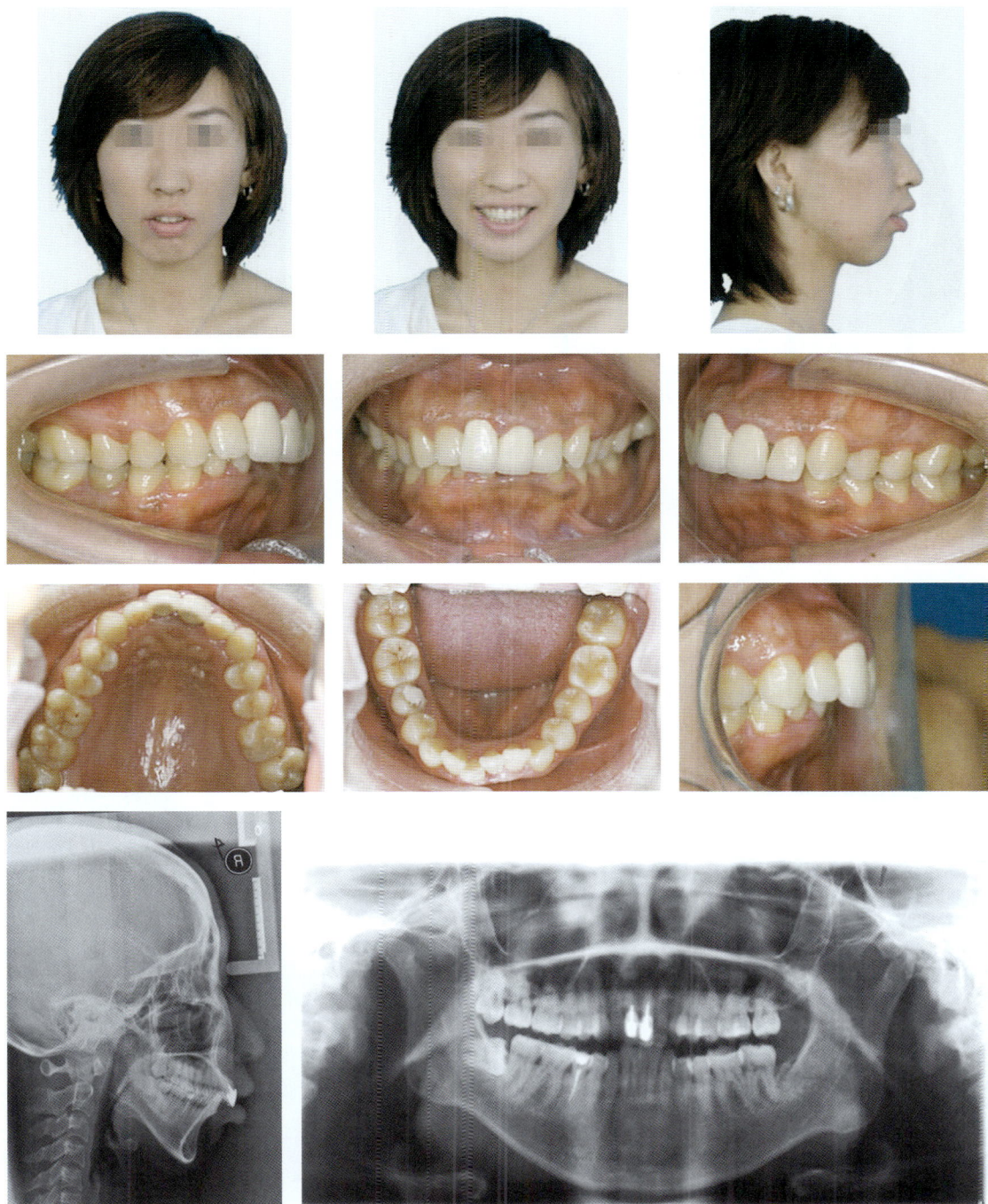

学
习
笔
记

图 9-8-9A　治疗前面𬌗像及 X 线片

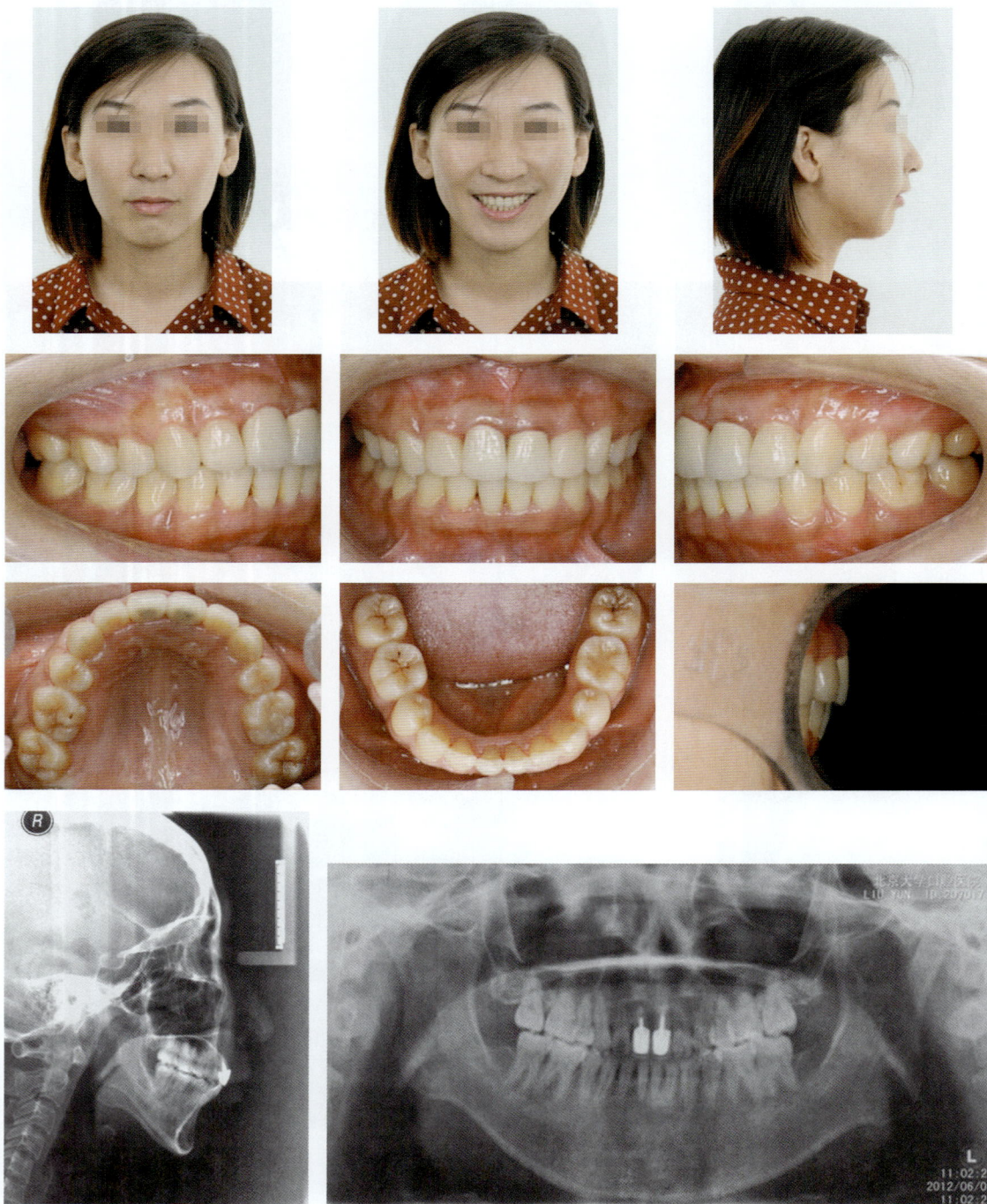

图 9-8-9B 治疗后面殆像及 X 线片

治疗前——
治疗后——

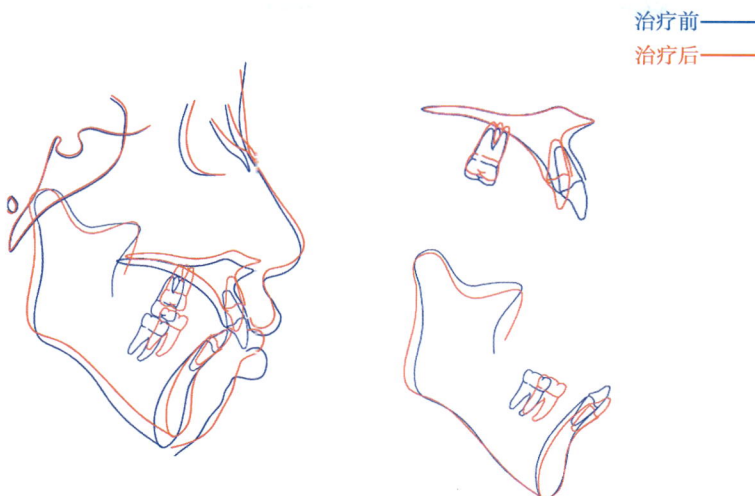

图 9-8-9C 治疗前后头影测量重叠

（周彦恒）

九、开殆

开殆（open bite）畸形是上下颌牙弓及颌骨在垂直方向上的发育异常,其临床表现是上下颌部分牙在牙尖交错位及下颌功能运动时在垂直方向上无接触（图 9-9-1）。开殆可涉及前牙也可涉及后牙,严重者只有个别后牙有接触。开殆的形成机制为前牙段牙、牙槽或颌骨高度发育不足,和/或后牙段牙、牙槽或颌骨高度发育过度。需要注意的是开殆不应仅考虑高度问题,而应视为牙齿与颌骨在长度、宽度、高度不调的综合表现。开殆畸形可发生在乳牙列、混合牙列和恒牙列,发生在乳牙列和混合牙列期的开殆畸形的矫治在预防性矫治章节中已述及,这里重点介绍恒牙列开殆畸形的矫治。

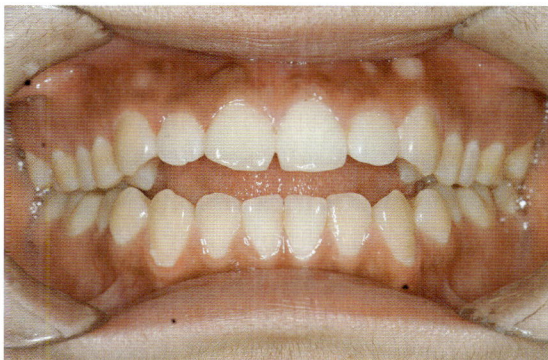

图 9-9-1 前牙开殆

按上下颌切牙切缘间的垂直距离大小作为分度的标准,将开殆分为以下三度:

Ⅰ度开殆:0mm<开殆≤3mm。

Ⅱ度开殆:3mm<开殆≤5mm。

Ⅲ度开殆:开殆>5mm。

（一）病因

1. 遗传及全身因素 遗传因素不容忽视。关于开殆是否存在遗传的问题,一些学者对此有不同的看法,尚需进一步研究。

2. 后天及环境因素

（1）口腔不良习惯:长期的口腔不良习惯破坏了牙垂直方向上的建殆动力平衡,影响牙垂直萌出,导致开殆畸形。口腔不良习惯所致开殆患者约占开殆病因的 68.7%。常见的不良习惯为吐舌习惯,所形成的前牙区开殆间隙呈梭形,与舌的形态一致,这是吐舌习惯所导致的特征性开殆畸形。此外,如吐舌吞咽、吮拇指、咬唇等口腔不良习惯均可造成前牙区开殆,而咬物习惯（如咬铅笔等）则可能在咬物的位置形成特征性局部小开殆。值得注意的是,吐舌习惯和开殆畸形的孪生关系,不管舌习惯是否为始发因素,一旦发生开殆也会继发舌习惯,并且恶性循环,加重开殆畸形,从

图片:ER9-9-1
吐舌特征性
开殆

而给开殆的病因诊断带来困难。

（2）后段磨牙位置异常：常见于后牙特别是牙弓末端磨牙萌出过度，后牙区牙槽垂直向发育过度，也见于下颌第三磨牙前倾或水平阻生，挤推下颌第二磨牙移位、向殆方伸长，而高出殆平面将其余牙撑开，形成开殆，临床检查可见第三磨牙阻生及第二磨牙伸长。

（3）颞下颌关节紊乱病：也可导致开殆，如特发性髁突吸收，会导致髁突体积减小、下颌升支高度降低、下颌骨向下向后旋转，形成前牙开殆。

（4）外伤：由于意外事故，颌骨骨折、髁突颈部骨折等造成颌骨形态发生异常，牙移位，导致部分牙接触，其他部位形成开殆，询问病史不难诊断。

（二）临床表现

临床检查时除见到牙开殆外，还可见到以下方面：

1. **牙及牙槽** 前牙牙槽发育不足，后牙牙槽发育过度；或前牙萌出不足，后牙萌出过度。部分患者因始终缺少生理磨耗，前牙可见清晰发育叶，由此也可判断患者开殆时间。

2. **牙弓** 伴发有其他错殆畸形的存在。上下颌牙弓的形态、大小、位置可能有不协调，上颌纵殆曲线曲度增大，下颌纵殆曲线曲度平坦或呈反向曲线。

3. **颌骨** 上颌形态可能正常或宽度发育不足，腭穹窿高拱，其位置向前上旋转；下颌骨发育不足、下颌支短、下颌角大、角前切迹深，下颌体向前、下倾斜度增大，下颌骨向下后旋转。

4. **面部** 严重的开殆患者呈长面型，面下 1/3 过长，同时面宽度减小。放松状态下，还可见到有吐舌习惯。

5. **功能** 咀嚼功能及语音功能明显受到影响，表现为发音不清，尤其是闭齿音；前牙开殆无法切断食物，后牙开殆咀嚼效率明显降低，且随着开殆程度及范围的增大，功能降低更为严重，咀嚼肌张力不足。

（三）诊断

为便于矫治将开殆的诊断分为两型，即牙性开殆和骨性开殆。单纯的牙性开殆较少，早期的牙性开殆随着儿童的生长发育会发展为骨性，因此开殆畸形的矫治应尽早开始。

1. **牙性开殆** 主要机制为前牙萌出不足，前牙牙槽发育不足和/或后牙萌出过长、后牙牙槽发育过度。后牙或末端区磨牙倾斜，扭转等位置异常也常见于开殆病例。面部无明显畸形，颌骨发育基本正常。FMA、Y轴角、后前面高比（S-Go/N-Me）等基本正常。

2. **骨性开殆** 骨性开殆患者除牙及牙槽的问题外，主要表现为下颌骨发育异常，下颌升支短、下颌角大、角前切迹深、下颌平面陡、下颌平面角（FH-MP）大，PP、OP、MP 三平面离散度大，Y轴角大，下颌呈顺时针旋转生长型，后前面高比（S-Go/N-Me）小于 62%，面下 1/3 过长，严重者呈长面综合征表现，可能伴有上下颌前牙及牙槽骨的代偿性增长。

（四）矫治原则

前牙开殆矫治的总体原则是去除病因，根据开殆形成的机制、患者的生理年龄，采用合适的矫治方法，达到解除或改善开殆的目的。

1. **口腔不良习惯的纠正** 必须注意的是，如果口腔不良习惯不去除，畸形无法纠正，即便暂时纠正也易复发。因此对于前牙开殆的患者，不论处于乳牙列、混合牙列还是恒牙列，都应及时纠正口腔不良习惯。纠正口腔不良习惯的具体方法见相关章节。

2. **一般治疗** 简单地说，纠正前牙开殆的方式就是使前牙建立覆殆。通过移动牙齿建立前牙覆殆的方式，主要有以下几种（图9-9-2）：

（1）后牙压低：单纯利用固定矫治器实现后牙的绝对压低非常困难。随着种植体支抗的应用，固定矫治器配合种植体支抗压低后牙可取得非常显著的效果。

（2）后牙直立：由于上、下颌牙列咬合呈楔形，近中倾斜的下颌后牙被直立，远中支点降低，前牙开殆减轻，目前临床常用后牙直立的方法有多曲方丝弓矫治技术、摇椅弓配合前牙区垂直牵引等方法。

（3）后牙前移：后牙前移，颌间距离减小，下颌发生向前、上旋转，前牙开殆减轻，后牙前移需要牙弓内间隙，应结合其他牙齿、颌骨不调综合考虑。

图片：ER9-9-2
殆曲线异常

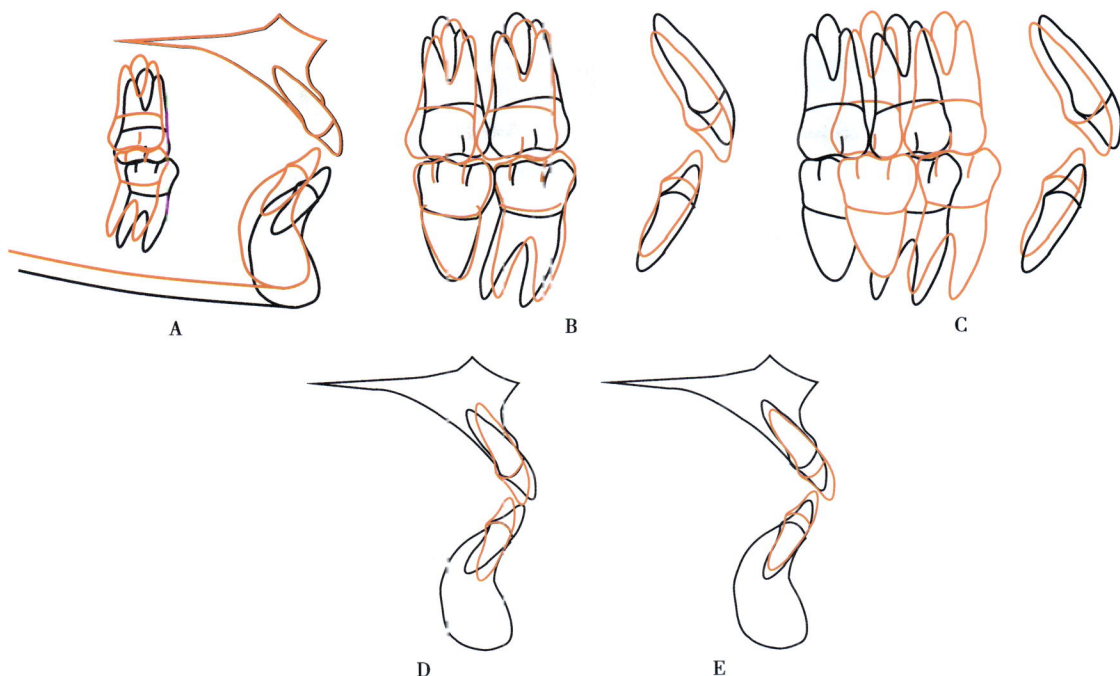

图 9-9-2　牙齿移动纠正前牙开𬌗示意图
A. 后牙压低　B. 后牙直立　C. 后牙前移　D. 前牙内收　E. 前牙伸长

（4）前牙内收：由于"钟摆效应"，切牙舌向移动时前牙覆𬌗将加深，从而纠正前牙开𬌗。前牙内收同样需要牙弓内间隙，应结合其他牙齿、颌骨不调综合考虑。

（5）前牙伸长：通过前牙𬌗向移位、建立覆𬌗、纠正前牙开𬌗，临床可利用前牙区垂直牵引，达到前牙伸长的目的。但需要注意，前牙的伸长有一定限度，还应充分考虑患者唇齿关系。

（6）上述几种方法相结合。

3. 正畸-正颌联合治疗纠正前牙开𬌗　严重骨性开𬌗、长面综合征患者应进行正畸-正颌联合治疗，用外科手术纠正骨性开𬌗。

（五）典型病例（图 9-9-3）

患者，男性。面下 1/3 高度大，凸面型。前牙Ⅲ度开𬌗，Ⅱ度深覆盖，双侧磨牙基本中性。上下颌前牙区散在间隙。口腔卫生欠佳。过敏性鼻炎病史，口呼吸习惯，吐舌习惯。

诊断：安氏Ⅰ类错𬌗；毛氏Ⅳ² + Ⅱ⁴ + Ⅰ²。

治疗计划：纠正舌习惯及口呼吸习惯。

减数 14、24、34、44。

排齐整平上下颌牙列，利用拔牙间隙内收前牙建立覆𬌗。

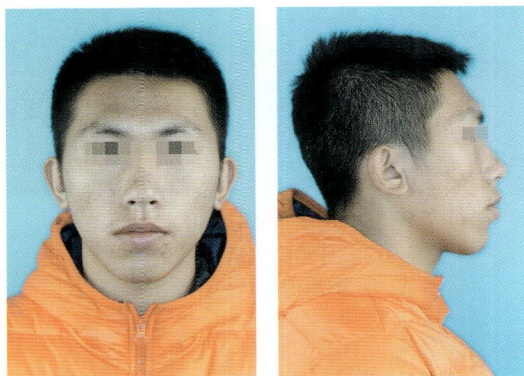

A　　　　B

学习笔记

文档：ER9-9-3
错𬌗畸形矫治

211

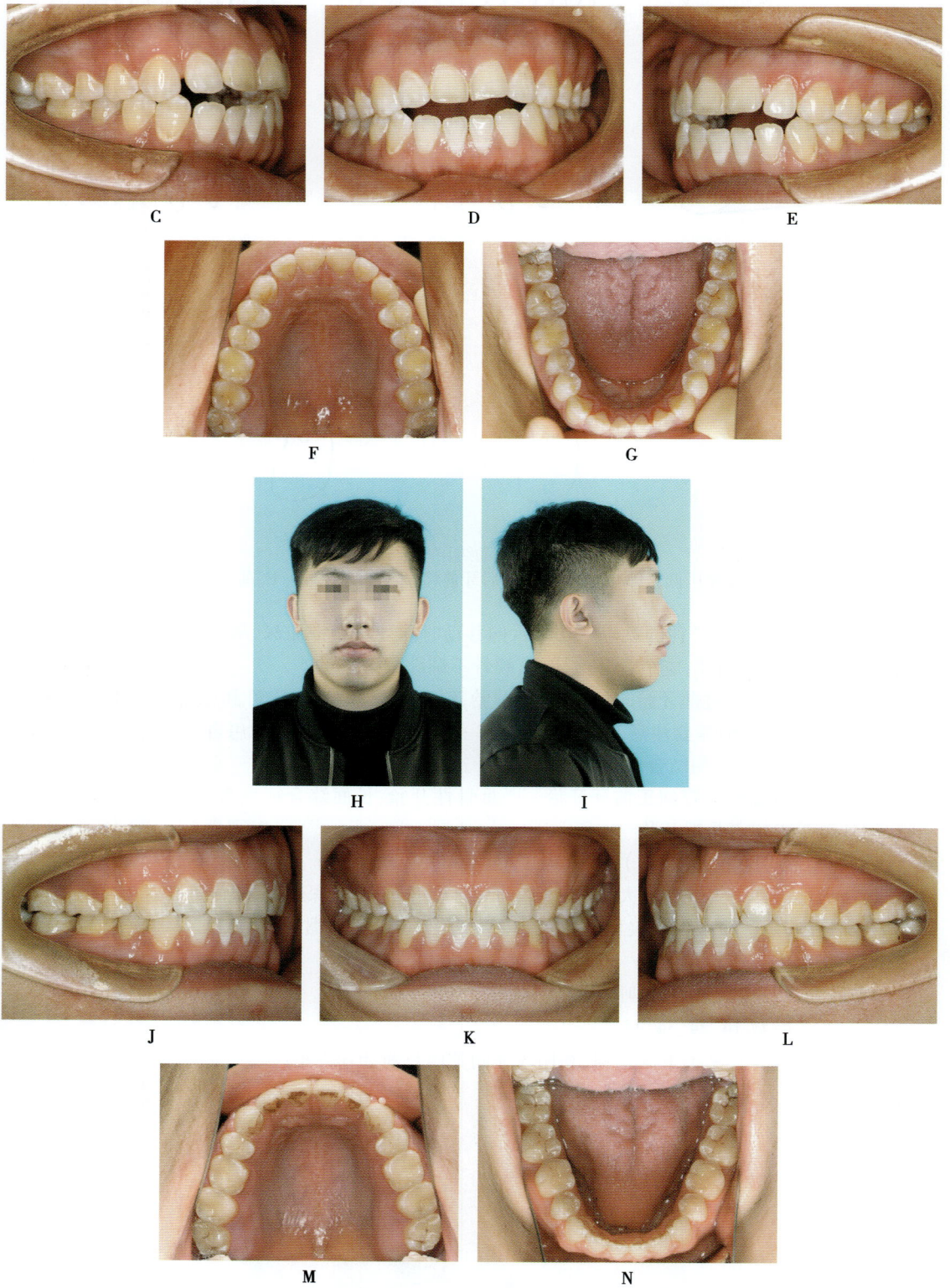

图 9-9-3 开**病例矫治前后面**像
A~G.矫治前　H~N.矫治后

思考题

1. 邻面减径的适应证和禁忌证?
2. 导致牙列间隙的病因有哪些?
3. 双颌前突的诊断要点?
4. 骨性前牙反𬌗与功能性前牙反𬌗的鉴别诊断依据?
5. 前牙深覆盖早期矫治包括哪些方面?
6. 牙性后牙反𬌗的矫治要点?
7. 后牙锁𬌗的常见临床表现和常见病因?
8. 如何区分牙性深覆𬌗和骨性深覆𬌗?
9. 牙移动纠正前牙开𬌗的方式有哪些?

（胡　敏）

参考文献

1. 陈扬熙. 口腔正畸学——基础、技术与临床. 北京：人民卫生出版社,2015.
2. LI Y, TANG N, XU Z, et al. Bidimensional techniques for stronger anterior torque control in extraction cases：a combined clinical and typodont study. Angle Orthod, 2012,82(4)：715-722.
3. 赵志河, 李宇. 双尺寸技术在直丝弓矫治中的应用 中华口腔医学杂志, 2010,45(11)：663-665.
4. FENG X, LI J, LI Y, et al. Effectiveness of TAD-anchored maxillary protraction in late mixed dentition. Angle Orthod, 2012,82(6)：1107-1114.
5. 白丁, 赵志河. 口腔正畸策略、控制与技巧. 北京：人民卫生出版社,2015.
6. 赵志河, 白丁. 正畸治疗方案设计——基础、临床及实例. 北京：人民卫生出版社,2008.
7. PROFFIT W R. Contemporary Orthodontics. 3rd ed. 傅民魁, 贾绮林, 胡炜, 译. 北京：人民军医出版社,2007.
8. CARLSON C, SUNG J, MCCOMB R W, et al. Microimplant-assisted rapid palatal expansion appliance to orthopedically correct transverse maxillary deficiency in an adult. Am J Orthod Dentofacial Orthop, 2016, 149(5)：716-728.
9. KIM K B, HELMKAMP M E. Miniscrew implant-supported rapid maxillary expansion. J Clin Orthod, 2012,46(10)：608-612,631.
10. BAIK U B, Kim Y, SUGAWARA J, et al. Correcting severe scissor bite in an adult. Am J Orthod Dentofacial Orthop, 2019,156：113-124.
11. JUNG M H. Treatment of severe scissor bite in a middle-aged adult patient with orthodontic mini-implants. Am J Orthod Dentofacial Orthop, 2011,139：S154-165.
12. PROFFIT W R. Contemporary Orthodontics. 5th ed. St. Louis：Elsevier Mosby,2013.
13. 曾祥龙. 口腔正畸直丝弓矫治技术. 北京：中国科学技术出版社,1994.

第十章

错𬌗畸形的多学科联合治疗

>> **提要**

1. 唇腭裂畸形的序列治疗是一个长期的系统工程,它涉及多学科领域的协作。

2. 严重骨性牙颌面畸形需要正畸-正颌联合治疗才能达到矫治目的,需要口腔正畸和正颌外科的紧密结合。

3. 阻塞性睡眠呼吸暂停低通气综合征以睡眠期间上气道反复阻塞为特征,多导睡眠图是重要的诊断评价手段,口腔矫治器是治疗方法之一。

一、唇腭裂与口腔正畸

唇腭裂(cleft lip and palate)是口腔颌面部最常见的先天发育畸形,我国新生儿发病率高达1.62‰。面对全国每年数以万计新增唇腭裂患者,唇腭裂序列治疗团队肩负着艰巨的任务。

唇腭裂患者常伴有牙颌面畸形。据统计,唇腭裂术后错𬌗畸形的患病率为97%。其中,完全性唇腭裂患者在恒牙列期全部出现错𬌗畸形。唇腭裂术后的错𬌗畸形除造成患者牙颌面形态异常,还会影响包括发音、咀嚼和吞咽等在内的多项口腔功能,给患者造成不同程度的生理与心理负面影响。

唇腭裂的治疗较为复杂,一直是学者们讨论的热点。其早期治疗主要限于外科手术整复,形成了一系列经典的手术方法,并在此基础上不断改进。随着对这类疾病的不断认识和科学技术的发展,学者们逐渐意识到,唇腭裂患者的治疗仅依靠单一的手术整复无法获得满意的效果,必须要求包括口腔颌面外科、整形外科、口腔正畸、儿童口腔、口腔修复、语言病理学、耳鼻咽喉学、儿科学和遗传学等多学科协同提供综合治疗。

(一) 唇腭裂的病因学

唇腭裂是在面部胚胎发育的关键时期,面突和腭突等结构融合失败造成的。如果在胚胎发育过程中,上颌突与球状突未融合,则会导致唇裂及牙槽突裂,其融合的关键时期在胚胎发育第6周。若两侧腭突未能融合,则会导致腭裂,其融合的重要阶段在胚胎第6~11周。各突起融合过程受不同程度的干扰就导致不同严重程度的裂隙。造成胚胎各面突融合障碍的原因目前尚未完全明了,一般认为是遗传与环境多因素共同作用的结果。

1. 遗传因素 群体遗传学的研究表明,唇腭裂在一般群体中的发病率为0.65‰~1.62‰,而在有唇腭裂家族史的人群中存在更高的发病率。唇腭裂畸形的遗传率报道不一,国内为2.56%~4%。这些数据表明遗传因素在唇腭裂的发生上起着重要的作用。唇腭裂属于遗传度较高的多基因遗传病,而不是单基因遗传病。

2. 环境因素 主要为先天因素中的母体因素。例如,妊娠早期母体因生理性、精神性或损伤性等原因,体内肾上腺皮质激素分泌增加,有可能导致胎儿发生唇腭裂畸形。母体在妊娠期间服用某些化学药物,特别是某些镇静安眠药,有可能导致胎儿发生唇腭裂畸形。妊娠期间母体因呕吐或偏食,可能影响营养的摄入,造成维生素的缺乏。动物实验表明,缺乏叶酸和核黄素可导致腭裂。妊娠早期(6~11周),如果母体受到外伤、中毒、辐射或疾病感染影响,也有可能使胎儿产生唇裂或腭裂,但至今尚无明确的结论。

(二) 唇腭裂畸形的序列治疗

唇腭裂畸形的序列治疗体现了对于该疾病的现代治疗理念,即由多学科专家参与,在患者生长的不同阶段,按照一定的程序对患者鼻唇外形、牙颌面形态、功能和心理缺陷进行系统治疗,以

学习笔记

期达到最佳治疗效果。

1. 第一阶段治疗　第一阶段的治疗一般在 2 岁以前完成,即婴幼儿期治疗。其治疗内容包括术前鼻唇牙槽突矫形、唇裂修补术、腭裂修补术,以及语音训练等。

（1）唇腭裂术前矫形治疗:唇腭裂患儿出生时即伴有不同程度的鼻、唇及牙槽突畸形。新生儿期颅面骨、软骨和皮肤肌肉软组织仍具有较强可塑性,因而是术前矫形干预的最佳时机。一般在出生后 5~7 天即可开始为唇腭裂患儿制作和戴用矫治器。在减轻畸形严重程度,降低手术难度的同时,矫治器机械封闭腭部裂隙,有利于患儿行使正常的吸吮功能和营养摄入,增强对全麻手术的耐受能力。此外,术前矫形带来的鼻唇形态改善可降低患儿家属的焦虑心理,增强其配合序列治疗的信心。

早在 17 世纪,Hoffman 即设计了一种固定于头帽上的矫治器用于后退双侧唇腭裂患者前颌骨。此后,各式各样的术前矫治器设计不断涌现。目前应用最为广泛的术前鼻牙槽突矫治（presurgical naso-alveolar molding,PNAM）,可同时对患者鼻、唇及牙槽突畸形进行矫治,在排齐上颌基骨弓的同时,缩窄裂隙宽度,纠正鼻翼软骨异位及鼻小柱软组织不足。

1）唇腭裂畸形特征及术前矫形目标

单侧完全性唇腭裂:患儿上颌骨一侧裂开,形成单侧唇裂、牙槽裂和腭裂。上颌骨非裂隙侧骨段较大,向前外侧旋转,偏离中线,而较小的裂侧上颌骨段前端向内旋转。上唇不连续,裂隙侧鼻小柱过短、鼻前庭塌陷、鼻翼基部外展。术前矫形治疗的主要目的是使基骨弓的两侧骨段靠拢,使骨段排列成正常或接近正常的上颌基骨弓形态,同时缩窄鼻唇裂隙宽度,延长裂隙侧鼻小柱,恢复鼻孔高度,为外科整复手术创造良好条件(图 10-1-1,图 10-1-2A~C)。

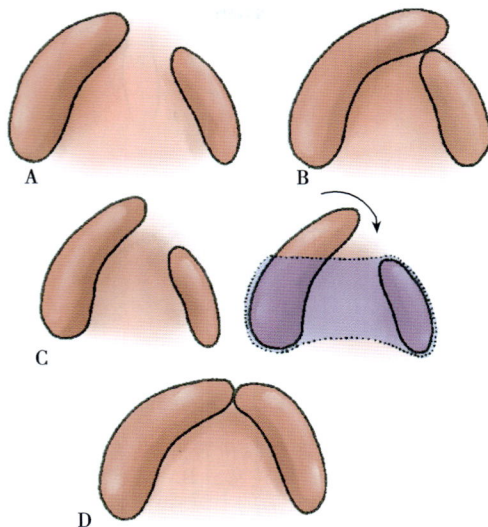

图 10-1-1　单侧完全性唇腭裂的上颌基骨弓矫形示意图
A. 出生时上颌骨段位置形态　B. 唇腭裂手术后骨段发生位移　C、D. 上颌基骨矫形治疗及唇裂修复后上颌骨段对合情况

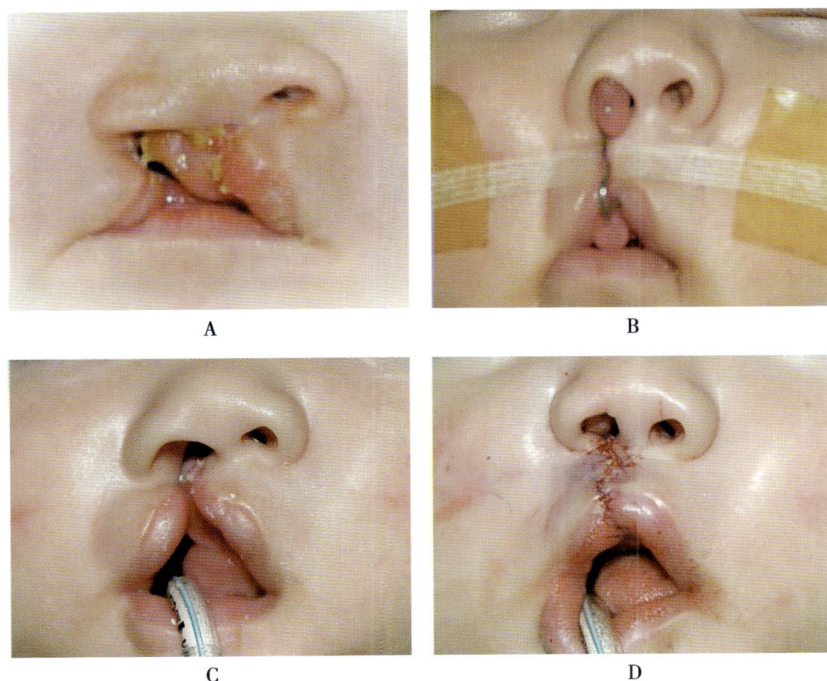

图 10-1-2　单侧完全性唇腭裂患者 PNAM 治疗及唇裂一期手术
A. 治疗前　B. 治疗中　C. 治疗后　D. 手术后

双侧完全性唇腭裂：患儿前颌骨明显前突异位，颊侧颌骨段向中线塌陷，形成颌骨骨段间较大的前后向落差及严重的牙弓狭窄（图10-1-3A，图10-1-4A）。双侧唇腭裂患者两侧鼻底及上唇连续性中断，鼻前庭塌陷，鼻翼基部外展及鼻小柱短小较单侧患者更为严重。其术前矫形治疗目的主要在于扩开缩窄牙弓，解除前颌骨嵌顿，使前颌骨段后移与两颊侧骨段对位，形成接近正常的上颌基骨弓形态，以此缩窄裂隙宽度，延长鼻小柱，恢复鼻孔高度，降低外科整复手术难度，尤其有助于术后获得良好的鼻部外形（图10-1-3B，图10-1-4B）。

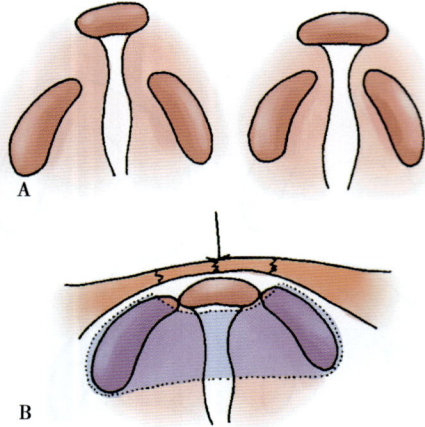

图10-1-3　双侧完全性唇腭裂的上颌基骨弓矫形示意图
A.左侧：出生时上颌骨段位置形态；右侧：唇腭裂修复手术后骨段位移　B.上颌基骨矫形治疗及唇腭裂修复后的上颌骨段对合情况

2）唇腭裂术前鼻牙槽突矫治器的制作及戴用：唇腭裂术前鼻牙槽突矫治器由口内部分（引导板）和口外部分（鼻托）组成，通过0.8mm的不锈钢丝连接。制作过程：首先，使用个别或特别托盘及印模材料取患者上颌印模，在工作模上用蜡填平裂隙倒凹，根据事先确定的范围用自凝树脂制作口内引导板，并对引导板的边缘进行打磨抛光。然后，安装引导板的固位钮。使用0.8mm的不锈钢丝弯制连接体，

一端位于固位钮内，一端向前上形成鼻托支架，并在鼻托支架上涂布自凝树脂形成双叶状鼻托。打磨抛光后备用（图10-1-5）。矫治器试戴时，应注意基托的匹配程度，固位性能，以及鼻托的位置是否合适。鼻托尽量接近患侧鼻翼和鼻小柱转折处，调整钢丝使鼻前庭组织受力，鼻托接触区域鼻部皮肤发白即可。矫治过程中，可辅助使用义齿粘接剂（增强固位）、免缝胶带（适当施力，增强固位）和人工皮（保护皮肤）。经上颌基骨弓矫形治疗后，即可进行唇裂修补手术。

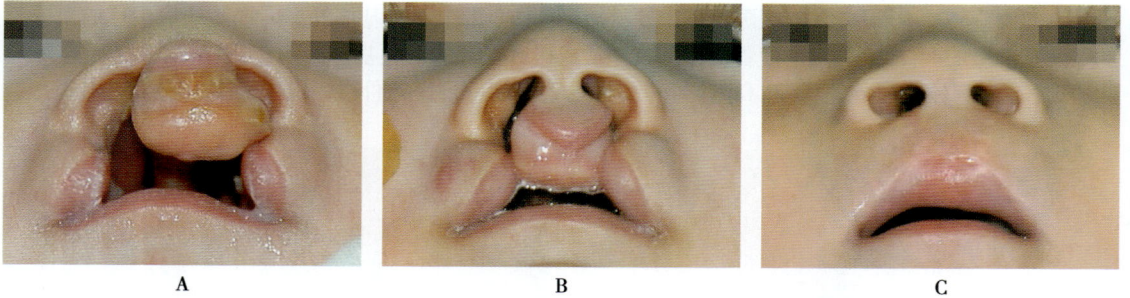

图10-1-4　双侧完全性唇腭裂患者PNAM治疗及唇裂一期手术
A.治疗前　B.治疗后　C.手术后

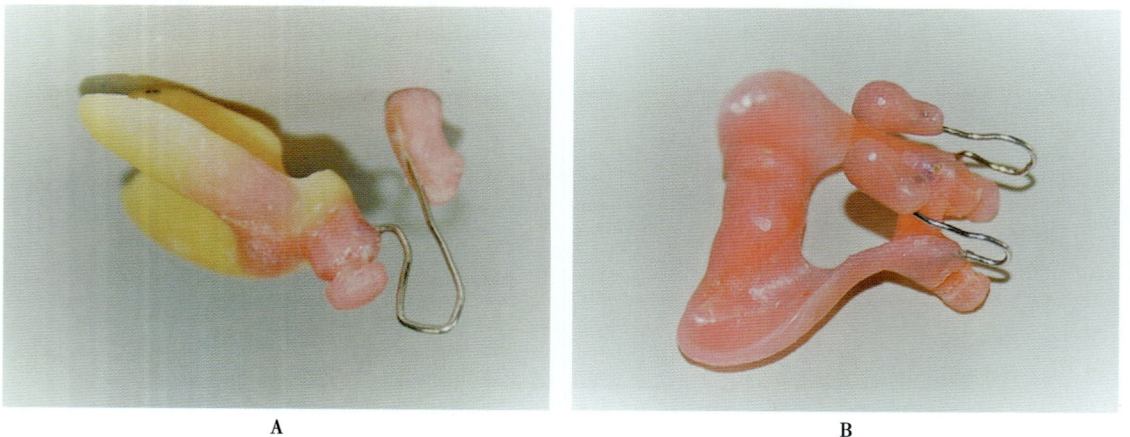

图10-1-5　唇腭裂术前鼻牙槽突矫治器
A.单侧唇腭裂术前鼻牙槽突矫治器　B.双侧唇腭裂术前鼻牙槽突矫治器

（2）唇腭裂一期整复手术：出生后3~6个月鼻唇解剖特征发育明显，且患儿能较好耐受全麻手术，一般在此时安排唇裂一期手术（图10-1-2D，图10-1-4C）。儿童语言发育约始于1岁半，在此之前恢复腭咽部的正常解剖结构，将有助于唇腭裂患儿获得正常的语音发育，避免不良发音习惯的形成。因此，腭裂一期手术建议在6~18个月完成。手术可使鼻腔与口腔分隔，恢复腭咽肌环，尽量恢复正常的腭咽闭合功能，为语音发育奠定良好的基础。

（3）语音训练：对于部分腭裂患者，腭裂手术后尽管恢复了正常的腭咽闭合功能，但仍有可能出现不良的语音习惯，表现为鼻音过重、鼻息声流失及构音障碍等腭裂语音特征。针对这类患者，建议在3岁左右进行初步的语音发育评估，制订个体化语音训练方案，纠正不良发音习惯。

2. 第二阶段治疗 第一阶段唇腭裂修补手术以后，随儿童牙颌面部的生长发育，多数患儿会出现不同程度的错殆畸形，患病率高达97%。因此，进行以正畸为主导的第二阶段治疗非常必要。

（1）乳牙期：唇腭裂患者常出现反殆。除下颌功能性移位以及牙齿倾斜引起前牙或后牙反殆需要进行早期矫治外，主要着重于定期观察患儿牙弓与颌骨的生长发育，建议患儿2岁以后每6~12个月复诊1次。另外，还应配合儿童口腔医师进行定期的牙齿防龋治疗及口腔卫生宣教工作。

（2）替牙期：替牙期特别是替牙后期，机体处于快速生长发育阶段，手术对上颌生长发育的抑制作用也逐渐表现出来。唇腭裂患者常出现恒中切牙、侧切牙前突，拥挤，前牙、后牙列反殆，殆创伤等。此期可采用上颌前牵引方法促进上颌骨向前生长，矫治上颌骨矢状向发育不足。部分伴有牙弓狭窄患者可进行上颌扩弓矫治。

唇腭裂畸形患者常存在牙槽突裂，影响裂隙处或附近的侧切牙及尖牙的萌出。必要时可在替牙期的适当时机（一般为9岁左右，尖牙牙根发育至1/2~2/3时），实施牙槽突裂植骨术，恢复牙弓连续性，以利于牙齿的萌出和后续的正畸治疗。目前多数学者建议植骨术后1~2个月开始正畸治疗，早期轻力移动牙齿有利于植骨区骨的保存及形成。如果患者牙列错乱明显，牙槽突裂间隙及骨段落差过大，影响植骨手术操作时，应先进行手术前正畸治疗，再进行植骨术。

（3）恒牙期：很多患者由于种种原因错过了早期正畸治疗，到恒牙期已出现明显上颌骨发育受限。此时可进行常规固定正畸治疗，矫治目的是继续进行上颌前牵引，扩大并调整上颌牙弓形态，排齐牙列，整平曲线，建立良好的咬合接触关系。在矫治设计时，上颌牙弓的减数要特别慎重，尽可能保留牙齿。对于残留牙槽突裂者，仍可进行牙槽植骨手术，然后通过正畸矫治将错位牙齿移至植骨区排齐。

对于严重的上颌发育不足的病例，可根据病情选择上颌骨牵张成骨矫治或观察，待患者生长发育完成后选择正畸-正颌联合治疗。

（4）成人期：部分唇腭裂患者在唇腭裂手术后会继发严重的颌骨畸形，表现为面中部明显凹陷，全牙列反殆。对这类患者单靠正畸手段难以达到满意效果，需在生长发育完成后接受正畸-正颌联合治疗。术前正畸治疗不仅是为了排齐牙齿，整平曲线和调整牙弓形态，而且要纠正牙齿代偿性倾斜，为手术作好必要的准备。此外，对于严重上颌骨发育不良与后缩患者，可以选择上颌骨牵张成骨方法。该方法可使上颌骨长度增加超过10~15mm，有效治疗严重上颌骨后缩畸形。术后还需要进行咬合关系的精细调整和矫治后的保持。

唇腭裂序列治疗覆盖患者从出生到成年的各个阶段，涉及多学科领域。因此，唇腭裂患者的治疗，应强调相关学科的联合参与，加强协作，这样才能有效提高我国唇腭裂治疗的整体水平。

（三）典型病例（图10-1-6）

患者，女，初诊年龄11岁。

主诉：唇腭裂术后牙齿反殆、不齐。

病史：患者于出生时发现有唇腭裂，于5个月时行唇裂修补术，18个月时行腭裂修补术。否认家族遗传病史及传染病史。否认其他手术史、外伤史及口腔正畸史。

检查：恒牙列，右侧磨牙为中性关系，左侧磨牙为远中关系。21牙为残根。口内未见12、22和15牙。22牙区域牙槽突裂。前牙及左侧后牙为反殆。侧面观：凹面型，上颌骨发育不足。

全景片显示：未见12、22、15和28牙胚，18、38和48牙胚存在。头颅侧位片显示：上颌骨发育不足。

诊断：

1. 唇腭裂术后错𬌗畸形。
2. 22 牙区牙槽突裂。
3. 12、22、15 牙先天缺失。
4. 骨性Ⅲ类错𬌗，上颌骨发育不足。
5. 安氏Ⅱ类错𬌗。
6. 前牙反𬌗。
7. 左侧后牙反𬌗。
8. 下颌牙列拥挤。
9. 21 牙残根。

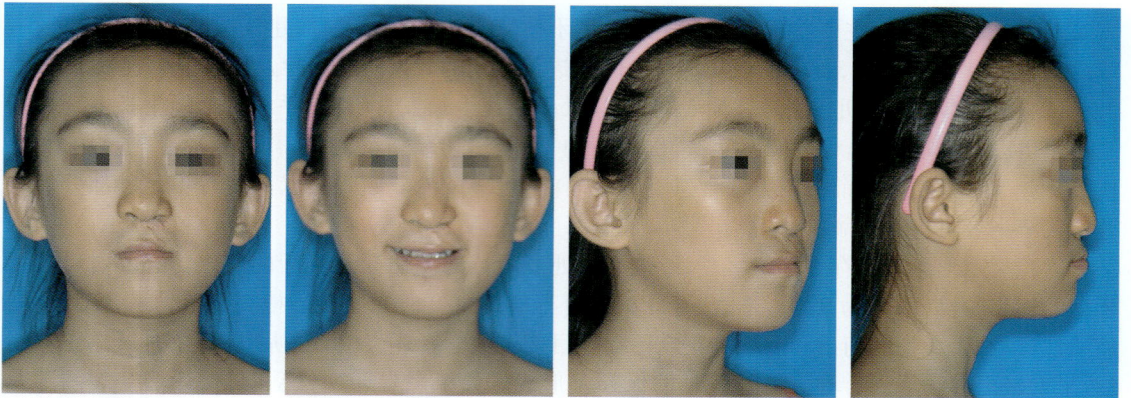

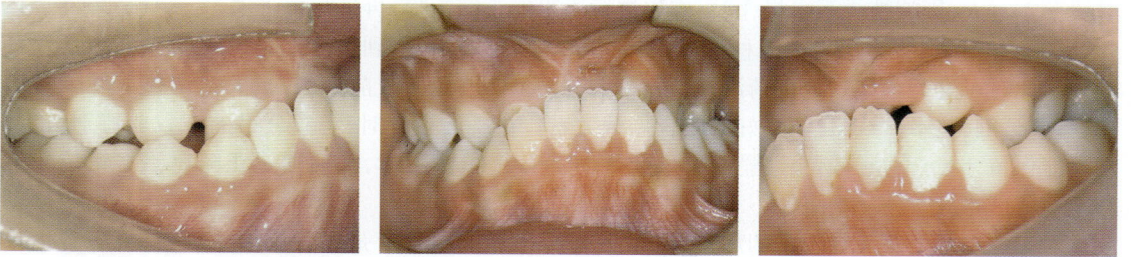

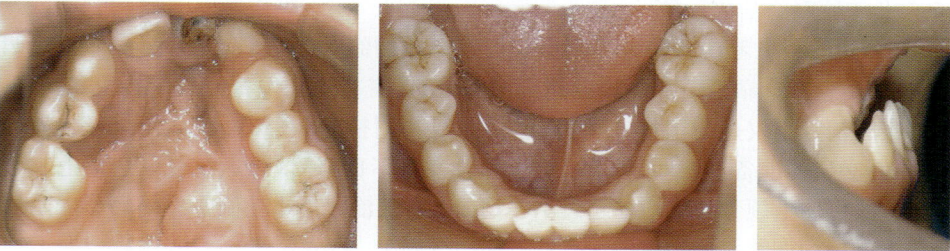

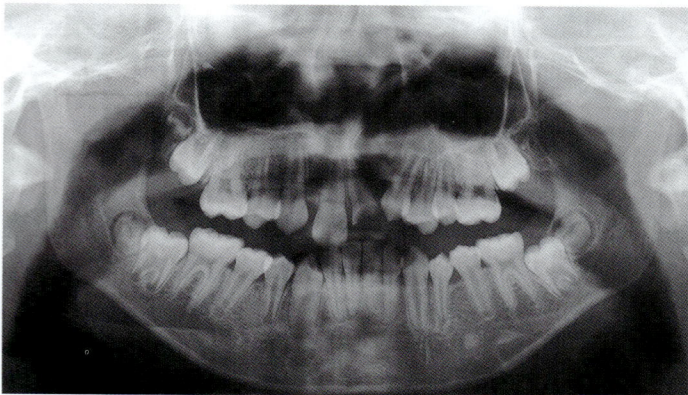

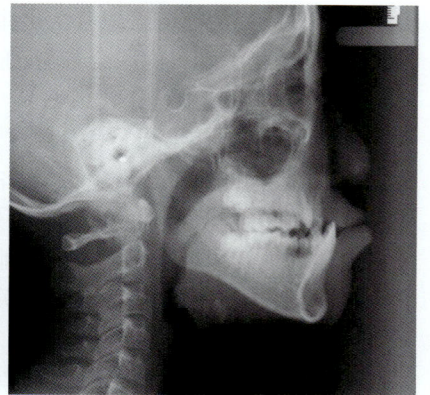

A

学习笔记

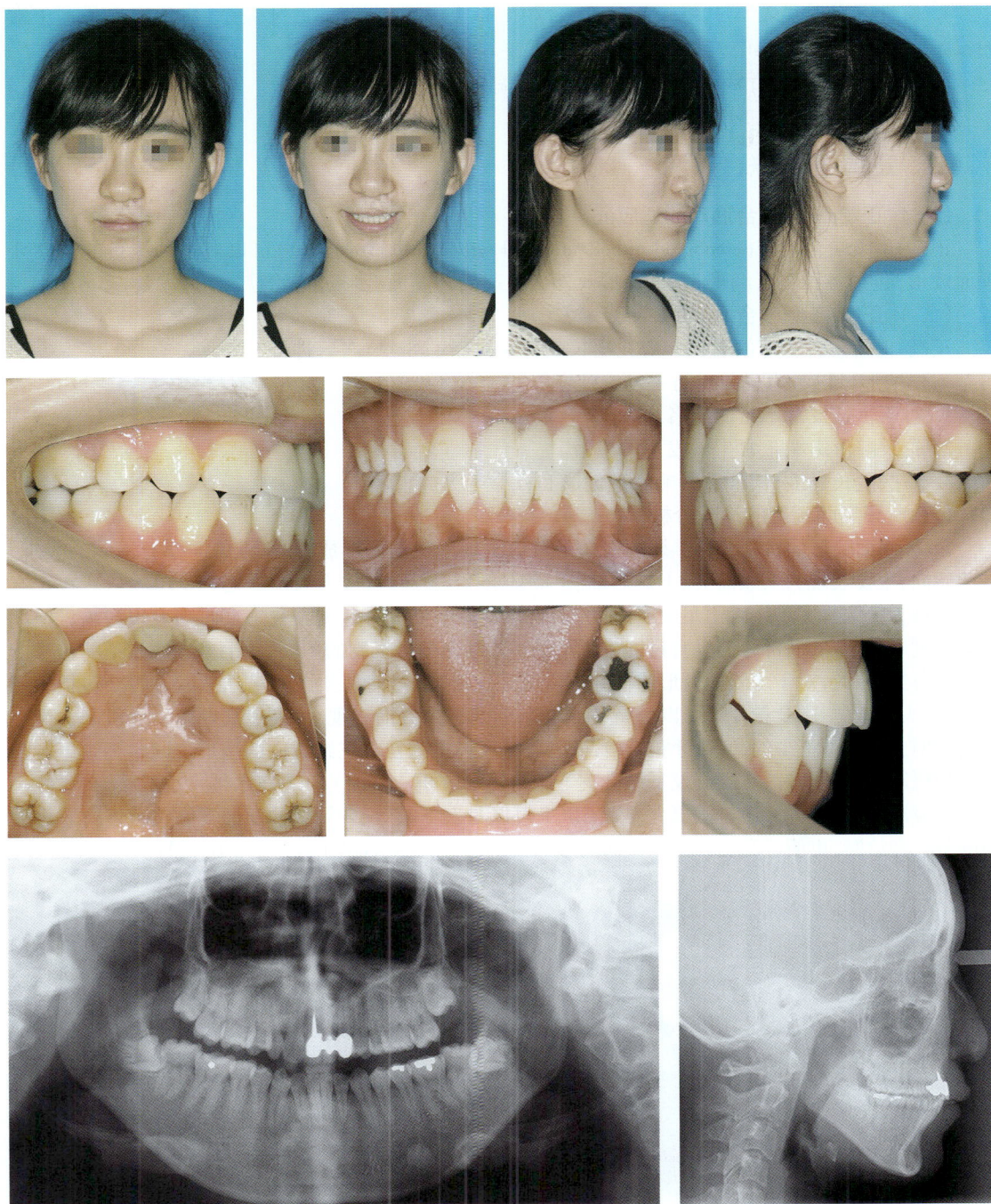

B

图 10-1-6　唇腭裂术后错𬌗畸形矫治前后
A.唇腭裂术后错𬌗畸形矫治前　B.唇腭裂术后错𬌗畸形矫治后

治疗计划:双期矫治。

1. 面罩式前牵引矫治器牵引上颌骨。

2. 固定矫治器排齐上下颌牙列,牙槽突裂区域植骨,协调咬合关系,及矫治后修复治疗。

治疗过程:

1. 面罩式前牵引矫治器牵引上颌骨,矫治时间 1 年。

2. 上下颌牙列粘接 HX 直丝弓托槽,逐渐排齐整平上下颌牙列,推簧开辟 22 牙间隙,为植骨和修复做准备。

3. 牙槽突裂区域植骨。

4. 植骨术后观察 2 个月,继续治疗,配合颌间Ⅲ类牵引,调节前后牙关系,前牙建立基本正常的覆𬌗覆盖,磨牙建立远中关系。

5. 拆除托槽,前牙行修复治疗,Hawley 保持器保持。

(邹淑娟)

二、正畸-正颌联合矫治

(一)正畸-正颌联合治疗的适应证

正畸-正颌联合治疗(combined orthodontic and orthognathic treatment)可以对各种严重的骨性牙颌面畸形,包括各种先天畸形、发育畸形及外伤引起的牙颌面畸形进行治疗。

(二)正畸-正颌联合治疗的时机

正畸-正颌联合治疗的时机一般在生长发育完成(约 18 岁)之后进行。

下列情形可以考虑提前进行手术治疗:

1. 对于生长发育不足的患者。

2. 先天畸形影响正常生长发育的患者。

3. 一些生长过度,但严重影响心理健康和社会行为的患者。

(三)牙颌面畸形的诊断分析

1. **牙颌面畸形的机制分析**　牙颌面畸形可由不同的机制所形成,在三维方向都有不同的表现。在前后向,主要表现为上颌前突、上颌后缩、下颌前突、下颌后缩,或者兼而有之(图 10-2-1)。在左右向则表现为上颌骨宽度发育不足或者过度、下颌骨发育不足或者过度。在垂直向则表现为颌骨前部发育过度或者不足,后部骨骼发育过度或者不足。牙颌面畸形机制的不同,则手术方法和正畸治疗方法也会各异,因此,对于牙颌面畸形的机制分析至关重要。一般而言通过术前拍摄 X 线片,包括头颅侧位片、头颅正位片、全景片等可以分析牙颌面畸形的三维方面表现,以确定其发生发展机制。当然牙𬌗模型也是必不可少的,通过牙𬌗模型,可以分析牙齿排列及在三维方向的畸形。同时正颌患者还需要拍摄颞下颌关节片,对髁突及下颌升支等进行诊断分析。目前 CBCT 技术越来越成熟,在口腔医学领域应用越来越广泛,通过拍摄大视野 CBCT 可以对上下颌骨、牙颌结构及颞下颌关节进行三维方向的分析和诊断,更便于我们分析牙颌面畸形的机制,从而大大有助于治疗(图 10-2-2)。

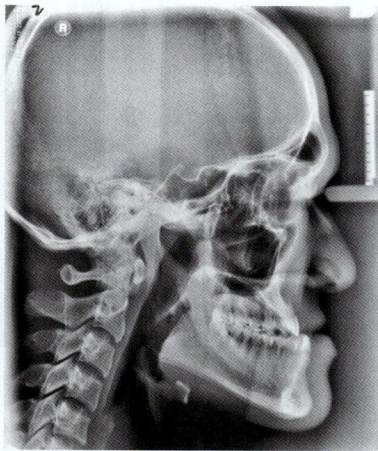

图 10-2-1　头颅侧位片示下颌前突、上颌后缩畸形

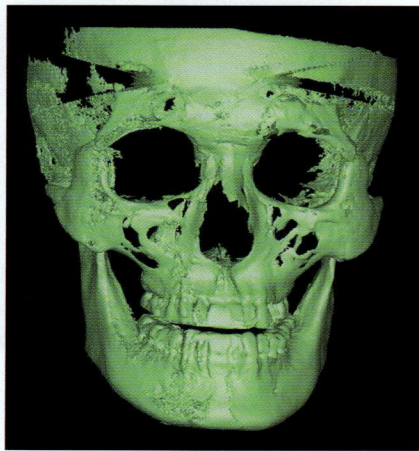

图 10-2-2　CBCT 三维重建图

2. **确定治疗方案**　治疗方案应包括手术的方法,截骨的位置及截骨量,以及需要在术前进行牙齿矫治的术前正畸等内容。

经 X 线头影测量分析出畸形的机制后,可进一步在 X 线头影描绘图上进行颌骨剪裁拼对模拟手术,以确定颌骨的移动方向及距离,及预测术后的面部软组织间的关系,初步确定手术的部位及方法。这种分析方法称可视目标分析技术(visual treatment objective,VTO)。

为了保证术后有良好的关系,需要进行模型外科。模型外科的方法是按患者错𬌗的关系将上下颌石膏模型上殆架,按已初步设计的颌骨手术的截骨部位及截骨量移动上下颌模型位置,在此位置关系上确定要获得良好关系所需要的牙齿或牙列移动的情况,这也就是术前正畸的要求。

随着三维诊断技术的提高,计算机导航技术开始应用于正颌外科领域,更能精确地施行颌骨手术,取得更为满意的效果。

（四）正畸-正颌联合治疗的程序

正畸-正颌联合治疗的程序包括:①全身情况评估;②牙周、牙体等口腔综合治疗;③术前正畸治疗;④正颌外科手术治疗;⑤术后正畸治疗。

1. 全身情况评估

（1）慢性疾病:对于一些全身系统性慢性疾病如高血压患者、糖尿病患者,在进行正颌外科治疗时,宜与内科医师密切配合,从药物上、饮食上对患者的系统病进行治疗,利于正颌外科手术的实施。

（2）孕妇:若患者为孕妇,在通常情况下不宜进行正颌外科手术。但是,患者可在怀孕过程中开始术前正畸治疗,待其分娩后4~6个月施行正颌外科手术。

（3）药物:一些药物,可以影响正畸治疗的牙齿移动,主要是一些前列腺素抑制剂,会影响到骨的改建,妨碍牙齿移动,因而不宜进行正畸-正颌联合治疗。

2. 牙周、牙体等口腔综合治疗　所有牙周疾病、牙体疾病均应在正畸-正颌手术治疗前进行治疗。

3. 术前正畸治疗（pre-surgical orthodontic treatment）　术前正畸治疗目的就是通过牙齿移动,去除牙齿的代偿,利于正颌手术移动骨块。正颌外科手术一般都根据需要,将上下颌骨截断,以移动骨块,达到矫治颌骨畸形的目的。而若有牙齿排列不齐如个别牙舌向错位等,则可影响颌骨在手术时的移位,因而在术前要正畸排齐牙齿,将牙齿矫治到移动颌骨时不发生牙齿的干扰。术前正畸的另一重要意义是,为正颌手术后能建立良好的咬合关系,将牙齿矫治到手术后面型正常的同时,牙齿有良好的关系。

术前正畸通常需要戴用固定矫治器,排齐上下颌牙列,去除切牙的代偿,协调上下颌牙弓关系,整平曲线,使颌骨手术得以顺利进行。去除切牙代偿至关重要,因为颌骨畸形患者都存在多多少少的牙齿代偿。例如骨性Ⅲ类错殆畸形,上颌后缩、下颌前突患者,上颌牙齿往往有代偿性唇向倾斜,下颌前牙代偿性舌向倾斜,以补偿颌骨畸形。在术前正畸时,就应该舌向移动上颌前牙、唇向移动下颌前牙,使反覆盖加大,利于颌骨畸形的矫治。例如一个严重下颌前突的外科正畸患者,前牙反覆盖为2mm,下颌切牙代偿性舌倾,而下颌的位置经测量分析为前突8mm,外科手术设计拟将下颌后移8mm,则这时上下颌前牙将有6mm的深覆盖关系。因而对于这一患者的术前正畸应开展下颌切牙向唇向,改变牙长轴的舌倾,同时增大其反覆盖的程度,这样在下颌后移手术后才能有良好的前牙覆盖关系。

当术前正畸完成后,在手术前需再将牙殆模型在殆架上作一次模型外科（图10-2-3,图10-2-4）。上下颌骨模拟手术后应有良好的关系。依此关系制作一个树脂的全牙弓殆板（处于上下颌牙列之间）（图10-2-5）,作为手术中确定固定颌骨的位置作用。对于计算机三维建模后进行模型外科的,可以采用3D打印的方式制作殆板。

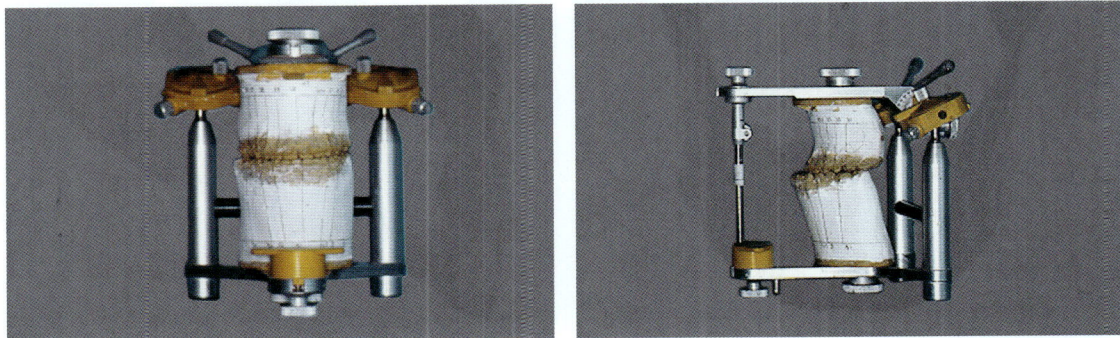

图 10-2-3　模型上殆架

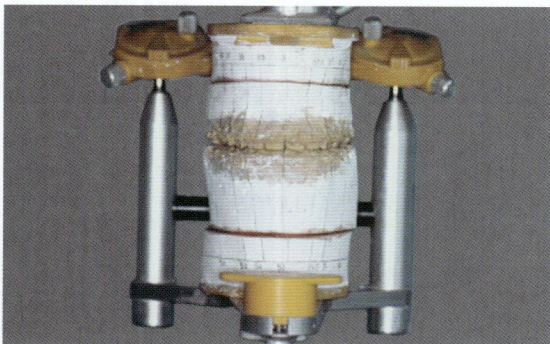

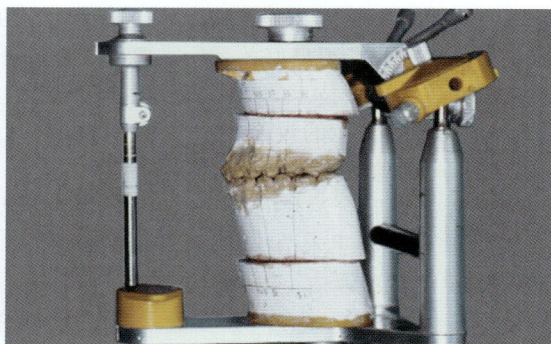

图 10-2-4 模型裁剪

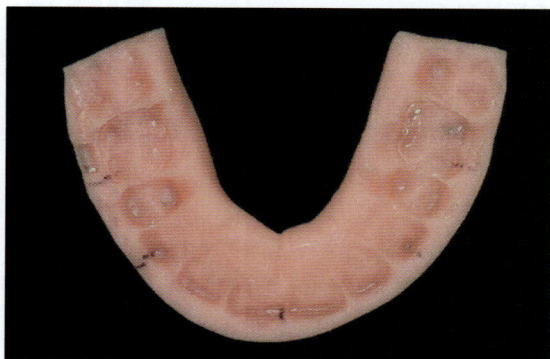

图 10-2-5 𬌗板

若不考虑必要的术前正畸,而只做颌骨手术,则会呈现颌骨形态虽有所矫治但错𬌗畸形仍存在,甚至加重或造成新的错𬌗畸形,口颌系统的生理功能不仅没有得到恢复反而造成更大的异常。因而术前正畸是保证外科正畸成功的关键步骤。但近年来也出现了一种手术优先(surgery first)的理念,针对一部分适合的骨性畸形,先进行上颌手术,再进行正畸治疗。

4. 常用的正颌外科手术(orthognathic surgery)

(1)上颌前突:上颌前突的正颌手术主要采用上颌 Le Fort Ⅰ型截骨,以便后移上颌骨,减少其前突。有时因上下颌骨的宽度和牙弓关系不调,需将上颌多段截骨移位,即为上颌 Le Fort Ⅰ型分块截骨手术。一般该类患者在手术的同时拔除左右第一前磨牙。

(2)上颌后缩:上颌后缩畸形根据后缩程度不同则手术方式有所不同。后缩较轻时,一般采用高位 Le Fort Ⅰ型截骨,并在鼻旁部位植入人工骨或者人体自身骨。如果上颌后缩较重时,则采用上颌 Le Fort Ⅱ型截骨术,可以较多的前移上颌骨,改善整个面中部的凹陷。对于上颌后缩伴有眼眶畸形时,需要采用 Le Fort Ⅲ型截骨术进行治疗。Le Fort Ⅱ型和 Le Fort Ⅲ型截骨术都要经过颅部截骨,手术复杂,一般需要脑外科医师的帮助和合作。

(3)双颌前突:主要呈现上下颌牙弓前突,常用的方法是拔除 4 个第一前磨牙后,上下颌骨前部截骨,后退上下颌前部骨段,矫治双颌前突。有时为了配合上下颌牙弓宽度协调,还需要于中切牙间劈开分段。

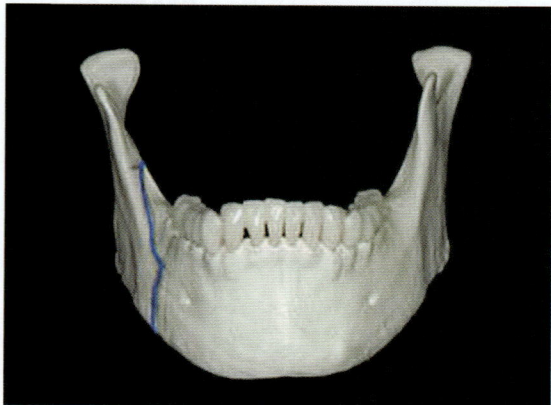

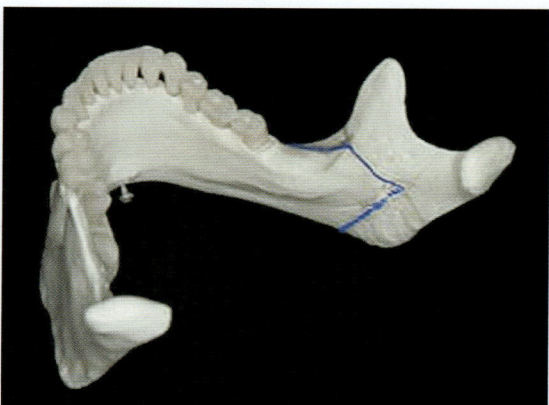

图 10-2-6 下颌升支矢状劈开术

（4）下颌前突：下颌前突常用的手术方法为下颌升支部位截骨术后使下颌后移，其有下颌升支斜劈和升支矢状纵劈两种术式。一般目前采用下颌升支矢状劈开截骨术（sagittal splint ramus osteotomy，SSRO），这样便于使用坚固内固定（rigid internal fixation，RIF）技术来固定截开的骨段。在升支截断后，下颌后移矫治下颌前突，此时下颌升支部分重叠（图10-2-6）。

（5）下颌后缩：一般采用下颌升支矢状劈开截骨术，使下颌前移。必要时配合下颌颏部成形术使后缩的颏部前移。

（6）开𬌗：开𬌗的正颌手术根据不同的机制，在颌骨或牙槽进行截骨矫治。

严重的骨性牙颌畸形其形成机制往往是综合性的，有上下颌骨同时异常，也有合并牙槽的异常，有些手术则在上下颌颌骨、上下颌牙槽及颏部等多部位进行，最后取得牙颌颅面的协调及正常关系的建立。

5. 固定器（fixator） 正颌外科手术中需要使用固定器来保持术后牙𬌗关系的稳定。

（1）上下唇弓固定器：术前正畸时牙齿上粘有托槽，经过术前正畸治疗后，牙列已经排齐，通常换上0.019英寸×0.025英寸或者0.018英寸×0.025英寸的不锈钢丝作为固定唇弓，并在唇弓上夹牵引钩。因为托槽和不锈钢方弓丝能形成一个完整的整体，对牙列有很好的控制作用。牵引钩主要用于术后上下颌之间的牵引，利于调整术后的咬合关系。同时在手术后，需要将𬌗板用结扎丝固定在唇弓上（图10-2-7），以保证上下颌在术后复位，达到要求的颌位。

（2）夹板固定器：对于有些牙列较为整齐、牙齿代偿不严重的患者，通常就不进行术前正畸，此时没有托槽和唇弓，只能采用夹板来进行固定。

（3）带环唇弓固定器：对于没有进行术前正畸的患者，也可以采用尖牙和磨牙带环，外加0.032英寸不锈钢方丝弯制的固定唇弓。唇弓上弯制垂直钩，利于最后的牵引和固定。

6. 𬌗板（occlusal splint） 是根据模型外科的石膏模型制作的，主要用于手术中定位和术后确定颌位、恢复上下咬合。因为正颌手术截断颌骨后，由于肌肉的收缩等力量常易使颌骨位置改变。即便目前常规采用了截骨之间的坚固内固定，但还是难以保持𬌗关系的稳定，𬌗板用来保证术后的良好关系。𬌗板不带基托及任何固位装置，仅覆盖全牙弓𬌗面。𬌗板厚度约2mm，要求𬌗板𬌗面有较深的沟窝而覆盖牙尖及切缘，并在𬌗板唇颊侧边缘的前牙及前磨牙区钻小孔。手术过程中以此𬌗板上的上下颌牙关系作为牙颌的定位关系。𬌗板通过唇颊缘上的小孔与唇弓结扎而固定。同时再加上上下唇弓固定器间的颌间固定，这样就能使术后取得模型外科所设计的良好关系（图10-2-5，图10-2-8）。

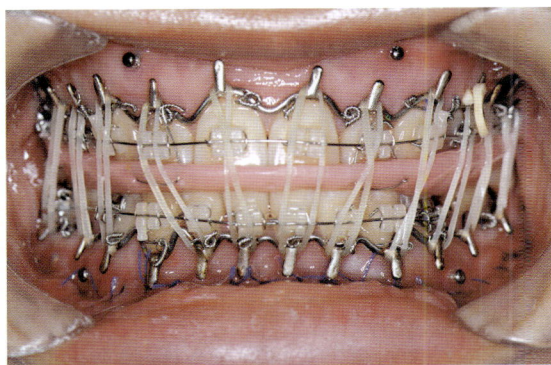

图10-2-7 上下唇弓固定器　　　图10-2-8 𬌗板及上下颌间固定

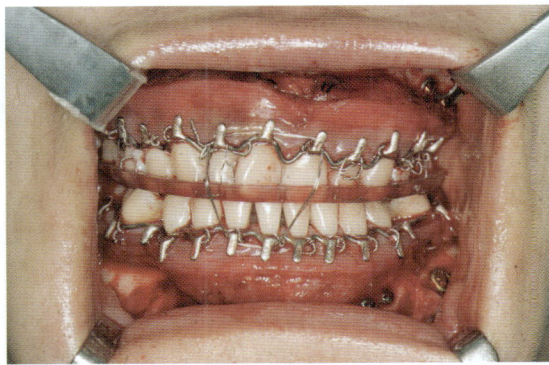

7. 术后正畸治疗（post-surgical orthodontic treatment）

（1）术后正畸的目的：术后正畸与术前正畸最大的不同在于，术前正畸主要是消除𬌗干扰、去除牙代偿，利于手术进行，不要求牙列的精细调整，属于粗略的牙齿移动，而术后正畸则是牙的精细调整。术后正畸要解决牙列中存在的所有问题，使其达到理想的𬌗关系。同时术后正畸还有利于术后畸形复发的控制。

（2）术后正畸开始的时间：当骨骼愈合基本完成，颌骨处于稳定期时，即可开始术后正畸治疗。若术中采用骨内钢丝固定,其临床骨愈合约为 6~8 周。若为坚固内固定,约 3~4 周即可完成临床骨愈合。因此,术后正畸在正颌手术后 3~4 周就可以开始。

（3）术后正畸的内容:术后正畸主要包括术后上下颌间弹力牵引、术后牙列排齐、术后剩余间隙的关闭、术后牙列的整平、术后上下颌前牙位置关系的调整、术后上下颌牙弓宽度的调整等。通过术后正畸治疗,能使患者取得良好的𬌗关系。术后正畸治疗一般需要 1 年左右的时间,以确保颌骨在术后的稳定性,利于颌骨畸形纠正后长期的稳定。

1）术后正畸的上下颌间弹力牵引:正颌外科手术后由于软组织的牵拉作用,颌骨畸形有恢复到以前的趋势,因此,术后上下颌间的牵引非常重要,以促使软组织适应新的颌骨位置。上下颌间牵引包括颌间垂直牵引、Ⅱ类或者Ⅲ类牵引(图 10-2-9)。

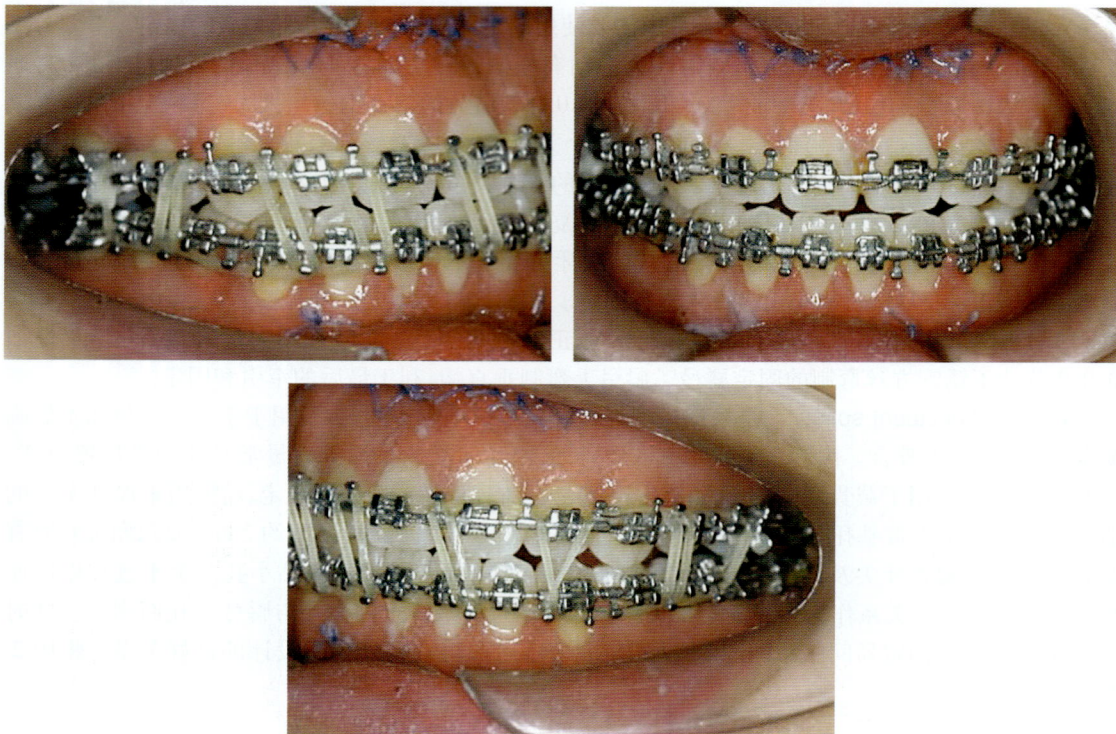

图 10-2-9　术后上下颌正畸牵引

2）术后牙列的排齐:术后拆除𬌗板和固定唇弓后,重新修整在术中或术后松脱的托槽和带环。若由于带环、托槽的脱落,致牙齿位置异常,可在重新粘接托槽后,用高弹性弓丝(如镍钛丝、麻花丝,或比较细的不锈钢丝等),排齐牙列。

有些患者是分块手术,术前正畸治疗为分段进行,手术后牙列排列可能参差不齐,术后正畸治疗应用连续高弹性弓丝,排齐牙列。

3）术后剩余间隙的关闭:颌骨分块手术,根尖下截骨术,往往利用牙列中存在的间隙或拔牙间隙来进行,手术后可能残留一些间隙,术后应该关闭这些残余间隙。若间隙较小,以弹力橡皮链或弹力线关闭间隙。当间隙较大时,且需要控制牙齿的轴倾度时,换用不锈钢方丝后,以间隙关闭曲或滑动机制关闭间隙(图 10-2-10)。有时为了调整磨牙关系,可配合使用Ⅱ类或Ⅲ类颌间牵引。

4）术后牙列的整平:由于正颌外科手术时,常根据上下颌前牙的位置和咬合关系来进行,所以术后前牙的覆𬌗一般都正常。而有些术前深覆𬌗患者,手术后前牙覆𬌗正常,后牙出现小开𬌗,此时即可应用垂直向牵引。一般用上下颌间的盒形牵引、三角形牵引、W 形牵引、小Ⅱ类或小Ⅲ类牵引。利用橡皮圈的弹性,使上下颌牙列能很好地咬合在一起,整平牙列。患者第二磨牙处于低位,术后没有咬合接触,可通过垂直牵引,使其咬合恢复正常。开𬌗患者,术后易于复发,应在术后正畸过程中,防止其复发。弓丝可弯制前倾弯,或加大的下颌 Spee 曲线弯曲,或者应用前牙轻力垂直牵引。

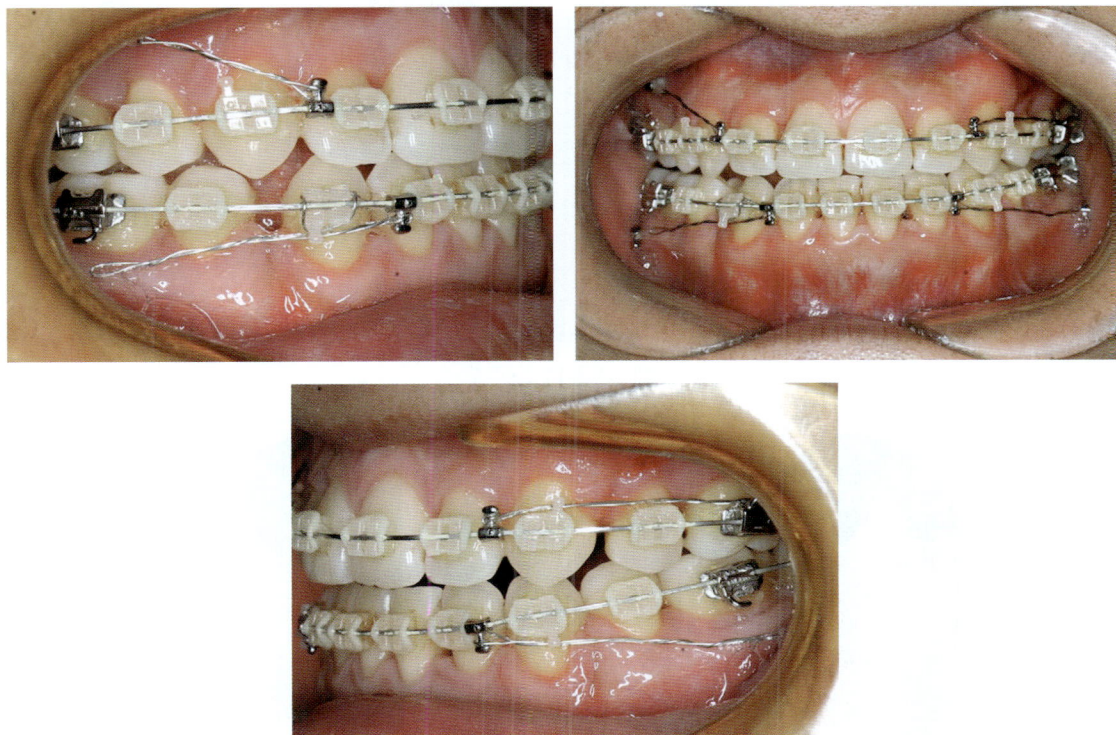

图 10-2-10　术后剩余间隙的关闭

5）术后前牙前后位置关系的调整：手术时，颌骨的前后向位置异常均能得以矫治，为了保证手术后结果的稳定，在术前正畸充分的准备下，要求手术时磨牙和尖牙均能达到Ⅰ类咬合关系。手术后，为了防止复发，必要时可做Ⅱ类或Ⅲ类颌间牵引。通常在骨性Ⅲ类错殆手术后，施以轻的Ⅲ类牵引。有时，为了使牙齿达到良好的咬合关系，也可采用短Ⅲ类牵引，配合上下颌垂直牵引，使牙齿顺着牵引力方向就位。在骨性Ⅱ类错殆手术后，施以轻的Ⅱ类牵引力，垂直牵引时，也可采用短Ⅱ类牵引。如果术后前牙覆盖异常，如覆盖过小（对刃或有反殆趋势），或覆盖过大（深覆盖），可辅以Ⅲ类或Ⅱ类颌间牵引，牵引力应大一些，唇弓换用粗的钢丝，多用不锈钢方丝。戴用颌间牵引时间宜稍长一些。

6）术后牙弓宽度的调整：术后正畸治疗需对牙弓宽度予以特别关注。上颌牙弓狭窄患者，通过 Le Fort Ⅰ型截骨术扩增牙弓宽度使其恢复正常，但上颌牙弓术后 6 个月之内不稳定，容易复发，上颌牙弓塌陷。术后正畸约在术后 1~2 个月开始，当固定唇弓拆除，换用细的不锈钢圆丝或高弹性镍钛丝等，很难维持上颌牙弓的大小，扩大的牙弓易复发缩窄，所以在此类患者的治疗中宜倍加小心。恰当的处置方法是用 0.036 英寸不锈钢圆丝弯成扩大辅弓，插入口外弓管。由于该辅弓与牙列中其他牙齿不接触，所以并不影响其他牙齿的垂直向移动。当后牙有反殆趋势时，亦可使用该扩弓辅弓，或用其他几种扩弓装置，矫治牙弓宽度不调。

如果患者在术后正畸中戴用颌间牵引，一般在拆除矫治器之前，停止颌间牵引，观察 4~6 周后，若无复发的倾向，再拆除矫治器附件。

8. 保持　正颌外科患者的保持通常采用和单纯正畸治疗相同的保持器，时间也相差无几。只是有时候对于骨性下颌前突患者必要时可以考虑采用下颌颏兜来保持，以防止前突的下颌骨向前复发（图 10-2-11）。

（五）典型病例（图 10-2-12）

病例一

患者，女，20 岁。

诊断：安氏Ⅲ类；毛氏Ⅱ¹＋Ⅲ²＋Ⅳ²；骨性Ⅲ类。

治疗计划：正畸-正颌联合治疗。

学习笔记

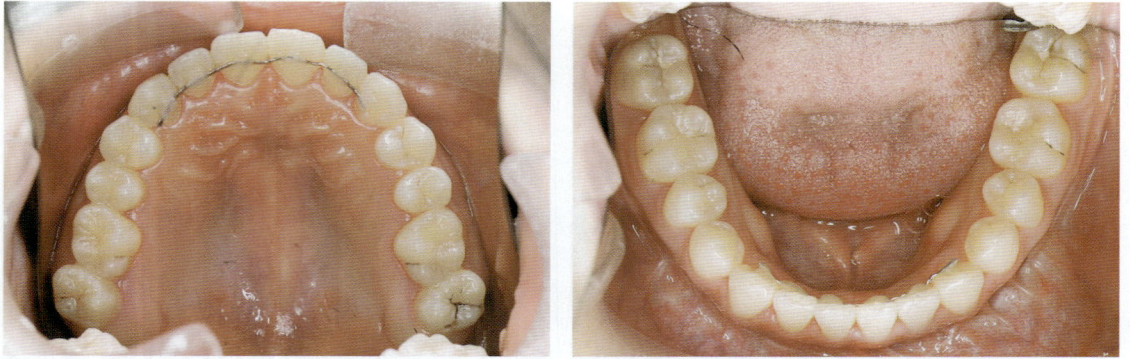

图 10-2-11　保持

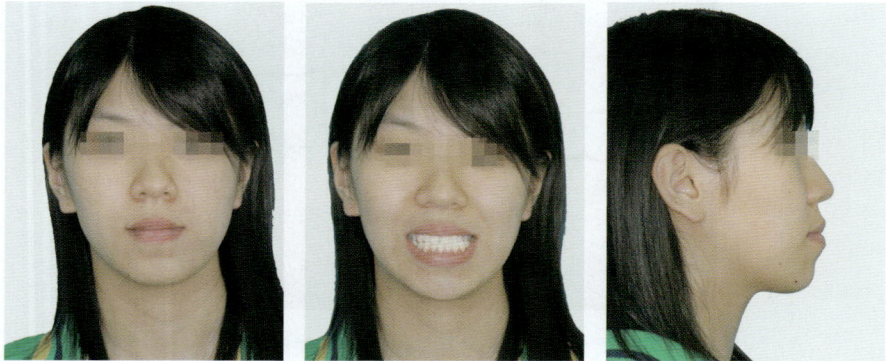

学习笔记

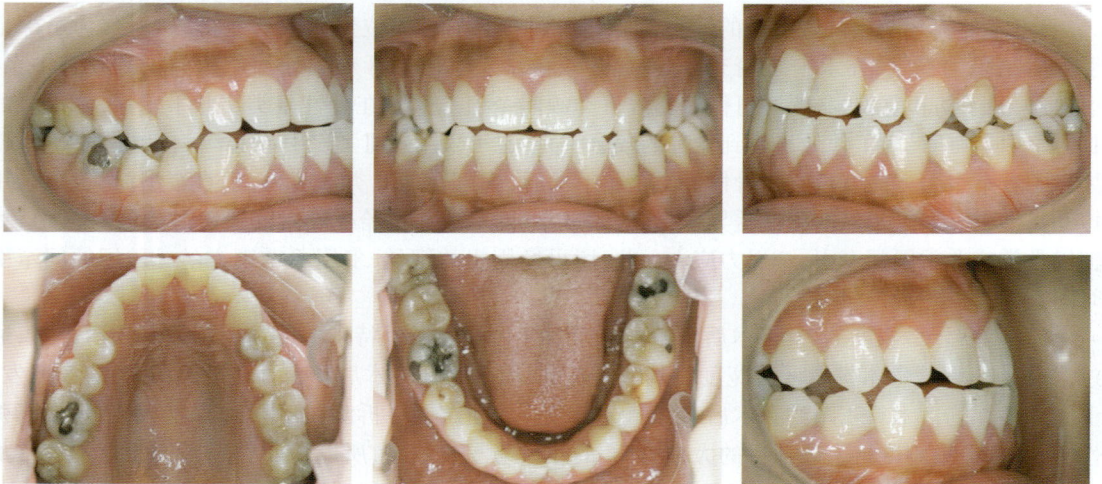

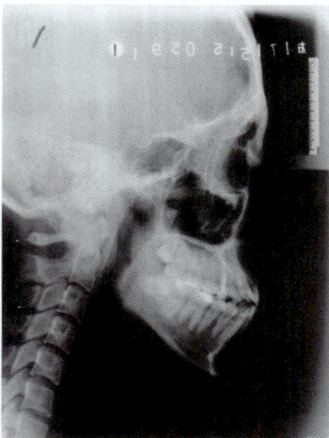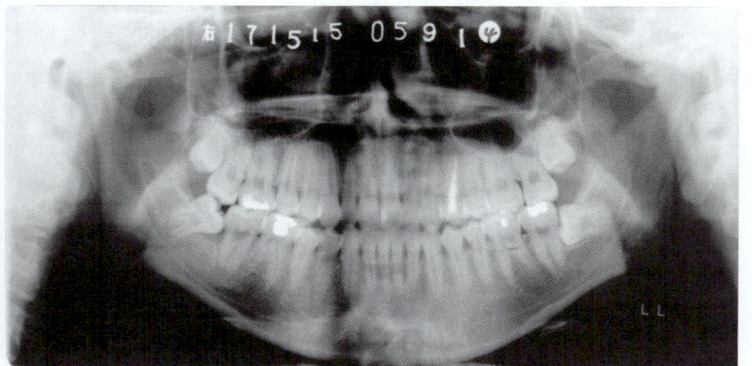

A

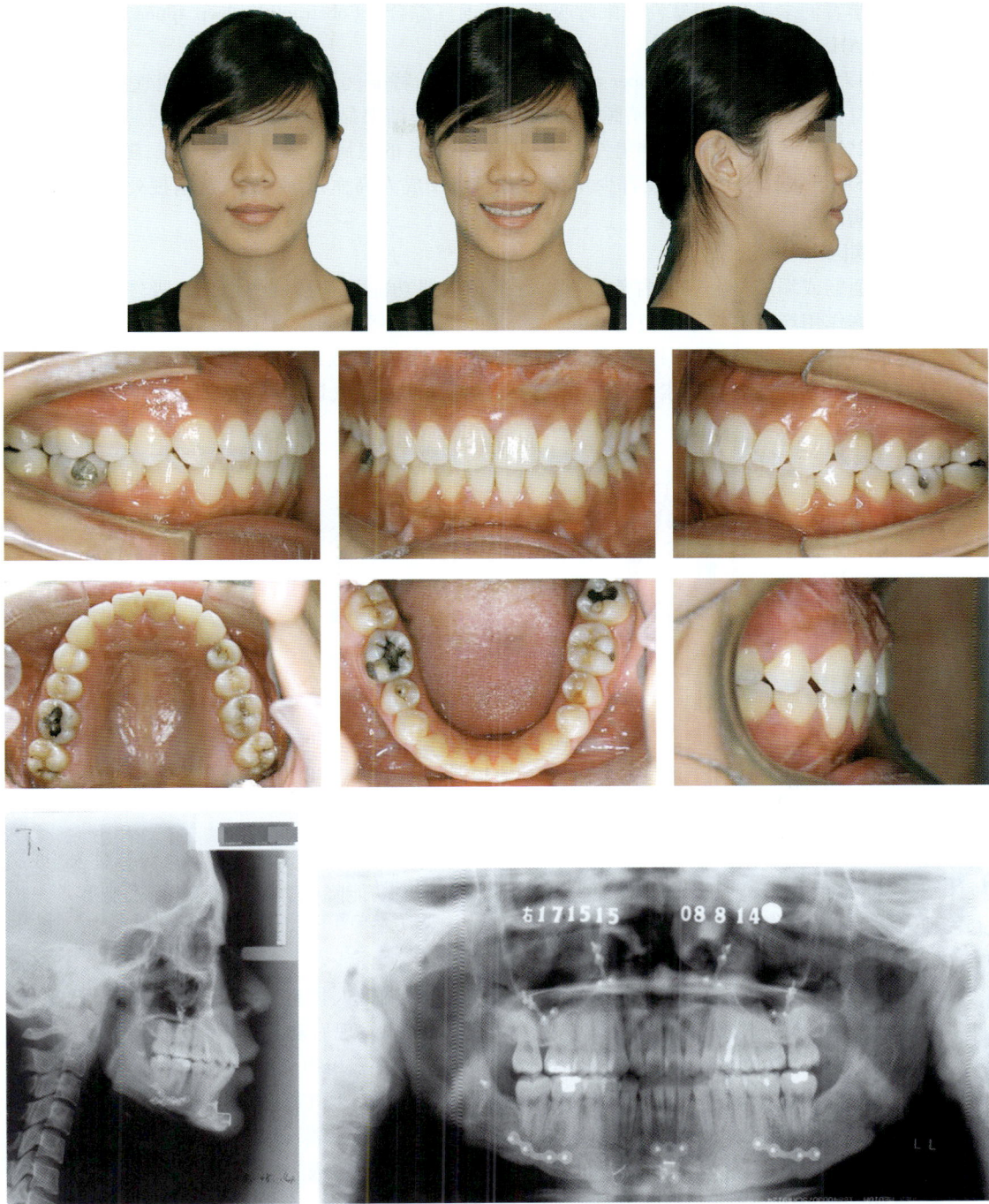

B

图 10-2-12　口腔正畸-正颌联合矫治病例治疗前后面𬌗像、X 线片
A. 治疗前　B. 治疗后

（周彦恒）

三、口腔矫治器治疗阻塞性睡眠呼吸暂停低通气综合征

　　1976 年美国学者 Guilleminault 首次提出了"睡眠呼吸暂停综合征（sleep apnea syndrome, SAS）"这一概念，其定义为：在约 7h 的睡眠中，反复发生呼吸暂停在 30 次以上或平均每小时睡眠呼吸暂停超过 5 次以上。呼吸暂停（apnea）是指口腔和鼻腔气流停止至少 10s 以上。睡眠呼吸暂停分为三型，即阻塞型、中枢型和混合型，其中以阻塞型最多见。临床上绝大多数呼吸暂停患者同时伴有低通气（hypopnea），一般定义为口鼻腔呼吸气流量降低 50% 以上，并伴有 4% 以上的血氧饱和度下

学习笔记

降。近年来学者们多采用"阻塞性睡眠呼吸暂停低通气综合征（obstructive sleep apnea and hypopnea syndrome，OSAHS）"这一概念。

OSAHS 以睡眠期间上气道（upper airway）反复阻塞为特征，引起呼吸暂停、低通气及睡眠紊乱，表现为睡眠打鼾、低氧血症及白天嗜睡等。流行病学调查结果显示，成人 OSAHS 的患病率男性为4%，女性为2%，尤其以中老年肥胖男性居多；儿童 OSAHS 的患病率为2%。近年来，随着多学科研究的深入，OSAHS 被认为是儿童及青少年记忆力损伤及成人高血压、肺心病及脑梗死等心脑血管系统疾病的病因所在。

（一）病因

上气道通畅或塌陷是上气道内负压与上气道扩大肌功能相互拮抗的结果。吸气时横膈肌及肋间肌的扩胸作用产生上气道内负压，同时上气道扩大肌随呼吸周期有节律地收缩对抗负压以维持上气道通畅。由于各种不利因素导致上气道负压大于扩大肌收缩力时，则上气道塌陷（图 10-3-1）。这些不利因素包括各种因素导致的上气道结构性狭窄及上气道周围扩张肌张力降低。

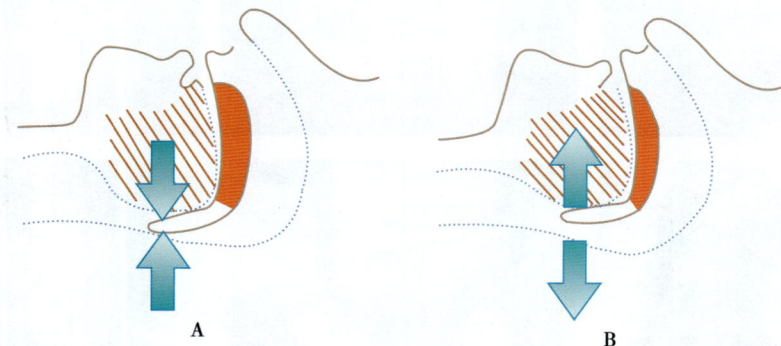

图 10-3-1　上气道负压大于扩大肌收缩力时，则上气道塌陷（A），上气道收缩力大于上气道负压时，则上气道通畅（B）

近年来，患上气道感染及鼻咽气道阻塞性疾病的患儿比例不断上升，多数伴有腺样体和/或扁桃体肥大，部分 OSAHS 患儿还合并各种张口呼吸、口周肌肉功能降低、牙颌颅面畸形及肥胖等。以上各种因素可能互为因果，进一步加重 OSAHS 症状。

（二）临床表现

大多数 OSAHS 患者就诊时的主诉为夜间睡眠打鼾影响他人休息或白天嗜睡影响自己工作。许多患者虽长期患有睡眠呼吸暂停，但未引起重视，多被家属发现后劝其就诊。

1. 睡眠打鼾（snoring）　是 OSAHS 患者最常见的表现之一。鼾声是由于睡眠期间气流通过狭窄的口咽部时形成的涡流使软腭等组织振动引起。打鼾即提示睡眠时上气道狭窄，但并非所有鼾症患者都有睡眠呼吸暂停。单纯打鼾者鼾声较柔和且均匀，睡眠时无其他异常表现；OSAHS 患者鼾声响亮，且因呼吸暂停持续及间隔时间不一，鼾声频率和间隔也不同，并伴有深度呼吸、觉醒及异常身体动作。

2. 日间嗜睡（excessive daytime sleepiness，EDS）　OSAHS 患者夜间深睡眠少且睡眠反复中断，造成睡眠严重不足，因而会出现白天嗜睡的现象。

3. 睡眠中异常表现　单纯鼾症或轻度 OSAHS 患者睡眠时一般无异常动作；中重度 OSAHS 患者频繁地以较大的喘气动作结束一次呼吸暂停，并伴有频繁翻身，或惊醒后突然坐起，大汗淋漓。

4. 晨起异常表现　患者晨起困难，醒后自觉睡眠不足或乏力，部分患者伴短时头痛。大部分患者出现咽喉不适、口渴。

5. 心脑血管系统并发症　OSAHS 患者中罹患冠心病、高血压及脑卒中的比例较正常人群高，也有因睡眠时呼吸暂停或以上并发症猝死的报道，可能与长期低氧血症改变心脑血管系统的结构及功能有关，长期未经治疗的中重度 OSAHS 患者寿命较正常者短。

6. 儿童 OSAHS 患者表现　儿童患者如不及时治疗，会影响患儿的生长发育，可表现为生长迟缓、注意力不集中，长期口呼吸致颅颌面发育异常，影响儿童行为心理及社会能力。部分患儿长期睡眠呼吸暂停，可引起张口呼吸及口周肌肉张力降低，继而引起上颌牙弓狭窄、硬腭高拱、上颌前牙过度唇倾及上唇外翻,同时下颌骨向后下方旋转且前面高增大等。

（三）诊断

1. **询问病史** 除了向患者本人询问病史外,还应向与患者家属询问其病情,包括睡眠时鼾声、日间嗜睡等各种异常表现最早出现的时间、发展情况及既往诊治情况,另外,还应询问家族遗传史及全身系统疾病史。

2. **临床检查** 对 OSAHS 患者的临床检查涉及呼吸内科、耳鼻喉科和口腔科等。口腔专科的临床检查涉及牙体牙周健康状况、牙齿排列及咬合关系、颞下颌关节功能、下颌前伸及开口运动范围、舌体及软腭大小及其位置关系等。儿童患者应重点检查是否伴有腺样体、扁桃体肿大及口呼吸习惯。

3. **多导睡眠图监测（polysomnography,PSG）** 多导睡眠图（PSG）是诊断 OSAHS 最重要的手段,是 OSAHS 确诊分型、病情严重程度和疗效评价的必要手段。多导睡眠图监测需在患者夜间睡眠时进行,需持续监测至少 4h。采用红外线指血氧计可测定动脉血氧饱和度。采用温度或压力传感器可监测口、鼻气流,区分呼吸暂停和低通气,并以每小时发生呼吸暂停和低通气的次数作为评价 OSAHS 严重程度的主要指标,即呼吸暂停低通气指数（apnea and hypopnea index,AHI）,或称为呼吸紊乱指数（respiratory disturbance index,RDI）。成人通常以 AHI>5 次/h 作为诊断标准;儿童以 AHI>1 次/h、氧减饱和（oxygen desaturation）≥4% 作为诊断标准。

4. **影像学检查** 借助二维或三维影像学检查可对上气道大小及其周围结构进行定量分析,有助于确定上气道狭窄或阻塞部位,为确定正确的治疗方案提供重要参考。绝大多数 OSAHS 患者气道阻塞部位位于软腭和舌根后方的口咽部。

（1）X 线头影测量:与正常人群相比,OSAHS 患者上气道呈现不同程度的狭窄,且多发生在口咽部,上气道周围结构异常主要表现为:下颌后缩而上颌位置基本正常,多为骨性Ⅱ类错𬌗;舌骨位置较低;软腭位低且长,舌体大且舌位高,软腭与舌体重叠明显。儿童患者还应测量肿大的腺样体和扁桃体。常用的上气道及周围结构 X 线头影测量项目如图 10-3-2 所示。

（2）三维影像技术:锥形束 CT 技术（cone beam CT,CBCT）扫描能从三维角度定量评价上气道及其周围结构形态。磁共振影像技术（magnetic resonance imaging,MRI）避免了放射线照射,尤其适用于上气道周围软腭、舌及咽部等软组织成像,也可用于睡眠时的上气道动态监测。上气道横截面形态为长轴在左右向的椭圆形,且多数

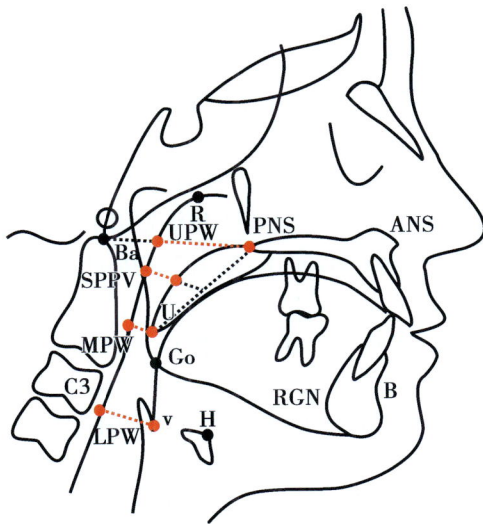

图 10-3-2 常用的上气道及周围结构 X 线头影测量项目示意图

PNS-UPW:硬腭后气道宽度 SPP-SPPW:软腭后-软腭后咽壁宽度 U-MPW:软腭尖与中后咽壁点间宽度 U-LPW:会厌点与下咽后壁点间宽度

OSAHS 患者上气道阻塞发生在多部位,表现为从上气道某一点塌陷开始并向多水平蔓延。

（四）治疗

对 OSAHS 的治疗总体可分为非手术治疗和手术治疗。儿童青少年 OSAHS 的治疗还应结合生长发育的特点进行牙颌面结构的生长改良。

1. **手术治疗** 手术治疗的目的在于消除或减轻使上气道阻塞的各种异常解剖或病理因素,增加上气道的稳定性。常用的手术方法有鼻手术、舌成形术、腭垂-腭-咽成形术（uvulopalatopharyngoplasty,UPPP）、气道造口术以及正颌外科方法。OSAHS 患儿多数伴有腺样体和/或扁桃体肥大,手术切除引起上气道阻塞的肥大腺样体和/或扁桃体是治疗儿童 OSAHS 有效手段之一（图 10-3-3）。

手术切除肥大腺样体和/或扁桃体不能完全治愈所有 OSAHS 患儿。儿童 OSAHS 涉及多个系统的器官组织,其诊断与治疗需要儿科、呼吸内科、神经内科、耳鼻喉科、口腔正畸科等多学科的共同协作。针对上气道周围软硬组织均出现异常的 OSAHS 患儿,治疗策略上应采取"软硬兼施",不仅应去除或减轻占据上气道的软组织阻塞因素,如肥大的鼻甲、腺样体、扁桃体及舌体,而且应纠正形态位置异常的硬组织,如鼻中隔偏曲、上颌牙弓狭窄、上下颌骨后缩、舌骨低位等。

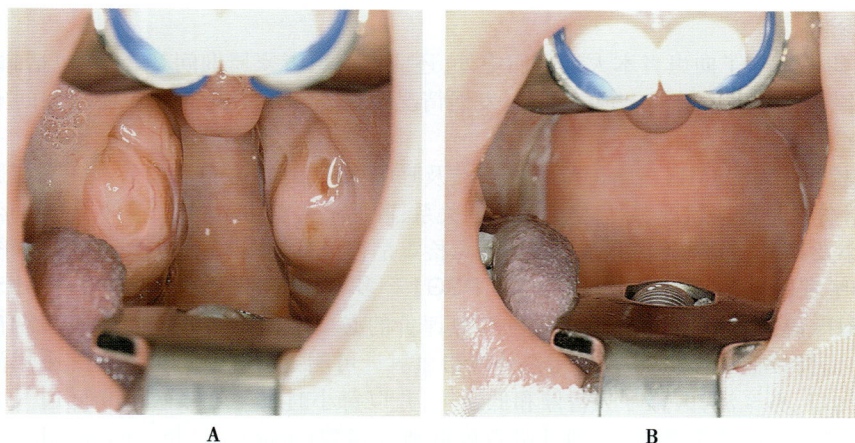

图 10-3-3　手术切除肥大的扁桃体
A. 术前　B. 术后

2. 非手术治疗

（1）各种致病或危险因素的处理：肥胖与 OSAHS 发病密切相关。减肥可缓解 OSAHS，轻度 OSAHS 患者若明显肥胖，可首选减肥治疗。另外，OSAHS 患者应戒烟戒酒，并尽可能避免睡前服用镇静类药物，睡前勿饱食。部分患者可采用半强制性侧卧位睡眠减轻鼾声及睡眠呼吸暂停。

（2）经鼻持续气道正压通气（continuous positive airway pressure，CPAP）治疗：1980 年由澳大利亚学者 Sullivan 发明该方法并率先用于治疗 OSAHS，其原理是通过机械泵将空气压缩、湿化后经患者戴用的鼻面罩以正压（范围 $2 \sim 20 cmH_2O$）输入上气道。此法是目前治疗 OSAHS 最有效的非手术方法。

（3）口腔矫治器治疗：1934 年，Pierre Robin 最早报道采用单块式（Monoblock）功能性矫治器前移下颌，以治疗儿童小下颌畸形所致的窒息。直到 20 世纪 80 年代，口腔矫治器才开始较多地用于治疗 OSAHS。1993 年国内也开始相关研究和临床工作。

口腔矫治器（oral appliance，OA）可以单独治疗 OSAHS，也可以作为综合治疗中的辅助治疗措施之一。在确定采用口腔矫治器治疗之前，一般须经呼吸内科专家对患者的全身情况进行评价，并借助多导睡眠图监测确诊后，提供一份书面诊断报告和治疗建议。口腔正畸医师应根据诊断报告并结合与上气道有关的口腔专科检查制订适宜的治疗方案。常规戴用 2~3 个月后，患者应接受 PSG 复查，以评价其客观疗效。

1）口腔矫治器治疗 OSAHS 的适应证：一般认为，口腔矫治器适用于单纯鼾症患者及轻、中度 OSAHS 患者。而对于重度 OSAHS，即呼吸暂停低通气指数（AHI）>50 次/h 的患者则疗效较差，而对于中枢性或以中枢性为主的混合性睡眠呼吸暂停低通气综合征患者则基本无效。另外，对于那些拒绝或无法耐受 CPAP 治疗或经手术治疗后复发的患者，口腔矫治器是一种较好的选择。

年龄、肥胖程度、牙颌面形态以及上气道大小与口腔矫治器治疗 OSAHS 的疗效有关。一般认为，口腔矫治器可能更适合年龄较轻、体重指数（body mass index，BMI）较小、下颌角较小、舌骨位置较高、下颌后缩、口咽部气道较小的患者，而对于下颌平面较陡、舌骨位置较低的患者则疗效较差。

2）上颌扩弓矫治器：由于上颌牙弓缩窄且鼻腔侧壁与鼻中隔间距减小，可导致鼻腔气流阻力增大，长期可导致口呼吸、睡眠打鼾甚至呼吸暂停，牙颌畸形与睡眠呼吸障碍互相影响并加重。上颌牙弓快速扩弓矫治器（rapid maxillary expansion，RME）通过增加上颌骨及上颌牙弓宽度，间接扩大了鼻底宽度，不仅有利于口鼻气道通畅，同时使颜面部发育畸形得到改善（图 10-3-4）。乳牙后期及替牙期是扩弓最佳时期。

3）下颌前伸类口腔矫治器：目前临床上使用较多的有单块式下颌前伸类矫治器（图 10-3-5）、压模-拉杆式口腔矫治器（图 10-3-6）及可调式口腔矫治器（图 10-3-7）。

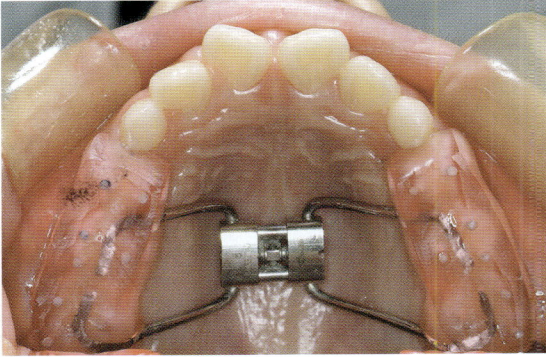

图 10-3-4　上颌快速扩弓矫治器

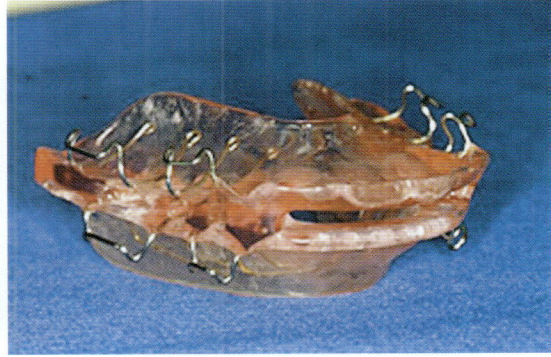

图 10-3-5　下颌前伸类矫治器

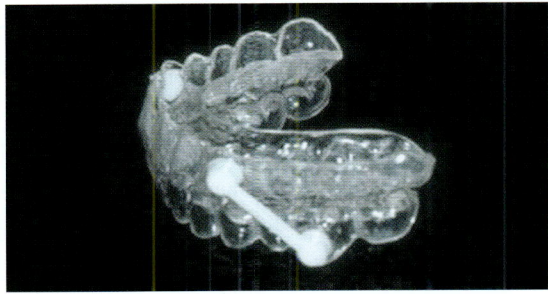

A

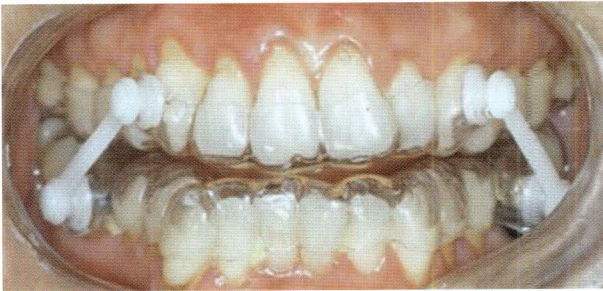

B

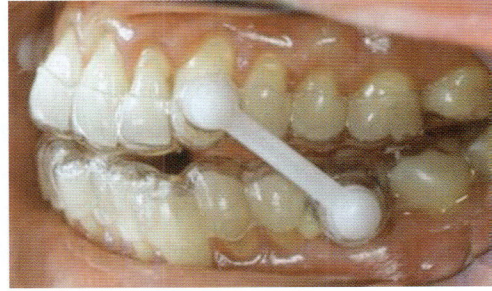

C

图 10-3-6　压膜-拉杆式口腔矫治器

A. 矫治器口外观　B. 矫治器戴入口内正面观　C. 矫治器戴入口内左侧面观

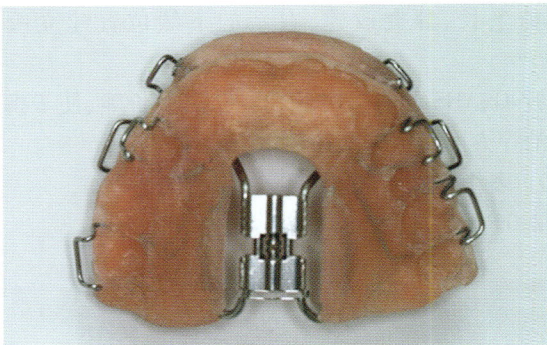

A

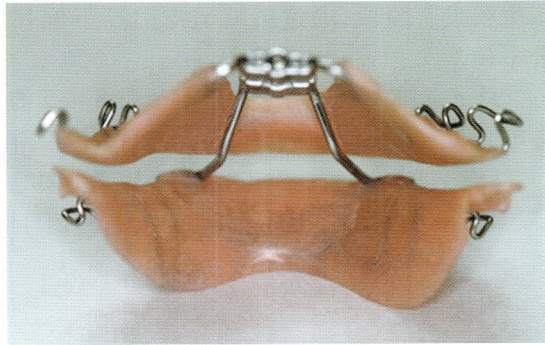

B

图 10-3-7　可调式口腔矫治器

儿童 OSAHS 患者下颌前伸类功能矫治器通过刺激下颌骨生长,调整舌骨位置,改善上下颌骨位置关系的同时,可增加舌根后及软腭后气道间隙,包括 Twin-Block、前庭盾、改良 activator 等(图 10-3-8)。

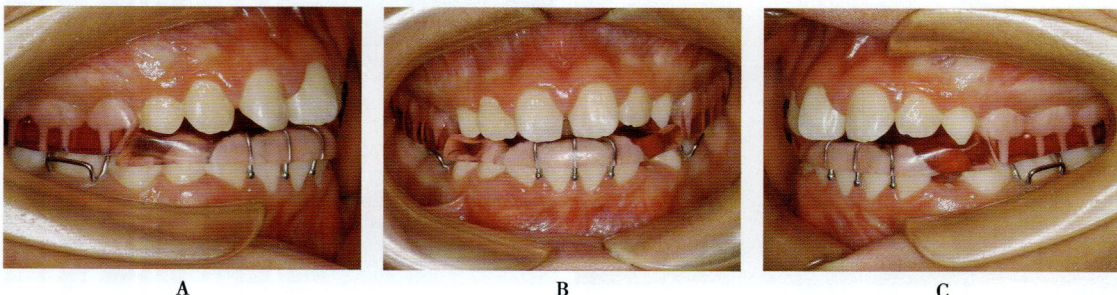

图 10-3-8　Twin-Block 矫治器
A. 口内像右侧面观　B. 口内像正面观　C. 口内像左侧面观

4)口腔矫治器治疗 OSAHS 的下颌前伸定位:口腔矫治器治疗 OSAHS 的疗效受患者的上气道结构、口腔矫治器设计及下颌前伸程度等多种因素的影响,针对患者个体的疗效预测就显得十分重要。

目前,绝大多数口腔医师针对 OSAHS 患者口腔矫治器治疗的下颌前伸定位均凭借经验,有的使用下颌最大前伸量的 75%,或下颌最大前伸量减 3mm。也有学者采用:先让患者尽可能前伸下颌然后退至舒适位为止。近几年来,有研究借助计算机下颌前伸定位系统装置和多导睡眠图监测疗效评价系统对个体患者的口腔矫治器疗效及最适下颌前伸位进行预测,以避免以往经验式下颌前伸定位方法带来的失误或失败。

关于口腔矫治器在垂直方向张开下颌的程度,多数学者认为下颌张开不宜过多,特别是对下颌平面陡的"高角"患者,若下颌过度张开,下颌后旋且水平前伸受限,舌根后气道减小。

5)口腔矫治器治疗 OSAHS 的疗效:Lindman 等对自 1985 年以来 30 余篇文献所涉及的采用口腔矫治器治疗 OSAHS 的 563 个病例进行了疗效分析,并以治疗后 AHI 降至 10 以下作为治愈标准,其有效率为 61%。国内报道的疗效为 82%~90%。单块式口腔矫治器较双块式口腔矫治器疗效更好,且为更多的患者接受,可能与稳定的下颌前伸定位有关。OSAHS 患儿应尽早采取措施恢复上气道正常通气,避免因长期口呼吸引起的牙颌面畸形。口腔正畸治疗介入越早,治疗 OSAHS 的疗效越好。

6)口腔矫治器对牙列及颞下颌关节的长期影响:口腔矫治器属于患者依赖性治疗措施,OSAHS 患者须坚持每夜戴用。但长期夜间戴用口腔矫治器是否会造成牙及颞下颌关节的永久性改变呢?口腔矫治器可能对少部分患者的牙位及咬合关系有轻微影响。有关口腔矫治器对颞下颌关节影响,追踪研究未发现关节发生明显器质性改变。儿童 OSAHS 患者处于生长发育阶段,通过正畸治疗引导下颌骨向前生长,髁突改建,在新的下颌位置建立咬合平衡。

总之,口腔矫治器是一种容易为患者接受的治疗 OSAHS 的有效方法,具有无创、价廉、便于携带等优点。口腔正畸医师能够在 OSAHS 的诊断及治疗方面发挥重要作用。

(五)临床典型病例(图 10-3-9,图 10-3-10,表 10-3-1,表 10-3-2)

患者,男性,出生年月:1984 年 8 月,初诊日期:2009 年 3 月。

主诉:睡眠时打鼾 3 年多求治。

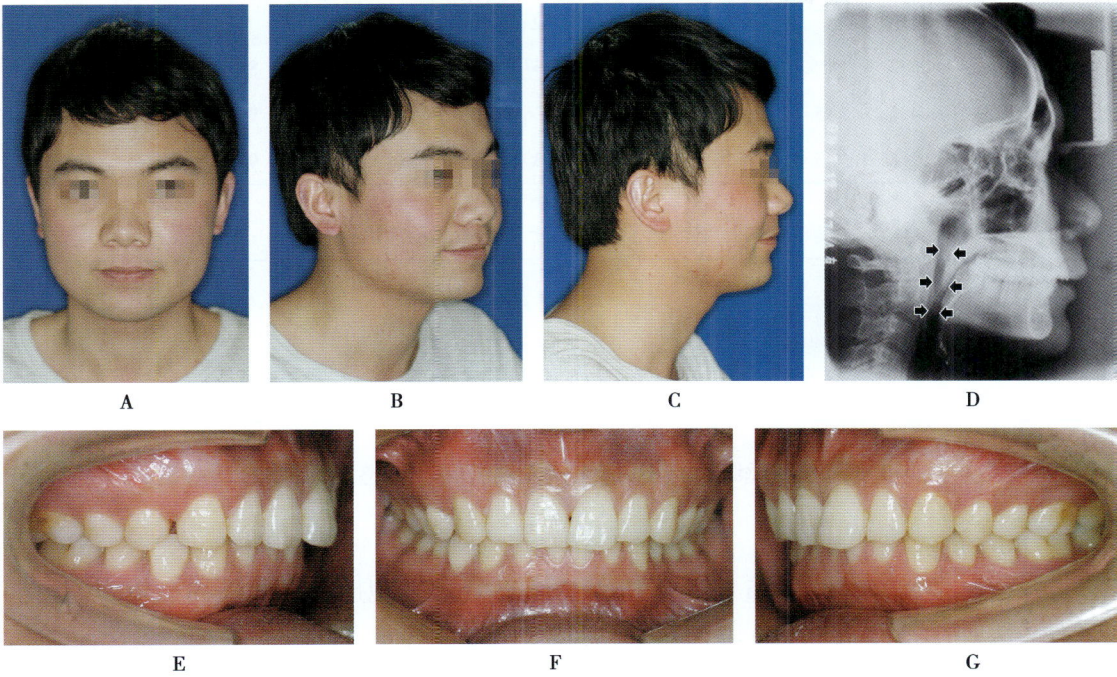

图 10-3-9　治疗前面𬌗像和头颅侧位片（箭头示气道宽度）

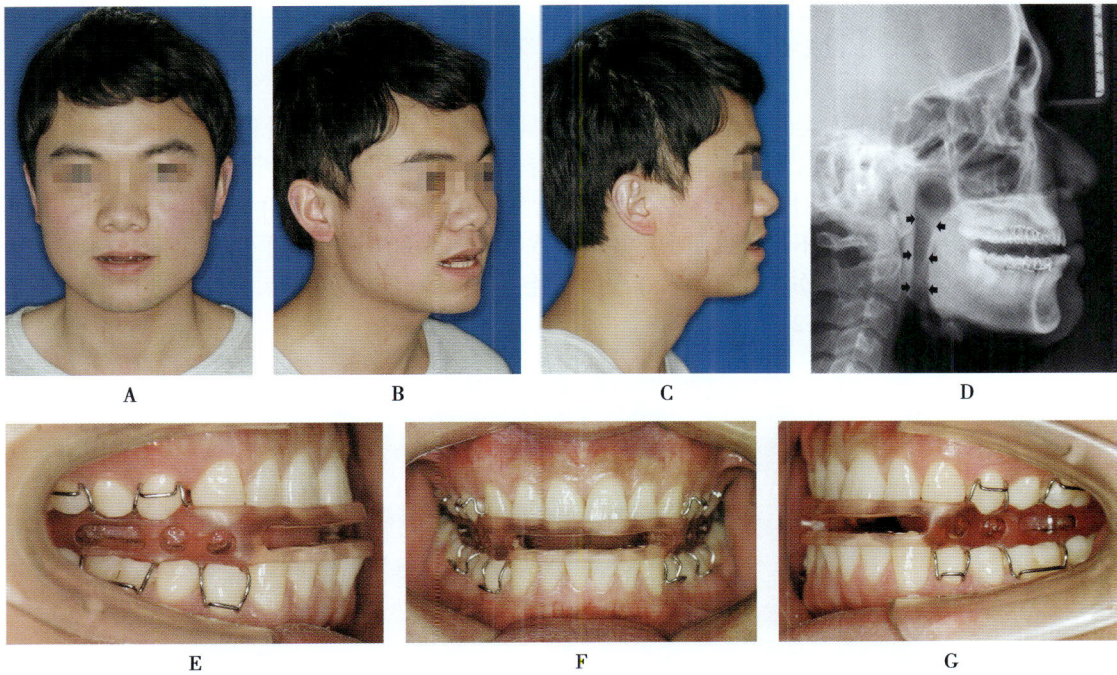

图 10-3-10　戴用单块式口控矫治器后面𬌗像和头颅侧位片（箭头示气道宽度）

表 10-3-1　戴用矫治器前后主、客观指标对比

监测项目	呼吸紊乱指数(单位:次/h)	呼吸暂停指数(单位:次/h)	低通气指数(单位:次/h)	脱氧指数(单位:次/h)	最低血氧饱和度(单位:%)	最长呼吸暂停时间(单位:s)	平均呼吸暂停时间(单位:d)	深睡眠期比例(单位:%)	睡眠效率(单位:%)	日间嗜睡评分(单位:分)	鼾声评分(单位:分)
治疗前	22.3	6.7	15.6	33.2	69.0	37.8	19.3	8.1	88.4	14	8
双块式	9.8	4.1	5.7	17.6	80.0	36.7	16.5	10.3	98.8	9	4
单块式	9.2	3.8	5.4	16.2	85.0	30.2	13.2	12.3	98.8	9	3

表 10-3-2　戴用矫治器前后上气道各水平前后径对比

测量项目	上后气道间隙	中气道间隙	下气道间隙
治疗前	7.0mm	8.0mm	8.0mm
双块式	11.5mm	9.5mm	11.0mm
单块式	11.5mm	10.0mm	11.0mm

现病史:3 年前被发现夜间睡眠时打鼾,近 1 年发现有间歇性憋气,并有日间嗜睡,伴记忆力减退。未曾于外院治疗。

既往史:平素体健,有鼻炎史。有鼾症家族史。

临床检查:身高 174cm。体重 72kg。口腔软腭周围软组织松弛过长,Mallampati 分级为 Ⅱ 级,下颌前伸运动正常。磨牙关系:左侧远中尖对尖,右侧中性。深覆殆。

(刘月华)

四、阻生牙的正畸治疗

阻生牙(impacted tooth)是指由于邻牙、骨或软组织的阻碍,没有足够的空间而只能部分萌出或完全不能萌出的牙齿。最常见的阻生牙为上下颌第三磨牙,人群中患病率为 25%~50%,不同种族患病率不同。其次为上颌阻生尖牙,患病率为 1%~3%,女性多于男性。在上颌前牙区,上颌阻生切牙的发病率仅次于阻生尖牙,患病率为 0.06%~0.20%。

（一）病因

1. 遗传因素　由于人类的进化,颌骨退化与牙量退化不一致,导致骨量相对小于牙量;某些遗传性疾病也会导致牙齿阻生。

2. 环境因素　主要有:①额外牙或者牙瘤,通常发生在前颌骨,是上颌中切牙阻生的主要原因(图 10-4-1);②前颌骨发育不足导致萌出路径太窄或者其他牙颌不调导致牙弓长度不足,引起牙齿萌出间隙不足;③乳牙期外伤或外科手术导致的粘连;④邻牙根的错误引导,如侧切牙锥形畸形常合并上颌尖牙阻生(图 10-4-2)。

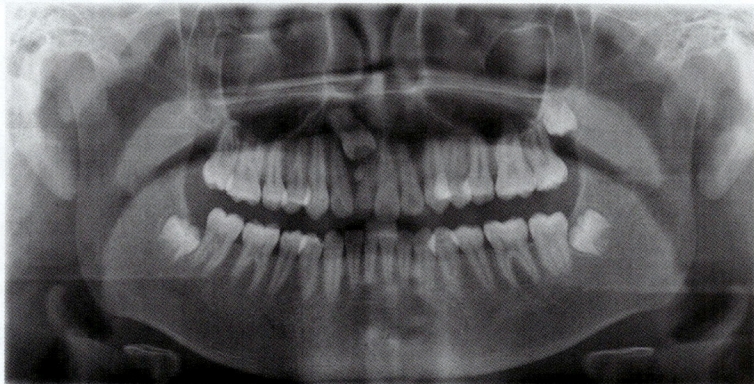

图 10-4-1　额外牙伴牙瘤引起阻生牙

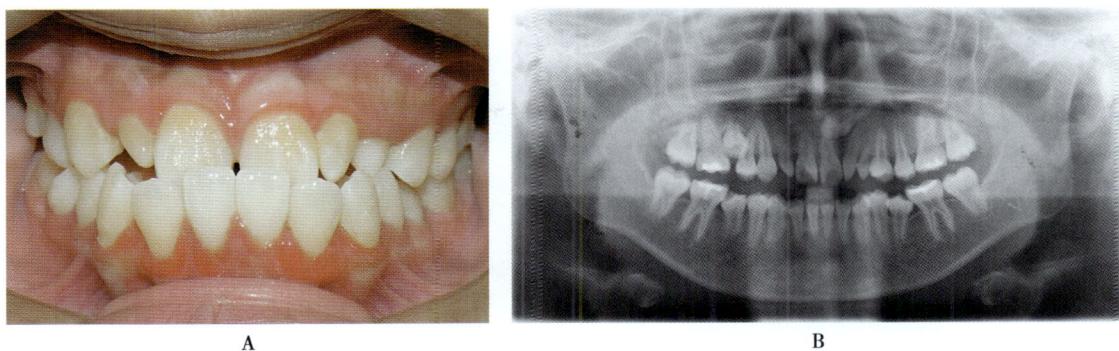

图 10-4-2　侧切牙锥形畸形合并上颌尖牙阻生
A. 口内正位片　B. 全景片

（二）临床表现

阻生牙部位出现牙间隙，缺牙区对颌牙伸长以及邻近牙移位（图 10-4-3），𬌗关系紊乱。邻牙牙根吸收是阻生牙常见并发症之一（图 10-4-4），阻生牙自身在颌骨内也可发生牙根外吸收、骨质粘连、牙槽骨吸收，在外伤时该区易发生牙槽骨骨折；阻生牙压迫神经引起相应的神经症状，还可能成为感染病灶，继发炎症、囊肿。

（三）诊断

1. 病史　患者多因乳牙未脱落或乳牙脱落后继替恒牙未萌而就诊，拍摄根尖片或全景片后发现。

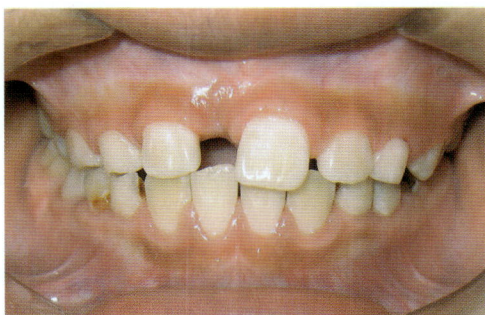

图 10-4-3　上颌中切牙阻生后对侧中切牙倾斜

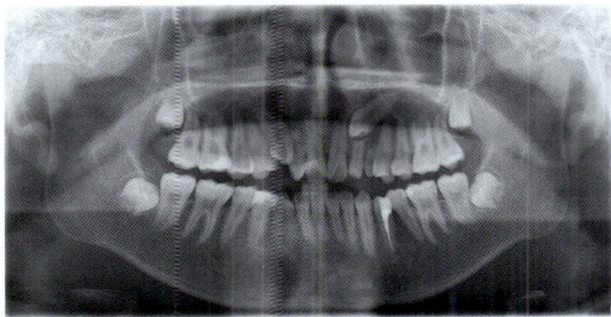

图 10-4-4　阻生尖牙导致邻近侧切牙牙根吸收

2. 临床检查　观察患者是否存在乳牙滞留；牙弓是否出现不应有的牙列间隙；缺牙部位能否触及牙尖或切缘，以及骨异常的膨隆。

3. 影像学检查　全景片结合根尖片对阻生牙的数量以及大致位置进行初步诊断（图 10-4-5A）。通过拍摄 CBCT 可以很清楚地显示阻生牙的位置和形态特征、与邻牙之间的位置关系，有利于确定治疗方案、设计阻生牙的萌出路径，将对邻牙的伤害降到最低（图 10-4-5B）。

阻生牙在牙槽骨内的影像学表现多样（图 10-4-6），目前尚无统一的分类方法。多以牙冠在牙弓内外的位置和牙冠长轴的朝向进行判断描述，有腭侧阻生、唇侧阻生、倒置阻生、斜位阻生、多个牙埋伏阻生、阻生牙合并牙瘤等。

（四）治疗

1. 阻生牙的治疗原则　阻生牙的治疗需要多学科联合诊断治疗，分为保留阻生牙和放弃阻生牙两大类。

ER10-4-1

画廊：ER10-4-1
各类阻生牙

235

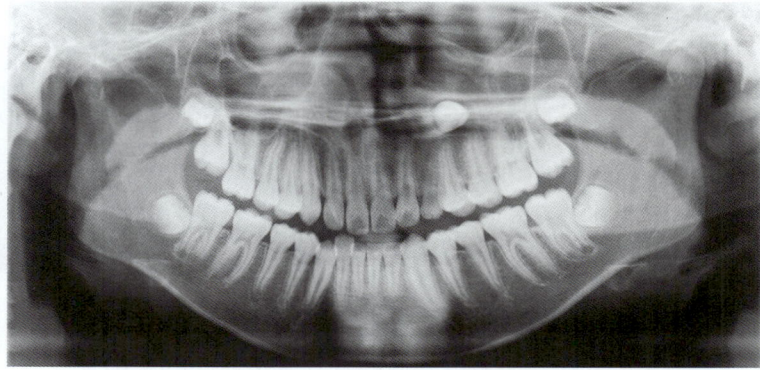

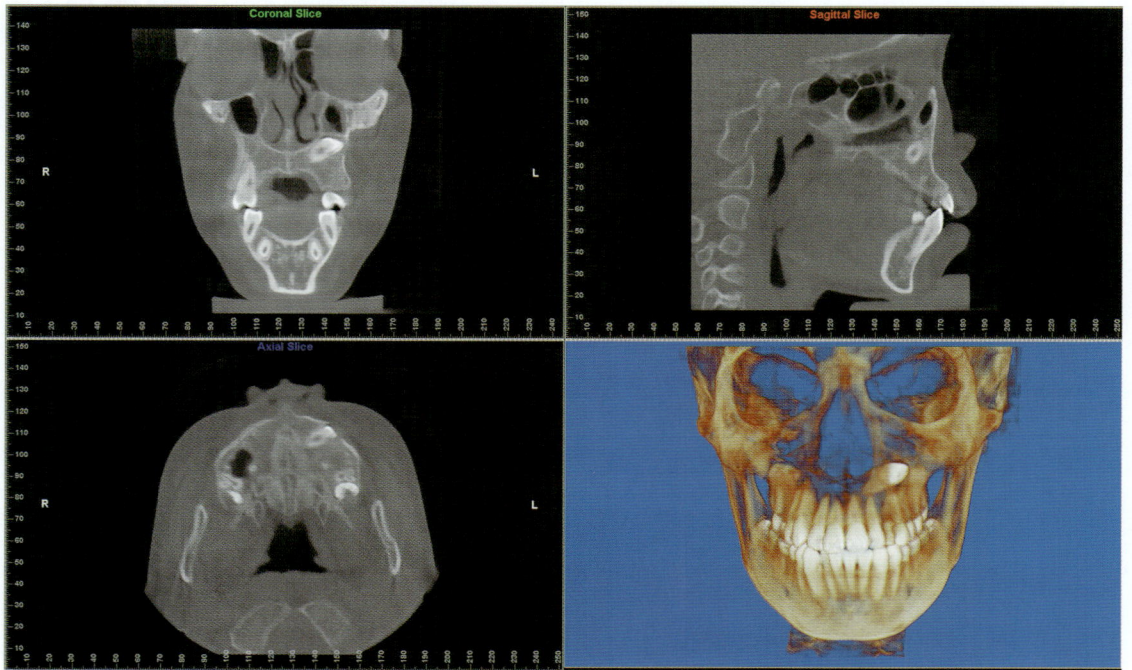

图 10-4-5　阻生牙影像学定位
A. 全景片　B. CBCT 三维重建及截位片

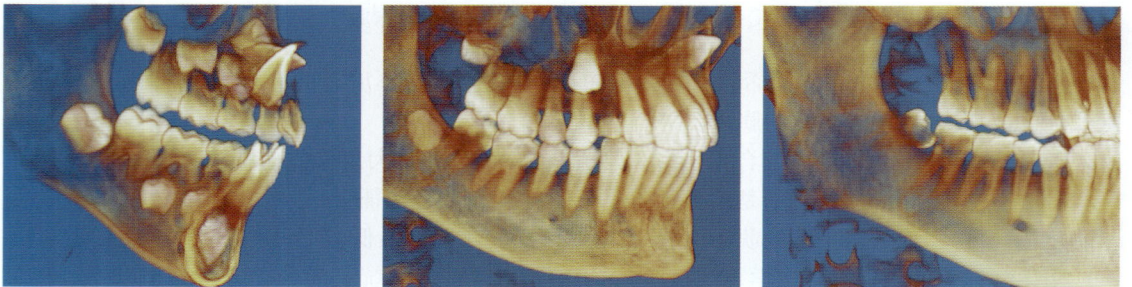

图 10-4-6　各类阻生牙
A. 上颌唇侧倒置阻生中切牙　B. 上颌斜行和垂直阻生尖牙　C. 下颌第三磨牙阻生

（1）保留阻生牙:当牙弓间隙充足,阻生牙的保留有助于维持正常牙弓形态、建立正常殆关系和保持牙槽骨高度时,应保留阻生牙。

1）外科开窗导萌:对于位置表浅,且牙冠位置位于膜龈联合近龈端的阻生牙,可通过手术开窗暴露阻生牙牙冠,减压引导阻生牙自然萌出。

2）外科开窗联合正畸牵引:通过外科手术暴露阻生牙,粘接附件后正畸牵引阻生牙至正常位置。

3）对于不能正畸治疗或者拒绝正畸治疗的患者可考虑自体牙移植。

（2）放弃阻生牙:以下情况可以考虑放弃阻生牙,正畸关闭间隙或修复缺牙:

1）牙列拥挤或前突:牙列拥挤或前突畸形明显,需拔牙矫治时,可考虑拔除阻生牙,特别是牙根短形态畸形的阻生牙,正畸关闭间隙,简化治疗。

2）阻生牙自身发育不良:阻生牙牙根发育完成且牙根严重弯曲或冠根比例不足,保留治疗预后较差,可考虑拔除阻生牙。对于间隙足够者,也可以暂时治疗阻生牙,等牙槽骨发育完成后,再拔除阻生牙,以保持牙槽骨高度,有利于种植牙修复治疗。

3）阻生牙牵引困难:阻生牙位置过深,或已发生粘连,难以牵引到正常位置者,可以考虑拔除。

4）对于部分需放弃的阻生牙,如不影响正畸治疗和邻牙健康,可暂时不拔除,随访观察。

2. 阻生牙的治疗时机

（1）早期治疗:适用于上颌唇侧倒置或斜型阻生中切牙和阻生尖牙,诊断明确时,应即时治疗,有助于其牙根的长度与形态发育。对于阻生尖牙,如果不及时治疗,它易在牙槽骨内"游弋"到更远的异常位置,增加治疗难度,甚至引起邻牙牙根的吸收。含牙囊肿导致的阻生牙也应尽早引流囊液,牵引阻生牙。

（2）恒牙期治疗:若阻生牙不影响其牙根发育和损害邻牙,拓展并维持间隙,如不能自行萌出,可在恒牙初期治疗,适用于各种垂直向阻生牙。

3. 矫治阻生牙的三维空间理念 阻生牙在牙槽骨中多数存在三维空间矢状面、冠状面和垂直面上的位置异常。在治疗阻生牙时,正畸医生需要有良好的三维空间构象,时刻明确阻生牙在牙槽骨内三维空间位置上的移动情况,以及和邻牙间的位置关系,及时调整牵引力方向,保证阻生牙正确顺畅移动。

4. 阻生牙矫治的支抗控制 在牵引阻生牙萌出的过程中,口腔的支抗设计极为关键。如支抗设计不合适,可能因早期无支抗可用而错过最佳治疗时机,或因为支抗设计不正确在牵引过程中引起支抗牙被压低、扭转或倾斜等副作用。目前用于阻生牙矫治的支抗有很多种,常见的有以邻牙为支抗、以整体牙列为支抗、以种植钉为支抗、以导杆式矫治器为支抗。

5. 正畸牵引阻生牙的治疗流程

（1）扩展间隙:利用矫治器开展足够间隙并维持。对于需要早期治疗的阻生牙,可以先开窗牵引阻生牙,治疗过程中再拓展间隙。

（2）设计阻生牙冠的萌出路径:阻生牙冠的萌出路径上无邻牙阻挡时,萌出路径是朝缺隙处移动的一条直线。当萌出路径和邻牙牙根交叉重叠、治疗上颌唇侧倒置阻生中切牙、治疗多牙阻生时,需要设定阻生牙的移动路径,避免干扰邻牙或者其他阻生牙,影响其移动。

（3）开窗:根据不同阻生牙的位置及与邻牙的关系可选择不同的外科暴露方式。开放式牵引也叫环切导萌,在明显突起的黏膜上,环形切除阻生牙表面覆盖的黏骨膜、牙槽骨和周围的牙囊暴露牙冠。闭合式导萌也称翻瓣导萌,通过局麻下翻开黏骨膜瓣,暴露阻生牙的牙冠,严格止血后即刻在牙冠上粘接正畸牵引装置,缝合创口,一周后拆线。根据不同的阻生牙位置选择不同的开窗方式。

（4）正畸弹力牵引:阻生牙牙冠表面附件与口内支抗间进行正畸弹力牵引。牵引力量应持续轻柔,不超过100cN,以免引起附着龈丧失、龈退缩以及边缘牙槽骨吸收。

（5）正畸排齐:当阻生牙被牵引萌出接近至咬合面时,可将附件更换为托槽,排齐阻生牙。

（五）典型病例 阻生尖牙（图10-4-7,图10-4-8）

患者,女,15岁,恒牙列,左上颌尖牙未萌,要求矫治。

双侧磨牙关系Ⅱ类,尖牙关系Ⅱ类,23口内未见,63滞留。CBCT示23近中唇侧阻生。

诊断:安氏Ⅱ类,23近中唇侧阻生,63乳牙滞留。

学习笔记

ER10-4-2
画廊:ER10-4-2
导杆式矫治器

ER10-4-3
画廊:ER10-4-3
开窗

ER10-4-4
文档:ER10-4-4
病例展示:阻生牙的正畸治疗

　　治疗计划:双期矫治。第一期:外科开窗导杆式矫治器闭合式牵引 23。第二期:23 出龈后拔除 63 滞留乳牙及双侧上颌第一前磨牙后,直丝弓矫治器排齐上下颌牙列。

　　治疗时间:45 个月。

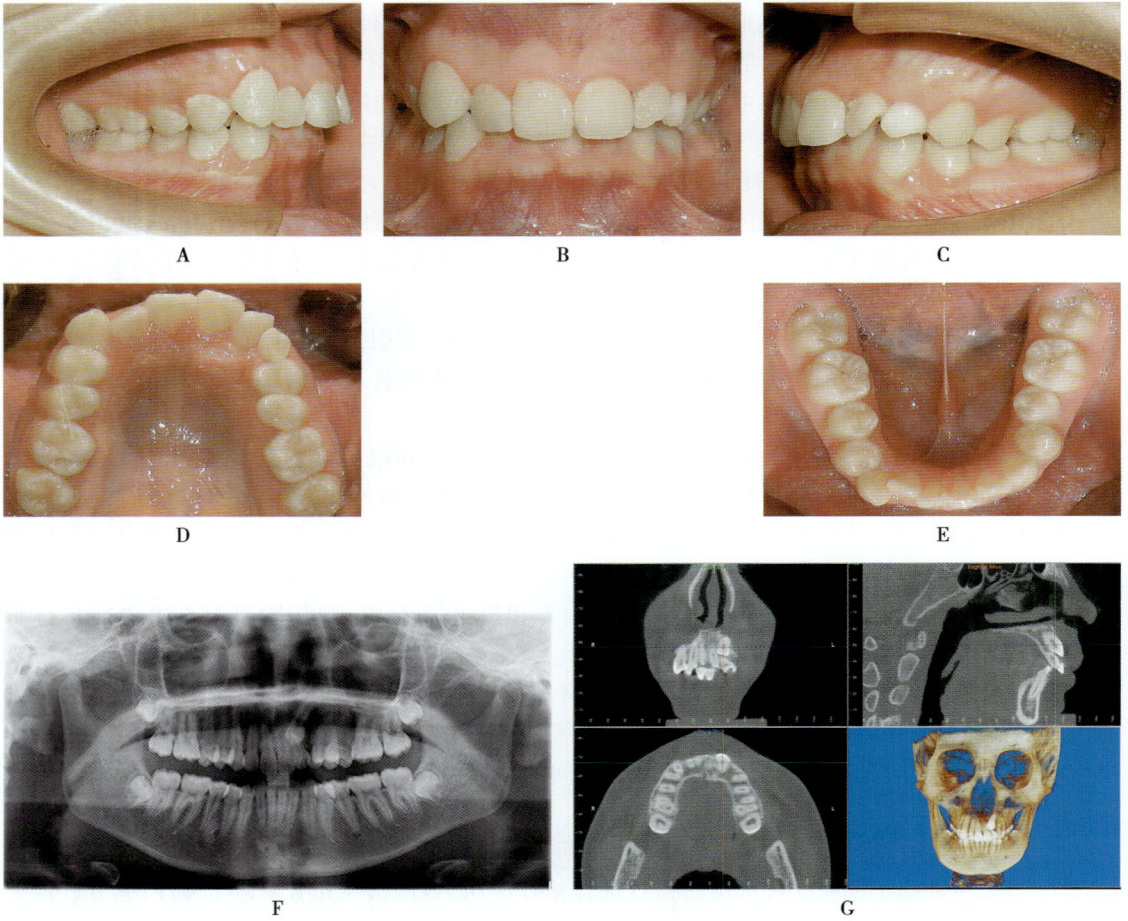

A　　　　　　　　B　　　　　　　　C

D　　　　　　　　　　　　　　　E

F　　　　　　　　　　　　　　　G

图 10-4-7　上颌斜位阻生尖牙治疗前

A. 治疗前口内像右侧面观　B. 治疗前口内像正面观　C. 治疗前口内像左侧面观　D. 治疗前口内像上颌𬌗面观　E. 治疗前口内像下颌𬌗面观　F. 治疗前全景片　G. 治疗前 CT 三维重建

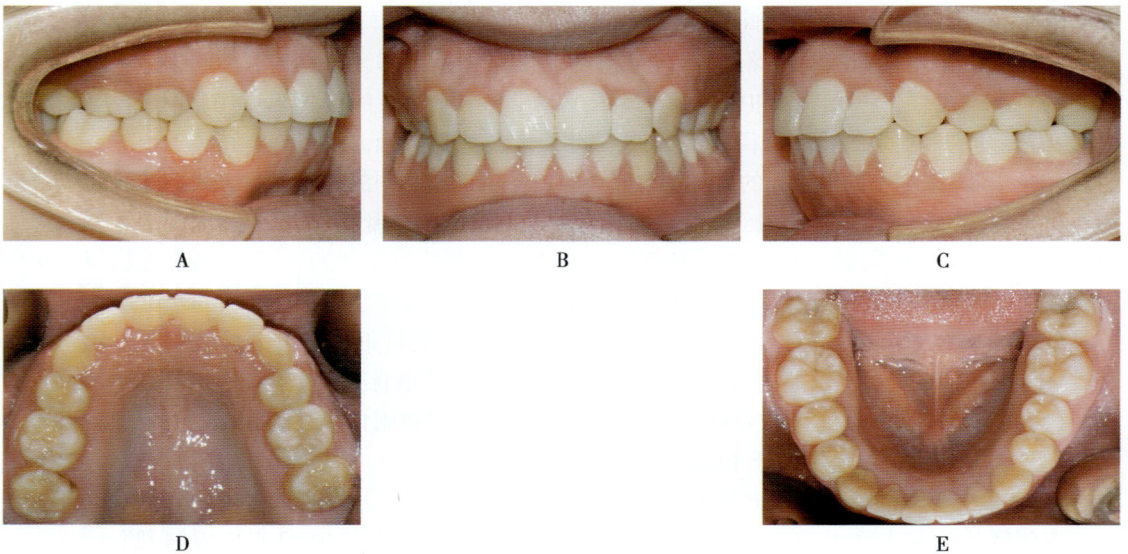

A　　　　　　　　B　　　　　　　　C

D　　　　　　　　　　　　　　　E

学习笔记

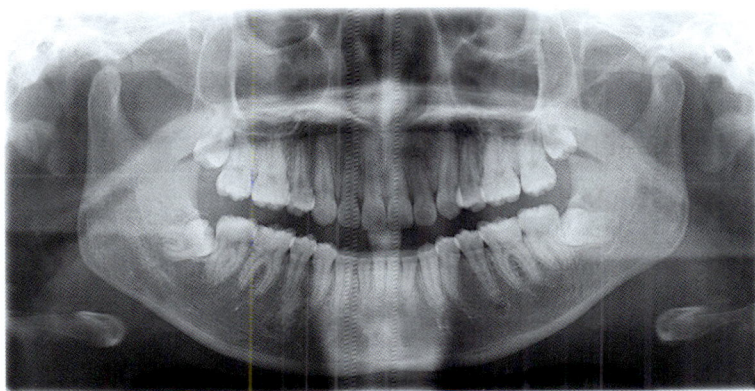

F

图 10-4-8 上颌斜位阻生尖牙治疗后
A. 治疗后口内像右侧面观 B. 治疗后口内像正面观 C. 治疗后口内像左侧面观
D. 治疗后口内像上颌殆面观 E. 治疗后口内像下颌殆面观 F. 治疗后全景片

思考题

1. 唇腭裂序列治疗的概念、内容与程序？
2. 唇腭裂术前正畸治疗的目的是什么？
3. OSAHS 患者的临床表现及诊断要点？
4. 正畸牵引阻生牙的治疗流程？

（胡荣党）

参考文献

1. GRABER L W, VANARSDALL R L, VIG K W L. Orthodontics: Current Principles and Techniques. 5th ed. St. Louis: Elsevier Mosby, 2014.
2. PROFFIT W R. Contemporary Orthodontics. 5th ed. St. Louis: Elsevier Mosby, 2013.
3. 林久祥, 许天民. 现代口腔正畸学. 4 版. 北京: 北京大学医学出版社, 2011.
4. JACOBS J D, SINCLAIR P M. Principles of orthodontic mechanics in orthognathic surgery cases. Am J Orthod, 1983, 84(5): 399-407.
5. LUTHER F, MORRIS D O, HART C. Orthodontic preparation for orthognathic surgery: how long does it take and why? A retrospective study. Br J Oral Maxillofac Surg, 2003, 41(6): 401-406.
6. 戴娟, 段银钟. 口腔正畸临床技术大全. 2 版. 北京: 人民军医出版社, 2010.
7. 周彦恒, 胡炜, 傅民魁, 等. 下颌前突外科手术前后的正畸治疗. 中华口腔医学杂志, 1999, 34(6): 357.
8. FLORES-MIR C, KORAYEM M, HEO G, et al. Craniofacial morphological characteristics in children with obstructive sleep apnea syndrome: a systematic review and meta-analysis. J Am Dent Assoc, 2013, 144(3): 269-277.
9. HUANG Y S, GUILLEMINAULT C. Pediatric obstructive sleep apnea and the critical role of oral-facial growth: evidences. Front Neurol, 2012, 3: 184.
10. JOHNSON E O, ROTH T. An epidemiologic study of sleep-disordered breathing symptoms among adolescents. Sleep, 2006, 29(9): 1135-1142.
11. 刘月华, 赵晓光, 徐宝富等. 阻塞性睡眠呼吸暂停低通气综合征患者计算机辅助下颌定位系统的研制与矫治器疗效预测. 中华口腔医学杂志, 2006, 41(2): 86-89.
12. BEDOYA M M, PARK J H. A review of the diagnosis and management of impacted maxillary canines. J Am Dent Assoc, 2009, 140(12): 1485-93.
13. HU H, HU R, JIANG H, et al. Survival of labial inversely impacted maxillary central incisors: A retrospective cone-beam computed tomography 2-year follow-up. Am J Orthod Dentofacial Orthop, 2017, 151(5): 860-868.
14. SUN H, HU R, REN M, et al. The treatment timing of labial inversely impacted maxillary central incisors: A prospective study. Angle Orthod, 2016, 86(5): 768-774.
15. RICHARDSON G, RUSSELL K A. A review of impacted permanent maxillary cuspids--diagnosis and prevention. J Can Dent Assoc, 2000, 66(9): 497-501.

第十一章　成年人正畸治疗

> ## 》 提要
>
> 1. 成年人口腔健康状况呈多样性变化趋势,多有牙体缺损、牙列缺失、牙周及颞下颌关节疾患等,增加了正畸治疗的难度,对医技及矫治条件的要求更严更高,这是成年人正畸治疗需要考虑的重要因素。
> 2. 成年人生长潜力有限这一因素仅对矫治骨性错𬌗畸形有所限制,而对一般正畸治疗影响不明显。
> 3. 社会心理、矫治方案、矫治限度和疗程等是成年人正畸治疗必须面对并充分考虑的问题。
> 4. 有严重牙周炎患者的正畸治疗必须与牙周科医师配合。
> 5. 在成年人综合治疗中必须十分注意颞下颌关节的问题及处置原则。
> 6. 小范围牙移动治疗是一种有效而实用的手段。

随着人们对生活质量要求的提升,以及正畸治疗基础研究的深入和临床技术的不断完善,成年人正畸治疗患者日趋增多。和儿童与青少年比,成年人错𬌗畸形的检查、诊断和治疗有其自身的特色,涉及的知识面更广,对正畸治疗技能的要求也更高。

一、成年人正畸治疗的特点

(一) 成年人口腔健康状况呈多样性变化趋势

随着年龄的增长,成年人口腔各组织器官均发生了不同程度的增龄性改变,如牙齿磨耗、牙釉质脱矿、牙本质暴露,特别是牙周病、颞下颌关节紊乱病在成年人中更为常见。成年人患牙周病后易发生骨丧失,对活动性进展期成人牙周病患者进行正畸治疗可加速牙周炎症的恶化。牙周的增龄性和病理性改变常常也成为成年人,尤其是中、老年人错𬌗畸形形成的主要因素之一。

(二) 成年人生长潜力有限,组织反应慢

成年人机体内的组织器官在生长发育基本完成后,其生长潜力有限。因此,对于成年人口腔颌面部的错𬌗畸形,尤其是颌面部的一些骨性畸形,已不宜采用利用自身生长潜力的颌骨生长控制及𬌗诱导的治疗方法进行矫治,如功能性矫治器、颌骨口外矫形力的应用,且与青少年相比,治疗疗程相对较长。对于矫治后的保持,成年人保持期也比青少年要长。对于有较严重牙周炎的患者的术后保持,还需考虑设计专门的保持器,如夹板式保持器,对一些失牙患者应设计修复体保持。对个别超限矫治的患者,如下尖牙区扩弓的患者甚至需要终身戴用保持器。

(三) 成年人多已建立稳定的咬合和功能平衡

青少年口颌系统未完全成熟,咬合和神经肌肉系统功能尚在调整之中,有良好的适应能力。故正畸医生可以对青少年的咬合进行较大范围的改动和重建,并在矫治后达到新的平衡和稳定。成年人由于多年的功能运动和磨合,即使有较严重的错𬌗畸形,由于其适应性的代偿,其

殆、肌肉和颞下颌关节已趋于稳定和协调,多已建立代偿性咬合平衡。牙位、肌力的调整也达到了较好的生理范围。对成年人的殆,特别是已经因长期代偿及磨耗达到稳定的后牙段弓形,一般不应有较大范围的改动和重建,也不宜对颌骨位置进行大范围的调整和改变,以免造成殆、肌肉、关节之间的不协调。应在尽可能的范围内,根据个体的特征,在保障其口腔健康和功能的条件下做小范围的牙移动(minor tooth movement,MTM),以达到矫治后形态稳定、功能健康并改善局部美观的目的。

MTM 系指牙齿移动范围及距离较小、矫治目标单一、方法较简单的一类单纯牙性畸形的正畸治疗。在临床中,将牙列咬合关系基本正常,仅有个别牙或少数牙位置不正,且牙移动距离在 2～3mm 以内的成年人正畸治疗患者,归入此类治疗范畴。其治疗内容,除包括修复前正畸治疗外,还包括成年人中个别牙错位、牙间隙等的矫治,以及作为牙周病、颞下颌关节病等辅助治疗的小范围内的牙调整治疗等。

(四) 社会心理

由于成年人的阅历与青少年有很大不同,故对正畸治疗的动机和治疗心态较儿童更为复杂。一般来讲,成年人接受正畸治疗,其态度是主动的,治疗过程中是合作的,对亲友的评价,对治疗中微小变化的关注更细致、更敏感,甚至表现为过度关心,近乎苛刻。对于治疗结果因其寻求治疗目的不同而有所差异。如患者主要是因美观原因来寻求矫治,治疗结果对患者心理健康和社会行为的影响则更为突出,有的还将其他因素引起的社会挫折迁怪于此,更寄希望通过正畸治疗,解决自己的工作、婚姻问题,改变社会形象。

(五) 治疗方案

由于治疗目标的不同和口腔条件的限制,成年人矫治方案的制订有其独特性。成年人矫治方案一般以简化、对症治疗为主。矫治拔牙选择更趋多样化。不一定同时拔除 4 个前磨牙,亦可有单侧拔牙、仅拔除上颌 2 个前磨牙、拔除上颌 2 个前磨牙和下颌 1 个中切牙、不对称拔牙、策略性拔牙(strategic extraction),即拔除现有的受损牙及对牙周或邻牙造成不可逆损害的牙,也是成年人正畸治疗中常见的拔牙方式。成年人由于第一、第二磨牙完全萌出,可用于加强后牙支抗;但对于牙周状况不好、支抗不足的患者,也可利用种植体支抗技术关闭失牙间隙、远中移动磨牙而避免使用口外弓。成年人的牙槽骨多有吸收,临床牙冠增长,牙周膜的面积相对于青少年减小,故更应选择轻力。最好采用间断力或延长复诊时间,从而给牙周组织提供充足的细胞反应和组织改建时间,防止牙槽骨的进一步吸收。

二、成年人正畸治疗的目标及矫治步骤

(一) 成年人正畸治疗的目标

1. 个体化的最佳关系;
2. 前牙区美观和协调;
3. 保障牙周的健康;
4. 维护颞下颌关节功能。

(二) 成年人正畸治疗的步骤

成年患者的常规正畸治疗步骤,较恒牙列初期健康牙列的青少年更精细和复杂,由于已没有儿童及青少年那样的生长适应,主要依靠正确地使用力系统进行牙齿移动,对医师的技术要求更高,风险也更大。因此,必须由有经验的正畸专科医师才能进行治疗。一般治疗顺序如下,但也可根据具体情况进行调整:

第一步:全面的检查分析和诊断;
第二步:龋齿、牙周病、颞下颌关节紊乱病等的治疗;
第三步:常规正畸治疗;
第四步:牙位稳定、牙周手术、牙修复等;
第五步:保持。

由上可见,成年人正畸治疗与儿童及青少年时期的常规正畸治疗步骤的差异,主要表现在成年患者正畸治疗全过程中,十分强调术前牙周、颞下颌关节紊乱病、龋病等的控制,术中牙移动的施力大小及术后相关的修复和稳定等。在实施治疗过程中,应特别注意以下问题:

1. 治疗前

(1) 排除非正畸治疗适应证,如糖尿病、内分泌失调、精神病、传染病患者等。

(2) 检查是否存在不同阶段的牙周疾病及其相关风险因素。

(3) 诊断颞下颌关节是否存在功能失调。

(4) 确定治疗方法,多采取问题针对性方法,解决成年患者的主要问题。确定哪些病例需要正颌外科手术处理,哪些病例需要通过牙代偿性移动来掩饰基骨的不调,哪些病例仅选择小范围的牙移动而不做全面的矫治。并且要让患者充分理解和同意所确定的治疗方案。

(5) 确定应与哪些专科医师合作,争取最佳的治疗效果。

2. 治疗中

(1) 应与牙周专科医师密切协作,控制并密切追踪正畸治疗时牙周病的变化。成功的成年人正畸治疗取决于正畸治疗前牙周的准备及在正畸治疗所有阶段牙周健康的保持。

(2) 应与颞下颌关节科医师配合,注意牙移动中及移动后是否出现颞下颌关节功能失调。

(3) 记录力的大小及方向对牙移动是否适宜,是否造成牙反复移动、松动。

(4) 密切观察有无个别牙早接触、咬合创伤,如有应及时调整。

3. 治疗后

(1) 牙周再评价及牙周辅助治疗(牙龈切除术、牙槽骨手术、膜龈手术等)。

(2) 有计划地口腔修复治疗以恢复牙弓的完整性及美观和功能,注意修复时机的选择以及修复治疗与正畸保持之间的协调一致。

(3) 通过临床检查来评价正中关系位与牙尖交错位的一致性,检查切牙引导𬌗及颞下颌关节功能运动,确定最后的颌位无咬合创伤及不良咬合诱导。

(4) 个体化的保持装置,如固定式、压膜式、活动式等。

三、成年人正畸治疗的特殊考虑

由于成年人与青少年患者之间存在着不同的生理、病理、心理特点和明显差异,故其治疗也具有不同的特点和要求。同时,成年人的口腔情况较青少年更为复杂,常伴有龋坏、牙周病、失牙和颞下颌关节紊乱病等方面的疾患。目前国际上提倡以牙周、修复、正畸、颞下颌关节等多个学科专科医师组成的治疗组,对每一个患者的个体化表现作出全面的口腔疾病诊断,选择最佳治疗设计,并在治疗时机、方法和治疗过程中相互配合、协调,以获得最佳的治疗效果。

本节重点介绍在成年人正畸治疗中最常遇到的需要与其他专科医师配合的情况,包括辅助性正畸治疗、牙周病的正畸治疗及颞下颌关节紊乱病的正畸治疗。

(一) 辅助性正畸治疗

辅助性正畸治疗(adjunctive orthodontic treatment)即通过牙齿移动,为其他牙病的控制和恢复口腔功能的治疗提供更为有利的条件。辅助性正畸治疗是一种限制性正畸治疗,主要适用于成年人个别牙错𬌗畸形的矫治,着重于𬌗的改善,其治疗的主要目标有以下三点:①有利于修复治疗;②消除菌斑附着区、改善牙槽嵴外形、建立良好的冠根比和使𬌗力沿牙长轴传导,从而促进牙周健康;③改善口腔功能和美观。

在成年人辅助性正畸治疗中,最多见的是为修复而进行的正畸治疗,主要包括以下方面:

1. 开拓失牙间隙

适应证:切牙先天或后天缺失,邻牙向缺牙间隙倾斜萌出,间隙缩小,中线偏移,影响美观者;或后牙长期缺失后,间隙缩小,种植体或修复体难以设计及就位者(图 11-3-1A)。

学习笔记

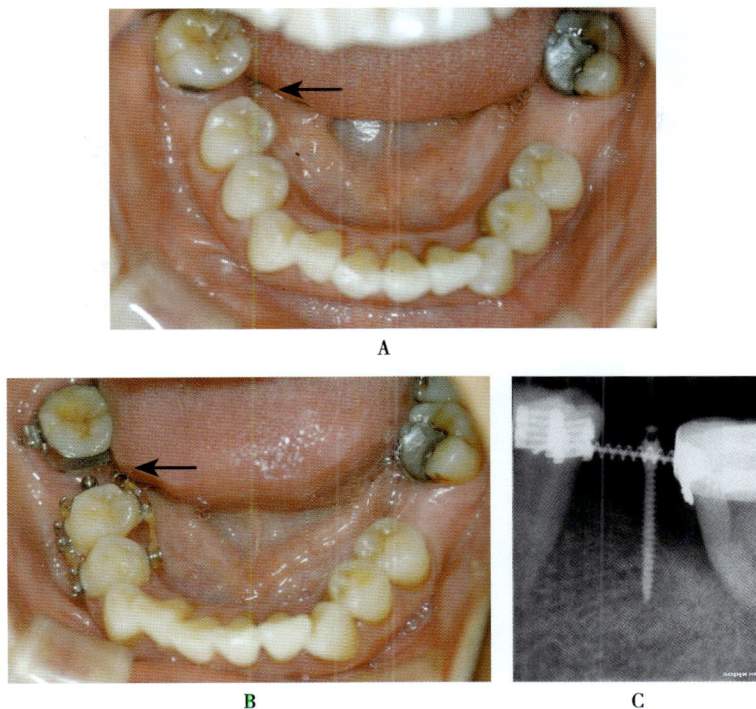

图 11-3-1　下颌第一磨牙缺失，第二磨牙近中移动，缺牙间隙变小，利用微种植体支抗远移第二磨牙开拓间隙

A. 下颌第一磨牙缺失，第二磨牙近中移动，缺牙间隙变小（箭头示）　B、C. 缺牙间隙处牙槽骨中植入微种植体支抗，加强前牙支抗，通过镍钛开大簧远移第二磨牙

矫治方法：通常采用螺旋弹簧来开拓失牙间隙，但开拓前应先矫治邻牙拥挤、扭转，然后再上螺旋弹簧扩拓间隙。对于后牙近中移动造成的缺牙间隙缩小，在推磨牙向远中恢复间隙的过程中，前牙支抗往往不足，这时可采用种植体支抗（图 11-3-1B、C）。而对于成年患者，如果有滞留乳牙，矫治过程中应尽量保存，可以防止牙槽骨吸收。当间隙扩够后，还应在 X 线片下确定牙根的平行直立后再进行修复。

保持：如果采用种植牙修复，必须考虑植入时机。对于成年人患者，去除矫治器后应即刻行种植体修复，防止牙槽骨的吸收。

2. 竖直倾斜基牙

适应证：常见为第一恒磨牙缺失后，第二恒磨牙近中倾斜，或同时伴有第二前磨牙远中倾斜，造成修复体戴入困难（图 11-3-2A），以及因后牙的牙轴不正，修复后可致咬合受力不均。

矫治方法：对第二磨牙近中倾斜的直立，常采用在第二磨牙远中植入微种植体，在第二磨牙近中邻面粘接舌侧扣，通过弹力装置竖直磨牙的同时压低磨牙的方法（图 11-3-2B）。磨牙竖直后需要拍摄 X 线片，检查第二磨牙与第二前磨牙牙长轴是否平行（图 11-3-2C）。另外，也可采用片段弓加竖直弹簧的方法（图 11-3-3）。这种方法主要用于对𬌗有牙的情况下。虽然咬合接触可以控制一部分牙齿的伸长，但很多情况下我们仍需要调𬌗。如果没有对𬌗牙，这种方法会很快使矫治牙伸长。插入辅弓管后，辅弓近中部分位于前庭沟，将其固定于前面牙齿片段弓后激活，必须保证远中末端的同位钩随着磨牙竖直能够自由的向远中移动（图 11-3-3A、B）。在竖直过程中，磨牙会向舌侧移动，支抗牙会向颊侧移动，竖直辅弓的近中部分最好加一个舌向角度对抗这些副作用（图 11-3-3C）。也可使用各种改良 T 形曲实现磨牙的竖直甚至近远中移动（图 11-3-4）。

ER11-3-2

画廊:ER11-3-2
竖直倾斜基牙

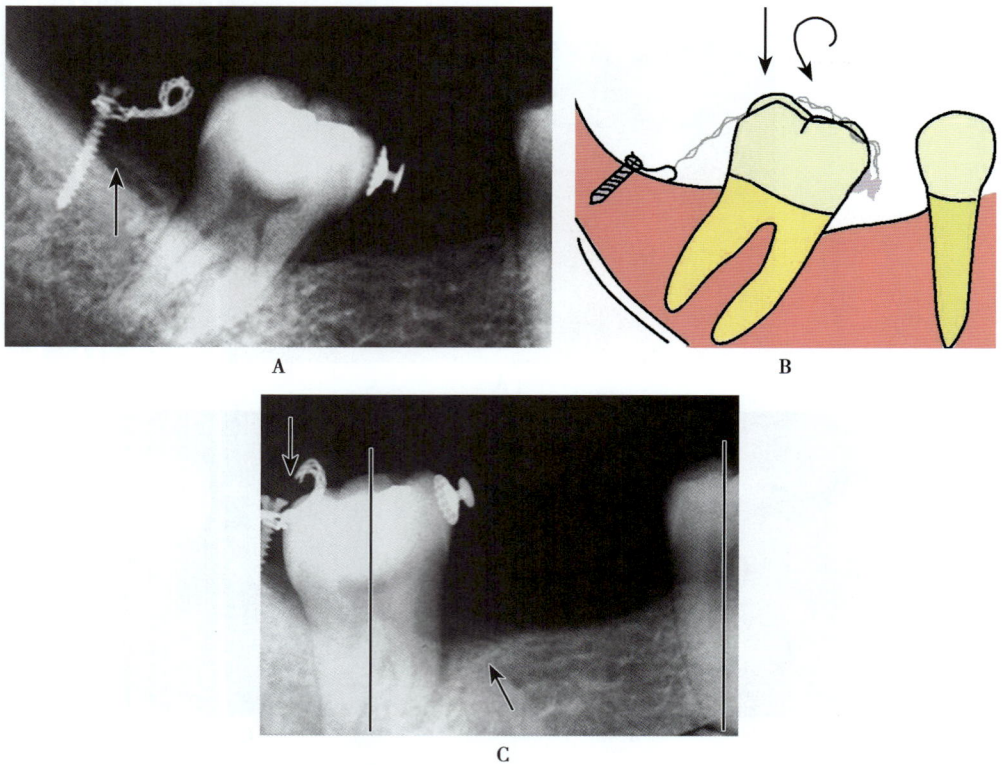

图 11-3-2　第一磨牙缺失，第二磨牙近中倾斜，造成修复困难

A. 第二磨牙近中倾斜造成基牙长轴不平行，修复治疗困难　B. 在第二磨牙远中植入微种植体，在第二磨牙近中邻面粘接舌侧扣，通过弹力装置竖直磨牙的同时可以压低磨牙，防止磨牙伸长　C. 磨牙竖直后需要拍摄 X 线片，保证第二磨牙与第二前磨牙牙长轴平行，同时磨牙竖直后其近中不易自洁的假性牙周袋也会消失，改善了牙周状况

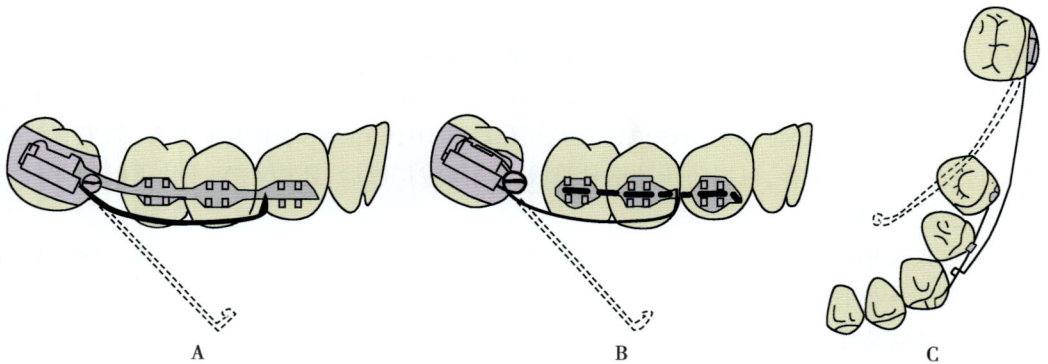

图 11-3-3　片段弓加竖直弹簧竖直磨牙示意图

A. 竖直磨牙的同时用链状橡皮圈牵引使其近中移动　B. 竖直磨牙，磨牙有远中移动趋势　C. 竖直辅弓近中部分加一个舌向角度以对抗其使支抗牙的颊侧移动

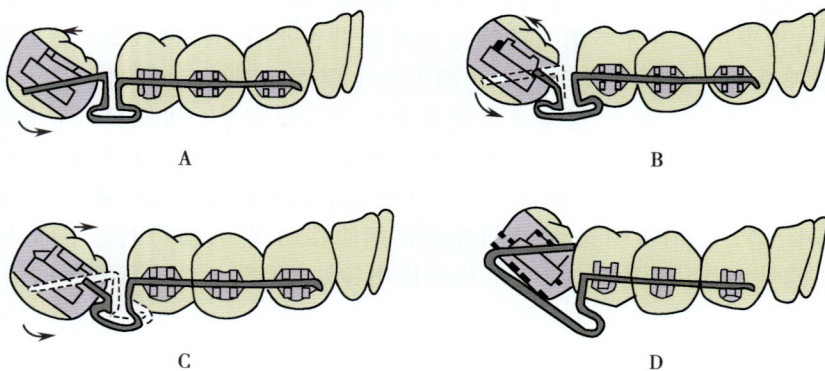

图 11-3-4　利用 T 形曲竖直磨牙示意图

A. T 形曲不加力状态　B. T 形曲加力并使磨牙远中移动　C. T 形曲加力并使磨牙近中移动　D. 竖直磨牙的另外一种 T 形曲

保持:磨牙竖直后不稳定,需要义齿才能保持稳定,故应尽量缩短义齿的制作周期,通常在牙齿竖直6周后进行固定桥修复,特别是对于种植牙病例,由于种植体植入后需要等待骨结合,最好使用0.019英寸×0.025英寸的不锈钢方丝(图11-3-5A)扎在矫治器内,如果需要保持更长时间,则需要采用固定夹板(图11-3-5B),这种夹板可以放置相当长的时间,牙龈刺激也很小,但在植入种植体时需要暂时去除。

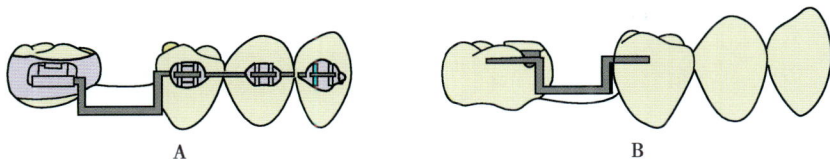

图 11-3-5　磨牙竖直后的保持示意图

3. 压入伸长的对殆牙

适应证:后牙早失后未能及时修复,大多会导致单个或多个对殆牙伸长。最常见的是第一恒磨牙早失后对殆牙的伸长,不但可造成咬合创伤,而且降低了缺牙间隙的垂直高度,给修复造成困难。

矫治方法:伴随牙齿的伸长,其原有间隙往往会减小。因此,在压低伸长牙之前需要恢复原有间隙。当伸长牙近远中都有牙齿存在时,可直接用弹性主弓丝或设计水平曲压低;若伸长牙位于游离端,则可设计长臂水平曲,此时,主弓丝多采用方丝,前牙区应做垂直牵引(图11-3-6),通过逐渐加大后倾度,压低并调正伸长的磨牙;对上颌双侧第一恒磨牙均伸长者,还可在其舌侧设计横腭杆,利用舌的压力压低磨牙。

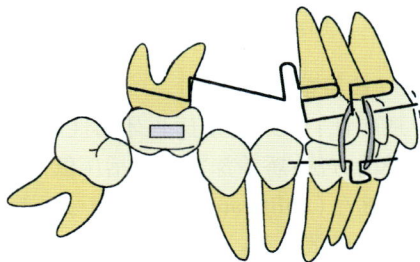

图 11-3-6　常规压低伸长磨牙方法示意图

即使使用以上方法,由于矫治中需要精确地控制加力方向,保持弱而持久的力,有时压低磨牙还是很难实现,并且矫治时间较长。而采用种植体支抗系统可以有效压低伸长的磨牙(图11-3-7)。

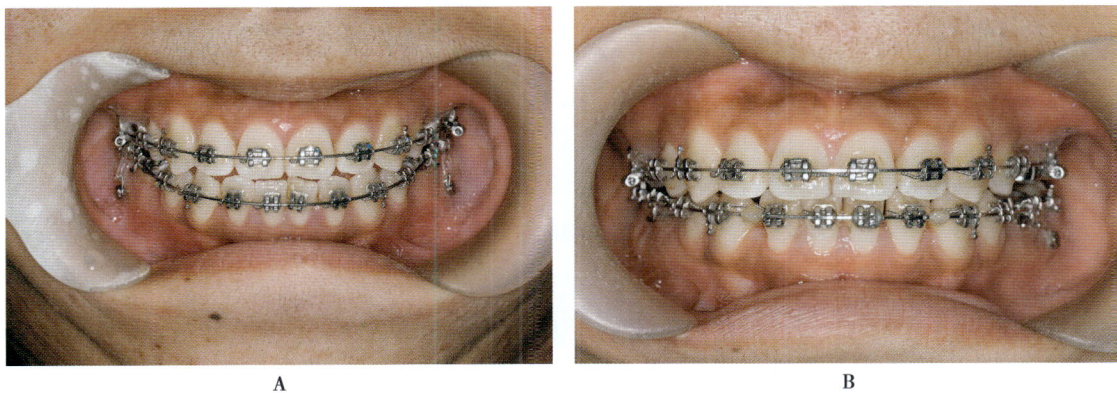

图 11-3-7　利用微种植体压低伸长磨牙

在下颌后牙区颊侧分别植入一颗微种植体,利用链圈压低磨牙,图11-3-7A为矫治前,图11-3-7B为矫治后。

4. 集中间隙修复缺牙

适应证:先天性缺牙或后天失牙后未能及时修复,常造成邻牙的移位而出现牙列间隙。为了恢复缺牙间隙便于修复,临床上需将分散开的间隙集中(图11-3-8)。

矫治方法:主要采用固定矫治器进行。常规牙列排齐整平,在较粗的弓丝上利用螺旋弹簧扩拓缺牙间隙,同时关闭不需要的其他牙间隙。应注意在牙移动过程中避免咬合创伤,维持牙中线。当牙移动到位,间隙集中后,还应注意牙轴的平行,以保证修复后达到咬合时受力均衡。

ER11-3-3

画廊:ER11-3-3
压入伸长的对殆牙

ER11-3-4

画廊:ER11-3-4
集中间隙修复缺牙

第二前磨牙近中移动,后牙出现间隙(11-3-8A),利用后牙作支抗,远中移动第二前磨牙关闭后牙间隙,集中间隙修复(11-3-8B)。

ER11-3-5

画廊:ER11-3-5
改善前牙深覆殆

学习笔记

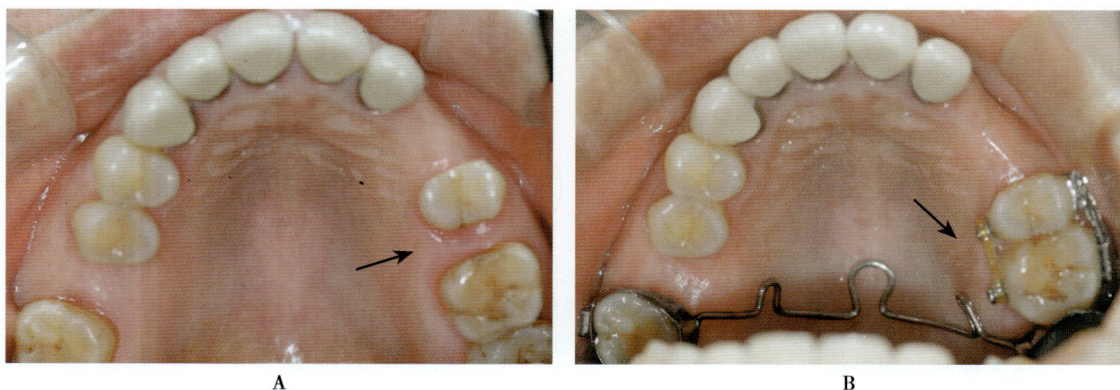

图 11-3-8 关闭后牙间隙,集中间隙修复
A. 第二前磨牙近中移动后出现的间隙(箭头示) B. 利用第一磨牙作支抗牵引第二前磨牙向远中关闭间隙(箭头示)

5. 改善前牙深覆殆

适应证:主要适用于牙-牙槽性的深覆殆,特别是前牙过长的深覆殆。

矫治方法:矫治深覆殆包括压低前牙和升高后牙,应根据修复要求选择。压低前牙的方法可采用多用途弓(utility arch)、压低辅弓、J 形钩以及种植体支抗(图 11-3-9)等,但成年人牙齿的压入移动应十分谨慎进行。升高后牙的方法可采用平面导板、摇椅弓等(详见第七章)。

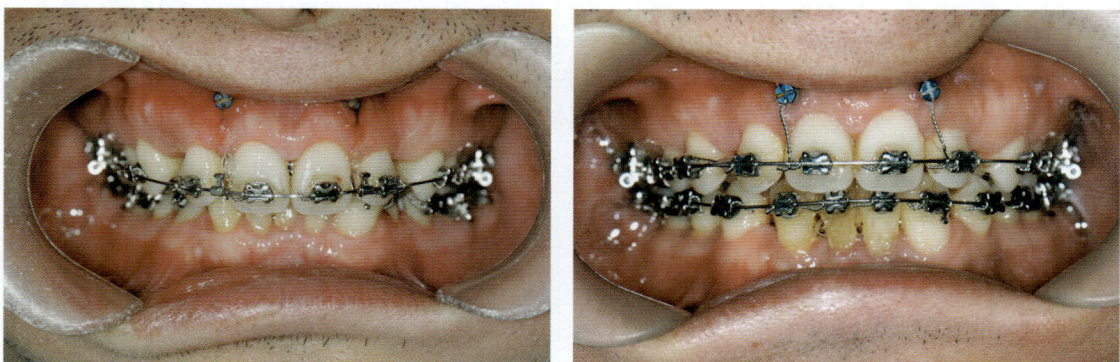

图 11-3-9 利用前牙区微种植体压低上颌前牙,矫治深覆殆

ER11-3-6

画廊:ER11-3-6
调整牙位置

6. 调整牙位置

适应证:对于影响修复设计的扭转牙、错位牙及异位牙,常需在修复前排齐转正。如希望用侧切牙代替缺失中切牙,或尖牙前移代替缺失侧切牙时,都应先进行牙位置调正。

矫治方法:常用固定矫治技术进行牙移动,但牙移动过程中应注意维持原牙弓长度(用舌弓等),注意支抗设计,防止中线的偏移、防止移动牙的倾斜、旋转,尽量将移动牙调整到最适的修复位置。同时应注意使用轻力,尽量防止因施力不当造成的牙根吸收。

7. 伸长牙齿/牙根

适应证:由于外伤、龋坏、牙齿内外吸收等原因,造成单根牙牙根冠 1/3 的破坏,或单个牙齿由于牙周病形成了单壁或双壁垂直性骨下袋,希望通过义齿恢复外形或减小牙周袋深度时,都可以通过牵引伸长牙齿/牙根后,再进行

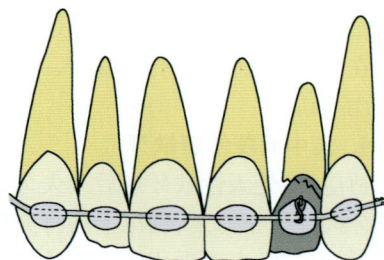

图 11-3-10 利用邻牙,伸长折断于龈下的牙根,以利于冠修复

冠修复或调节冠根比。

矫治方法:一是在邻牙粘接托槽,放置粗方丝,对矫治牙制作桩冠或在牙根管中粘接固位丝,通过弹性牵引伸长牙齿或牙根(图 11-3-10);二是在邻牙粘接托槽或带环,矫治牙配带环,粘接托槽,弯制 T 形曲,伸长矫治牙(图 11-3-11)。尽量避免直接使用软弓丝牵拉矫治牙(图 11-3-12),矫治结束后通常保持 3~6 周,应尽快修复。

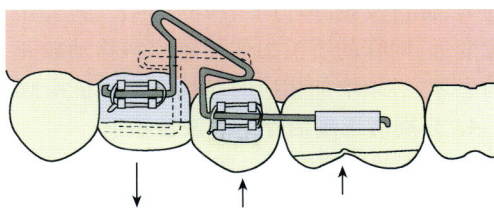

图 11-3-11　利用 T 形曲伸长第一前磨牙

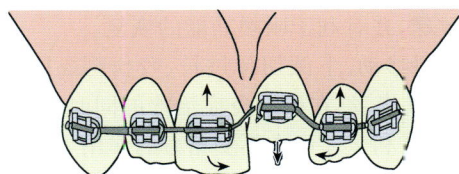

图 11-3-12　利用软钢丝伸长牙齿,使得邻牙压入,并向矫治牙倾斜,最终导致矫治牙间隙减小,影响义齿修复

(二) 成年人牙周病与正畸治疗

1. 适宜进行正畸治疗的牙周基本条件　成年人大多都存在不同程度的牙周病损,在制订正畸治疗计划和进行正畸治疗时应特别注意牙周状况。成年人的正畸治疗,即使有牙槽骨的部分丧失,只要牙周组织健康就可进行。牙周病不是正畸的禁忌证,但对罹患牙周病的患者正畸治疗的前提是:牙周病患者牙槽骨吸收不超过 1/2,且必须在牙周病静止期,牙周炎症得到控制的条件下才能进行。因此必须与牙周病专科医师配合治疗。考虑到龈下刮治术后牙周病损的完全恢复需要一段过程,故对中、重度的牙周炎患者,一般应观察至牙周治疗 4~6 个月后再酌情进行正畸治疗。但对于有下列牙周严重损害表现的患者:①Ⅲ度松动牙;②牙周破坏累及根尖 1/3 或根分叉暴露;③牙根唇或舌面牙槽骨很薄弱,则该位置不宜进行大范围正畸牙移动。

2. 正畸治疗对牙周病的作用　通过正畸治疗将拥挤的牙齿排列整齐、上颌前牙前突及扇形移位的矫治和间隙的关闭,以及将覆𬌗、覆盖等矫治至正常,形成良好协调的弓形后,可使牙齿的受力能正常传递至牙周,避免𬌗力的不平衡,去除咬合创伤和𬌗干扰,同时恢复正常的咀嚼功能刺激,有利于牙齿生理自洁、菌斑的控制、牙周健康的维护;对于后牙向近中倾斜所形成的深骨下袋(infrabony pocket),通过正畸竖直后牙,可消除其近中深袋。

但是在正畸治疗过程中由于矫治器的托槽及弓丝等装置对牙龈组织的不良刺激,及对口腔清洁的不良影响,常造成菌斑的堆积,可加重牙周组织炎症。另外如果矫治力大小和方向应用不当,可造成附着龈丧失,牙槽骨裂、穿孔,牙松动甚至脱落。

3. 牙周病患者正畸治疗原则

(1) 全面系统考虑:在制订治疗计划时,根据患者的情况,与牙周、修复、关节科医师共同讨论,多学科配合治疗。正确诊断,设计全面合理的治疗计划,对治疗过程中的进展与出现的问题应经常会诊,并与牙周科配合,对矫治前、中、后的牙周情况进行治疗和定期监护。

(2) 充足的支抗:成年人患者由于牙周问题,使支抗减弱,因此必须增强支抗。不像青少年,成年人患者不可能长时间戴用头帽,故一般不可能依靠口外力增加支抗或产生牙齿移动,对于需要最大支抗的患者,可考虑采用种植体支抗。

(3) 策略性拔牙:对牙周病正畸患者,根据口腔检查情况,常常采用策略性拔牙,考虑拔除牙周及牙体损害严重的患牙,应避免长距离移动牙齿,尽量少拔牙,保存有功能的牙,不强调对称拔牙。同时应仔细考虑拔牙对以后的咬合关系及修复治疗的影响,所需要的间隙与拔牙间隙是否一致。对于无法保留牙的拔除,如果选择矫治结束后修复,可推迟拔牙时间,同时进行适当的牙周治疗,以避免拔牙后牙槽骨吸收变窄。但正畸治疗的支抗设计及矫治不应涉及这些牙齿。

(4) 选择合适的矫治器:多选择较小且易清洁的固定装置及设计简单的矫治方法,以利于菌斑的控制。临床中可先采用易清洁的活动矫治器,如前牙平面导板,可先用于解除𬌗创伤、调整颌位及加强支抗等;为减小对牙周组织的刺激,托槽粘接时应注意适度远离牙龈,去除溢出的粘接剂。

(5) 正确应用矫治力:正确的施力大小和施力方向,是牙周病患者正畸矫治的关键。对有牙周支持组织减少的患牙,正畸施力的性质、大小和方向应特别注意。正畸力要选用柔和而大小适

画廊:ER11-3-7
策略性拔牙

宜的力,促进及诱导牙周组织的增生。另外由于根部的牙周支持区域减少,使阻抗中心距加力的部位变远,同样的矫治力使牙冠倾斜移动较正常情况下大,对于需要整体移动而牙周支持组织减少的患牙,必须增加相应的对抗力矩来抗衡倾斜移动。

4. 牙周病正畸治疗中的注意事项

(1) 正畸治疗中的口腔卫生:正畸治疗中,牙周病患者保持口腔卫生非常重要,需对矫治中的牙周情况进行定期评价和牙周维护。

(2) 获得正确合适的冠根比:对于牙槽骨吸收、临床牙冠增长的患者,由于牙周支持组织减少,阻力中心向根尖方向移动,相对轻微的力就可能产生不利的牙移动,并且这类牙周病患者多伴有创伤咬合,故治疗时应磨减牙冠高度,减小冠根比,使矫治力更靠近阻力中心。冠根比的改善可使治疗后咬合力对牙周组织的创伤减小,利于牙槽骨的改建,并有利于咀嚼功能的恢复。

(3) 解除创伤𬌗,建立正中关系位:对于后牙近中倾斜移动,下颌切牙过长、咬伤腭黏膜的深覆𬌗,以及由于紧咬牙、夜磨牙习惯而存在不同程度的𬌗创伤患者,在控制炎症治疗的同时,应进行𬌗的调整。常用前牙平面导板(图 11-3-13)使牙脱离咬合,有利于牙齿在不受𬌗力的作用下排齐整平、解除𬌗创伤及在一定的垂直高度建立正中关系位。

图片:ER11-3-8
前牙平面导板

学习笔记

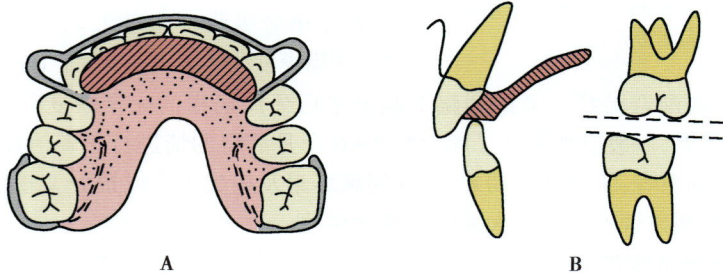

图 11-3-13　前牙平面导板
A.𬌗面观　B.侧面观

(4) 灵活设计和应用弓丝:对有严重病损不需移动的患牙可不粘托槽,通过弓丝的弯曲,轻轻接触患牙,以控制其位置;对仅需前牙排齐,后牙区处于生理性的状态,不需移动的支抗牙,没有必要改变其原有位置、变动后牙区咬合关系,可将后牙托槽沟粘成一线以减小及避免弓丝放入后对后牙产生的矫治力;或将后牙区弓丝的形态随牙弓形态的弯曲调整,使其放入后牙托槽沟后不对其产生移动力。

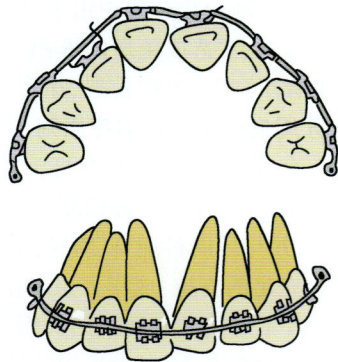

(5) 选用片段弓技术:片段弓技术在牙周病患者的正畸牙移动中应用较多,主要用于:①不需要改变后牙咬合,仅要求排齐前牙、解除咬合创伤的患者,则多采用前牙段的片段弓(图 11-3-14),常用于前牙拥挤、反𬌗、有咬合创伤,而后牙不需正畸矫治,关系稳定、咬合关系好的患者。②因美观考虑或需先竖直后牙及排齐后牙的患者。此时,多采用后牙段的片段弓,以减少矫治器对美观的影响,并可配合前牙平面导板,调整

图 11-3-14　前牙段的片段弓示意图

后牙垂直高度。③用于打开前牙咬合,多采用前、后片段弓加辅弓的方法,即将多个后牙用片段弓连在一起形成抗基(可加磨牙腭杆连接),以提供足够的支抗,将打开咬合的辅弓在侧切牙及尖牙间与前牙局部弓结扎,使压入力通过前牙弓阻力中心,以避免压入时造成后牙升高及前牙唇倾(图 11-3-15)。

(6) 关闭前牙扇形间隙,重建切导:关闭前

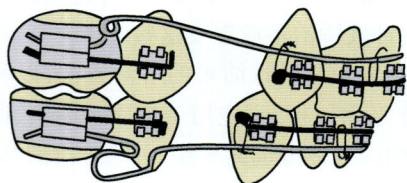

图 11-3-15　片段弓加辅弓压低前牙示意图

牙扇形间隙有利于改善牙周受力环境和切导的重建。在关闭间隙前必须通过 X 线牙片确诊被移动切牙有无严重根尖吸收及牙槽骨吸收,牙根唇舌侧的牙槽骨是否薄弱,是否能承受矫治力。上颌切牙的内收移动宜采用弹力线拴扎或橡皮圈牵引等轻力滑动法。下颌切牙间隙的关闭应注意勿使其过度舌倾,并应尽量维持其在牙槽骨松质中移动。缺牙间隙关闭后,出现三角形间隙者,可通过片切牙齿接触点、牙轴调整及修复等方法来改善。

5. 牙周病正畸治疗后的保持　与一般正畸患者的保持不同,牙周病正畸治疗后多需长期保持且不允许保持时有过多的牙移动,因此,保持器在吃饭时也必须戴用,饭后清洗再戴入。不宜采用正位器再做牙列最后精细调整移动的保持法。正畸治疗后的保持装置常设计为个体化的夹板式保持器、舌侧丝固定保持器等。对多个下颌切牙严重病损者,在畸形矫治后除应磨减改善冠根比外,可采用尼龙丝连续结扎树脂粘接固定法,使咬合力共同分担,这样也有利于美观(图 11-3-16)。另外,正畸治疗后的修复体也可视为一种长期保持器。

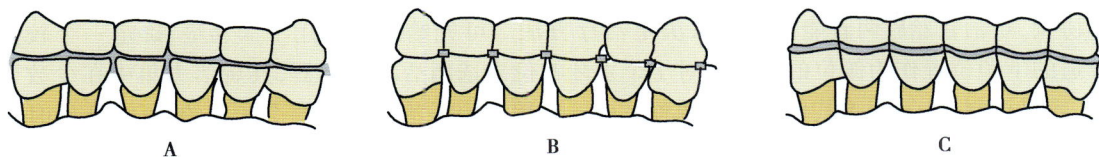

图 11-3-16　尼龙丝连续结扎树脂粘接固定示意图
A. 环形磨沟　B. 尼龙丝结扎　C. 树脂固定

(三) 成年人颞下颌关节紊乱病(TMD)与正畸治疗

颞下颌关节紊乱病(temporomandibular disorders,TMD)是仅次于龋病、牙周病及错殆畸形的第 4 位口颌系统疾病。可由错殆因素、局部神经肌肉因素以及精神心理因素等引起,主要表现为关节区疼痛、关节杂音、下颌运动障碍等。与青少年相比,由于成年人代偿能力下降、精神及环境压力更大、对异常因素更为敏感,其症状及表现也更为严重和突出。因此,了解成年人正畸中有关 TMD 的矫治适应证、诊治原则、常用方法和注意问题十分重要。由于 TMD 病因和机制的复杂性以及正畸治疗的局限性,对该病的诊断和治疗应在正畸专科医师和颞下颌关节专家的共同配合下来完成。

1. 正畸治疗的目的　由于殆因素是公认的致病因素之一,通过对错殆的矫治,去除错殆形成的病理性殆因素——殆的异常和对口颌系统的功能干扰,终止由错殆引起的口颌系统病理损害,从而改善、缓解和消除 TMD 的症状,使殆和颞下颌关节、咀嚼肌功能相协调。

2. 正畸治疗的适应证　正畸治疗 TMD 主要适用处于咀嚼肌功能紊乱阶段,关节无不可逆的器质性损害,病变处于关节囊外的错殆畸形患者,此类患者需采用正畸治疗去除病理性殆因素。对关节结构紊乱的患者,应视情况而定。如果属于早期盘突失调(可复性关节盘前移位、外移位、旋转移位)等,可以配合关节治疗,使盘突失调恢复正常后,再进行正畸治疗。对于关节盘附着松弛的错殆患者,可试做正畸矫治去除病理性殆因素,利于关节的功能运动,但松弛的关节盘附着不能恢复正常。如有关节盘移位导致下颌运动受限的患者,不宜采用正畸治疗。对已有关节器质性损害的错殆患者,如关节内环境处于相对稳定的情况,也可试做正畸治疗,但骨破坏正处于活动期者,则不能立即进行治疗。

3. 正畸治疗的治疗原则　对于此类成年人伴有 TMD 的患者,正畸治疗的原则应有以下方面:

(1) 首先去除病理性殆因素:TMD 的正畸治疗主要以解除症状为矫治目标。故而需要首先确定 TMD 是由病理性殆引起的,或是有很强关联性的,且关节状况是稳定的。错殆畸形的矫治,强调去除咬合干扰及其他病理性殆因素,恢复咬合功能的有效接触和稳定。美观的考虑应放在其次,决不能为牙列美观而忽视咬合。

(2) 选用合适的矫治力,慎用颌间牵引:施加的正畸力应选择轻力及间歇力。尽量不用或少用以下颌作支抗的颌间牵引矫治力,特别是不应使用以下颌为支抗的口外力。过大的力以及不当的施力方向可导致下颌髁突向上、向后及向前移动产生压迫关节的力,可能进一步损害 TMD 患者已发生病变或正在发生病损的关节及咀嚼肌,加速关节病损的进程,故应尽量避免。

（3）矫治后的殆必须能为颞下颌关节和咀嚼肌所适应:正畸治疗的目的是消除病理性殆因素,重新建立咬合、肌力与关节的运动协调关系。通过矫治器引导,获得平衡协调的咬合运动,并建立稳定的殆接触,使殆与颌位相协调,殆与咀嚼肌相协调。特别强调对于进行下颌前导治疗的成年患者,注意勿造成不稳定的双重咬合(dual bite)。

4. 颞下颌关节紊乱病患者正畸矫治方法　对成年 TMD 患者的正畸治疗方法应与关节科医师配合共同完成。建立符合口颌系统生理功能要求的殆关系是正畸治疗的关键所在。其常用正畸治疗方法为:首先明确致病的殆因素是个别牙错位还是多数牙错位,需要矫治个别牙还是需要改变整个殆型,决定选用活动矫治器或固定矫治器。同时还需根据患者是否存在殆与颌位不协调,矫治错殆后两者能否协调来决定治疗方法。可先给患者戴用上颌殆垫,确定一个较为舒适的下颌位置作为颌位的参考。对于个别牙错位多选用活动矫治器,其矫治力集中在少数牙上,容易控制,且不影响其他牙齿的调整适应。需用固定矫治器改变整个殆型的,可在开始时用活动矫治器附殆板治疗,待症状缓解后再用固定矫治器作出全面调整。应考虑后牙殆关系的改变其关节肌肉能否适应。特别应强调的是,由于成年人髁突生长已停滞,不宜再通过矫形治疗的方法控制下颌生长及寄期望于关节的适应性改建。例如对于成年人下颌后缩的治疗,一般不宜再采用功能性矫治器前导的方法,因为即便下颌前导暂时到位,也多不能在此位置稳定,可出现复发性下颌后移,最终形成双重咬合,这种情况易引发及加重关节病。另外,正畸治疗过程中需要仔细检查正中殆及非正中殆的干扰点,判断其是否会随着牙齿的继续移动减轻或加重,是否会影响错殆的矫治,必要时可做调殆处理,对过度伸长、过度倾斜的牙尖等也应调改。

5. 矫治中的注意问题

（1）出现新的殆干扰:成年人殆因长期代偿及磨耗,牙位及功能多已稳定,故牙移动后常出现早接触及咬合干扰,不仅可造成牙周创伤、牙松动,而且这种医源性殆因素如未及时进行调整去除且干扰严重者,可加重 TMD。

（2）后牙区错殆未矫治:成年人矫治往往注重前牙美观而忽视后牙矫治。而后牙反殆、锁殆等病理性因素如果不矫治去除,常常是导致 TMD 发展及加重的病因。

（3）咬合功能未恢复:成年人正畸治疗不仅应注意牙列解剖形态的排列,而且应注意咬合功能是否已恢复正常,如果仅排列整齐而咬合功能仍异常,如上颌切牙虽然整齐但舌倾、覆殆仍深,仍存在前伸运动殆干扰、牙磨耗过度、垂直高度不足等,这些不良殆因素未除,TMD 的治疗效果较差。

（4）施力不当:颌间牵引力过大,局部牙施力不当,导致个别牙升高或倾斜,造成新的殆干扰、殆创伤,可诱发 TMD。但只要及时发现并改正,一般短期内可恢复正常。

（四）典型病例

患者,女,22 岁,恒牙殆。右上第一磨牙缺失,左侧第一磨牙中性关系。12 埋伏阻生,萌出道可见额外牙,52 滞留,上下牙列拥挤Ⅱ°,25 深龋。

诊断:安氏Ⅰ类,毛氏Ⅰ¹+Ⅳ¹(图 11-3-17)。

治疗计划:采用策略性拔牙,拔除 52、25、34、44 及额外牙,直丝弓矫治器治疗。

治疗时间:31 个月。埋伏 12 牵引到位,后牙咬合良好,前牙美观及功能恢复。

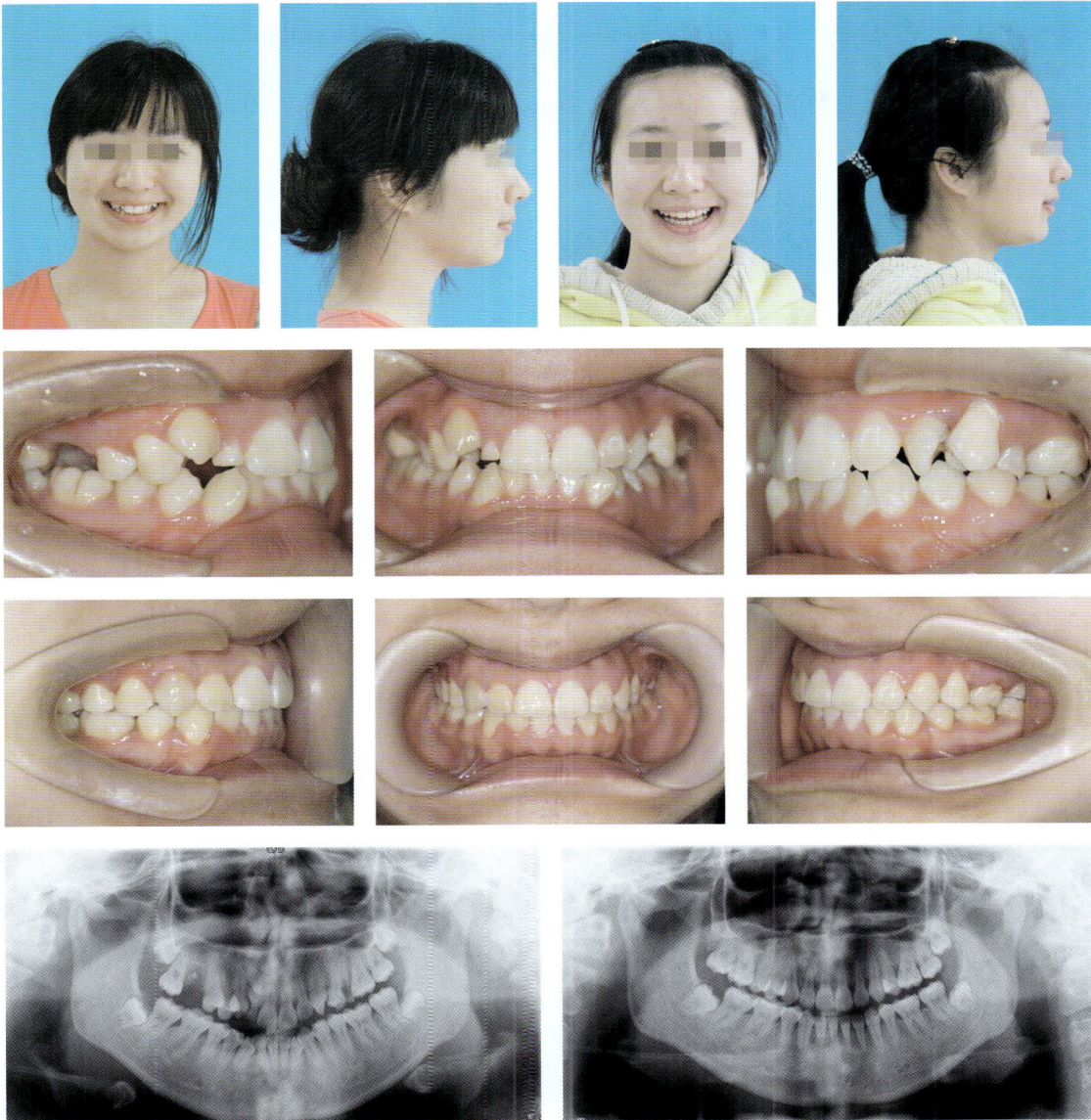

图 11-3-17 临床病例

思考题

成年人正畸治疗的特点。

（王 林）

参考文献

1. GRABER L W，VANARSDALL R L，VIG K W L. Orthodontics：Current Principles and Techniques. 5th ed. St. Louis：Elsevier Mosby，2014.

2. CEDRO M K，MOLES D R，HODGES S J. Adult orthodontics--who's doing what？J Orthod，2010，37（2）107-117.

3. MCDONALD F，COBOURNE M. Adult orthodontics：perils and pitfalls. Prog Orthod，2007，8（2）：308-313.

学习笔记

4. KOKICH V G. Adult orthodontics in the 21st century：guidelines for achieving successful results. World J Orthod，2005,6(Suppl)：14-23.

5. ONG M A,WANG H L,SMITH F N. Interrelationship between periodontics and adult orthodontics. J Clin Periodontol，1998,25(4)：271-277.

6. MILLER T E. Adult orthodontics as an adjunct to restorative care. The International journal of prosthodontics，1988,1(2)：165-175.

第十二章 种植体支抗在正畸临床的应用

>> **提要**

1. 支抗控制是正畸治疗过程中的核心环节,支抗控制的成功与否直接决定着正畸治疗的成败。

2. 本章将对种植体支抗的特点和临床应用特点和效果进行说明,以使大家对正畸支抗控制进行全面的了解和掌握。

一、种植体支抗概述

在传统的正畸治疗方案中,常采用口外弓、颌间牵引、横腭杆、Nance 弓、唇挡、舌弓等方法来加强支抗,这些加强支抗的手段往往需要患者配合,如口外弓、J 形钩等口外装置不仅影响患者美观,也只有对那些依从性较好的患者才能取得良好效果;横腭杆(transpalatal arch,TPA)、Nance 弓等口内装置也会增加患者的不适,不利于口腔功能的正常行使,也不利于口腔卫生的维护,另外,这些加强支抗的手段仍然难以避免支抗牙齿的少量移动,因此,传统的加强支抗的手段已经不能满足治疗对支抗控制的要求,寻求良好的支抗控制手段变得越来越重要。正是在这一背景下,种植体支抗出现了。

种植体支抗(implant anchorage)是将种植体植入牙槽骨内,形成部分或者全部的骨整合,以承受矫治力,达到加强支抗的目的。因为种植体支抗在牙槽骨中基本不发生移动,也不需要患者的配合,因此,种植体支抗在临床上应用以来,就得以迅速发展和传播。尤其是微螺钉种植体支抗的广泛应用和大力推广,种植体支抗已经成为最为简单有效的支抗手段。

二、种植体支抗原理及种类

(一) 种植体支抗的产生及其原理

早在 1945 年,Gainsforth 应用 Vitallium 螺钉进行了最早的种植体支抗的动物实验。种植体支抗技术的快速发展,依赖于 20 世纪 60 年代瑞典著名学者 Brånemark 骨整合(osseointegration)理论的提出及应用,以及种植体修复缺失牙技术的发展和普及,开始有较多的学者尝试将修复种植体用来移动牙齿。种植体材料最常见的是钛及钛合金,经过表面喷砂酸蚀处理,并通过手术植入骨内后,可与周围的骨组织形成紧密的物理及化学结合称为骨整合(图 12-2-1)。由于种植体与骨组织紧密结合,不存在成骨及破骨细胞活动,即使在长时间应力作用下,种植体也不会在骨组织内移动,这一点已为众多动物实验及临床应用证明。正是种植体的这一骨整合特点,使其能承受一定的矫治力,从而作为良好的支抗体,开辟了种植体支抗的新纪元。

不经过表面处理的钛合金以及不锈钢微

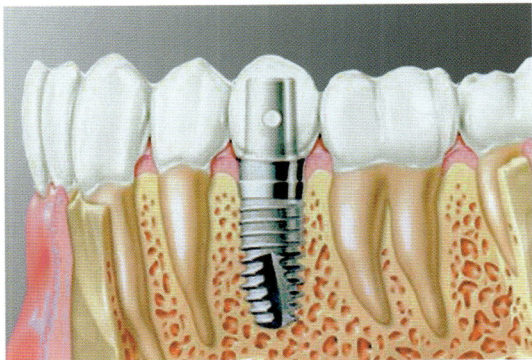

图 12-2-1 骨整合示意图

学习笔记

253

螺钉也可用作正畸支抗,此种种植体一般为螺钉状,旋入骨组织后主要依靠机械力固位,尽管与周围骨组织不会形成完全的骨性结合,仍然可以承受一定的应力,能够满足正畸支抗的需要。经过近年的基础研究及临床应用,正畸种植体支抗技术日趋成熟,已经在正畸临床上得以广泛应用。

(二)种植体支抗的分类及临床应用

学者们对种植体支抗进行了大量的基础及临床研究,种植体在材料、外形、植入部位、植入方式、手术时机等方面均有了较大的发展,种植体支抗的应用范围也越来越广阔。正畸种植体支抗按照组成材料可以分为纯钛、钛合金、不锈钢、可吸收材料、种植牙支抗等,按照外形可以分为钛板、微螺钉种植体支抗等,按照植入部位可以分为磨牙后区、颧牙槽嵴、颊侧、腭侧、前牙区、骨膜下种植体支抗等,按照植入方式可以分为自攻、助攻种植体支抗等,现就几种典型的种植体支抗的临床应用简述如下:

图 12-2-2　微螺钉种植体

1. **微螺钉种植体(microscrew、miniscrew implant)支抗**　微螺钉种植体支抗是应用最为广泛的一种,可以植入较多部位,最常植入于后牙颊侧牙槽骨内,位于两邻牙牙根之间。种植体直径一般介于 1～2mm,长度 6～12mm 左右,为一体式结构。种植体头部大多为规则的多角形,可以和专用的植入工具吻合,有些顶部还有穿结扎丝的孔。种植体骨内部分外形呈螺纹状(图 12-2-2)。

微螺钉种植体支抗最大的优点在于操作简单,植入方式有自攻及助攻两种。助攻式植入手术需要首先在局麻下应用低速手机或者手动钻针穿通骨皮质全层,再用螺刀旋入种植体。助攻型微螺钉种植体由于预先钻透坚硬的骨皮质,在植入微螺钉时要容易得多,而且如果触及牙根对牙根的伤害也会减到最低。而自攻式植入则是利用种植体的锐利尖端以及手动螺刀施加的压力穿透骨皮质并旋入预定位置,自攻式植入方法操作更加简单,而且对设备的依赖性更小,但是对医师操作有较高的要求,在旋入的过程中既要保持较大的压力,同时也要严密控制旋入的方向,而且锐利的尖端容易发生折断。在取出种植体的过程中,由于创伤很小,甚至不需要局部麻醉。微螺钉种植体支抗植入后可以即刻受力,但为了让软组织能够充分愈合,一般选择植入后 2 周～3 周左右开始加力。微螺钉种植体不需要复杂的手术,目前已经得到广泛应用。

2. **磨牙后区种植体(retromolar implant)支抗**　磨牙后区种植体支抗植入位置位于下颌磨牙后三角区域,最初由 Roberts 等尝试,应用纯钛螺钉作为种植体助攻植入磨牙后区下颌升支底部并与𬌗平面成 45°角,该种植体长 6.7mm,直径 3.85mm,在种植体末端 1.7mm 范围内锥度为 1°,现在,磨牙后区种植体支抗,特别是自攻的,多以强度较高的钛合金或不锈钢种植体为主,长度 10～12mm,直径 2mm 左右。磨牙后区种植体支抗多用于移动下颌磨牙或整体移动下颌牙列向远中(图 12-2-3)。应用上颌磨牙后区种植体可以进行应用常规手段难以实现的牙齿移动,为疑难病例的矫治提供了有效手段。

3. **骨内种植体(ortho implant)支抗**　骨内种植体支抗植入位置多选择上颌硬腭区,可位于腭中缝区或者切牙孔后方腭中缝两侧。Wehrbein 等报道上颌腭中缝具备足够的垂直骨量植入支抗种植体。骨内种植体大多是由纯钛制成,外形为圆柱形,表面呈螺纹状,经过酸蚀喷砂处理表面。包括种植体部分、颈部结构及上部基台三部分结构。其种植体部分直径为 3.3mm,长度为 4mm 或 6mm。种植体经植入后直接加载上部结构而暴露于口腔中,不需要缝合软组织。3 个月后种植体与骨组织融合,取模制作横腭杆,将两侧上颌牙齿与种植体联为一体,从而起到加强支抗的作用。种植体使命完成后可在局麻下取出,腭部创口可以自行愈合,不需特殊处理。骨内种植体植入后脱落率较低,可以长期承受较大的力,因此可以应用于加强支抗及推磨牙向后。但因为在植入腭部后需要 3 个月的骨整合期,并制作特殊的支抗装置,将两侧磨牙连接在一起;矫治完成后需要再次手术取出种植体,相对而言较为复杂(图 12-2-4)。

图 12-2-3　磨牙后区种植体示意图

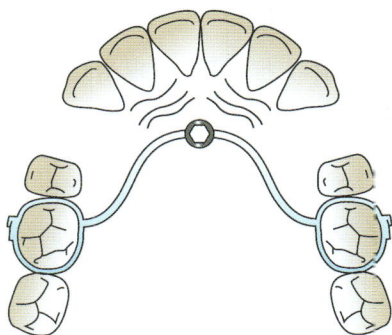

图 12-2-4　骨内种植体示意图

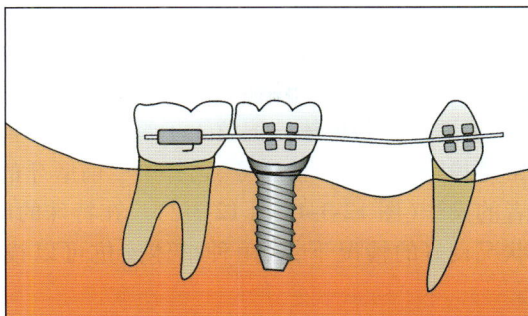

图 12-2-5　牙种植体示意图

4. 钛板种植体（miniplate implant）支抗　钛板种植体支抗一般植入于上下颌骨颊侧后牙根尖区。经外科在植入区域做黏骨膜层切开翻瓣术后植入，钛板由微型螺钉固定于颊侧皮质骨上，种植体大部分位于骨膜下，仅有小部分经由手术切口暴露于口腔内以承受矫治力，钛板种植体植入后可以即刻受力。Umemori 等应用这种种植体作为支抗压低下颌后牙治疗成年开𬌗患者，获得了良好疗效。钛板种植体由多枚钛螺钉固定，固位较好，可以承受较大的矫形力。由于种植体位于骨膜下，在其作为正畸支抗完成任务后，需要二次手术取出。

5. 种植牙（prosthetic implant）支抗　种植牙支抗即普通的用做修复缺失牙的种植体，植入于缺牙区的牙槽骨内作为支抗，种植体的选择由缺失牙的位置决定，正畸治疗结束后在种植体上部安装永久修复体以修复缺失牙。种植牙支抗作为正畸支抗应用最早，1989 年，正畸医师 Van Roekel 在治疗 1 例接受了种植体修复的患者时，应用种植体与骨组织骨结合后可长期承受一定的拉力而不会移动的特性，利用种植牙作为移动牙齿的支抗单位，取得了常规方法所难以达到的效果。种植牙作为支抗只适用于有缺失牙并需要修复的成年病例，种植体植入 3~6 个月后经二次手术，制作暂时修复体后才能用做正畸支抗。对于缺失牙患者，不失为好的支抗体选择（图 12-2-5）。

三、微螺钉种植体支抗的临床应用

（一）种植体应用过程中的要点

种植体支抗植入后可以即刻受力，但通常 2~3 周后才开始加力，目的是预防感染，并让软组织充分愈合。力量一般以不超过 200cN 为宜。施力方式可以通过链状圈结扎丝或者镍钛拉簧。在内收前牙的过程中，由于镍钛拉簧施加的是持续的力量，与常用的链状圈结扎丝不同，因此应该严格掌握力量的大小。内收力量过大一方面容易导致种植体脱落，另一方面也会导致前牙的舌倾，因此应适当增加前牙冠唇向转矩。

对于那些需要借助种植体加强后牙支抗，以最大限度回收前牙的患者，我们选择在治疗开始即植入种植体。在排齐的过程中，应用链状圈结扎丝以轻力拉尖牙向后，结扎丝的远端与种植体相连，其作用类似于滑动直丝弓技术中的 Lace back（图 12-3-1），直至排齐后换为不锈钢方丝，再更换为镍钛拉簧内收前牙，也可以继续应用链状圈结扎丝关闭间隙。由于镍钛拉簧的力量持续稳定，应用种植体支抗及镍钛拉簧，可以适当延长就诊间隔时间（图 12-3-2）。

在应用的过程中，应该密切关注患者的口腔卫生情况。种植体与拉簧连接的部分容易积存食物残渣，长期不良口腔卫生会导致种植体周围的炎症，最后导致种植体脱落（图 12-3-3）。在术后 1 周软组织愈合的时间里，尤其应该加强口腔卫生的维护。除了应用漱口液以外，还应指导患者应用冲牙器或冲洗针清洁种植体周围区域，在刷牙时应该小心避免刷柄对种植体的撞击。

（二）微螺钉种植体支抗适应证的选择及治疗计划的确定

微螺钉种植体支抗植入手术简单，创伤较小，易于被患者接受。理论上适用于所有需要支抗控制的情况。尤其适用于那些应用传统手段难以达到支抗控制效果的病例，以及那些不愿戴用口外弓、横腭杆等附件的患者。临床上常用于以下几种情况：

1. 为改善面型，要求最大限度内收前牙的患者 应用种植体支抗，可以实现治疗过程中后牙矢状位置的稳定，使拔牙间隙全部为前牙内收所占据，从而最大限度的改善突度。在这种情况下，一般选择将种植体支抗植入于每侧的第二前磨牙与第一磨牙之间。因为此类患者治疗计划常常是拔除4个第一前磨牙，选择第二前磨牙的远中植入，既有利于控制施力的方向，又有利于术者的操作（图12-3-4～图12-3-7）。在特殊的病例比如第二前磨牙或磨牙状况欠佳而第一前磨牙状况良好的情况下，应用种植体支抗可以拔除病损牙保留健康牙，而不必担心支抗控制问题。

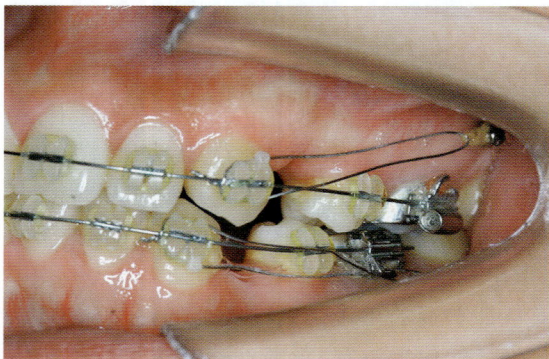

图12-3-1 Lace back

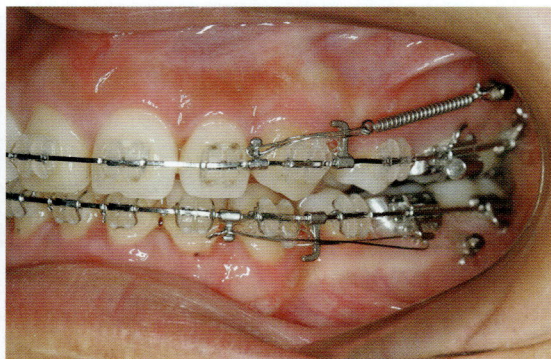

图12-3-2 镍钛拉簧

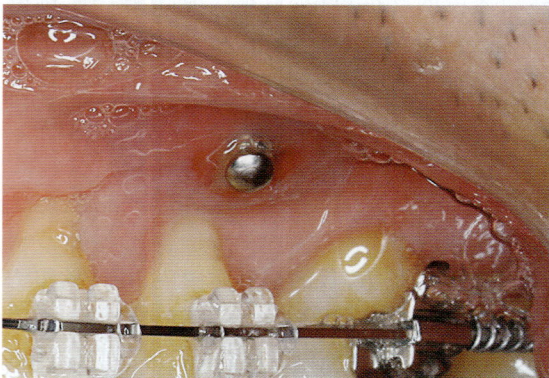

图12-3-3 微螺钉种植体周炎

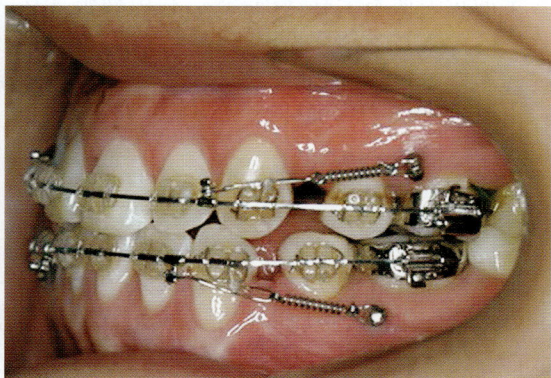

图12-3-4 内收前牙

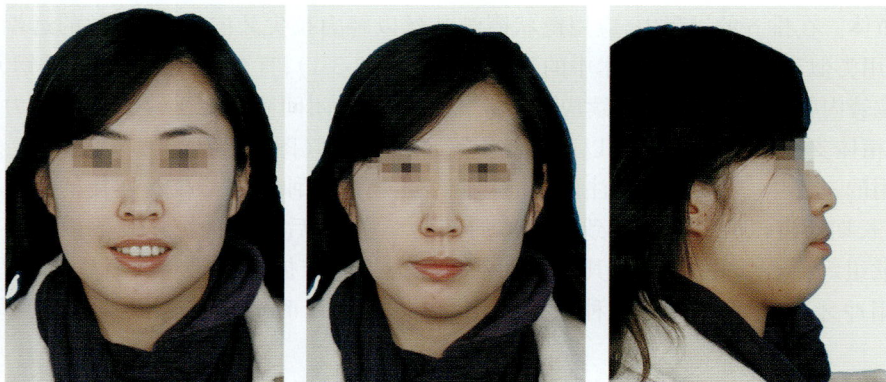

A

B

C

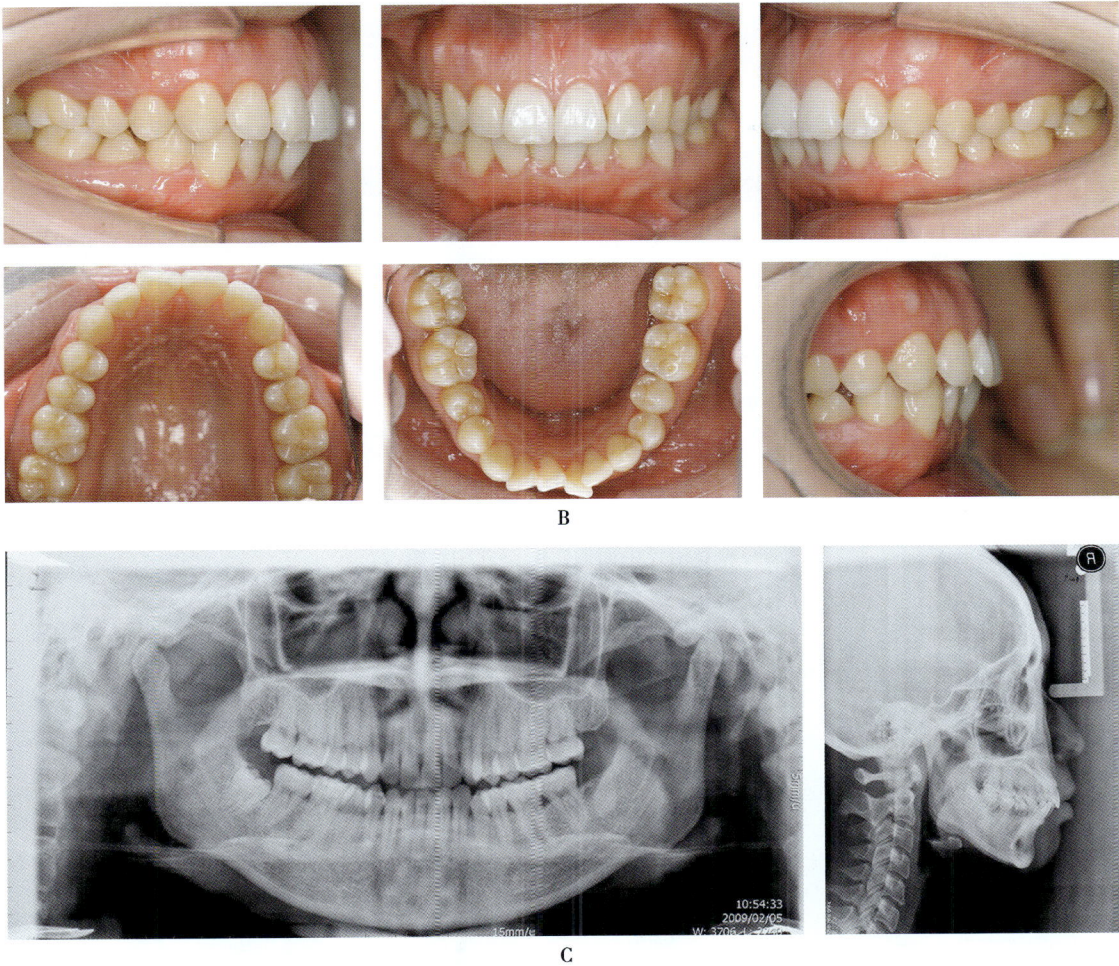

图 12-3-5 种植体支抗内收前牙病例（治疗）
A. 治疗前面像　B. 治疗前殆像　C. 治疗前 X 线片

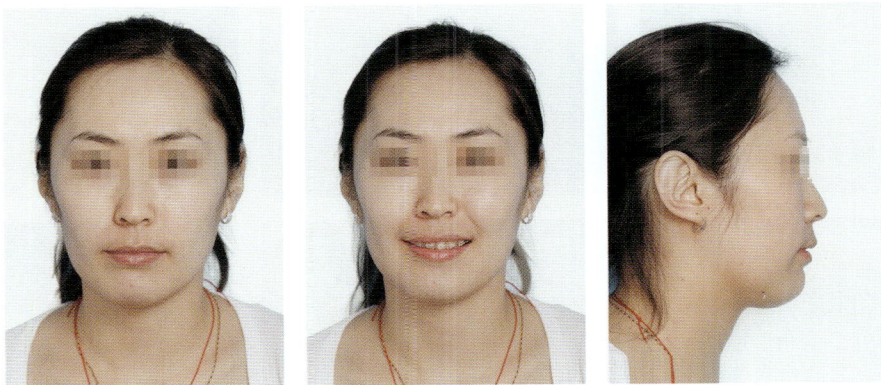

A

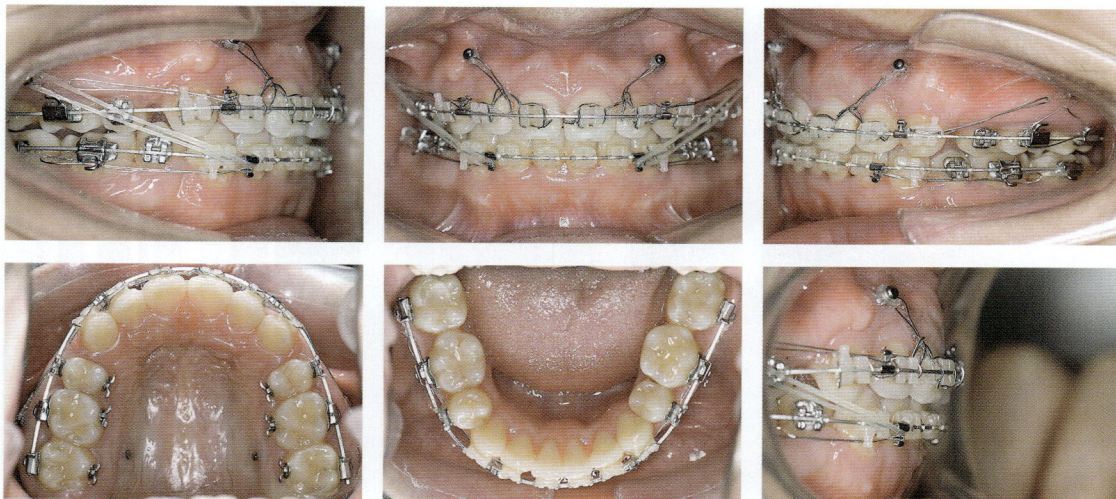

图 12-3-6 种植体支抗内收前牙病例（治疗中）
A. 治疗中面像 B. 治疗中殆像

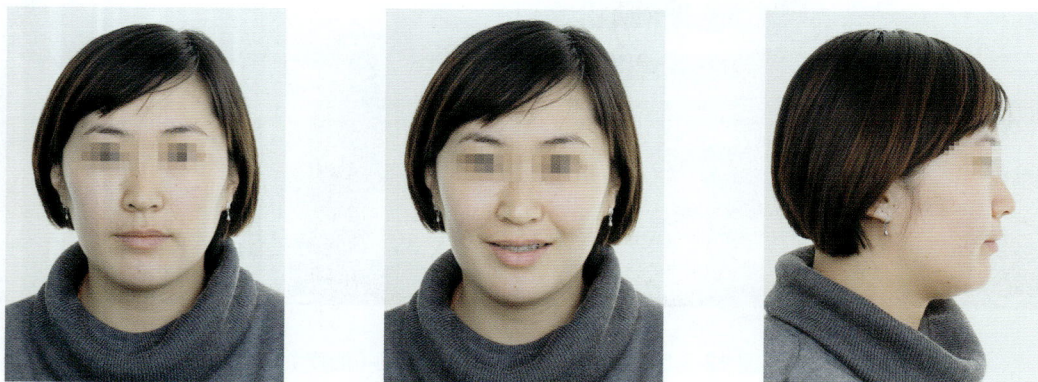

A

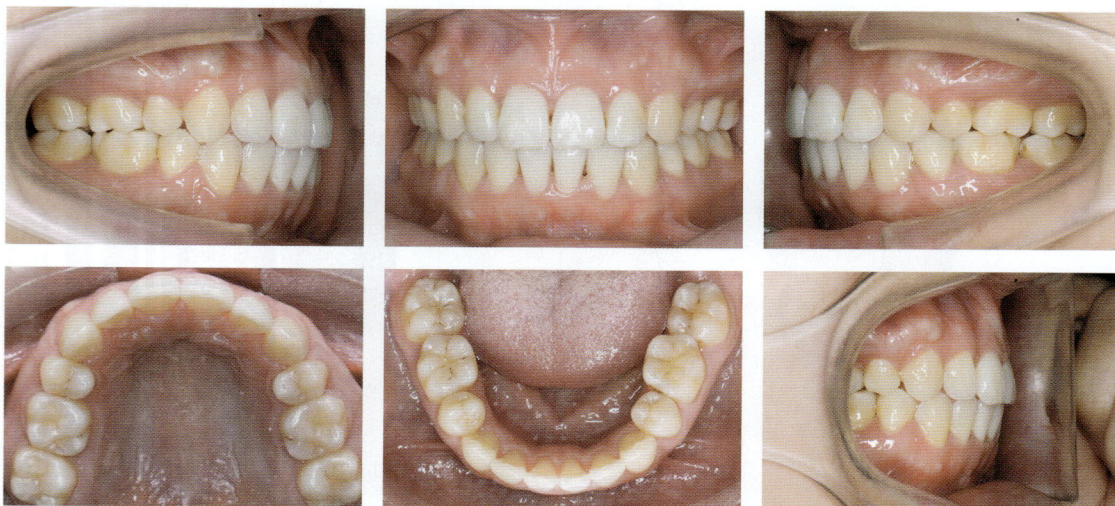

B

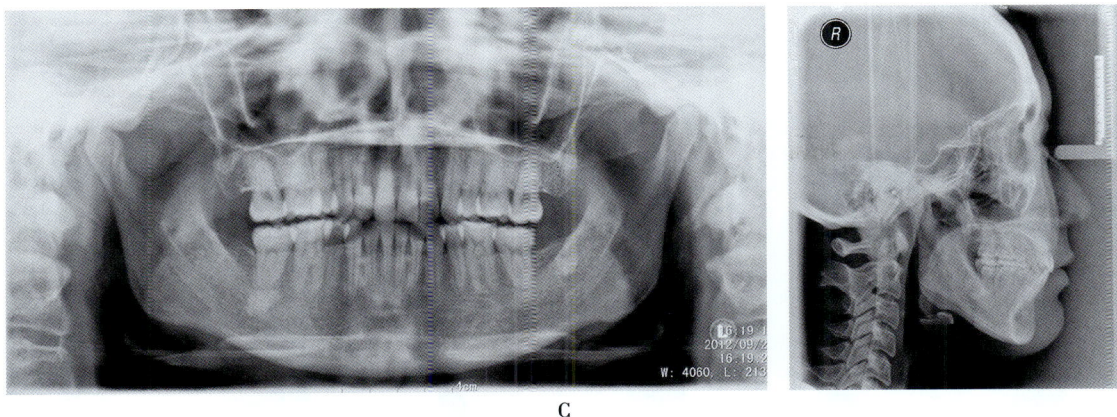

C

图 12-3-7　种植体支抗内收前牙病例（治疗后）
A.治疗后面像　B.治疗后殆像　C.治疗后 X 线片

2. **需要压低牙齿的情况**　由于对殆牙的缺失，导致末端磨牙的过长，影响正常的功能运动，并给修复造成了巨大的困难。应用传统的手段在弓丝末端弯制水平曲压低牙齿效果不够理想，而且复杂的弓丝弯制也不利于口腔卫生的维持。在需要压低的牙齿的颊侧及腭侧植入微螺钉种植体，应用链状圈直接施加压入力，可以有效压低磨牙，同时避免了伸长近中邻牙的副作用（图 12-3-8）。

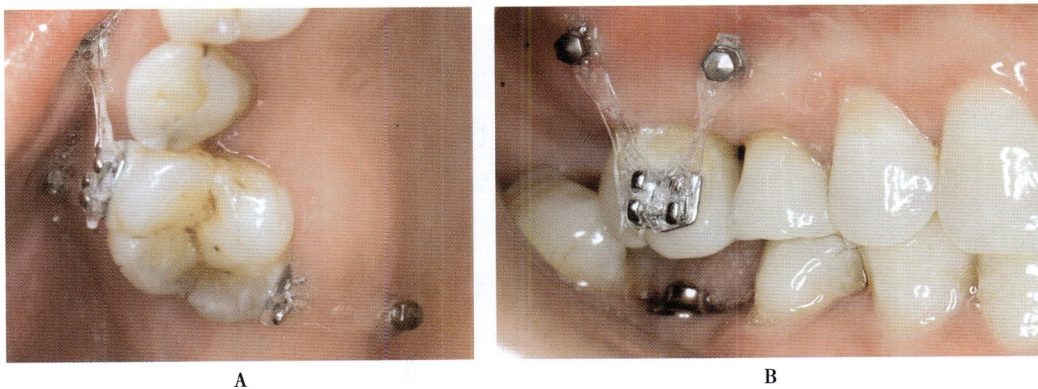

A　　　　　　　　　　　　　　　　　**B**

图 12-3-8　需要压低的牙齿
A.殆面像　B.颊面像

对于那些由于上下颌前牙过度萌出，导致唇齿关系不协调、露龈笑及前牙伸长导致深覆殆的患者，应用种植体支抗植入于上下颌前牙牙根之间，通过链状圈对前部弓丝直接施加压入力，可以简单有效地解决这一问题（图 12-3-9~图 12-3-11）。

3. **不对称缺牙，导致中线控制困难的病例**　例如一侧缺失第一磨牙，对侧拔除第一前磨牙的患者，应用传统手段，在关闭间隙的过程中需要长期挂用颌间牵引，才能保持中线居中。应用种植体支抗，可以拉后牙向前，在间隙关闭的过程中不必担心中线问题（图 12-3-12）。

4. **需要推磨牙向后的病例**　应用传统的支抗控制手段，很难实现这种牙齿移动，而且即使实现，在推磨牙向后的过程中也难以避免前牙的唇倾，增加了前牙的往复运动。应用种植体支抗，可以在前牙不动的情况下实现磨牙的远中移动，效率较高，减轻了患者的负担，使治疗进程更容易控制。

应用常规支抗控制手段有时需要依靠患者的配合，如果患者不能很好地配合戴用口外弓等支抗控制装置，将会导致支抗丢失。拔牙间隙已经或接近关闭，但磨牙关系尚未得到纠正。应用种植体支抗推磨牙向远中可以重新获得间隙，用于内收前牙并纠正磨牙关系（图 12-3-13~图 12-3-15）。

5. **其他**　下颌后牙阻生时，可以应用种植体支抗植入于升支将近中阻生的磨牙直立。接受舌侧正畸的正颌手术患者可以利用植入于上下牙槽骨的种植体进行颌间牵引。

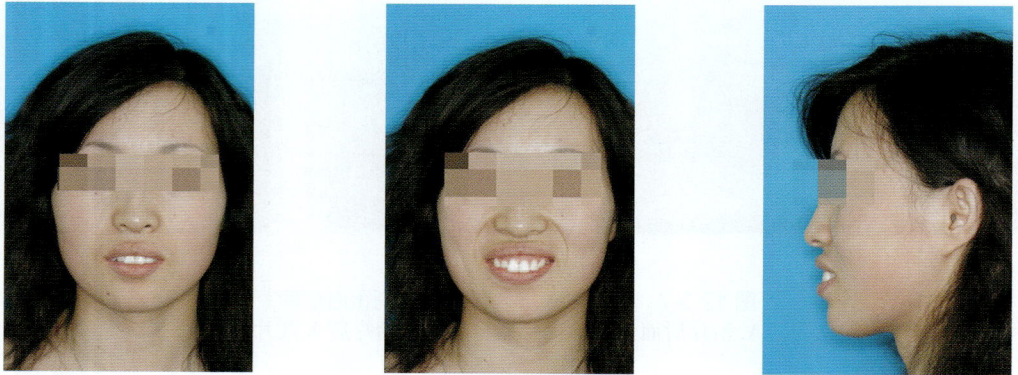

A

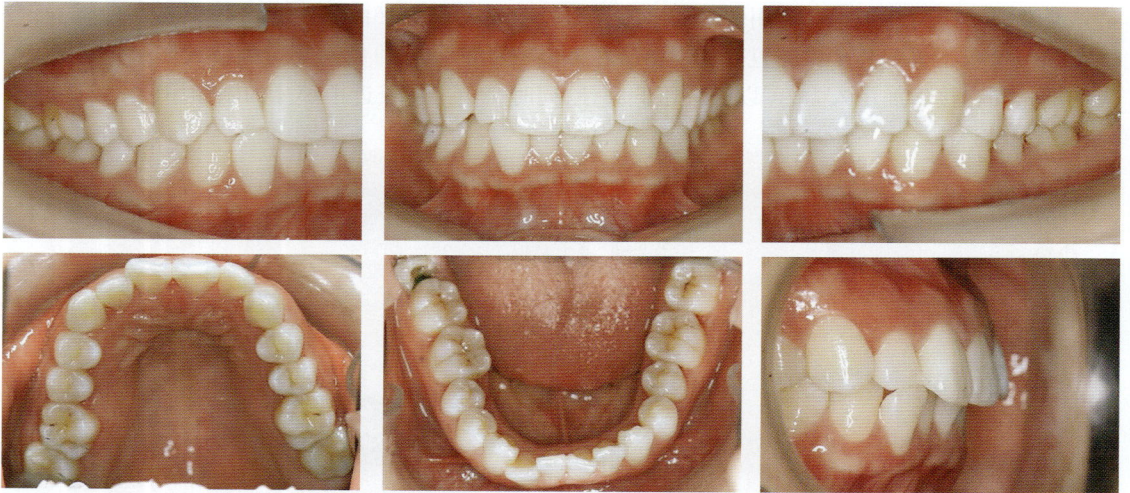

B

图 12-3-9 种植体支抗压低前牙病例（治疗前）
A. 治疗前面像 B. 治疗前殆像

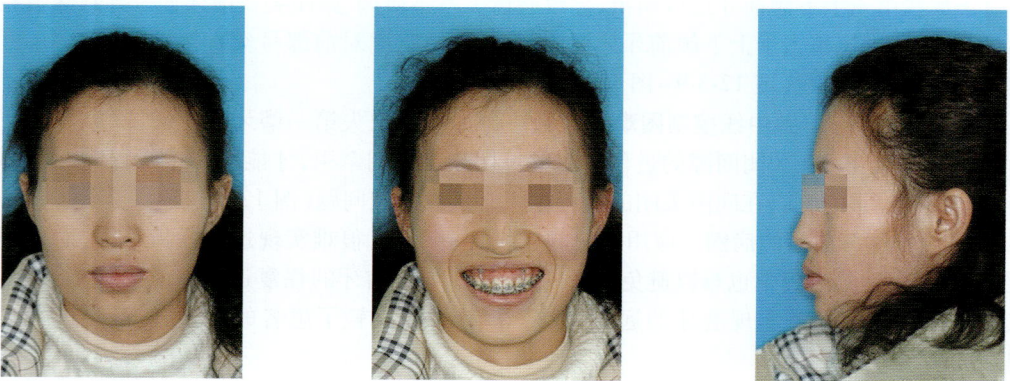

A

B

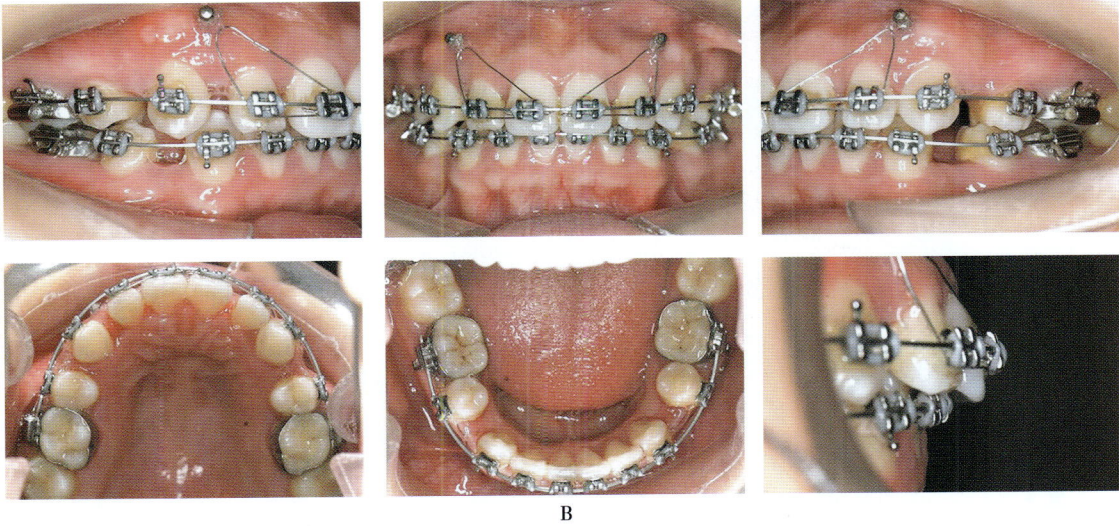

图 12-3-10　种植体支抗压低前牙病例（治疗中）
A.治疗中面像　B.治疗中𬌗像

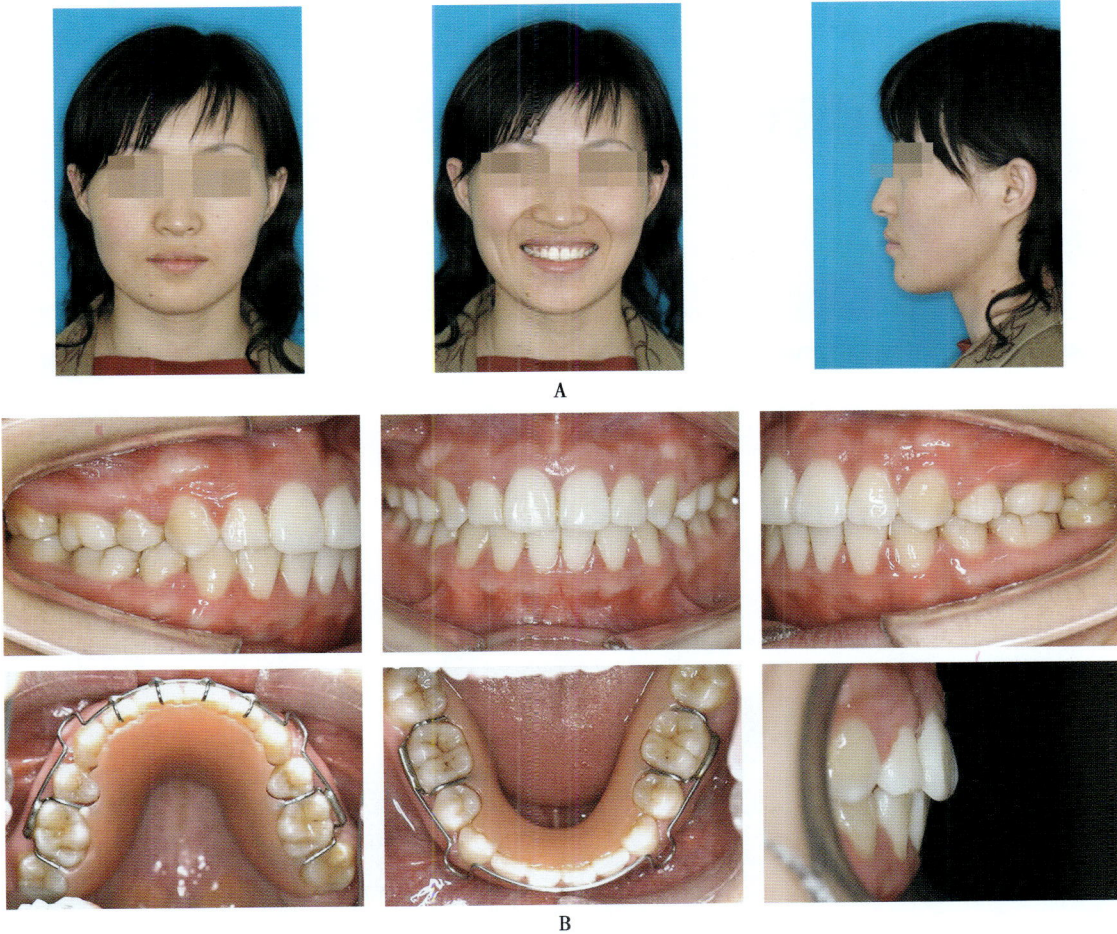

A

B

图 12-3-11　种植体支抗压低前牙病例（治疗后）
A.治疗后面像　B.治疗后𬌗像

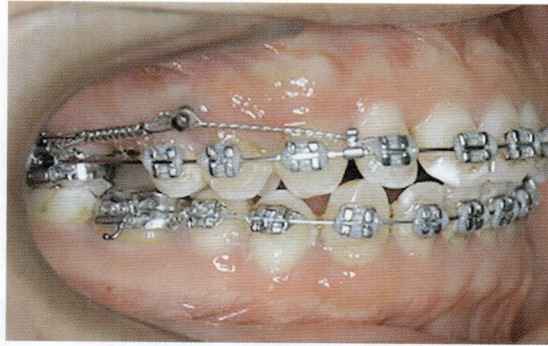

图 12-3-12 拉后牙向前

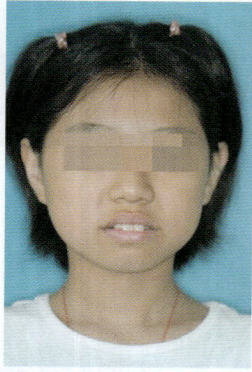 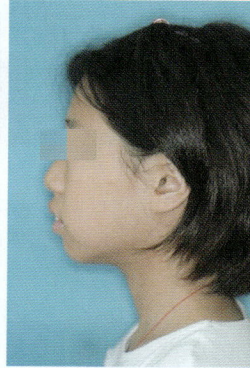 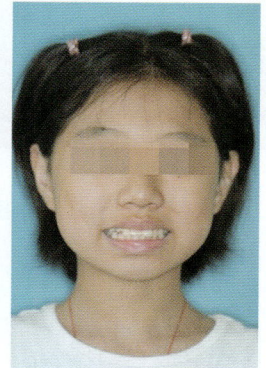

A

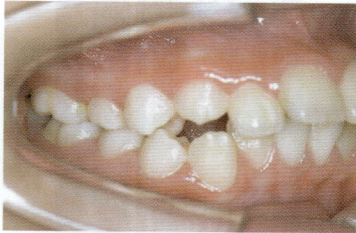 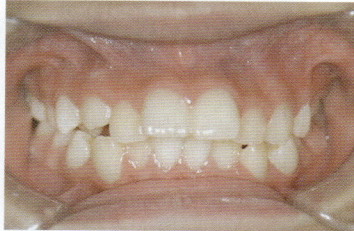 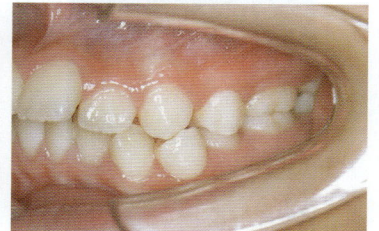

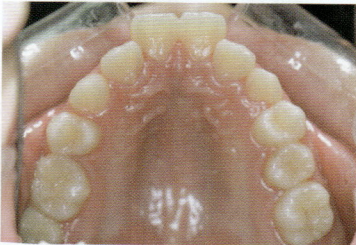 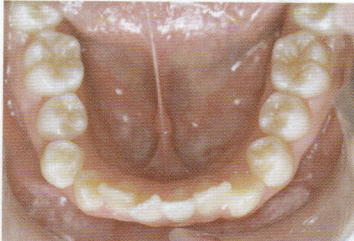 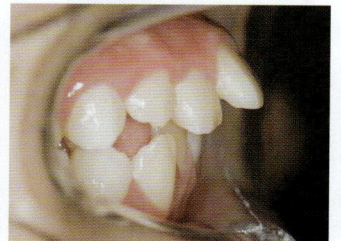

B

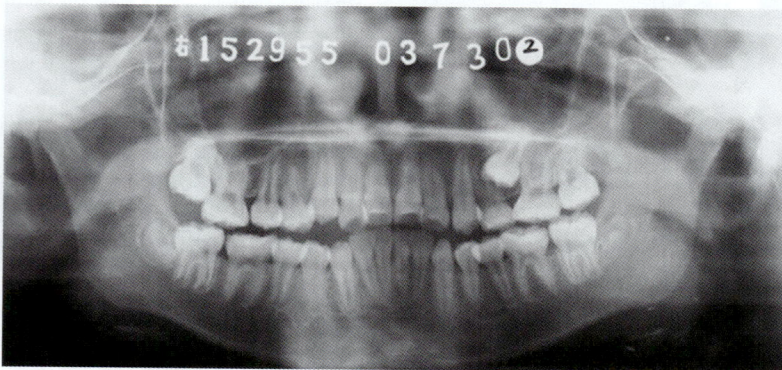 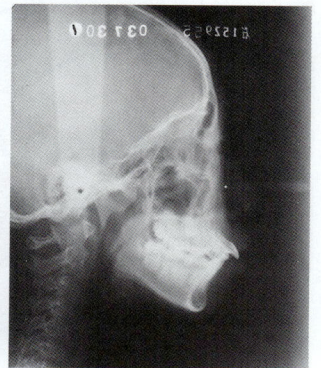

C

图 12-3-13 种植体支抗推磨牙向远中病例（治疗前）
A.治疗前面像 B.治疗前殆像 C.治疗前 X 线片

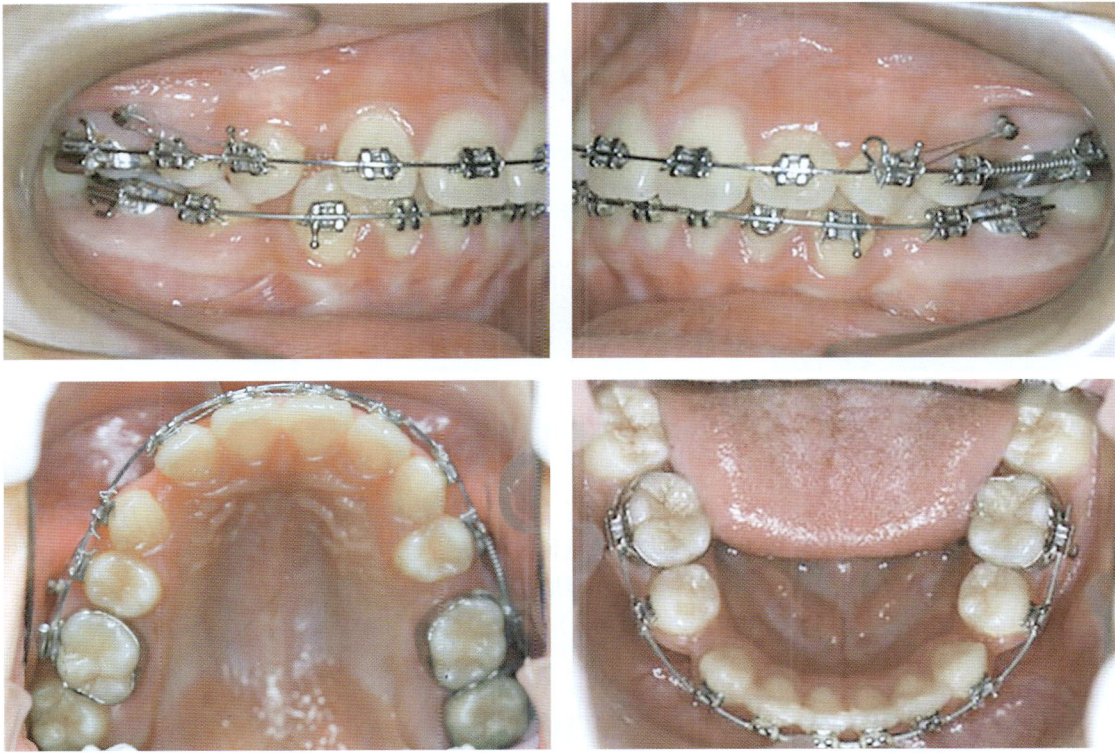

图 12-3-14　种植体支抗推磨牙向远中移动病例（治疗中）

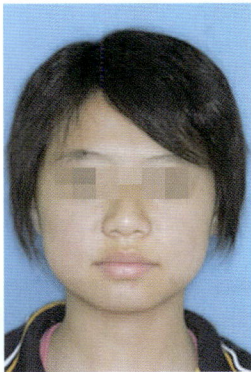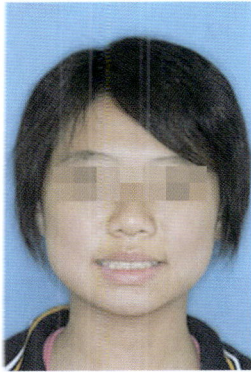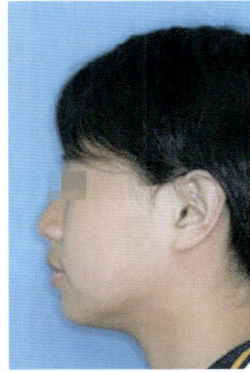

A

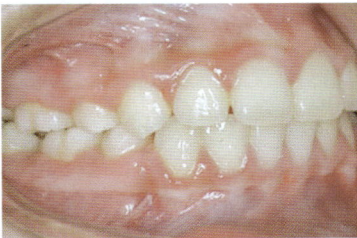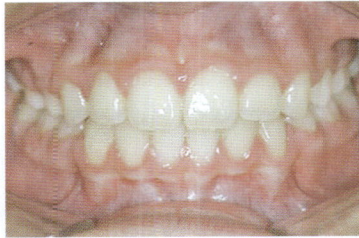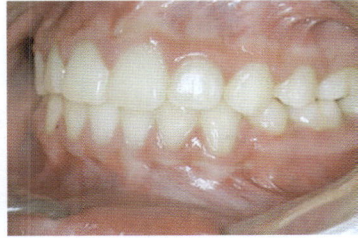

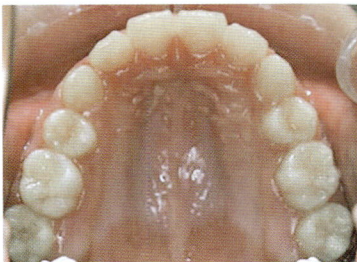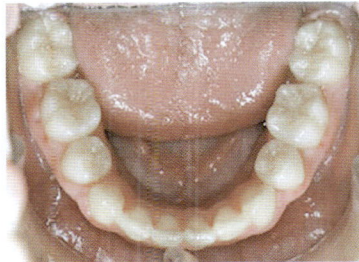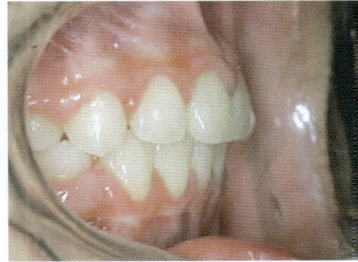

B

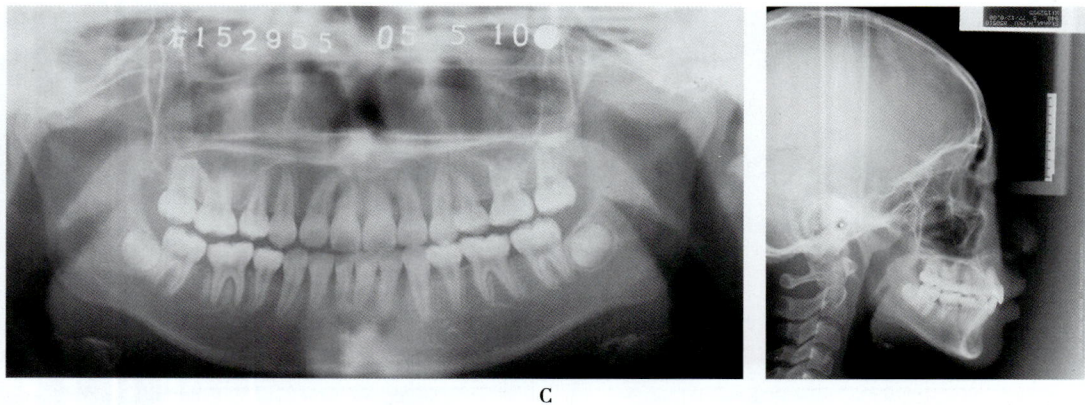

图 12-3-15　种植体支抗推磨牙向远中病例（治疗后）
A. 治疗后面像　B. 治疗后𬌗像　C. 治疗后 X 线片

　　在应用种植体支抗患者的治疗计划制订过程中,应用种植体支抗可以扩大正畸治疗的适应范围,取得以往不能实现的良好效果,但也应该注意种植体支抗也有副作用,也应该遵循正畸治疗的生物力学及生物学原理,在治疗中扬长避短,才能取得事半功倍的效果。

　　（三）**典型病例**（图 12-3-16 ~ 图 12-3-17）

　　患者,女,44 岁。

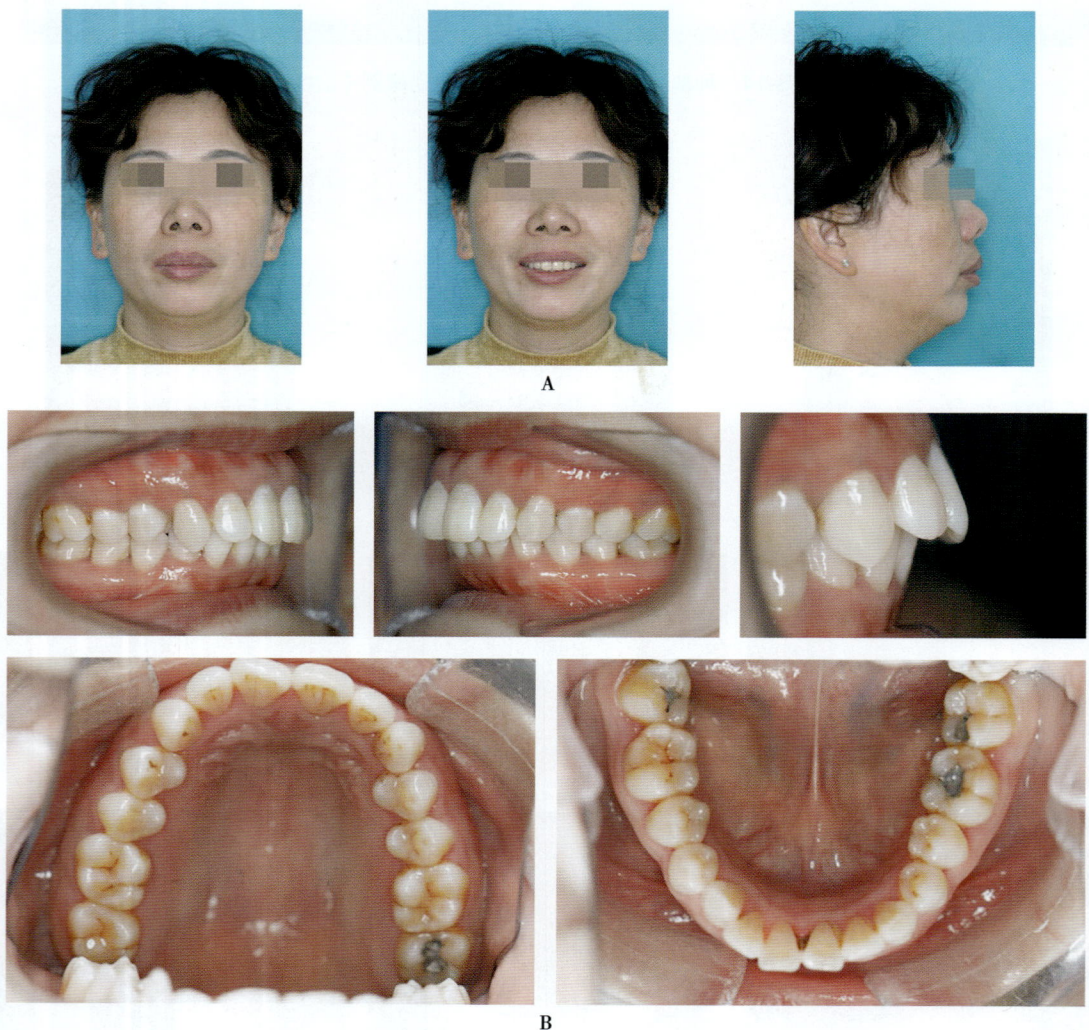

图 12-3-16　种植体支抗病例（治疗前）
A. 治疗前面像　B. 治疗前𬌗像

诊断:安氏Ⅱ^{1}类;毛氏Ⅱ^2+Ⅳ^1+Ⅰ^1;骨性Ⅰ类。

治疗计划:拔牙矫治,减数 14、24、34、45,直丝弓矫治技术,上颌种植体加强支抗。

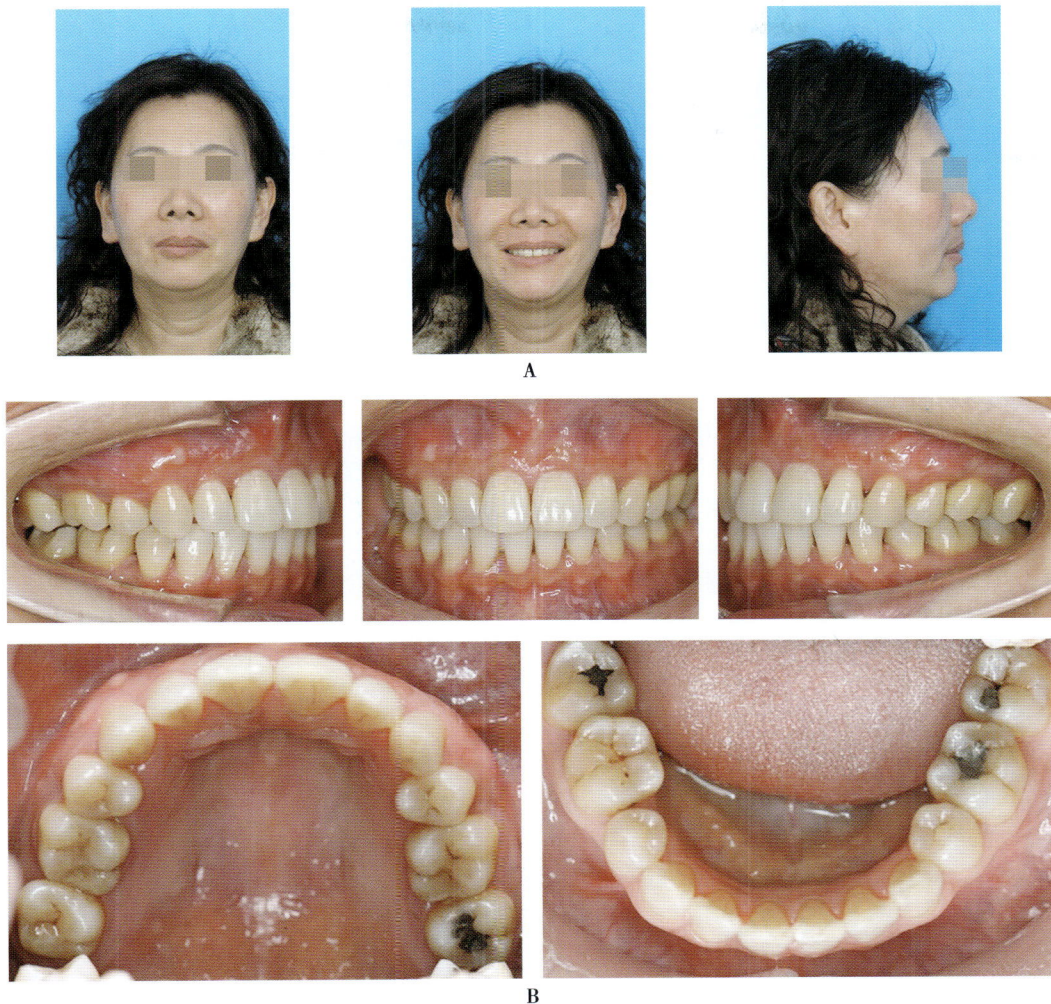

A

B

图 12-3-17　种植体支抗病例(治疗后)

A.治疗后面像　B.治疗后殆像

思考题

1. 种植体支抗的分类?
2. 种植体支抗的适应证有哪些?

(周彦恒)

参考文献

1. ROBERTS W E,HELM F R, MARSHALL K J, et al. Rigid endosseous implants for orthodontic and orthopedic anchorage. Angle Orthod, 1989,59(4):247-256.

2. ODMAN J,LEKHOLM U,JEMT T, et al. Osseointegrated implants as orthodontic anchorage in the treatment of partially edentulous adult patients. Eur J Orthod, 1994,16(3):187-201.

3. BLOCK M S,HOFFMAN D R. A new device for absolute anchorage for orthodontics. Am J Orthod Dentofacial Or-

学习笔记

thop，1995，107(3):251-258.

4. KANOMI R. Mini-implant for orthodontic anchorage. J Clin Orthod，1997，31(11):763-767.

5. 欧阳莉，傅民魁，周彦恒.正畸治疗中高角病例的垂直向控制.口腔正畸学，2008，4:1-3.

第十三章

正畸治疗中的口腔健康教育和卫生保健

提要

1. 正畸治疗中的牙釉质脱矿和牙周组织炎症是值得关注的临床问题,需要明确其临床表现和发病原因。

2. 明确正畸治疗中口腔卫生健康教育和卫生保健的主要内容,尤其是菌斑控制和氟化物的局部使用。

随着矫治器的不断改进和矫治技术的不断更新,正畸疗效得到了显著提高。当矫治器戴入后改变了口腔内环境,尤其是牙齿及牙周组织的环境。如果在正畸治疗中,忽视了这些变化,又没有积极加以防治,就可能出现一些不良问题——牙釉质脱矿和牙周组织炎症等。如果在正畸治疗中采取一系列的防治措施,加上患者的认真配合,则可以避免以上问题的发生。这些措施包括对患者的口腔健康教育,对其口腔卫生行为的监督,正畸临床的规范操作,必要时应用的预防治疗手段等。当然,正畸患者的配合也非常重要,他们对于自身口腔卫生的维护以及不良饮食习惯的纠正都很关键。如果患者在正畸治疗中忽视了口腔卫生维护,加之不良的饮食习惯,即使医师采取了防范措施,也会出现上述不良问题。

一、正畸治疗中的牙釉质脱矿

(一)临床表现

某些患者因为忽视了口腔卫生维护,加之不良的饮食习惯在使用固定矫治器的治疗中或拆除矫治器后,可在牙齿的唇(颊)面上发现形态不规则的白垩色斑(图 13-1-1),这就是牙釉质脱矿——牙釉质的早期龋,其病理表现与牙釉质邻面龋类似。当脱矿程度严重时,牙釉质表层剥离,出现明显的龋损(图 13-1-2)。长期临床观察表明,刚拆除托槽时牙釉质脱矿病损呈不透明的白垩

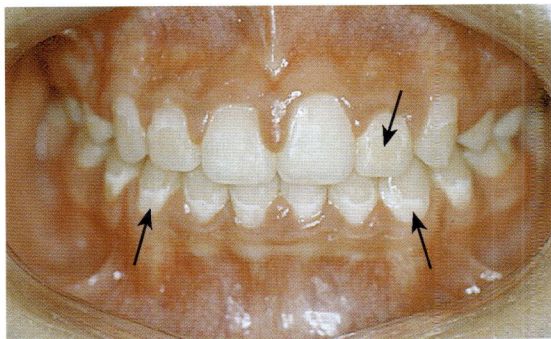

图 13-1-1 正畸治疗后牙齿唇颊面上的白垩斑——牙釉质脱矿病损(箭头示)

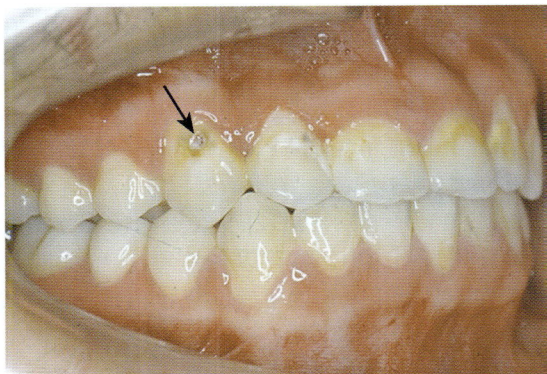

图 13-1-2 正畸治疗后上颌尖牙牙冠颈部出现龋洞(箭头示)

色斑,边缘清晰可见。以后的数月中,脱矿病损会出现一定程度的再矿化,体现在脱矿区域的面积减小和矿物质含量增加。临床表现为白垩斑边缘变模糊,白垩色变浅。此后脱矿牙釉质的再矿化速度会变慢,临床改变就不太明显了。当然,伴随牙釉质表层的不断磨损会使脱矿病损深度逐渐变浅,临床表现为白垩色斑的颜色逐渐变浅。但这一过程相当漫长,仍有许多白垩色斑不会在短期内消失。

(二)发病情况

以往研究表明,在没有任何干预措施的情况下,正畸患者牙釉质脱矿的发病率高达50%~60%,没有明显的性别差异。多数患者是轻中度脱矿,极少数患者有重度脱矿,甚至出现龋洞。当采取一定的防治措施后,牙釉质脱矿的发病率会下降30%~40%。对于那些能够认真完成自身口腔卫生维护并在医师的指导下每天配合使用0.05%氟化钠溶液漱口的患者,就很少发生牙釉质脱矿。从以上可知,患者自身口腔卫生的维护是减少牙釉质脱矿的关键。

(三)好发部位

上颌前牙最容易发生牙釉质脱矿,侧切牙的发病率最高;下颌尖牙和前磨牙也是易感牙位。上颌牙齿牙釉质脱矿的程度要重于下颌牙齿。早期研究表明,已经松动的带环内包裹的牙齿表面也是牙釉质脱矿的易发部位,但随着玻璃离子粘固剂在临床的广泛使用,该部位的牙釉质脱矿已消除。出现牙釉质脱矿的牙齿上,托槽周围的牙釉质和托槽龈方的牙釉质也是好发部位(图13-1-3)。

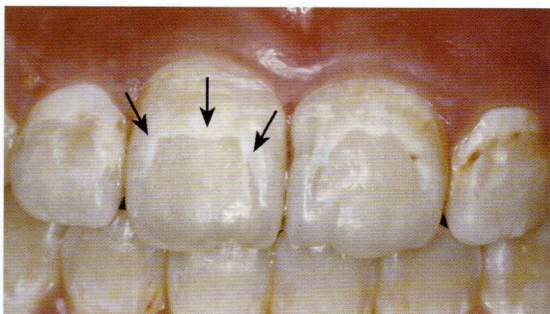

图 13-1-3 牙釉质脱矿的好发部位(箭头示)

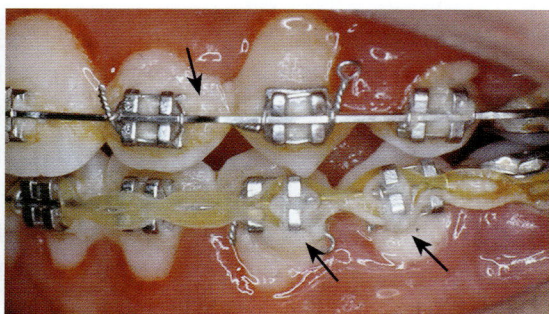

图 13-1-4 正畸治疗中口腔卫生状况不良患者牙面上的菌斑滞留(箭头示)

(四)病因

1. 正常情况下牙釉质的脱矿与再矿化维持着一种动态平衡,牙釉质不会出现脱矿。正畸治疗中,尤其在使用固定矫治器的矫治过程中,由于矫治器部件粘着在牙齿上,使牙面的某些部位不易清洁,出现菌斑滞留。这些部位通常是托槽之间被弓丝遮挡的牙面以及托槽龈方的牙釉质区(图13-1-4)。如果这时患者没有及时清除牙面上的菌斑又有不良的饮食习惯,菌斑中的致龋菌不断地将糖类转化为酸,菌斑局部的pH显著下降,于是动态平衡被打破,脱矿过程占优势,最终导致牙釉质脱矿。目前许多青少年喜欢饮用各种含蔗糖和/或含酸性物质的饮料,有些人在平时的生活中只喝饮料。临床调查发现,这些患者牙釉质脱矿的发生率明显增高,而且出现严重牙釉质脱矿的几率也大为增加。

2. 上颌前牙远离口腔内大唾液腺导管的开口处,菌斑产生的酸性物质不易被唾液成分缓冲;喝饮料时,其中的酸性物质最先侵蚀上颌前牙。这些都是上颌前牙容易发生牙釉质脱矿的原因。

3. 患者唾液系统出现问题,例如唾液分泌量小,唾液黏稠,势必会影响其对菌斑中酸性物质的缓冲作用。临床中经常可以观察到,一些唾液黏稠的患者在正畸治疗前就存在多个活动性龋损,甚至在不易发生龋病的下颌前牙也出现明显的邻面龋。这些患者在戴入矫治器后将是牙釉质脱矿的高危人群。

二、正畸治疗中的牙周组织炎症

(一)临床表现

使用固定矫治器的正畸患者如果忽视了口腔卫生维护,就会出现不同程度的牙周组织健康问题,最常见的是牙龈炎症。主要表现为牙龈红肿、探诊出血,有些患者则表现为牙龈增生(图 13-2-1)。多数情况下,这种变化是暂时的,只要患者进行牙齿洁治并保持好口腔卫生,牙龈炎症可以消失,不会出现牙周组织的永久性损害。长期的对比观察结果显示,正畸患者的附着丧失和牙槽骨嵴高度的下降程度与未经正畸者没有明显的差异。而且由于患者在长期的口腔卫生宣教下,养成了良好的卫生习惯,以及正畸治疗后牙齿排列位置改善等原因,治疗后患者的牙周状况甚至要好于未经正畸治疗者。但有些患者因没能维护好口腔卫生,使牙龈炎症发展为牙周炎,进而导致附着丧失。表现

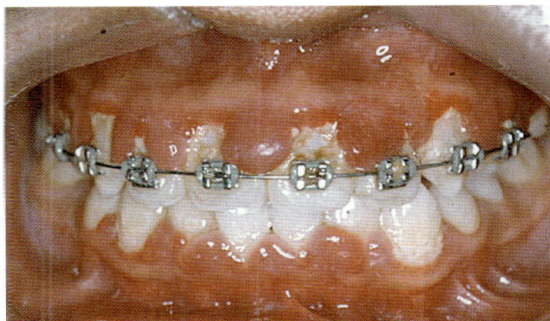

图 13-2-1　正畸治疗中口腔卫生状况不良患者出现严重的牙龈红肿、增生,龈上菌斑堆积

为牙周袋探诊深度增加,牙槽骨吸收,牙齿松动度增大以及牙龈退缩等。

（二）发病情况

从以往的调查可知,约半数以上的青少年患者在正畸治疗中会出现牙龈炎,成年人的发病率相对较低。在国外有关的临床调查中,约有 10% 的患者发生了牙周组织的破坏,表现为附着丧失。

（三）好发部位

后牙较前牙容易发生,而且其程度重于前牙。其中上颌后牙更易发生,下颌前牙也是好发部位之一。牙齿的邻面较唇(颊)面和舌面更易发生,程度也较重。

（四）发病因素

菌斑滞留是导致牙周组织炎症的直接原因。固定矫治器的存在会影响牙齿的自洁,容易导致菌斑滞留,如果患者不能很好地保持口腔卫生,就会出现牙龈炎症。研究表明正畸治疗中牙周组织炎症、组织破坏程度和口腔卫生的好坏直接相关。

三、正畸治疗中的口腔健康教育和卫生保健措施

以往研究表明早期牙釉质脱矿的病损可以通过再矿化恢复正常。但在临床上很难发现早期的牙釉质脱矿病损,等到肉眼观察到牙釉质表面出现明显的白垩色斑时,牙釉质脱矿的程度已经较重,人体自身的再矿化系统很难使已脱矿的牙釉质发生完全的再矿化。正畸治疗中一旦发生牙周附着的丧失也是一种不可逆的损伤。需要强调的是,对于正畸治疗中出现的牙釉质脱矿和牙周组织炎症要做到预防为主,应在治疗中采取一系列的措施来预防这些问题的发生,并尽可能去阻止或控制其进程。因此,在正畸治疗前和治疗中进行口腔健康教育和口腔卫生保健工作十分必要。只有做到预防为主、防治结合的原则,才能在最大限度上缓解正畸治疗中出现的不良问题,有利于正畸患者牙齿的健康和稳定,提高矫治的整体水平。

（一）口腔健康教育

从病因学分析可以发现,导致正畸治疗中牙釉质脱矿和牙周组织炎症的主要原因是患者忽视了自身的口腔卫生保健,没有及时清除牙面上的菌斑,没有改变不良的饮食习惯。因此,对于正畸患者的口腔健康教育尤为重要。口腔健康教育应成为正畸治疗不可缺少的组成部分,在患者治疗前就开始系统的健康教育。主要向患者讲解保持口腔卫生的重要性,介绍菌斑的危害,指导正确的刷牙方法等。在以后的复诊中,主要工作是对患者口腔卫生状况的监控,对其口腔卫生行为的指导,推荐使用防护用品等。这一工作主要由医务人员(包括正畸医师和护士)来承担。随着国内矫治水平的发展和人们对矫治要求的提高,越来越多的正畸医师开始重视对患者的口腔健康教育。这项教育的重点内容是教会患者如何在矫治中控制菌斑和改变不良的饮食习惯。

首先要提高正畸患者对于菌斑控制重要性的认识,明确口腔卫生不良的危害。对于未成年患者还应取得家长的理解和配合。对于那些在正畸治疗前口腔卫生状况不佳的患者,更需要在矫治器戴入前进行反复不断的口腔卫生宣教和指导,直至其自身的口腔卫生状况改善后再开始治疗。

不良的饮食习惯是指在两餐之间或睡前进食含蔗糖的食物或饮料。正畸治疗中需要患者改变原来的不良饮食习惯,养成良好的饮食习惯,即在两餐之间尽可能不进食甜饮料和食物,睡前刷牙后不进食任何食物或饮料。对于青少年患者需要家长协助教育和监督,逐步使其建立良好的饮食习惯。同时,应使患者尽可能避免进食坚硬或黏的食物,防止对矫治器的破坏。

在正畸治疗中更需要重视对患者的口腔健康教育,在每次复诊时检查患者的口腔卫生状况,在病历上记录并指导其在口内戴有矫治器的情况下如何维护自身的口腔健康。对于总不能合作做好口腔卫生维护的患者,应不断强调口腔卫生不良的危害,同时暂停正畸治疗一段时间。如果患者戴有固定矫治器,可以先拆除结扎在托槽上的弓丝,再次指导患者如何刷牙,让其回家反复练习,直到下次复诊时口腔卫生状况有较大改善后再恢复治疗。对于极少数仍不能合作的患者,正畸医师有权终止其正畸治疗。

从临床实践可知,有效的口腔健康教育不仅使正畸患者掌握了正确有效的刷牙方法,养成良好的口腔卫生习惯和饮食习惯,也是对患者合作性的锻炼和培养,减少患者不按时复诊的次数以及中途停止正畸治疗的可能性。众所周知,成功的正畸治疗离不开患者的密切配合。

(二)口腔卫生保健

1. 正畸治疗前的准备工作 应在正畸治疗前仔细检查患者的口腔卫生状况和存在的牙体牙周疾病。对于牙体牙髓疾病应在矫治前进行完善的治疗;对于需要保留的牙齿,但牙冠破坏严重者,可以在完善的根管治疗的基础上先行修复治疗后再在其上放置正畸装置。如有必要,可以对青少年新萌出的磨牙𬌗面进行窝沟封闭。正畸治疗前多需进行牙周洁治,清除龈上牙石。对于已经存在牙周问题的患者,则应先进行系统的牙周治疗(包括牙周洁治、刮治和局部手术治疗),在牙周疾病得到充分的控制,病情稳定后才能进行正畸治疗。

2. 菌斑的控制 控制菌斑是预防正畸治疗中牙釉质脱矿和牙周组织损害的最有效方法,及时清除牙面和矫治器上滞留的菌斑和食物残渣,从而消除了病因。日常对菌斑的控制主要由患者自己完成,在复诊时由医师检查并进行专业清理,如有必要也可以使用一些化学药物辅助控制菌斑。

(1)刷牙:早晚认真仔细地刷牙是清除菌斑的首要方法。目前推荐使用的是改良 Bass 刷牙法。由于牙齿唇(颊)面被托槽、带环和弓丝分割成上下两个部分,所以应分两个步骤刷牙。以刷上颌牙为例:第一步将牙刷刷头与牙齿𬌗面成45°角向上,先清洁牙齿的下半部分(托槽𬌗方)表面和牙龈边缘等部位;第二步将牙刷刷头旋转180°向下,但仍与牙齿𬌗面成45°角,只不过方向向下。这次主要清洁牙齿上半部分(托槽龈方)表面。刷下颌牙的唇(颊)面时也是两个步骤,不过牙刷放置的方向与刷上颌牙时正好相反。刷牙中,尽可能将牙刷的刷毛伸进托槽与弓丝之间的部位,清除托槽近远中牙面上的菌斑。刷牙的力量不能过小,否则不足以清除菌斑。选用牙刷的刷头要小,刷毛要中等硬度。电动牙刷比普通牙刷清除菌斑的效率高。尤其对于口腔卫生不良的患者,电动牙刷可能会增加他们对刷牙的兴趣。某些不易清洁的部位(弓丝下方被遮挡的牙面)还可以使用间隙刷清理。如有必要还可以教患者如何使用牙线来清洁牙齿邻面。每次复诊时应对患者的口腔卫生情况进行检查,必要时可以应用菌斑染色剂来指导患者刷牙,让其直观地发现刷牙后哪些部位仍没有清理干净,以及如何清理这些部位。需要提醒患者:每天早晚的刷牙非常重要,在有条件时午餐后也要刷牙;刷牙后要求患者照镜子自查牙齿表面的清洁程度;刷牙时应使用含氟牙膏。

戴有活动矫治器的患者每天需要用牙刷蘸牙膏清洗矫治器的组织面。如因正畸治疗需要患者在进食时也戴用活动矫治器时,则在进食后应摘下矫治器冲洗其上存留的食物残渣,同时刷牙。戴有活动保持器的患者也需要每天对保持器进行清洁。

(2)专业清洁:正畸治疗中应根据患者的口腔卫生状况定期为患者进行专业的牙周洁治,清除龈上菌斑和牙石。对于患有牙周疾病的正畸患者在矫治中还应定期进行牙周情况的检查,当发现病情变化时,应及时进行牙周基础治疗。

(3)局部使用一些化学药物可以起到控制菌斑的辅助作用。氯己定能对口腔内的细菌起到一定的抑制作用,是常用的治疗牙周疾病的药物。研究表明,正畸治疗中患者用 0.12% 氯己定溶液含漱后菌斑指数明显下降,同时牙周状况也有明显改善。对于在正畸治疗中不能很好清除菌斑的患者,可以在短期内使用来控制菌斑。氟化亚锡能影响细菌的代谢、生长和黏附。研究显示,每

ER13-3-1

视频:ER13-3-1
正畸患者刷牙
示教

学习笔记

天用含有氟化亚锡的牙膏刷牙能明显降低正畸治疗中患者的菌斑指数和出血指数,而且牙膏中锡离子浓度越高其治疗效果越明显。以二两种化学药物长期使用后可能会造成牙齿表面的色素附着增加。但在矫治后经过专业清洁可以将上述色素去除。

菌斑控制不是一朝一夕的事情,需要正畸医师和患者都重视这个问题,医师在临床工作中要不断提醒、督促患者注意口腔卫生的维护,但关键还在于患者能够自觉认真地完成每天的菌斑控制。对于在正畸治疗前已经患有牙周疾病的患者,其口腔卫生的维护则显得更加重要。

3. 氟化物的局部使用　氟化物的局部使用可以防止牙釉质脱矿的发生,对已经发生者能阻止其继续发展,促进牙釉质的再矿化。正畸治疗中可以采取以下几种措施:

(1) 使用含氟化物[NaF、SnF_2、SMFP(单氟磷酸钠)]的牙膏刷牙,并配合低浓度含氟溶液(0.05% NaF、0.4% SnF_2)漱口。

(2) 粘接托槽后,在局部隔湿后佪用氟凝胶(1.23% APF、2% NaF 和 0.4% SnF_2)、氟泡沫处理牙面 5min,或将氟涂料直接涂在牙齿的唇颊面。以后每隔半年在专业清洁后重新处理一次。

(3) 使用玻璃离子粘固剂粘接带环或托槽,它在治疗中可以缓慢释氟,同时它还能从较高浓度氟化物(含氟牙膏)中吸收氟离子并再次释放。

使用单一氟化物制剂往往不能取得满意的效果,一般需要多种方法协同配合方能取得良好的疗效。

4. 规范正畸临床操作　正畸治疗中规范的临床操作,有助于减少牙釉质脱矿和牙周组织炎症的发生。

(1) 应使用酸蚀凝胶,严格控制酸蚀的面积,使其略大于托槽底板的面积即可。

(2) 粘接托槽后及时清除托槽周围被挤出的粘接剂"飞边"。及时发现松动的托槽,重新粘接。

(3) 选择大小合适的带环,边缘较窄的带环。粘接带环后清除多余的粘固剂。及时发现松动的带环,重新粘接。

(4) 对于已经患有牙周疾病的患者,尽可能使用可以直接粘接的颊管。

(三) 对脱矿病损和牙周组织损害的治疗

轻度的牙釉质脱矿可以使用再矿化方法促进牙釉质再矿化。研究证明,当脱矿牙釉质外界的氟离子浓度较低时有利于其再矿化,而当氟离子浓度较高时则主要在脱矿病损的表层发生再矿化,进而阻塞了钙磷离子进入脱矿病损深层的通道。因此,当发现牙釉质上出现白垩斑时,不要使用较高浓度的氟化物制剂,而应使用较低浓度的氟化物溶液来促进牙釉质的再矿化。对于较为严重的病损,可以磨除牙齿表层的少许牙釉质(约0.1mm)后用氟化物处理;出现龋洞后应及时充填治疗。

当牙龈增生明显影响正畸治疗,或原先的牙周疾病出现反复,病情发展时应暂时停止牙齿的矫治而进行系统的牙周治疗。待病情好转稳定后再恢复正畸治疗。对于过度增生的牙龈可以采取牙龈切除术切除部分增生的牙龈,恢复牙龈的健康和美观。

正畸治疗中防治牙釉质脱矿和牙周组织炎症是一项长期的任务,需要贯穿于整个治疗过程。首先,应该引起患者自身的重视,改变先前不良的饮食习惯,培养和保持良好的口腔卫生习惯。其次,正畸医师也要重视这个问题,在治疗中有意识地做好口腔健康教育并提醒和督促患者做好口腔卫生保健,同时配合各种防治措施进行预防和治疗。长期实践表明,一旦牙釉质或牙周组织出现了不可逆的病损,其治疗的难度很大。所以,提高患者和医师的预防意识非常重要。

思考题

1. 正畸治疗中牙釉质脱矿的临床表现是什么?发生原因有哪些?
2. 导致正畸治疗中牙周组织炎症的原因是什么?
3. 正畸患者如何进行口腔卫生维护?

(周彦恒)

参考文献

1. GORELICK L,GEIGER A M,GWINNETT A J. Incidence of white spot formation after bonding and banding. Am J Orthod,1982,81(2):93-98.
2. OGAARD B,ROLLA G,ARENDS J. Orthodontic appliances and enamel demineralization. Part 1. Lesion development. Am J Orthod Dentofacial Orthop,1988,94(1):68-73.
3. GEIGER A M,GORELICK L,GWINNETT A J,et al. The effect of a fluoride program on white spot formation during orthodontic treatment. Am J Orthod Dentofacial Orthop,1988,93(1):29-37.
4. O'REILLY M M,FEATHERSTONE J D. Demineralization and remineralization around orthodontic appliances:an in vivo study. Am J Orthod Dentofacial Orthop,1987,92(1):33-40.
5. AL-KHATEEB S,FORSBERG C M,DE JOSSELIN DE JONG E,et al. A longitudinal laser fluorescence study of white spot lesions in orthodontic patients. Am J Orthod Dentofacial Orthop,1998,113(6):595-602.

第十四章　保　　持

》》提要

1. 保持是正畸治疗中不可或缺的一个重要环节,对保持问题的关注应该贯穿整个正畸治疗的始终。

2. 保持是防止畸形复发和维持形态与功能稳定的有效措施。

3. 充分了解和有效控制复发相关的原因是成功保持的关键。

4. 保持器分为活动保持器、固定保持器和功能性保持器三大类。

错𬌗畸形矫治后,牙和颌骨都有退回到原始位置的趋势,正畸临床上称为复发(relapse)。为了巩固牙颌畸形矫治完成后的疗效,保持牙位于理想的美观及功能位置而采取的措施,称为保持(retention),它是矫治过程不可或缺的一个重要阶段和组成部分。任何正畸治疗计划都应该包括主动治疗完成之后的保持计划,因此,对正畸治疗保持问题的关注应该从治疗计划开始就一直贯穿正畸治疗的始终。正确的诊断、合理的治疗计划、良好的治疗时机有利于获得牙列理想的美观和功能,有利于结果的稳定,并有利于简化保持;反之,错误的诊断和治疗将会使保持问题复杂化。

一、保持的原因及影响保持的因素

(一) 保持的原因

牙及颌骨的移动与周围软、硬组织的改建过程密切相关,为了实现并保持矫治效果的长期稳定,必须对可能引起复发的原因有深入的了解,以便制订合理、有效的保持方法和保持策略。矫治以后要进行保持的主要原因有以下几个方面:

1. 牙齿矫治后有退回到原来位置的倾向。

2. 矫治后牙齿周围的骨骼及邻接组织的改建需要一定的时间。

3. 𬌗的平衡尚未建立。

4. 口腔不良习惯未破除。

5. 生长型及性别对矫治效果的影响。

6. 第三恒磨牙的萌出。

7. 超过牙颌正常限度的正畸治疗将导致疗效不稳定。

(二) 影响保持的因素

错𬌗畸形的保持分为自然保持(natural retention)和机械保持(mechanical retention)两大类。自然保持是指利用自然力(口周肌力、咬合力等)来进行保持,不需要戴保持器。例如因上颌牙的舌向错位导致的前牙反𬌗,在通过正畸治疗解除反𬌗后,借助前牙的正常咬合关系,即可自然保持反𬌗的矫治效果。在未能达到充分的自然保持的时候,为了形成自然保持状态而应用机械保持装置进行保持称为机械保持。

1. 自然保持因素

(1) 咬合关系和邻接关系:矫治后的咬合关系直接影响到矫治后牙齿及牙弓的稳定性。广泛的牙尖交错关系是最稳定的关系,而尖对尖的关系不利于矫治后的保持;切牙的覆𬌗覆盖关系也影响矫治后的保持,前牙反𬌗矫治后,如果形成切牙浅覆𬌗、浅覆盖,则容易导致复发;另外,牙齿大小、形态和数目的异常可造成上下颌牙齿宽度比例失调,从而影响正常咬合的建立,往往成为影响保持的不良因素。

矫治后,如果个别牙齿存在接触不良或早接触,需要进行适当的调磨,去除早接触及𬌗创伤,达到咬合平衡。另外,良好的牙齿邻接关系也有利于保持,矫治后,如果牙齿的邻接关系良好,则能够抵消来自于咬合及各方向肌肉所施加的压力,利于保持。

（2）牙周软硬组织:牙齿的支持依靠牙周膜和牙槽骨。牙周膜包围于牙根之外,其纤维将牙骨质和牙槽骨壁连接,并进入上皮、牙龈及骨膜。正常健康的牙周膜对保持非常重要,如果牙齿受力过大,牙周膜内的细胞代谢紊乱,活力降低,则牙移动后的保持非常困难。

矫治过程中,随着牙齿的移动,牙槽骨也会发生相应的变化,在压力侧牙槽骨吸收的同时,张力侧牙槽骨表面不断有新骨生成。新生牙槽骨不稳定,易发生吸收,所以新生牙槽骨将不断改建,不断成熟,逐渐向正常骨转化。牙周病患者,由于牙槽骨的过度吸收而增加了保持难度,甚至需要长期保持。牙槽骨的致密度也是影响保持的因素之一。另外,牙槽骨与牙周膜的结合也是逐步进行的,其正常结合一般需要 4 个月的时间。

（3）口周肌功能的协调:口周肌功能不平衡是导致错𬌗畸形形成的重要原因之一。加强咀嚼肌、颜面肌和舌肌的功能训练,恢复正常的肌功能平衡,对保持矫治后牙齿位置和咬合关系非常重要,可达到防止复发的目的。

（4）去除错𬌗的病因:去除错𬌗的病因,有助于防止错𬌗复发。例如有吮指、咬唇、吐舌等不良习惯的患者,应戴用特定的破除不良习惯的矫治器,彻底纠正口腔不良习惯,使矫治效果达到长期稳定。

（5）过度矫治:是一种预防复发的手段,它可以减少产生复发的可能性,尤其是对扭转牙、过高牙与过低牙的矫治。

（6）牙弓大小与基骨的关系:牙齿只有位于基骨之内,才能保持稳定。Tweed 认为,只有当下颌切牙在矫治后处于和下颌骨成直角的位置,才能保持其稳定性。近年来,学者们的观点有所改变。多数正畸医师认为,当下颌切牙与下颌平面所成交角处于头影测量正常值范围以内时,下颌切牙最为稳定。

（7）下颌尖牙的扩展:许多研究发现,下颌尖牙间宽度虽然在矫治后有所增加,但去除保持器后,将逐渐恢复至矫治前的宽度,无论拔牙或不拔牙矫治均存在这种趋势,所以,在正畸矫治过程中,应该尽可能保持下颌尖牙的宽度。

（8）髁突与下颌位置:在正畸治疗过程中,下颌位置往往会发生改变。如在矫治 Angle Ⅱ类 1 分类错𬌗畸形时,应用斜面导板或Ⅱ类颌间牵引使下颌前移,而髁突和关节窝的改建不足以适应新的下颌位置,此时髁突可能移至关节窝前方,则不能保持矫治效果,一旦髁突回到关节窝,就会导致错𬌗的复发。因此,在治疗过程中,不能只看牙尖交错位的情况,还应检查正中关系。

2. 机械保持因素　矫治的最终目的是要依靠自然保持来维持由矫治所得到的咬合关系。但是,在形成自然保持状态之前,机械性保持是必要的。临床实践中,即使错位牙被矫治后能够直接进入自然保持状态,绝大多数病例还都有必要应用不同的机械性方法进行保持。

二、保持器

错𬌗畸形经过主动治疗阶段后进入保持阶段。为了使牙齿或颌骨稳定于矫治后的特定位置,保持临床矫治效果,需要戴用保持器(retainer)防止复发。

（一）保持器应具备的条件
1. 对于正处于生长期的牙列,不能妨碍牙颌的正常生长发育。
2. 尽可能不妨碍各个牙齿的正常生理活动。
3. 对咀嚼、发音等口腔功能及美观的影响不大。
4. 便于清洁,不易引起牙齿龋蚀或牙周组织的炎症。
5. 结构简单,容易摘戴,不易损坏。
6. 容易调整。

学习笔记

（二）保持器的种类

1. 活动保持器（removable retainer）

（1）标准 Hawley 保持器：是目前最常用、历史最悠久的活动保持器，为 Hawley 于 1920 年设计。它由双曲唇弓、一对磨牙卡环及树脂基托组成（图 14-2-1）。这种保持器可以使牙齿小量移动，或通过调节唇弓关闭前牙少量间隙；也可在唇弓上焊接附件，进行个别牙齿的压入、伸长或近远中向移动；还可在保持器上颌切牙的舌侧基托设计平面导板，使下颌切牙轻微与平面导板接触保持前牙深覆𬌗的矫治效果。

（2）Begg 环绕式保持器：是对标准 Hawley 保持器的一种改良设计，由基托及一个包埋于牙弓双侧末端磨牙远中面基托内的连续双曲唇弓组成（图 14-2-2）。与 Hawley 保持器相比，该双曲唇弓没有在尖牙与前磨牙间跨过咬合面，而是在整个牙弓的颊侧龈缘水平延伸并围绕最后一颗磨牙的远中。这种设计有利于拔牙间隙的保持。

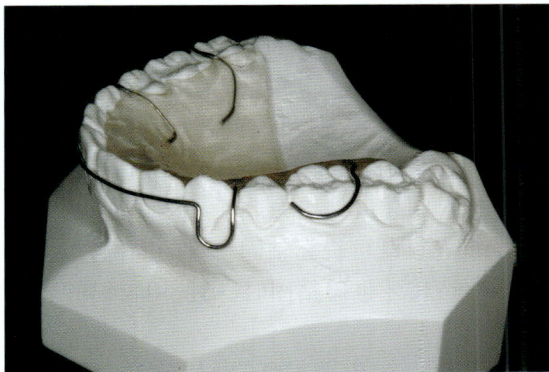

图 14-2-1　标准 Hawley 保持器

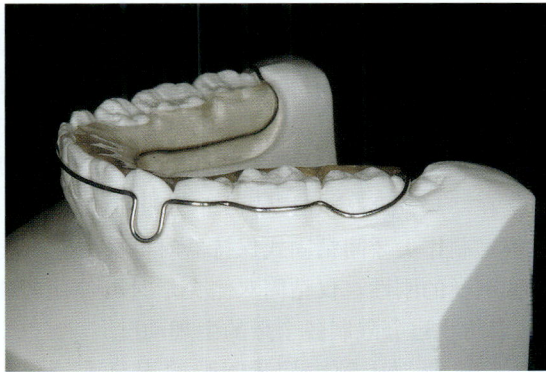

图 14-2-2　Begg 环绕式保持器

（3）改良 Hawley 焊接式保持器：也是对标准 Hawley 保持器的一种改良，它由基托、磨牙箭头卡环以及焊接在此基础上的双曲唇弓构成。与标准 Hawley 保持器相比，它的双曲唇弓没有在尖牙与前磨牙间跨过咬合面；与 Begg 环绕式保持器相比，它固位效果更好。这种设计也常用于拔牙病例的保持。

（4）牙齿正位器（positioner）：牙齿正位器最早由 Kesling 设计，作为一种具有可微量调整牙齿位置的保持器使用，一般用软橡胶或弹性树脂制作，上下颌连成一个整体，覆盖所有牙列的牙冠。制作时需要采取𬌗记录，并在𬌗架上根据需要进行排牙过程才能完成，能比较精确地保持每个牙齿的位置和咬合关系。一般正位器每天晚上戴用，白天至少也应戴用 4h。由于正位器体积较大，对有呼吸功能障碍的患者慎用。除了可以进行个别制作外，也有不同规格的预成正位器商品可供选择。

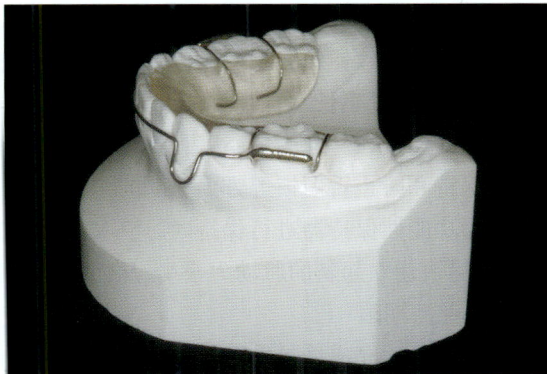

图 14-2-3　改良 Hawley 焊接式保持器

（5）压膜保持器：由弹性树脂制作，覆盖所有牙列的牙冠，用于矫治后的保持（图 14-2-4），有利于咬合关系及牙位的稳定，效果良好。压膜保持器外形美观，体积较小，目前应用较为广泛。

2. 固定保持器（fixed retainer）　设计和应用各种固定装置粘接在牙冠表面来进行保持，可不受患者合作因素的影响，且保持效果稳定、可靠，适合于需长期或终生保持的情况（图 14-2-5）。

（1）下颌前牙区舌侧固定保持器：下颌前牙区拥挤矫治以后的复发在临床上非常多见，这与下颌骨的差异性持续生长及下唇肌的作用有关，因此常常需要较长时期的保持。常用的固定保持

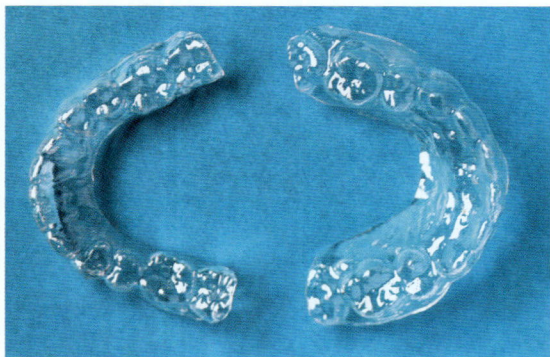

图 14-2-4　压膜保持器

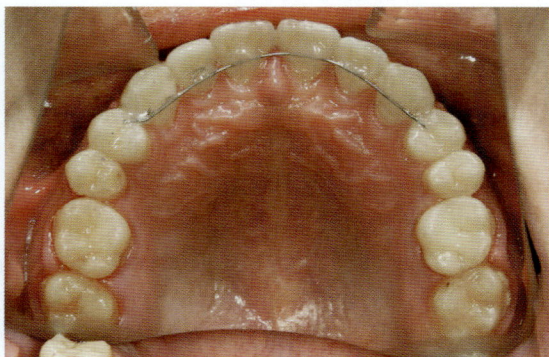

图 14-2-5　粘接式固定保持器

方法有以下两种:①尖牙间带环式固定保持器;②尖牙间粘接式固定保持器。带环式固定保持器粘接稳固、不易脱落、丢失。由于舌弓位于下颌切牙舌面较高的区域,该区域为下颌切牙近远中径最大处,因此,可以有效地防止扭转牙矫治后的复发。粘接式固定保持器避免了带环因素造成的菌斑沉积,易于保持口腔卫生,有利于牙周组织的健康;而且,该保持器可将所有下颌切牙连接在一起,可固定和维持每个切牙的位置。其缺点在于个别牙齿粘接失败不易被察觉,不便调整等。制作尖牙间粘固式保持器时可采用麻花丝。因为麻花丝既可提高粘固材料的固位力,又能降低钢丝的刚性。仅粘固双侧尖牙时可使用较粗的麻花丝;切牙也需粘固时,则使用较细的麻花丝,以防止过分限制各个牙的生理动度。

（2）针对上颌中切牙间隙的固定舌侧保持器:由于唇系带附着过低、额外牙等原因造成的上颌中切牙间隙,正畸矫治后很容易复发,应当设计固定保持装置进行长期保持。通常应用麻花丝弯制成与上颌切牙舌侧相吻合的形状,用结扎丝环绕两中切牙的颈部结扎使其靠拢,然后将结扎丝经牙的邻接点用复合树脂粘接。粘接位置应位于舌隆突以上,以防止咬合干扰。

3. **功能性保持器（functional retainer）** 其特点是通过传递和转移口腔周围环境中的口颌肌功能力量,抑制或刺激骨骼生长过程。对于生长发育期已经进行了功能矫形治疗的患者,为了能充分保持已取得的骨性和功能性矫形的效果并使肌功能平衡完全建立,同时,又为了防止随着生长发育的进行而导致错𬌗的复发,可在治疗结束后选用相应的功能性矫治器作为保持关系的保持器,通常运用到患者生长发育基本结束为止。Anderson 首先设计了可用于保持的功能性矫治器,由将上下颌牙弓连接在一起的树脂基托整体及两个双曲唇弓组成。著名学者 Salzmann 认为,功能性矫治器在保持和防止舌习惯等方面,也非常有效。

在运用功能性保持器进行保持时,还应配合肌功能训练、调𬌗等方法来加快肌肉、牙齿对新环境的适应,尽快建立起新的肌动力平衡,从而有利于矫治效果的稳定。

（三）保持期限

由于正畸治疗完成后复发趋势可能始终存在,所以一般情况下正畸治疗完成后要求至少保持 2 年。通常第 1 年需要全天戴用保持器,第 2 年开始根据患者具体情况酌情调整,逐步过渡到夜间戴用,对于某些特殊的错𬌗畸形甚至需要终身戴用保持器。

根据不同矫治类型的不同需要,保持计划可分为三类:①有限期的保持;②长期保持;③自然保持。

1. 有限期的保持

（1）以前突或上颌切牙间隙为特征的安氏Ⅰ类错𬌗非拔牙病例,保持到正常的唇舌功能建立时即可。

（2）安氏Ⅰ类或Ⅱ类拔牙病例,通常要求保持良好的上下颌牙接触方式,并保持到唇舌功能建立良好的平衡之后,这对于拔牙病例尤为重要。随着患者对新的牙体位置的逐渐适应,保持器戴用时间从全天戴用逐步过渡到只在夜间戴用或隔日戴一夜,每周戴1~2夜,最后当牙位保持稳定时则可完全停戴。需要特别指出的是,由于下颌持续生长,可使矫治后的Ⅱ类错𬌗保持时间缩短。相反,成人矫治则要求较长时间的保持。对于这类病例,不宜预先制订摘除保持器的时间表,保持时间完全取决于患者在保持期的反应。

（3）深覆𬌗矫治病例需要垂直方向的保持。

1）通过前牙压低获得的深覆𬌗矫治,可用带前牙平面导板的上颌活动保持器保持,前4~6个月应全天戴用,包括吃饭时间。通常对深覆𬌗采取过矫治,建立功能性𬌗平衡和调整是必要的。

2）通过增加上下颌牙列间垂直距离而获得矫治的深覆𬌗,其上下颌牙列垂直间距应保持到患者自身生长跟上为止,即增加的上下颌牙列间垂直距离,需要下颌升支高度的相应增长以相匹配。

3）通过测定下颌平面与FH平面或SN平面的交角可以估算出增加上下颌牙列间垂直距离的程度。若矫治后下颌平面角增大,则应保持到生长后下颌平面角回复至大致治疗前水平,或患者生长完全停止为止。

4）通过明显的𬌗平面倾斜而获得矫治的深覆𬌗,也需延长保持时限,并且要加强对上颌的控制。

（4）严重扭转牙矫治后,只靠单纯的机械保持通常不能获得自然保持,需要对该牙进行牙颈部周围纤维切断以得到稳定的结果,可减少保持时间并防止复发。

（5）存在异位萌出和额外牙的病例,往往需要延长保持时限。

1）上颌切牙区的额外牙拔除后,上颌切牙通常萌出不全或萌出较慢。通过矫治器助萌切牙至正常水平后,因牙有龈向复发的趋势,应维持矫治器被动保持数月后再戴用保持器。

2）额外牙拔除后,上颌切牙间的剩余间隙关闭后需要延长保持时限。

（6）安氏Ⅱ类2分类错𬌗矫治后,通常需要保持至肌肉系统适应为止。另外,这类患者尖牙间宽度可能增加,也需要延长保持时限。

2. 长期保持

（1）扩弓矫治尤其对于下颌扩弓病例,可能需要长期保持以维持正常的邻面接触关系。部分病例可能拔除恒牙的矫治结果不利于面部美观,此时正畸医师往往面临稳定性和面部美观的选择,患者通常对美观方面的要求更迫切,此时下颌牙列的轻度拥挤可通过邻面减径消除,但另一些病例不得不要求患者长期戴用保持器以维持正常的邻面接触。

（2）散在间隙较多的病例,往往要求在间隙关闭后做长期保持。有些病例可将多余间隙集中到后牙区,然后做固定桥修复。

（3）严重扭转牙病例（尤其是成人）或严重唇舌向错位牙矫治后,往往需要长期保持。

（4）上颌中切牙间隙,间隙关闭后关系正常的病例,需要长期保持以维持间隙的关闭效果。

3. 自然保持　极个别情况下,对于特别的错𬌗畸形,或者特殊的矫治方案,可考虑不戴用保持器,进行自然保持。此外,由于某些特殊患者的自身条件限制,也不得不采取矫治后自然保持的方法。

三、复发的预防及复发后的处理

（一）复发的预防

正畸治疗结束以后,为了防止矫治效果的复发,进行正确的保持设计是非常必要的。但是,保持与治疗并不是两个分割开来的不同阶段,而应该是相互紧密关联而又缺一不可的同一过程。全面、完整的治疗设计方案应该包括合理、有效的矫治计划和保持计划,矫治前、矫治中以及矫治后都应该充分考虑到保持的因素,通过对可能造成复发的原因进行分析,从而指导矫治过程并选择合理、稳定的保持方法。保持以后的最终效果才是评价矫治成功与否的最可靠的标准。下面介绍

一些预防矫治后复发的主要方法:

1. 从防止复发的因素考虑,错𬌗应进行过矫治(over-correction)　对错位严重且容易复发的牙颌畸形,在矫治过程中进行过度矫治是一种有效预防复发的手段。如对前牙深覆𬌗或开𬌗的病例,应该做到超过正常覆𬌗程度的过矫治;扭转牙矫治后的复发是最常见的复发类型之一,牙齿的过度矫治可以减少矫治后复发的几率和程度;对于横向关系失调者也必须明显地过矫治。

2. 早期矫治,利于稳定　早期诊断和早期治疗有利于矫治效果长期稳定的保持。早期治疗可以防止软硬组织不可逆的改变,而且最大限度地利用患者生长发育的潜力,减少过多的牙性代偿,阻断错𬌗畸形的发展,例如,在骨缝及关节未发育完全时矫治骨骼关系不调,通过牙位及颌位的改变建立新的肌功能平衡,肌平衡反过来又可以促进骨的生长。扭转牙病例也推荐早期治疗。

3. 嵴上纤维环切术　有时严重扭转牙矫治后,仅靠机械保持难以获得自然保持,则需要对该牙进行牙颈部周围纤维切断,可减少保持时间并防止复发。

4. 长期保持　有的病例即使延长保持器的戴用时间,也难以防止复发,如畸形钉状侧切牙、上颌中切牙间隙、严重扭转牙及恒牙缺失等,临床上通常采取冠桥等固定修复或可摘局部义齿作为长期保持手段。

5. 正颌外科　有些严重或有明显遗传倾向的错𬌗畸形,如下颌前突畸形及开𬌗畸形等,仅依靠机械性矫治难以彻底改善错𬌗,往往需配合正颌外科手术进行治疗,并在术前、术后进行正畸治疗。对于这种情况,如果只是勉强采取折中的治疗手段,很容易造成矫治后的复发。

6. 消除错𬌗病因　对特定的错𬌗,去除病因不仅对错𬌗的发展起到阻断作用,而且有利于矫治后的稳定,避免复发。例如,彻底破除各种口腔不良习惯等功能性错𬌗因素对牙、颌、面的影响,不仅有利于建立新的形态与功能平衡体系而且能使矫治效果达到长期的稳定。

(二) 复发后的处理

错𬌗畸形矫治后,尽管进行了保持,但有时少量的复发难以避免,下面介绍一些复发后的处理方法。

1. 重新矫治时,在患者愿意合作的前提下尽量采取重粘带环和粘接托槽的方式。如果拥挤病例复发,则需考虑拔牙矫治。对任何病例,都应尽可能地发现并消除可能造成复发的因素。

2. 上颌 Hawley 保持器上增加弹簧和卡环,有助于重新调整和控制上颌牙齿唇舌向位置。

3. 弹性保持器的唇舌面树脂可增加杠杆作用,增加唇弓弹性,因此,微量的牙齿重排,可应用弹性保持器。首先在保持器制作模(即工作模)上将各个牙分切开重新排列,然后在重新排牙后的模型上制作保持器,实现重排关系后,可继续使用该保持器以保持效果。

4. 上颌唇颊保持器,头帽或功能性矫治器均可用于Ⅱ类关系复发病例,通过上颌牙弓作用达到再矫治的目的。

5. 不良唇舌习惯造成的复发,唇舌肌训练治疗可能是有益的,也可用活动矫治器来纠正不良习惯。

思考题

1. 正畸治疗后为何还需要进行保持?
2. 影响正畸治疗后保持的因素有哪些?
3. 常见的正畸保持器有哪些?

(贺　红)

参考文献

1. REITAN K. Principles of retention and avoidance of posttreatment relapse. Am J Orthod, 1969,55(6):776-790.
2. SADOWSKY C, SAKOLS E I. Long-term assessment of orthodontic relapse. Am J Orthod, 1982,82(6):456-463.
3. LITTLE R M, RIEDEL R A, ARTUN J. An evaluation of changes in mandibular anterior alignment from 10 to 20 years post-retention. Am J Orthod Dentofacial Orthop, 1988,93(5):423-428.

>> **提要**

　　口腔正畸学实习主要使学生初步掌握和了解口腔正畸学的基本知识和操作技能,以及对错𬌗畸形的分类和诊断能力。

实习一　错𬌗畸形的分类

【目的和要求】

　　掌握错𬌗畸形的分类法,熟悉错𬌗畸形的临床诊断,并了解其矫治设计,为临床和科研奠定基础。

【学时】 4 学时。

【实习内容】

　　1. 模型示教及多媒体演示 Angle 错𬌗畸形分类法。

　　2. 利用多媒体演示、模型示教和讲解毛燮均错𬌗畸形分类法。

　　3. 准备常见各类错𬌗畸形的模型(编号),在教师指导下进行 Angle 错𬌗畸形分类法和毛燮均错𬌗畸形分类法的诊断练习。

【实习用品】

　　《口腔正畸学》教材,Angle 错𬌗分类模型,毛燮均错𬌗分类图谱、红蓝铅笔、钢笔、多媒体设备。

【方法和步骤】

　　利用模型示教讲解 Angle 错𬌗分类法和用图谱讲解毛燮均错𬌗分类法及其评价。

　　1. Angle 错𬌗分类法　即安氏分类法,Angle 在 1899 年提出该分类法,他认为上颌骨固定于头颅上,位置必然恒定,上颌第一恒磨牙生长在上颌骨上,稳定而不易错位,故称上颌第一恒磨牙为"𬌗的锁钥",根据这种理论,将错𬌗畸形分为以下三类:

　　(1) 安氏Ⅰ类错𬌗——中性错𬌗:上下颌骨及牙弓的近、远中关系正常,当牙尖交错位时,上颌第一恒磨牙的近中颊尖咬合于下颌第一恒磨牙的近中颊沟内,若全口牙无一错位者,称为正常𬌗,若有错位者,则称为Ⅰ类错𬌗。安氏Ⅰ类错𬌗可表现为前牙拥挤、上颌牙弓前突、双颌前突、前牙反𬌗及后牙颊、舌向错位等。

　　(2) 安氏Ⅱ类类错𬌗——远中错𬌗:下颌牙弓及下颌处于远中位置。若下颌后退 1/4 个磨牙或半个前磨牙的距离,即上下第一恒磨牙的近中颊尖相对时,称为轻度远中错𬌗关系。若下颌再后退,以至于上第一恒磨牙近中颊尖咬合于下第一恒磨牙和第二前磨牙之间时,则是完全远中错𬌗关系。

　　安氏Ⅱ类,1 分类:在远中错𬌗关系之外,还有上颌切牙的唇向倾斜。

　　安氏Ⅱ类,1 分类,亚类:一侧磨牙为远中关系,而另一侧为中性关系。

　　安氏Ⅱ类,2 分类:在远中错𬌗关系之外,还有上颌切牙的舌向倾斜。

　　安氏Ⅱ类,2 分类,亚类:一侧磨牙为远中关系,而另一侧为中性关系。

　　伴随安氏Ⅱ类 1 分类,可能有深覆盖、深覆𬌗、上唇发育不足和开唇露齿等。伴随安氏Ⅱ类 2

分类,可能有内倾型深覆殆。

（3）安氏Ⅲ类错殆——近中错殆:下颌牙弓及下颌处于近中位置,若下颌前移 1/4 个磨牙或半个前磨牙的距离,即上第一恒磨牙近中颊尖与下第一恒磨牙远中颊尖相对,称为轻度的近中错殆关系。若下颌向近中移位 1/2 磨牙或一个前磨牙的距离,以至于上第一恒磨牙近中颊尖咬合在下第一、第二恒磨牙之间,则为完全近中错殆关系。

安氏Ⅲ类,亚类:一侧磨牙为近中关系,而另一侧为中性关系。

伴随安氏Ⅲ类错殆可能有前牙的对刃或反殆。

Angle 错殆分类法有一定的科学基础,简明易懂,便于临床应用,故被广泛接受。它的不足在于:

1）上颌第一恒磨牙的位置绝非恒定,有的远中错殆也可能是上颌或上颌牙弓异常所致。

2）此分类法包括的错殆畸形机制不全,错殆畸形的表现应从长、宽、高三维进行考虑,而不仅是长度的问题。

3）现代人错殆畸形的重要机制之一,乃是牙量、骨量不调,未在分类法中体现。

2. 毛燮均错殆分类法　1959 年毛燮均教授以错殆畸形的机制、症状、矫治三者结合为基础,提出了一个分类法。

（1）第Ⅰ类——牙量骨量不调

1）第 1 分类（Ⅰ¹）牙量相对大、骨量相对小:表现牙列拥挤错位。

2）第 2 分类（Ⅰ²）骨量相对大、牙量相对小:表现为牙间隙。

（2）第Ⅱ类——长度不调,即近远中关系不调

1）第 1 分类（Ⅱ¹）近中错殆:表现后牙为近中错殆,前牙为对刃或反殆。

2）第 2 分类（Ⅱ²）远中错殆:表现后牙为远中错殆,前牙深覆盖,颏部可能后缩。

3）第 3 分类（Ⅱ³）后牙中性,前牙反殆。

4）第 4 分类（Ⅱ⁴）后牙中性,前牙深覆盖。

5）第 5 分类（Ⅱ⁵）双颌或双牙弓前突。

（3）第Ⅲ类——宽度不调

1）第 1 分类（Ⅲ¹）上颌牙弓宽于下颌牙弓:后牙深覆盖或正锁殆。

2）第 2 分类（Ⅲ²）上颌牙弓窄于下颌牙弓:后牙对刃、反殆或反锁殆。

3）第 3 分类（Ⅲ³）上下颌牙弓狭窄。

（4）第Ⅳ分类——高度不调

1）第 1 分类（Ⅳ¹）前牙深覆殆,可能表现面下 1/3 过短。

2）第 2 分类（Ⅳ²）前牙开殆,可能表现面下 1/3 过长。

（5）第Ⅴ类——个别牙齿错位。

（6）第Ⅵ分类——特殊类型。

毛燮均错殆分类法反映咀嚼器官的主体结构和咀嚼器官的演化,体现了错殆畸形的立体概念,不仅从形态上分类,而且机制包括得较全面,在分类的同时,大概说明了矫治的方法和原则。在分类中重点提到牙量、骨量不调这个重要的机制。其不足在于不能解释所有的错殆畸形。

【实习报告与评定】

1. 评定学生在模型上识别 Angle 错殆分类法。

2. 评定学生在图谱上识别毛燮均错殆分类法。

实习二　正畸临床检查及病历书写

【目的要求】

初步掌握口腔正畸临床的检查方法,了解特殊检查方法,并学习书写病历。

【学时】 4 学时。

【实习内容】

1. 示教正畸的一般临床检查方法及步骤。

2. 依据检查项目,学生相互检查,加深理解。

3. 学习阅读正畸临床的各种 X 线片。

4. 示教颜面及口腔照相技术。

5. 初步学习和掌握书写正畸专科病历。

【实习用品】

《口腔正畸学》教材、器械盘、口镜、镊子、探针、直尺、钢笔、消毒棉球、正畸专科病历、各种正畸临床用的 X 线片、正畸专用相机和拉钩等。

【方法和步骤】

错𬌗畸形的检查重点放在检查牙、颌、面等软硬组织的畸形表现。

1. 一般情况

(1) 姓名、性别、出生地、年龄、出生年月日、民族、籍贯、职业、通讯处、邮编、电话、门诊号、记存模型号、就诊日期等。

(2) 主诉:患者就诊的主要目的和要求。

(3) 既往史及现病史

1) 幼年是否患过慢性疾病以至于影响牙颌发育:如佝偻病、结核病、肾病、内分泌疾病等。同时询问哺乳方式、外伤、拔牙史等。

2) 萌牙、替牙及龋齿情况:有无早萌、迟萌、乳牙龋坏早失等。

3) 幼年时有无口腔不良习惯:如吮指、咬唇、咬指甲、吐舌、口呼吸等。

4) 目前健康状况:患有哪些全身疾病、鼻咽部疾病等。

(4) 家庭史:询问直系亲属的牙情况,有无类似的畸形,以判定是否有遗传因素,询问母亲妊娠时的年龄、健康和营养状况、药物使用及外伤、临产情况等,以判断有否先天因素存在。

2. 全身情况

(1) 精神状态:有无面色异常、精神不振、痴呆等。

(2) 生长发育情况:身高、体重、胖瘦、毛发等有无异常。

(3) 全身病:幼年时是否患过癫痫、风湿病、糖尿病、佝偻病及内分泌疾病等,现在情况如何。

(4) 鼻咽部疾病:如鼻炎、鼻中隔偏曲、扁桃体肥大等。

3. 牙、颌、面的检查

(1) 牙的发育阶段:乳牙期、替牙期、恒牙期。

(2) 后牙的咬合关系:主要记载覆盖关系(深覆盖、反𬌗及锁𬌗等)。

(3) 牙和牙弓

1) 个别牙错位:唇颊向、舌腭向、近中、远中、高位、低位、扭转、异位、斜轴等。

2) 牙的发育异常:牙的萌出、数目、形态、结构及乳恒牙替换等异常情况。

3) 牙弓形态和排列异常情况:牙弓狭窄、腭盖高拱、牙列拥挤、牙间隙等。

4) 上下颌牙弓关系异常

近远中关系异常:近中错𬌗、远中错𬌗、双颌前突等。

垂直关系异常:深覆𬌗、开𬌗等。

水平关系异常:前牙对刃𬌗、后牙反𬌗、后牙深覆盖、后牙正、反锁𬌗等。

(4) 口颌部软硬组织及其功能

1) 上下颌形态、大小、位置:有无上颌前突或发育不足、下颌前突或后缩。

2) 牙槽、基骨及腭盖情况:牙槽的突度、基骨的丰满度及腭盖的高度等。

3) 唇舌系带:唇系带位置是否过低,舌系带是否过短等。舌体的大小、形态有无异常。

4) 牙周情况:牙龈的色泽,有无充血、水肿和增生现象,口腔卫生状况等。指导正确的刷牙方式等。

5) 吞咽、呼吸及发音功能是否正常。

6) 其他:龋齿、唇腭裂、扁桃体等。

（5）面部

1）面部左右两侧对称情况：颏部是否偏斜、两侧上下颌骨、肌肉发育是否对称。

2）侧面轮廓：直面型、凸面型、凹面型。

3）唇的形态及功能情况：有无短缩、翻卷、开唇露齿等。

4）颞下颌关节有无压疼、弹响及运动异常等。

5）面部有无外伤瘢痕：特别是颏部，因婴幼儿颏部外伤常可致下颌髁突发育异常而造成下颌发育不足或面部不对称畸形。

4. 特殊检查

（1）记存模型：用于错𬌗畸形矫治前后牙𬌗情况对比、牙弓测量、排牙实验等。记存模型要准确而清晰，其不同于口腔修复模型，应包括牙齿、牙槽、移行皱褶、唇颊系带和腭盖等。也就是说要全部牙槽座，以显示发育状态。

矫治前取记存模型是为了诊断和研究矫治设计，在矫治一个阶段后更改设计时，应再取一副阶段模型，矫治完成后应取完成记存模型，为的是观察以后有无复发倾向。

（2）照相分析：一般单反数码照相机，但用环形闪光灯。

1）正面像：显示面部高度，左右面部发育是否对称、面型以及其他的面部畸形。拍摄正面相时，要求患者端坐，保持自然头位，正视前方，下颌姿势位，上下嘴唇自然放松。

2）正面笑像：显示患者微笑时牙龈暴露情况。拍摄正面笑像时，要求患者保持自然头位，正视前方，自然微笑状态。

3）侧位像：头部成90°侧位。它显示侧面突度、深度以及下颌的斜度、颏部的突度等。

4）口内像：显示牙的位置、牙体、牙周、牙弓形态及咬合情况，包括正面观、侧面观和𬌗面观。

口内正面观为了观察前牙的咬合状态，应水平位置投照。

口内侧面观是为了观察牙列侧方的咬合关系，特别是第一恒磨牙的咬合关系，应让患者咬合于牙尖交错位，用口角拉钩尽量将口唇向后方牵引，使第一恒磨牙暴露，以尖牙为投照中心。

拍摄口内𬌗面观时，为了全面观察牙弓，应在最大开口位时进行。

（3）影像学检查

1）牙片：显示额外牙、缺失牙、阻生牙、牙长轴倾斜、恒牙胚发育、牙根有否吸收、弯曲、牙根长度粗细、髓腔及牙体、牙周、根尖病变等情况。

2）全景片：可全面观察全口牙发育情况、上下颌骨及髁突形态。

3）手腕部X线片：通过手腕骨的钙化程度，确定儿童生长发育情况，了解儿童骨龄是否与年龄一致，判断患者生长发育期，并借以决定矫治最佳时期。

4）头颅侧位片：1931年Broadbent首先使用头颅侧位片进行X线头影测量，并应用于口腔正畸。他通过所得影像，对牙、颅面各标志点描绘出一定的线角进行测量分析，从而了解牙、颌、面软硬组织的结构及其相互关系，使牙颌、颅面的检查诊断由表面形态深入到内部骨骼结构。

5）头颅正位片：观察上下颌骨左右向的骨骼关系及判断面部的对称性。

6）CBCT影像：观察额外牙、埋伏牙的位置，牙根病变、腭裂间隙、颞下颌关节髁突位置和骨质及关节间隙、颌骨的三维对称性、前后牙的唇颊侧及舌腭侧骨质厚度等。

5. 诊断 填写Angle分类法和毛氏分类法符号。初步分析出错𬌗的病因和机制。

【实习报告与评定】

学生按病历要求相互检查；评定学生书写的正畸专科病历；附口腔正畸专科病历。各校也可以根据实际情况自行制订。

实习三　记存模型的制作

【目的和要求】

通过示教及实习操作，初步掌握正畸记存模型的制作过程、方法及特殊要求等。

【学时】 4学时。

【实习内容】

1. 示教记存模型的取模、灌注和修整过程。

2. 学生相互取模并独立完成记存模型制作。

【实习用品】

检查器械、托盘、印模材料、橡皮碗、石膏、石膏调刀、模型修整机、记存模型垂直板、成品橡皮托、排笔、特种铅笔等。

【方法和步骤】

1. 记存模型要求包括牙、牙槽、移行皱褶、唇颊系带和腭盖等解剖特征。要准确、清晰和清洁，以便作为法律的记录。模型修整后，无论位置如何，均能反映出口腔的殆接触情况等。

2. 操作前准备

（1）调整椅位：使患者的眶耳平面与地面平行，高度应使患者的口唇与医师手臂高低一致。

（2）清洁口腔和托盘的选择：嘱患者用清水含漱，如口腔卫生不佳，需进行牙齿洁治。然后按照患者牙弓大小与形态，选择一副形态合适的有孔的平底托盘，为了防止印模滑脱，可在托盘边缘贴橡皮膏，托盘与牙弓内外侧间应有3~4mm间隙。

3. 制取印模 取适量藻酸盐印模材料和水调拌均匀后放在托盘内，印模材料不宜过多，事先用调刀取少量放入牙龈颊沟移行部，取印模时最好从下颌开始，因为取下颌印模时，一般印模材料不至于流向咽部而引起恶心或呕吐，使患者放心和习惯。操作时，医师站在患者的右前方，右手持盛满印模材料的托盘，左手用手指牵拉患者口角，用旋转方式将托盘放入口内，同时请患者将舌尖向上后抬起，托盘柄正对面部中线，使托盘逐步就位。托盘就位过程中用手指拉开下唇，并做适度的软组织塑形。用双手保持托盘在前磨牙区稳定不动，待印模材料凝固后取出。用同样方法取上颌印模时，医师站在患者右后侧。托盘后部应少放些印模材料，压入托盘时，先在后牙区加压，勿使印模材料向咽部溢出太多，再在前牙区加压，尽可能从托盘前部挤出多余的印模材料，减少印模材料流向咽部的量。取模时如患者有恶心等不适感，嘱患者呵气、双肩放松、头微向前伸和低头。印模完成取出后，检查印模是否清晰，伸展是否足够等。

4. 灌注模型 印模灌注之前，必须经指导教师检查，如果学生不能在课堂规定的时间内取好印模，可在课余时间练习。灌注模型初始，在盛有适量水的橡皮碗中，缓缓加入石膏，比例约为1:2，用石膏调刀调拌均匀，通过振荡盘，使石膏缓慢的沿印模边缘流入，自底部逐渐充满牙齿，继续灌注石膏直至填满全部牙齿到前庭转折处，整个印模灌满后，将多余的石膏堆于玻璃板上，将印模翻转置于堆积的石膏上，用手轻轻加压，使托盘底与玻璃板平行，托盘底面距玻璃板30mm，修整周围多余的石膏。模型静置0.5h后，使模型和印模分离。

5. 记存模型修整 应在模型干燥后进行，通常有模型修整机法和成品橡皮托形成法两种。

（1）模型修整机法：修整前要核对模型的咬合关系，制取蜡咬合记录，在两侧上第一恒磨牙近中颊尖垂直画线至下颌牙以确定咬合关系（图15-0-1）。

1）修整上颌模型底面：使其与殆平面平行，模型座的厚度约为尖牙牙尖到前庭沟底总高度的1/2。

2）修整上颌模型座的后壁：使其与模型座的底面及牙弓的正中线相垂直，距离最后一个牙远中约1/2牙冠宽度。

3）修整上颌模型的侧壁，使其与前磨牙和磨牙的颊尖平行。

4）修整上颌模型的前壁，使呈尖形，其尖应

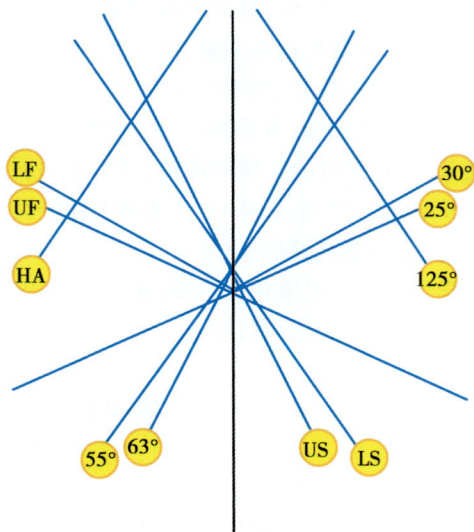

图 15-0-1 模型修整机底座角度示意图

对准上颌模型的中线。

5）完成上颌模型座的修整,将上颌模型座的后壁与两侧所形成的夹角磨去,使其形成一短段夹壁,并与原来夹角的平分线成垂直关系。

6）修整下颌模型底面与后壁,将上下颌模型按照咬合关系叠合,使下颌模型座的后壁与上颌后壁在同一平面上,其底面与上颌模型的底面平行,上下颌模型叠合的总高度约等于上颌模型高度的 2 倍。

7）以上颌模型为基准,修整下颌模型座的侧壁和夹壁,使之与上颌模型一致。

8）修整下颌模型座的前壁,使其成弧形,与牙弓前部一致。

9）在修整完成的记存模型上标清中线、咬合关系、患者姓名、性别、年龄、取模日期、记存编号等。

（2）用成品橡皮托形成法

1）选择大小合适的橡皮托,把上、下颌模型在石膏打磨机上修整,使模型的底部略大于上方,模型的长宽要比橡皮托稍小,模型的厚度应使上下颌模型前庭处于与橡皮托同等高度。再将模型放入冷水中浸泡。

2）首先把上颌橡皮托置于垂直板的底部平板上,后壁紧贴垂直板的后壁,使橡皮托的中线与垂直板的中线相一致。

3）调拌适量的石膏倒入上颌橡皮托内,振荡,把已浸泡过的上颌模型置于托内,轻轻加压,使模型平面与橡皮托底部平行,前庭沟约与橡皮托边缘平齐,模型中线与橡皮托中线对齐。

4）用调刀按橡皮托边缘形态修整模型,削去多余的石膏,用排笔刷平使其光滑,前庭沟及牙龈上附着的石膏应清除,以免影响模型的准确性及美观性。

5）用同样的方法灌制下颌模型,在下颌石膏凝固前,把上颌模型及橡皮托按正中关系与下颌模型对合,调整下颌的位置,使上下橡皮托中线对齐,且与后壁中线对齐,上下颌橡皮托后壁及两侧壁也要一致(图 15-0-2)。

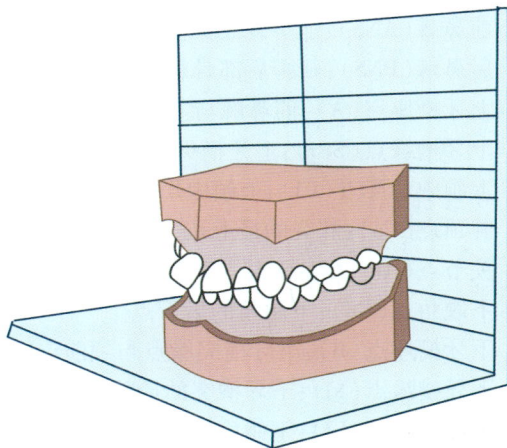

图 15-0-2　用垂直板调整上下模型基座间关系示意图

6）待石膏完全凝固以后,将石膏模型与橡皮托分离。

7）在记存模型的后壁上用铅笔写上患者的姓名、年龄、取模日期及病历号等。

【实习报告与评定】

1. 评定学生相互取模。

2. 评定学生完成记存模型的制作。

实习四　X 线头影测量

【目的和要求】

初步了解常用标志点的定位,常用的平面及测量项目的组成和意义。

【学时】 8 学时。

【实习内容】

1. 示教 X 线头影测量的常用标志点,常用平面及测量项目。

2. 学生在 X 线头颅侧位片上识别常用标志点,绘制描记图,测量常用的角、线距等项目。

【实习用品】

《口腔正畸学》教材、头颅侧位片、硫酸描图纸、硬质铅笔、橡皮、三角尺、量角器、X 线看片灯等。

【方法与步骤】

1. 头颅侧位描记图的绘制

（1）描图示教：指导教师依据 X 线头颅定位侧位片在硫酸纸上绘制描记图。

（2）学生描图

1）将硫酸描图纸固定在 X 线头颅定位侧位片上，且置于看片灯上。

2）用铅笔描出侧位片描记图。

2. 定点 在头颅侧位片和描记图上确定常用的标志点：

蝶鞍中心点（S）：蝶鞍影像的中心。

鼻根点（N）：鼻额缝的最前点。

耳点（P）：外耳道的最上点。

颅底点（Ba）：枕骨大孔前缘的中点。

Bolton 点（Bo）：枕骨髁突后切迹的最凹点。

眶点（O）：眶下缘之最低点。

翼上颌裂点（Ptm）：翼上颌裂轮廓的最下点。

前鼻棘（ANS）：前鼻棘之尖。

后鼻棘（PNS）：硬腭后部骨棘之尖。

上牙槽座点（A）：前鼻棘与上牙槽缘点间的骨部最凹点。

上牙槽缘点（SPr）：上牙槽突的最前下点。

上颌中切牙点（UI）：上颌中切牙切缘的最前点。

髁顶点（Co）：髁突的最上点。

关节点（Ar）：颅底下缘与下颌髁突颈后缘的交点。

下颌角点（Go）：下颌角的后下点。

下牙槽座点（B）：下牙槽突缘点与颏前点间的骨部最凹点。

下牙槽缘点（Id）：下牙槽突的最前上点。

下颌切牙点（LI）：下颌中切牙缘的最前点。

颏前点（Po）：颏部的最突点。

颏下点（Me）：颏部的最下点。

颏顶点（Gn）：颏前点与颏下点的中点。

D 点：下颌体骨性联合部的中心点。

3. 头影测量

（1）描绘出常用的测量平面：

前颅底平面（SN）：由蝶鞍点与鼻根点的连线组成。

眶耳平面（FH）：即 FH 平面，由眶点与耳点连线组成。

Bolton 平面：由 Bolton 点与鼻根点连线组成。

下颌平面（MP）：下颌平面的确定方法有三种，即：通过颏下点与下颌角下缘相切的线；下颌下缘最低部的切线；下颌角点与下颌颏顶点间的连线。

腭平面（ANS-PNS）：前鼻棘与后鼻棘的连线。

面平面（Facial plane）：由鼻根点与颏前点的连线组成。

Y 轴（Y axis）：由蝶鞍中心与颏顶点的连线组成。

（2）对常用的测量项目进行测量：

上牙槽座角（SNA）。

下牙槽座角（SNB）。

上下牙槽座角(ANB)。

面角:面平面与眼耳平面相交的后下角。

下颌平面角(MP-FH)。

下颌中切牙-下颌平面角(IMPA)。

$\overline{1}$-NA(角):上颌中切牙长轴与 NA 连线的交角。

$\overline{1}$-NA(mm)上颌中切牙缘至 NA 连线的垂直距离。

上、下颌中切牙角:上下颌中切牙长轴的交角。

$\underline{1}$-NB(角):下颌中切牙长轴与 NB 连线的交角。

$\underline{1}$-NB(mm)下颌中切牙缘至 NB 连线的垂直距离。

Po-NB(mm):颏前点至 NB 连线的垂直距离。

4. 头影测量分析

(1) 教师讲解常用测量项目的意义。

(2) 根据 X 线头影测量结果对错𬌗畸形进行机制分析。

通过头颅侧位 X 线片的头影测量可以反映颅颌面结构在前后向和垂直向上的二维空间关系,明确牙齿、牙弓、颌骨、颜面间的关系不调。

(3) 作出正确的诊断。

【实习报告与评定】

评定学生头影测量描图的标志点,常用平面及常用项目等的正确性。

实习五 活动矫治器的制作(一)

【目的和要求】

掌握活动矫治器的基本结构及其制作。

【学时】 4 学时。

【实习内容】

1. 熟悉活动矫治器的基本结构及其使用。

2. 示教弯制箭头卡环,单臂卡、邻间钩等固位体、双曲舌簧和双曲唇弓。

3. 实习弯制箭头卡环,单臂卡、邻间钩等固位体、双曲舌簧和双曲唇弓。

【实习用品】

石膏模型,直径为 0.5mm、0.7mm、0.8mm、0.9mm 的不锈钢丝,梯形钳、尖钳、平头钳、鹰嘴钳、雕刻刀、红铅笔。

【方法与步骤】

1. 改良箭头卡环

(1) 常用于第一恒磨牙,也可用于前磨牙,其固位作用良好。

(2) 弯制前,在石膏模型上,用雕刻刀在需用的磨牙或前磨牙颊面的近远中邻间隙龈乳头区,沿牙面刻去 0.5mm。

(3) 取直径为 0.7mm 或 0.8mm 的不锈钢丝一段,在钢丝中部,在基牙颊面形成卡环桥部,长度约短于颊面近远中宽度,使桥部处于基牙颊面𬌗 1/3 至中 1/3 交界处,桥部应与牙列颊侧平行,与颊面保持 1.0mm 距离,继之测量体部到龈缘的高度,在钢丝上用红铅笔做两个标记,然后将钢丝在做标记处向上后形成两个箭头,将箭头转向牙冠近远中面邻间隙方向,箭头与牙长轴成 45° 角,并紧贴于颊面近远中轴角区的牙面上,起固位作用。

(4) 最后用尖钳将近远中两末端钢丝沿基牙的近远中𬌗外展隙及舌外展隙至舌侧组织面,形成连接体。

2. 单臂卡环

(1) 常用于乳、恒磨牙、前磨牙,也可用于尖牙。

（2）用雕刻刀在模型基牙上修整颊侧颈缘线,取一段直径为 0.8mm 或 0.9mm 的不锈钢丝,视牙的大小及部位而定,其一端磨圆钝,用鹰嘴钳将钢丝从牙齿颊侧变成合适的弧度,形成与颈部贴合的卡环臂。

（3）最后将钢丝在邻间隙处弯向颊外展隙,沿𬌗外展隙、舌外展隙到舌侧组织,形成离组织约 0.5mm 的连接体。

3. 邻间钩

（1）常用于第一、第二前磨牙间或前磨牙与磨牙之间的固位装置,又称颊钩。

（2）在石膏模型上,用雕刻刀在放置邻间钩的两个邻牙间的龈乳头,向接触点下刻去 0.5mm。

（3）取一段直径为 0.9mm 的不锈钢丝,在末端弯成直角状的钩,长约 0.5~1.0mm,置入邻间隙近龈端,钩的末端磨圆钝。钢丝另一端,沿着两牙的颊外展隙、𬌗外展隙至舌侧组织面形成连接体。

4. 双曲舌簧　取一段直径为 0.5mm 的不锈钢丝,将一端磨圆钝,用梯形钳弯成第一个曲,该曲与错位牙颈缘外形应一致,宽度约窄于舌侧颈部近远中宽度 1.0mm,再用梯形钳弯第二个曲,曲要保持圆钝,不能成角度,然后用平头钳夹住此两个曲形成的平面,把钢丝向下弯成与平面约成 90°角的连接体,使舌簧的平面应与被矫治牙的长轴垂直,连接体包埋于基托内（见图 7-2-8）。

5. 双曲唇弓　用以辅助固位及内收切牙。由唇弓的水平部分、两个垂直弯曲及两连接体组成,取一段直径为 0.7mm 的不锈钢丝,弯制双曲唇弓的中部使其与切牙接触呈弧形,弓丝位于前牙切 1/3 与中 1/3 交界处,在两侧尖牙近中 1/3 处,将钢丝向牙龈方向弯成两个 U 形曲,曲的宽度是尖牙宽度的 2/3,高度应距前庭底 2~3mm 并离开组织面约 1.0~1.5mm,钢丝末端经尖牙与第一前磨牙的颊外展隙、𬌗外展隙到腭部形成连接体,埋于基托内（见图 7-2-9）。

【实习报告与评定】

评定学生弯制箭头卡环、单臂卡、邻间钩、双曲舌簧和双曲唇弓。

实习六　活动矫治器的制作（二）

【目的和要求】

示教𬌗垫舌簧活动矫治器（活动保持器）的制作,学生独立完成一个活动矫治器（保持器）制作的全过程。

【学时】　4 学时。

【实习内容】

1. 示教𬌗垫舌簧活动矫治器（活动保持器）的制作。

2. 独立完成一个活动矫治器（保持器）。

【实习用品】

石膏模型,直径为 0.5mm、0.7mm、0.8mm、0.9mm 的不锈钢丝,梯形钳、尖钳、平头钳、雕刻刀、蜡刀、红蜡片、酒精灯及火柴、简单𬌗架、自凝树脂、分离剂等。

【方法与步骤】

1. 𬌗垫舌簧活动矫治器的制作

（1）石膏模型固定调整𬌗架,固定好定位螺丝,将用水浸透过的前牙反𬌗石膏模型按临床记录的颌位关系对好,用石膏固定在简单𬌗架上。临床获得的颌位关系应在垂直向上打开前牙锁结,约使前牙分离 1~2mm。

（2）固位装置制作:在石膏模型上制作邻间钩、单臂卡环等。

（3）功能附件制作:在石膏模型上制作双曲舌簧。

（4）矫治器形成:将石膏模型上欲制作基托和𬌗垫部位（上下颌牙齿的𬌗面）涂上分离剂,用蜡将固位装置和功能附件固定在石膏模型上,连接体等均离开组织面 0.5mm。调拌自凝树脂,处于丝状后期时,分层涂塑,将固位装置和双曲舌簧连接在一起。然后在上下颌后牙𬌗面放置自凝树脂,在树脂未完全固化前,用𬌗架确定𬌗垫的厚度,同时𬌗垫上也出现了与下颌后牙咬合而成的解剖形态。

（5）打磨抛光:待石膏模型上矫治器的自凝树脂完全凝固后,取下矫治器,打磨抛光,完成𬌗垫舌簧活动矫治器制作的全部过程。

2. 活动保持器的制作

（1）固位装置制作:在石膏模型上制作单臂卡环。

（2）功能附件制作:在石膏模型上制作双曲唇弓。

（3）保持器形成:将石膏模型上欲制作基托部位涂上分离剂,用蜡将固位装置和功能附件固定在石膏模型上,连接体等均离开组织面 0.5mm。调拌自凝树脂,处于丝状后期时,分层涂塑,将固位装置和双曲唇弓连接在一起。

（4）打磨抛光:待石膏模型上的自凝树脂完全凝固后,取下保持器,打磨抛光,完成活动保持器制作的全部过程。

【实习报告与评定】

评定学生自行制作的𬌗垫舌簧活动矫治器(活动保持器)。

实习七　直丝弓矫治器托槽的粘接技术

【目的和要求】

初步掌握直丝弓托槽的正确位置及粘接方法。

【学时】 4学时。

【实习内容】

1. 讲解直丝弓托槽的种类和结构。

2. 示教在石膏模型上粘接直丝弓托槽。

3. 实习直丝弓托槽的粘接方法。

【实习用品】

石膏模型、氧化锌糊剂、持托槽镊、铅笔、调刀、玻璃板等。

【方法与步骤】

1. 托槽定位　直丝弓矫治器托槽应放置在牙齿的临床牙冠中心,先确定每个牙齿的临床牙冠中心。在牙齿唇颊面的近远中中线(牙长轴)上用铅笔画一条纵线,在纵线上标出临床冠龈向的中点,通过中点画出与牙长轴垂直的水平线。两线交点处即为临床牙冠中心点(见图7-6-13)。参考临床冠中心高度,使用滑动直丝弓托槽定位表确定托槽的位置,并以定位器精确定位托槽。

2. 粘接剂的调制　将氧化锌调制糊状备用。

3. 托槽粘接　直接粘接是将托槽分别粘在牙面上。粘接时将调制好的粘接剂少许置于托槽底板上,然后用镊子将托槽放置于牙面已确定的位置上,并稍加以压力,在粘接剂未开始固化前若托槽位置不当,可稍作调整,一旦粘接剂开始固化后,则不能移动托槽的位置,否则会造成粘接失败,影响粘接效果。在粘接剂未完全固化前用探针将托槽周围多余的粘接剂除去,以免固化后不易清除。粘接剂种类不同,其固化时间差异较大。

4. 说明

（1）本实习是在石膏模型上模拟临床操作,因此省略了牙面清洁和酸蚀处理,粘接剂也没有使用临床上常用的复合树脂化学固化或光固化粘接剂,而用氧化锌糊剂、水果糖或熔蜡取代。

（2）托槽的粘接有直接粘接法和间接粘接法两种。

【实习报告与评定】

评定学生直丝弓矫治器托槽的粘接结果。

实习八　固定矫治器的弓丝弯制

【目的和要求】

初步了解固定矫治器常用曲的意义、临床用途和弯制方法。

【学时】　8学时。

【实习内容】

1. 示教弯制常见固定矫治器的弓丝弯曲。

2. 学生根据图示弯制常见固定矫治器的弓丝弯曲。

【实习用品】

《口腔正畸学》教材、红铅笔、刻断钳、梯形钳或者细丝钳、透明胶带、直径为0.5mm的不锈钢圆丝、0.016英寸×0.022英寸的不锈钢方丝和石膏牙模型。

【方法与步骤】

1. 弓丝弯制示教:指导教师根据要求,示教弯制常用固定矫治器弯曲。

2. 学生弯制弓丝

(1) 弯制1个单位的小圈曲:一般小圈曲作为牵引钩用。取一段直径为0.5mm的不锈钢圆丝,弯制小圈曲。要求小圈曲的直径为2mm,近中臂与远中臂在同一水平线上。小圈曲上可以悬挂橡皮圈进行颌间牵引。

(2) 弯制1个单位的开大垂直曲。主要用于开大间隙。取一段直径为0.5mm的不锈钢圆丝,弯制垂直开大曲。要求开大垂直曲高度7~8mm,开大垂直曲宽度2mm,近中臂与远中臂在同一水平线上,且与水平面垂直。开大垂直曲可以唇颊向移动牙齿,2个可以形成一个加力单位,可以为拥挤牙开展间隙。

(3) 弯制1个单位的欧米伽曲。主要起阻挡作用。取一段0.016英寸×0.022英寸的不锈钢方丝,弯制欧米伽曲,要求曲高度3~4mm,直径2~3mm,曲的形状类似"Ω"形,故而得名。欧米伽曲主要起阻挡作用,又名阻挡曲。也可以用来作为弹力结扎曲。

(4) 弯制1个单位的带圈垂直闭合曲。主要用于关闭间隙。取一段0.016英寸×0.022英寸的不锈钢方丝,弯制带圈垂直闭合曲,要求闭合曲高度7~8mm,曲宽度2mm,近中臂与远中臂在同一水平线上,且与水平面垂直。曲的顶端弯制一个圈,圈的直径为2mm。带圈闭合垂直曲可以用来关闭牙列散在间隙或者拔牙间隙。圈可以使力量更为柔和。

(5) 弯制带有第一序列弯曲的上下颌匹配唇弓各一个。取一段直径为0.5mm的不锈钢圆丝,在石膏牙模型上弯制上下颌唇弓。要求唇弓曲线光滑,上下颌对比,下颌较上颌小1~2mm。然后在上下唇弓上作水平向的第一序列弯曲。

1) 内收弯:所成弯曲的弧度向内凹。用梯形钳或细丝钳夹紧所需作内收弯的部位,在钳子的近中侧将弓丝向舌侧弯,远中侧则向唇、颊侧弯,该部位即呈内收弯。

2) 外展弯:所成弯曲的弧度向外凸。弯制方法与内收弯的弯制方法相反,即在钳子的近中侧将弓丝向唇、颊侧弯,而远中侧向舌侧弯。

上颌矫治弓丝的第一序列弯曲包括在两侧中切牙与侧切牙间弯制内收弯及在两侧侧切牙与尖牙间、两侧第二前磨牙与第一恒磨牙间弯制的外展弯,并在弓丝末端插入末端管前部位向舌向弯曲。

下颌弓丝的第一序列弯曲包括在两侧侧切牙与尖牙间,第一前磨牙近中面后移0.5mm处,及第二前磨牙与第一恒磨牙邻接部位后1mm处作外展弯,而无内收弯。弓丝末端亦需作向舌侧的弯曲。

下颌弓丝开始弯制时,其前部的基本弧度应与预成弓形图上之前部弧段离开1mm,以使适应上下颌前牙间存在的正常覆盖关系。这样完成第一序列弯曲后的上下弓丝能匹配一致。弯制后的弓丝应完全保持水平,而不应出现任何其他方向的扭曲。

上下颌唇弓为移动牙齿的主唇弓,结扎于托槽上,是牙齿的主要力量来源。也决定了上下颌牙弓矫治后的形状。

【实习报告与评定】
指导教师根据同学们弓丝弯制存在的问题进行总结、讨论及评定。

(胡 炜)

中英文名词对照索引

45°侧面像	45° degree profile photographs	76
Begg 矫治器	Begg appliance	8
Bolton 点	Bo	62
Bolton 平面	Bolton plane	64
Bolton 指数分析	Bolton analysis	56
E 型弓	E-arch	8
Herbst 矫治器	Herbst appliance	107
J 形钩	J-hook headgear	110
Spee 曲线	curve of Spee	53
X 线头影测量	cephalometrics	59
Y 轴	Y axis	65
Y 轴角	Y axial angle	69
Ⅰ类错𬌗——中性错𬌗	class Ⅰ,neutroclusion	43
Ⅱ类,1 分类	class Ⅱ,division 1	44
Ⅱ类,1 分类,亚类	class Ⅱ,division 1,subdivision	44
Ⅱ类,2 分类	class Ⅱ,division 2	44
Ⅱ类,2 分类,亚类	class Ⅱ,division 2,subdivision	44
Ⅱ类错𬌗——远中错𬌗	class Ⅱ,distoclusion	44
Ⅲ类,亚类	class Ⅲ,subdivisioin	45
Ⅲ类错𬌗——近中错𬌗	class Ⅲ,mesioclusion	45

B

拔牙矫治	extraction treatment	176
摆式矫治器	pendulum	173
保持	retention	273
保持器	retainer	274
鼻根点	nasion,N	62
鼻下点	subnasale,Sn	64
必需间隙	required space	55
闭合垂直曲	closed vertical loop	126
闭合带圈垂直曲	closed vertical helical loop	126
变异	variation	26
标准直丝弓托槽	standard SWA	131

C

侧面观	lateral view	53,76
侧面像	profile photographs	75
策略性拔牙	strategic extraction	241
成熟期	maturation	74
持续力	continuous force	84

垂直曲	vertical loop	126
垂直向关系	vertical relationship	53
垂直张力曲	vertical tensile loop	126
唇腭裂	cleft lip and palate	214
唇习惯	lip habits	39
唇系带异常	malposed labial frenulum	32
唇缘点	vermilion borders	64
错𬌗畸形	malocclusion	1

D

打鼾	snoring	228
带环	band	121
带圈垂直曲	vertical helical loop	126
带圈水平曲	horizontal helical loop	126
带状弓	ribbon arch	8
低通气	hypopnea	227
低位牵引	cervical headgear, low-pull headgear	112
底液	primer	143
第二性征龄	secondary sexwal age	24
第二序列弯曲	second order bend	125
第三序列弯曲	third order bend	126
第一序列弯曲	first order bend	124
蝶鞍点	sella, S	62
蝶骨间软骨结合	inter-sphenoid synchondrosis	17
蝶筛软骨结合	spheno-ethmoid synchondrosis	17
蝶枕软骨结合	spheno-occipital synchondrosis	17
钉管弓	pin and tube arch	8
多导睡眠图监测	polysomnography, PSG	229
多用途弓	utility arch	246

E

额点	glabella, G	64
额颌缝	frontomaxillary suture	18
额外牙	supernumerary tooth	30,158
腭垂-腭-咽成形术	uvulopalatopharynoplasty, UPPP	229
腭平面	ANS-PNS palatal plane, 简称 ANS-PNS	65
耳点	porion, P	62

F

发育	development	11
反覆𬌗	reverse overbite	53
反覆盖	reverse overjet	52
反向头帽	reverse headgear	117
方丝弓矫治器	edgewise appliance	8,121
方形弓丝	rectangular wire	122
辅助性正畸治疗	adjunctive orthodontic treatment	242
复发	relapse	273
覆𬌗覆盖观	overbite and overjet view	76
覆盖	overjet	192

G

高位牵引	high-pull headgear	112
个别正常𬌗	individual normal occlusion	5
个体发育	individual development	27
根唇(颊)向转矩	labial root torque	126
根尖片	periapical film	72
根舌向转矩	lingual root torque	126
工作模型	working model	54
弓丝成形器	turret	143
功能调节器	functional regulator,FR	9,166
功能矫治器	functional appliance	6,102
功能性保持器	functional retainer	276
功能性错𬌗	functional malocclusion	50
功能性扩展	functional expansion	176
功能性移位	functional shift	197
功能性因素	functional factors	197
骨龄	skeletal age	24
骨内种植体	ortho implant	254
骨下袋	infrabony pocket	247
骨性错𬌗	skeletal malocclusion	50
骨性因素	skeletal factors	197
骨整合	osseointegration	253
古老头颅	Old Glory	43
固定保持器	fixed retainer	275
固定矫治器	fixed appliance	6
固定器	fixator	223
关节点	articulare,Ar	63
冠角或轴倾角	tip	129
冠倾斜或冠转矩	torque	129
冠舌向转矩	lingual crown torque	126
灌模	cast pouring	55
过渡期	transition	74
过矫治	over-correction	278

H

𬌗曲线的曲度	curve of Spee	57
𬌗平面	occlusal plane,OP	65
𬌗平面角	cant of occlusion plane	69
𬌗面观	occlusal view	76
𬌗板	occlusal splint	223
核对𬌗关系	occlusion checking	55
颌基骨	basal bone,apical base	50
颌凸角	angle of convexity	68
恒牙萌出顺序紊乱	improper eruption sequence of permanent teeth	35
恒牙异位萌出	ectopic eruption of permanent teeth	36
恒牙早萌	premature eruption of permanent teeth	35
恒牙早失	early loss of permanent teeth	35
横腭杆	transpalatal arch,TPA	253
横向关系	transverse relationship	53

后鼻棘	posterior nasal spine,PNS	63
后倾弯	tip back bend	125
后天因素	acquired factors	33
后牙反𬌗	posterior crossbite	197
呼吸紊乱指数	respiratory disturbance index,RDI	229
呼吸暂停	apnea	227
呼吸暂停低通气指数	apnea and hypopnea index,AHI	229
滑动法	sliding mechanic	133
环境因素	environment factors	29
活动保持器	removable retainer	275
活动矫治器	removable appliance	6,97

J

机械保持	mechanical retention	273
肌激动器	activator	9,104,166
肌激动器与口外弓的联合应用	headgear-activator	106
基骨	basal bone,apical base	50
计算机辅助模型分析	computer-assisted model analysis	59
记存模型	study model	54
家族史	family history	51
颊管	buccal tube	123
尖牙关系	canine relationship	52
尖牙区弧形突起	canine eminence	42
坚固内固定	rigid internal fixation,RIF	223
间断力	interrupted force	84
间歇力	intermittent force	84
减速期	deceleration	74
矫形扩展	orthopaedic expansion	174
矫形力	orthopedic force	84,110
矫治器	appliance	94
近中颊尖	mesio-buccal cusp	42
经鼻持续气道正压通气	continuous positive airway pressure,CPAP	230
颈带	neckstrap	112

K

开𬌗	open bite	53,209
开大垂直曲	open vertical loop	126
开大带圈垂直曲	open vertical helical loop	126
抗倾斜	anti-tip	131
抗旋转	offset 或 anti-rotation	132
颏顶点	gnathion,Gn	63
颏前点	pogonion,Po	63
颏下点	menton,Me	63
髁顶点	condylion,Co	63
可视目标分析技术	visual treatment objective,VTO	220
可用间隙	available space	55
可用牙弓弧形长度	arch length available	172
口呼吸	mouth breathing	157
口内像	intra oral photographs	76
口腔病史	dental history	51

口腔不良习惯	oral habits	38
口腔矫治器	oral appliance,OA	230
口腔正畸学	orthodontics	1
口外弓	facebow	110,173
口外像	extra oral photographs	75
快速腭中缝扩展	rapid palatal expansion,RPE	175
快速扩弓法	rapid palatal expansion	111
快速期	acceleration	74
眶点	orbitale,O	62
眶耳平面	Frankfurt horizontal plane,简称 FH	13,64

L

理想型弓丝	ideal wire	128
理想正常𬌗	ideal normal occlusion	5
力	force	82
力矩	moment	82
力偶	couple	83
联合牵引(或水平牵引)	combination headgear,straight-pull headgear	112
邻面减径	proximal reduction	176
灵长间隙	primate space	22
颅底点	basion,Ba	62
颅底平面	cranial base plane	13
露龈微笑	gummy smile	116

M

慢速腭中缝扩展	slow palatal expansion,SPE	175
慢速扩弓法	slow palatal expansion	111
美观	aesthetic	7
美国正畸学会	American Association of Orthodontics,AAO	43
门形辅弓	gate spring	181
面角	facial angle	68
面平面	N-Po facial plane,简称 N-Po	65
面罩	face mask	117
模型的测量分析	model analysis	55
模型的修整	model trimming	55
磨牙关系	molar relationship	52
磨牙后区种植体	retromolar implant	254
末端后倾弯	terminal tip back bend	125

N

内弓	inner bow	112
内收弯	inset	42,124
内因	internal factors	51
颞下颌关节紊乱病	temporomandibular disorders,TMD	249

O

| 欧米伽曲 | omega loop | 126 |

P

| 排平牙弓 | leveling | 57 |

偏侧咀嚼	unilateral chewing	157
偏侧咀嚼习惯	unilateral chewing habits	40
平衡	harmony	7

Q

起始期	initiation	74
前鼻棘	anterior nasal spine, ANS	62
前颅底平面	SN plane, 简称 SN	64
前面观	frontal view	53
前牙反𬌗	anterior crossbite	183
前牙关系	anterior relationship	52
前牙轴倾弯	axial positional bend	125
切牙内收	incisor retraction	77
青春期	puberty	24
倾斜移动	tipping movement	90
取模	impression taking	54
全景片	panoramic radiograph	72
全颅底平面	Ba-N plane, 简称 Ba-N	65
全身病史	medical history	51
颧颌缝	zygomaticomaxillary suture	18
颧颞缝	zygomaticotemporal suture	18

R

日间嗜睡	excessive daytime sleepiness, EDS	228
乳尖牙磨耗不足	insufficient attrition of primary canine	35
乳牙下沉	ankylosis of primary teeth	35
乳牙早失	early loss of primary teeth	34
乳牙滞留	delayed loss of primary teeth	35
软组织鼻根点	nasion of soft tissue, Ns	64
软组织颏前点	pogonion of soft tissue, Pos	64
软组织颏下点	menton of soft tissue, Mes	64

S

上唇突点	UL	64
上唇缘点	UL′	64
上颌发育不足	maxillary deficiency	185
上颌前方牵引	protraction of the maxilla	117
上颌前方牵引矫治器	protraction headgear	110
上颌中切牙点	upper incisor, UI	63
上颌中切牙突距	$\underline{1}$-AP	69
上气道	upper airway	228
上下颌中切牙角	$\underline{1}$ to $\underline{1}$ angle	69
上下牙槽座角	AB plane angle	68
上牙槽缘点	superior prosthion, SPr	63
上牙槽座点	subspinale, A	63
舌侧矫治器	lingual orthodontic appliance	134
舌习惯	tongue habits	39
舌系带过短	attached lingual frenum	154
舌形态异常	malformed tongue	31
伸长	extrusion	91

伸舌习惯	tongue thrusting	39
深覆𬌗	deep overbite	53,201
深覆盖	deep overjet	52
生长	growth	11
生长变异	growth variability	12
生长改良	growth modification	110
生长间隙	growth space	22
生长期	growth timing	12
生长区	growth site	11
生长型	growth pattern	11
生长中心	growth center	11
生理学年龄	physiological age	24
生物调节器	Bionator	9
生物力学阶段	biomechanical phase	82
生物学阶段	biological phase	82
生物钟	biologic clock	12
矢状向关系	sagittal relationship	52
术后正畸治疗	post-surgical orthodontic treatment	223
术前鼻牙槽突矫治	presurgical naso-alveolar molding,PNAM	215
术前正畸治疗	pre-surgical orthodontic treatment	221
双尺寸技术	bidimensional technique	181
双𬌗垫矫治器	Twin-Block	106,166
双颌前突	bimaxillary protrusion	180
双牙弓前突	bimaxillary dentoalveolar protrusion	180
双重咬合	dual bite	250
水平槽沟	slot	121
水平曲	horizontal loop	126
睡眠呼吸暂停综合征	sleep apnea syndrome,SAS	227
吮拇指	thumb sucking	155
吮其他指	finger sucking	155
吮咬	sucking and biting	155
吮咬唇	lip sucking and biting	155
吮咬颊	cheek sucking and biting	155
吮指习惯	finger-sucking habits	38
四眼圈簧扩弓器	quad helix	110
锁骨颅骨发育不全	cleidocranial dysostosis	17

T

弹性极限	elastic limit	85
弹性模量	elastic modulus	85
钛板种植体	miniplate implant	255
替牙间隙	leeway space	22
替牙期拥挤度分析	mixed dentition space analysis	56
头帽	headgear	110
头帽颏兜	chin cap	110
头帽式肌激动器	headgear-activator	167
透明矫治器	clear aligner	139
吐舌	tongue thrusting	156
推磨牙向远中	molar distalization	172
托槽	bracket	121

W

外弓	outer bow	113
外伤	trauma	40
外因	external factors	51
外展弯	offset	42,124
完成期	completion	74
微螺钉种植体	microscrew、miniscrew implant	254
稳定	stable	7
无托槽隐形矫治	clear aligner treatment	138

X

匣形曲	box loop	126
下唇突点	LL	64
下唇缘点	LL'	64
下颌发育过度	mandibular excess	185
下颌角点	gonion,Go	63
下颌平面	mandibular plane,MP	65
下颌平面角	mandibular plane angle	68
下颌切牙点	lower incisor,LI	63
下颌升支矢状劈开截骨术	sagittal splint ramus osteotomy,SSRO	223
下颌支平面	ramal plane,RP	65
下颌中切牙-𬌗平面角	$\overline{1}$ to occlusal plane	69
下颌中切牙-下颌平面角	$\overline{1}$ to mandibular plane	69
下牙槽缘点	infradentale,Id	63
下牙槽座点	supramental,B	63
先天性缺失牙	congenitally missing tooth	30,158
先天性无牙症	anodontia	30
先天因素	congenital causes	29
腺样体面容	adenoid facies	37
小范围的牙移动	minor tooth movement,MTM	241
小圈曲	helical loop	127
心理及治疗动机分析	psychology and motivation assessment	51
囟门	fontanelle	15
形态学年龄	morphological age	24
旋转移动	rotation movement	92
旋转中心	center of rotation	83

Y

压入	intrusion	91
牙槽及基骨的测量分析	dental-alveolar and basal bone analysis	58
牙齿大小和形态异常	abnormalities in tooth size and shape	31
牙齿正位器	positioner	275
牙弓长度的测量	length evaluation	57
牙弓对称性的测量分析	symmetry evaluation	57
牙弓宽度的测量	width evaluation	57
牙弓扩展	arch expansion	172
牙弓内	intra-arch	130
牙弓形态测量分析	morphological analysis of dental arch	57
牙弓之间	inter-arch	130

牙量骨量不调	tooth size-jaw size discrepancy	171
牙列间隙	spacing	178
牙列拥挤度	severity of crowding	77
牙龄	dental age	24
牙面异常	handicapping dentofacial anomaly	1
牙片预测法	estimation from radiographs	56
牙性错𬌗	dental malocclusion	49
牙性的代偿	dental compensation	186
牙性因素	dental factors	197
牙龈	gingiva	89
牙周膜	periodontal membrane	88
牙周韧带	periodontal ligament,PDL	88
咽点	K	64
眼点	eye,E	64
氧减饱和	oxygen desaturation	229
咬合片	bite film	72
咬物	biting	155
咬物习惯	biting habits	40
一般性矫治	corrective orthodontics	6
遗传	heredity	26
遗传因素	genetic factors	26
翼腭缝	pterygopalatine suture	18
翼上颌裂点	pterygomaxillary fissure,Ptm	62
应有牙弓弧形长度	arch length required	172
婴儿式吞咽	infantile swallow	37
婴儿型吞咽	infantile swallow	155
拥挤度分析	space analysis	55
有控制的倾斜移动	controlled tipping	181
有限矫治	limited orthodontics	147
预调矫治器	preadjusted appliance	128
预防性矫治	preventive orthodontics	6,149
圆形弓丝	round wire	122

Z

粘接糊剂	paste	143
诊断性牙排列试验	diagnostic set-up	58
整体移动(平移)	bodily movement	91
正常覆𬌗	normal overbite	53
正常覆盖	normal overjet	52
正常𬌗六关键	six keys to normal occlusion	128
正颌外科手术	Orthognathic surgery	222
正畸-正颌联合治疗	combined orthodontic and orthognathic treatment	6,220
正畸代偿治疗	orthodontic camouflage	187
正畸扩展	orthodontic expansion	175
正畸力	orthodontic force	84,110
正面观	frontal view	76
正面像	frontal photographs	75
直丝弓矫治器	straight wire appliance,SWA	128
指簧	finger springs	173
种植体支抗	implant anchorage	253

种植牙	prosthetic implant	255
种族演化	race evolution	27
主诉	chief complaint	51
转矩	torque	126
转矩移动	torque movement	92
自然保持	natural retention	273
阻断性矫治	interceptive orthodontics	6,154
阻抗中心	center of resistance	83
阻塞性睡眠呼吸暂停低通气综合征	obstructive sleep apnea and hypopnea syndrome,OSAHS	228
阻生牙	impacted tooth	234